KONSERVATIVE THERAPIE IN SCHWANGERSCHAFT GEBURT UND WOCHENBETT

VON

PROF. DR. HEINRICH KAHR
WIEN

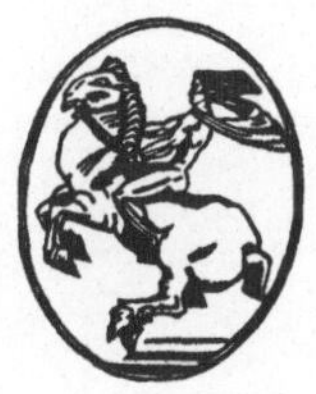

WIEN

VERLAG VON JULIUS SPRINGER

1939

ISBN-13: 978-3-7091-9667-0   e-ISBN-13: 978-3-7091-9914-5
DOI: 10.1007/ 978-3-7091-9914-5

Vorwort.

Dieses Buch ist gleichsam als das geburtshilfliche Spiegelbild zu der im gleichen Verlage in zwei Auflagen erschienenen „Konservativen Therapie der Frauenkrankheiten" des Verfassers gedacht. Die Vorarbeiten hierzu reichen auf Jahre zurück. In diesem Buch sind vornehmlich die vieljährigen, an einem großen geburtshilflichen Krankengute gewonnenen eigenen Erfahrungen niedergelegt, aber auch die anderer haben überall die entsprechende Würdigung erfahren.

Eine Zeit, die die Frau wieder ganz in den naturgegebenen Kreis, die Mutterschaft, stellt, verlangt hinsichtlich der Betreuung der Schwangeren eine besondere Hingabe. Die Erkenntnis, daß gerade in der Schwangerschaft viel Übel und Unglück durch eine gesundheitsgemäße, den Eigentümlichkeiten dieses Zustandes angepaßte Lebensweise verhütet werden kann, macht eine ausführliche Darstellung der Hygiene und Diätetik der Schwangerschaft zum obersten Grundsatz. Dasselbe gilt von der Hygiene des normalen Wochenbettes, aus dem die junge Mutter gesund und für ein erweitertes Aufgabenfeld bereit hervorgehen muß. Über die vielen größeren und kleineren Komplikationen, die eine Schwangere und Kreißende treffen können, ist alles Wesentliche angeführt. Was der Verfasser in eigener verantwortlicher Behandlung und ganz besonders in vielen gemeinsamen Beratungen mit den Vertretern der verschiedensten Sonderfächer am Bette kranker Schwangerer in dieser Hinsicht erfahren und für gut und schlecht gefunden hat, findet in der Darstellung der Behandlung dieser Komplikationen seinen gebührenden Niederschlag.

In der Therapie der rein geburtshilflichen Regelwidrigkeiten ist entsprechend den seit Generationen bewährten Anschauungen der Wiener Schulen auf die überragende Bedeutung der natürlichen Geburtskräfte, aber auch auf deren Grenzen mit Nachdruck hingewiesen.

Das Buch wendet sich nur an Ärzte, die bereits eine praktische Ausbildung an geburtshilflichen Anstalten genossen haben.

Daher wäre es überflüssig gewesen, eine eigene Operationslehre einzufügen, um so müßiger, als unsere jedem Arzt unentbehrlichen modernen Lehrbücher des Faches vollständige und unübertrefflich illustrierte Operationslehren enthalten, ganz zu schweigen von den in neuerer und neuester Zeit erschienenen hervoragenden Sonderwerken.

Dagegen wurden hygienische und diätetische Maßnahmen ebenso wie die medikamentöse Behandlung ausführlich erörtert und auch der Rezeptur — einem Stiefkind der Ärzte — ihr wohlgemessener Teil zugewiesen.

Bei der Fülle der therapeutischen Möglichkeiten, die heutzutage dem praktischen Arzt und dem Geburtshelfer zu Gebote stehen, ist auch dem vielbeschäftigten Facharzt so manche Verschreibung und dieses oder jenes Heilverfahren nicht in allen Einzelheiten gegenwärtig. Vielleicht, daß auch Fachärzte gerade in dieser Hinsicht das Buch gebrauchen können, zumal ein ausführliches Sach- und Medikamentenverzeichnis das Nachschlagen erleichtert.

Der Verfasser.

Wien, im Juni 1939.

Inhaltsverzeichnis.

Ärztliche Beratung der gesunden Schwangeren (Schwangerschaftshygiene).

Einleitung.

Schwangere Frauen, gar Erstgeschwängerte, die beschwerdelos und ohne jegliches Bedürfnis nach ärztlichem Rat die lange Zeit der Schwangerschaft durchstehen, gibt es nur ganz wenige, obwohl die Schwangerschaft ein natürlicher Vorgang ist. Es ist überhaupt notwendig, daß auch die gesunde Schwangere sachgemäß beraten wird, damit dieser Zustand, der so oft an der Grenze des gerade noch Physiologischen steht, nicht ins Krankhafte hinübergleite. Der ärztliche Berater der Schwangeren muß es verstehen, die Sonderkenntnisse von der Physiologie und Pathologie der Schwangerschaft in leicht faßliche und vor allem erfüllbare Regeln umzusetzen, die es ermöglichen, Mutter *und* Kind vor leichteren oder gar schwereren Schäden zu bewahren. Dazu bedarf es einer einfühlenden Anpassung des Arztes nicht nur an die körperlichen Gegebenheiten des Einzelfalles, sondern auch an die gesamten äußeren Lebensbedingungen der Ratsuchenden. In diese Aufgabe teilen sich Hausarzt und Facharzt und ganz besonders die Ärzte der Schwangerenfürsorge, einer Art der ärztlichen Betreuung, die heute aus unseren Wohlfahrtseinrichtungen überhaupt nicht mehr wegzudenken ist.

Rat und Hilfe braucht die schwangere Frau am häufigsten in den ersten 3 und nächstdem in den letzten 3 Monaten der Schwangerschaft. Am wenigsten beansprucht sie den Arzt zwischen dem 4. und 7. Monat, einer Zeit, in der die meisten Frauen verhältnismäßig die geringsten Beschwerden haben, oftmals geradezu aufblühen und das Bild bester Lebenskraft zeigen.

In den ersten Monaten der Schwangerschaft ist es einmal der begreifliche Wunsch nach Gewißheit, ob eine Schwangerschaft besteht oder nicht, der die Frau, besonders die sich zum erstenmal schwanger fühlende, zum Arzte führt. Die Untersuchung gibt bei Bestehen einer Schwangerschaft die willkommene Gelegenheit, durch die weiter unten ausführlich zu besprechenden Verhaltungsmaßregeln für das erste Drittel der Zeit den Möglichkeiten und Gefahren einer Fehlgeburt weitgehend vorzubeugen und durch Blutunter-

suchung ehestens eine etwa bestehende Lues der Mutter zu erfassen und durch sofortige Einleitung der Behandlung deren
etwaige Folgen für die Frucht möglichst auszuschalten (s. S. 127).
In dieser Zeit färbt auch das junge wachsende Ei durch seinen
Stoffwechsel auf das Allgemeinbefinden der Schwangeren vielfach
ab, und das bekannte morgendliche Unwohlsein, das sich bis zum
Erbrechen steigern kann, die seltsamen Gelüste und Appetitstörun-
gen, Speichelfluß und Harndrang, unnatürliche Geruchsempfindungen, wechselnde seelische Stimmungslagen u. a. bilden den Inhalt so
mancher dem Arzte vorgebrachter Klagen. Sie auf ihr richtiges
Maß zurückzuführen und sie durch wirksame Ratschläge und Maßnahmen in aufrichtiger und geduldiger Bemühung, nicht zuletzt mit
Einfühlung in den geänderten Seelenzustand der Frau, zu beseitigen, ist eine dankbare Aufgabe. Sie erfüllt vielfach am besten der
mit der Familie und deren Lebensumständen vertraute Hausarzt.

Das am wenigsten Beschwerden verursachende zweite Drittel der
Schwangerschaft vermittelt zunächst der Frau durch die Wahr-
nehmung der ersten Kindesbewegungen das seelisch so tief eingreifende Bewußtsein des zweiten Lebens im eigenen Körper. Dieses
aber erzeugt, selbst nach anfänglichem inneren Protest gegen die
Schwangerschaft, jenes Glücksgefühl, das auch kommende Beschwerden und etwaige Besorgnisse vor der Geburt in den Hintergrund
treten läßt.

Im letzten Drittel der Schwangerschaft sind es neben den in der
Pathologie der Gravidität ausführlicher zu erörternden toxischen
Beschwerden rein mechanische, die auch die gesunde Schwangere
das Ende der Zeit herbeisehnen lassen, die Größenzunahme des
Uterus mit seinem Druck auf Gefäße, Nerven und Hohlorgane des
Beckens, die Einschränkung der Beweglichkeit, das Gefühl der
Spannung der Bauchdecken, der Druck auf den Magen, die Erschwerung des Gehens, Unbeholfenheit beim Arbeiten und die vorzeitige Ermüdung bei den verschiedensten Verrichtungen des All-
tags. Das sind Zustände, die vielfach von der Frau krankhaft gedeutet werden. Sie erfordern durch Befragung und genaue Untersuchung die Klärung im Sinne physiologischer Zustände oder bereits krankhafter Befunde. In allen Zeitabschnitten der Schwangerschaft, ganz besonders aber im letzten Drittel, ist so manchen Frauen
oft eine gewisse Besorgnis vor den zu erwartenden Geburtsvorgän-
gen auch bei völlig normalen Verhältnissen um so weniger auszu-
reden, als eine unvernünftige Umgebung das Gemüt der Schwangeren durch Berichte über schwere Geburten und üble Zufälle beunruhigt. Hierin auf Grund eines richtigen Untersuchungsbefundes
Wandel zu schaffen, ist dringendst geboten und vermag schwere,
unbegründete Depressionen schlagartig zu beseitigen. Wer glaubt,
seiner sich ihm anvertrauenden Schwangeren ein volkstümliches
Büchlein über Schwangerschaft, Geburt und Wochenbett anempfehlen
zu sollen, muß die Frau gründlich kennen. Die besten Bücher kön-

nen bei ängstlichen, gar nervösen Frauen gerade das Gegenteil des erstrebten Zweckes erreichen.

Das gilt besonders von bildlichen Darstellungen über die Geburtsvorgänge, die auch von gebildeten Laien nicht richtig verstanden, sondern oft mit Zeichen der Furcht vor den kommenden Ereignissen hingenommen werden. Darum wirken Vorträge, die erfahrene Ärzte der Schwangerenberatungsstellen halten, durch die entsprechende Auswahl des Stoffes heilsamer als die Lektüre auch der besten einschlägigen Bücher.

Die Ratschläge, Regeln und Verbote, die der Hausarzt, der Facharzt und der Arzt der Betreuungsstellen für seine Pflegebefohlenen zu geben hat, müssen sich auf alle Verrichtungen, Möglichkeiten und Lagen des täglichen Lebens der Schwangeren erstrecken. Sie sind samt und sonders von der Grundtatsache diktiert, daß die Schwangerschaft ein natürlicher Vorgang ist. Trotzdem bedeutet die Schwangerschaft, und gar die erste, eine solche ungeheure Umstellung der gesamten Körperleistungen und der seelischen Haltung, daß die allgemein gehaltene Phrase, man setze einfach das „hygienisch geführte" Leben der Vorschwangerschaft fort, zu inhaltsarm ist, um dem Laien zu genügen. Seine Begriffe vom gesundheitsgemäßen Leben sind zum Teil oft falsch, zum mindesten aber in bezug auf die Sonderbedürfnisse der Schwangerschaft unvollständig. Auch ein vordem gesundheitsgemäß geführtes Leben bedarf demnach einer ärztlichen Lenkung und Beratung. Sie muß die nach dem heutigen Stand unseres Wissens als richtig anerkannten Grundsätze der Diätetik der Schwangerschaft biegsam und einfühlend, entsprechend den Zustandsänderungen des Körpers mit dem Fortschreiten der Schwangerschaft und zugeschnitten auf die Eigentümlichkeiten der Ratsuchenden *volkstümlich* vermitteln. Dazu bieten die wiederholten Beratungen der Frau im Verlaufe der 9 Monate hinreichend Gelegenheit.

Die im nachfolgenden im Zusammenhange dargestellten wichtigsten Regeln der Schwangerschaftshygiene bringe der Arzt der Patientin anläßlich der Untersuchungen in dosi refracta bei — wie es der Befund und die Notwendigkeiten des Zeitabschnittes der Gravidität erfordern. Zuviel an Regeln und Verboten in der ersten Beratung macht irr. Man bespricht also nach Feststellung einer jungen Schwangerschaft alles, was deren Erhaltung und Förderung in der nächsten Zeit, im ersten Drittel nottut, erörtert nach Auftreten der ersten Kindesbewegungen die des zweiten Drittels und geht zu Beginn des 7. Monats besonders genau auf die Eigentümlichkeiten der letzten Schwangerschaftszeit ein. Soll das heißen, eine Schwangere solle während der Zeit den Arzt im ganzen nur 3- bis 4mal aufsuchen? Gewiß nicht. Eine bestimmte, zahlenmäßige Antwort auf diese Frage läßt sich — selbst ganz normale Verhältnisse vorausgesetzt — überhaupt nicht geben. Das hängt vom Temperament, der Selbstbeobachtung, der Umgebung und nicht zuletzt von den mate-

riellen Verhältnissen der Schwangeren ab. Darum sind eben die
Beratungsstellen unschätzbar, die es der Frau zu jeder Zeit und beliebig oft ermöglichen, jeden Zweifel, jede Unklarheit beseitigen
und klären zu lassen. Eine von Haus aus bestehende Überängstlichkeit züchte man durch ungebührlich häufige Untersuchungen nicht.
Im ersten Drittel genügt bei Normallage des Uterus und völligem
Wohlbefinden bei normalem Blutbefund diese eine Untersuchung
mit dem Hinweis auf Einholung ärztlichen Rates bei irgendwelchen
Änderungen des Gesundheitszustandes. Sie genügt vollauf, wenn
die erste gründliche Untersuchung, wie es durchaus notwendig ist,
die Frau als Ganzes hinsichtlich ihrer Leistungsfähigkeit und des
Zustandes ihrer Organe (Herz, Lunge, Niere, Stoffwechsel), sowie
ihrer Konstitution erfaßt und sich nicht auf die bimanuelle Untersuchung des Uterus beschränkt.

Die bei der Untersuchung festgestellte Größe des Uterus, verglichen mit den Angaben über die letzte Menstruation, allenfalls
einen bestimmten Tag der Konzeption, wird nach dem Auftreten der
ersten Kindesbewegungen neuerlich ermittelt und der Befund wieder
mit den subjektiven Angaben der Frau verglichen, die schon bei der
ersten Beratung dahin unterrichtet worden ist, daß die ersten Kindesbewegungen im Kalender — also datummäßig — festzuhalten
sind. Ergibt diese zweite Untersuchung zu Beginn der zweiten
Hälfte der Schwangerschaft nicht nur im Bereiche der Geschlechtswege normale Verhältnisse, sondern auch in bezug auf den Stoffwechsel im weiteren Sinne — nicht allein hinsichtlich der Nieren
(Harn, Blutdruck) — nichts Abwegiges, so genügt es, die dritte Untersuchung und Beratung in den Anfang des 7. Kalendermonats zu verlegen, vorausgesetzt, daß die Belehrungen erschöpfende gewesen
sind und das subjektive Befinden nichts zu wünschen übrig läßt.
Wird von jetzt ab die Untersuchung alle 4 Wochen wiederholt und
dabei jedesmal ein Harn- und Blutdruckbefund erhoben, auf Ödeme,
auch eben angedeutete, gefahndet und wiederum der Gesamteindruck
beurteilt, den die Schwangere hinsichtlich ihres Verhaltens im
letzten Drittel der Zeit gegenüber den vergangenen Monaten macht,
so hat man nichts versäumt. Dann fällt es auch nicht schwer, im
weiteren Verlauf auch beginnende Abwegigkeiten zu erfassen und
sie zu beeinflussen, bevor noch größerer Schaden entsteht. Be-
herrschte die Beratung im ersten Drittel vor allem die Vermeidung
jener Gefahren, welche hauptsächlich mechanisch-traumatisch die
Eihaftung stören können, beispielsweise sportliche Hoch- und Höchstleistungen, stürmischen Geschlechtsverkehr, anstrengende Reisen,
so treten mit der zweiten Hälfte der Schwangerschaft die mannigfaltigen Fragen der Ernährung, des Stoffwechsels, der Bewegung,
der Arbeitsfähigkeit, der Wechsel zwischen Arbeit und Ruhe, die
Darmtätigkeit, die zunehmende Mehrbeanspruchung von Atmung und
Zirkulation, die Belastung der Bauchdecken, der Rumpf-Bauch-
muskulatur und die Belastung der Wirbelsäule und der unteren

Gliedmaßen in den Vordergrund. Die sorgfältige Beachtung all dieser Notwendigkeiten bleibt von nun an unsere ständige Aufgabe bis zur Geburt. Allmählich rückt überdies die „geburtshilfliche" Seite des Falles in den Mittelpunkt der Beurteilung. Je mehr sich die Schwangerschaft dem Ende nähert, um so klarer muß dem auf sich angewiesenen Arzt die Antwort auf jene Fragen hinsichtlich des Geburtsverlaufes sein, die man auf Grund der Untersuchungsergebnisse voraussehen und richtig einschätzen kann. Becken, Kindesgröße, Fruchtlage — sie lassen sich bei entsprechender Übung und Erfahrung ermitteln und richtig abschätzen. Hinsichtlich des Weichteilbefundes ist, von groben Veränderungen abgesehen, die Beurteilung auch nur mit einiger Sicherheit niemals zu machen, wie dies angenehme und peinliche Überraschungen hinsichtlich der Geburtsdauer bei Gebärenden aller Altersklassen beweisen. Eine letzte Untersuchung etwa 3 Wochen vor dem errechneten Geburtstermin muß dem praktischen Arzte darüber Klarheit bringen, ob er den Fall im eigenen Wirkungskreise mit voller Aussicht auf Erfolg erledigen wird können oder ob er ihn einer Anstalt einzuweisen hat. Alle Zustände, die dies gebieten oder auch nur wünschenswert erscheinen lassen, finden bei der Erörterung der verschiedenen Krankheitszustände und Regelwidrigkeiten gebührend Erwähnung. Somit ergibt sich eine in den genannten Zeitabständen wiederholte gründliche und richtige Untersuchung meist genügende Sicherheit für den voraussichtlichen Ablauf der Geburt, sofern es sich um die Ermittlung jener Faktoren handelt, deren Beurteilung uns vorausschauend möglich ist. Das gilt vor allem hinsichtlich der Verhältnisse des knöchernen Beckens, über die sich der Arzt spätestens 3 Wochen ante partum klar sein muß. Ist er von der Untauglichkeit der Patientin zur Geburt per via naturales überzeugt oder hegt er darüber auch nur Zweifel, so zieht er die einzig richtige Folgerung — die Abgabe der Schwangeren in eine Anstalt, die seiner Gewissenhaftigkeit und seinen prognostischen Fähigkeiten nur alle Ehre macht und alles eher denn ein Armutszeugnis für den Arzt ist.

Was mangelndes Interesse, was Gleichgültigkeit oder Wunsch nach Vermeidung einer ärztlichen Rechnung von Seite mancher Patientinnen der Privatpraxis hinsichtlich der Möglichkeiten der rechtzeitigen Beurteilung der Geburtsaussichten verschulden, soll bei jenen Frauen, denen jederzeit alle Wohlfahrtseinrichtungen offenstehen, durch eindringliche Belehrung unbedingt vermieden werden. Darum weise man auch in praxi privata solche Frauen, die zunächst Scheu und Abneigung gegen die öffentlichen Fürsorgestellen, anderseits aber die Mittel zur privatärztlichen Betreuung nicht haben, auf die unersetzliche Notwendigkeit hin, von den bestehenden Einrichtungen der Volkswohlfahrt regelmäßig Gebrauch zu machen.

Nach diesen allgemeinen Bemerkungen finden im folgenden jene hygienischen und diätetischen Regeln und Ratschläge ihre Besprechung, deren Befolgung zum Wohlergehen von Mutter und Frucht in der Schwangerschaft *wesentlich* ist. Sie betreffen

Ernährung und Genußmittel.

Die Zeiten sind vorbei, da jede Schwangere glaubte, sie müsse nun für zwei essen und in dieser Meinung noch von ihrer Umgebung unterstützt wurde. Dieser Gedanke ist freilich naheliegend, denn die jedem Laien auffällige Rundung der Körperform und der Aufbau der Frucht bis zu ihrem Geburtsgewicht von 3 kg erfordern mehr Energien als die Lebenstätigkeit außerhalb der Schwangerschaft. Trotzdem ist der Mehrverbrauch so gering, daß er sich im Gesamtstoffwechsel nicht äußern muß. Es kann eben ein etwaiger Mehrverbrauch durch zentrale Regulierung — richtige Speicherung, bessere Ausnützung der Nährstoffe ausgeglichen werden. So wundert es uns nicht, wenn diesbezügliche Stoffwechseluntersuchungen trotz mancher Widersprüche die Tatsache erkennen lassen, daß der Ruheumsatz der Schwangeren nicht wesentlich erhöht ist und eine — wenn überhaupt nachweisbare — Erhöhung sich noch an der oberen Grenze der Norm bewegt, entsprechend den Anbauvorgängen im mütterlichen und kindlichen Körper (STAEHLER). Darum ist der Mehrbedarf der schwangeren Frau nur etwas höher als der im gewöhnlichen Zustande. Er beträgt bei leichter körperlicher Arbeit nach E. LANDSBERG ungefähr um 350 bis 450 Kalorien mehr als bei der Nichtschwangeren. v. NOORDEN und V. SALOMON berechnen den erhöhten Bedarf bei körperlicher Arbeit mit fortschreitender Schwangerschaft mit 150 bis 400 Kalorien, und zwar mit 100 bis 200 für die ersten Monate, mit 200 bis 400 für die zweite Hälfte der Schwangerschaft. Dabei ist an eine leichte körperliche Arbeit leistende Frau gedacht, deren Energiebedarf bei 3000 Kalorien liegt. Leistet die Frau keine oder nur ganz leichte körperliche Arbeit, dürften nach SCHICK 2520 bis 2570 Kalorien genügen. Dieser geringe Mehrverbrauch entspricht ins Praktische übersetzt der zusätzlichen Gabe beispielsweise von $^1/_8$ bis $^1/_4$ Liter guter Vollmilch oder bei einer notwendigen Ergänzung der Nahrung um 200 Kalorien 25 g Butter, 90 g Roggenbrot, 200 g fettarmem, 100 g fettreichem Fleisch oder $^4/_{10}$ Liter Bier, also recht bescheidenen Mengen verschiedener Nährstoffe. Die richtige Ernährung liegt also hinsichtlich der Menge nur wenig über den Bedürfnissen der Nichtschwangeren. Niemandem wird es einfallen, eine gesunde Schwangere an der Hand von Kalorientabellen und der Waage zu ernähren, denn es ist nach dem Gesagten nicht schwer, den rechten Weg zwischen schädlicher Überernährung und ebenso schädlicher Unterernährung zu treffen.

Überernährung kann leicht zu den mit Recht so gefürchteten Toxikosen führen, aber auch Quelle einer Fettleibigkeit werden, welche die Schwangerschaft zeitlebens überdauert! Sie kann auch hin und wieder das intrauterine Wachstum der Frucht so steigern, daß Geburtsschwierigkeiten entstehen, deren die Fettleibige schwer Herrin wird. Ebenso wie die Gefahren einer Mästung, schätze man aber auch die der Unterernährung der werdenden Mutter ein. *Unterernährte* Frauen, die überdies noch schwer körperlich arbeiten, neigen zum Aufbruch alter Infekte, Tuberkulose der Lungen, der Knochen, zu Ptosis mit allen ihren Folgen, zu allgemeiner Erschöpfung, von der sie sich auch im Wochenbett nicht vollends erholen. Das ist bei ungenügender Ernährung der Mutter um so mehr zu befürchten, als im Kampf um die verfügbaren Energiequellen die Nahrungsgier der am intensivsten arbeitenden fötalen Zellen entscheidet (DURIG). Aber auch das hat seine Grenzen. Es ist auffallend, daß die Früchte von Müttern, die in der Schwangerschaft besonders schwer gearbeitet und Nahrungsmittelmangel gelitten haben, so und so oft untergewichtig sind. Auch mancher Fall von Fruchttod einer körperlich sehr schwer arbeitenden und nicht genügend ernährten Mutter findet so seine Erklärung!

Aber nicht nur die Frage nach dem Wieviel an Gesamtnahrung, sondern auch die nach deren Zusammensetzung, nach dem richtigen Verhältnis zwischen Eiweiß, Fett und Kohlehydraten ist entscheidend. Es ist ein Trugschluß der Schwangeren, wenn sie glaubt, sie müsse für sich und die wachsende Frucht ein Mehr an Eiweißkörpern aufnehmen. So gewiß es ist, daß sie für die Mutter und deren Frucht und über die Schwangerschaftszeit hinaus für die Ernährung des Kindes an der Brust unumgänglich notwendig sind, so sicher ist es, daß in der Schwangerschaft die Eiweißverbrennung herabgesetzt ist, wie dies eindeutig die Untersuchungsergebnisse von MAHNERT, KNIPPING und THEODOR, HASELHORST und PLAUT und die von KLAFTEN und STECHER hauptsächlich für die so wichtige Gruppe der jugendlichen und *alten* Erstgraviden und Erst- und Mehrgeschwängerte mit Nephropathia gravidarum ergeben haben. Da die Schwangere eine sogenannte positive Stickstoffbilanz hat, also weniger ausscheidet als sie einnimmt, ist es nicht wunderlich, wenn gerade in den letzten Monaten der Schwangerschaft der Abbau der Eiweißkörper erschwert ist und zu Anhäufung giftiger Stoffwechselschlacken (Harnsäure, Indikan, Aminosäuren) führen kann. Es findet aber in der Schwangerschaft auch ein sehr erheblicher Fettansatz statt, der sich um so rascher störend auswirkt, je geringer die Zufuhr von Kohlehydraten ist. In solchen Fällen tritt Aceton im Blut und Harn auf und es kommt — ein weiteres Zeichen gestörten Fettabbaues — zur Bildung von Acetessigsäure und β-Oxybuttersäure. Die Schwangere antwortet eben schon auf eine geringe Fettbelastung mit Vermehrung der Acetonkörper. Diese Eigentümlichkeit steht mit einer gewissen Schwäche der stark belasteten Leber der Schwangeren im Zusammenhang und macht sich schon für die gesunde und natürlich weit mehr für die toxische Schwangere bemerkbar. Aus diesen Tatsachen des Schwangerschaftsstoffwechsels ergibt sich die Notwendigkeit, spätestens in den *letzten Monaten der Schwangerschaft die Eiweiß- und Fettzufuhr zu drosseln und den Energiebedarf im wesentlichen durch Kohlehydrate zu decken.* Das gelingt um so leichter, wenn bald nach Erreichung der zweiten Hälfte der Schwangerschaft diese Umstellung allmählich und einschleichend vorgenommen wird. Bedarf es zur „Genießbarmachung" dieser Kostvorschriften einer Schwangeren gegenüber noch einer besonderen Betonung, so tut man gut daran, darauf hinzuweisen, daß vor dem Krieg unter überernährten und mit Fett und Fleisch überfütterten Frauen die Eklampsie unverhältnismäßig häufiger war als zur Zeit der Not an Lebensmitteln, besonders an Fleisch und Fett. Ein solcher Hinweis wird bei unvernünftigen Frauen, die bereits die Zeichen einer Toxikose bieten, geradezu unabweislich. Daß es richtig ist, den Hauptbedarf an Nährstoffen durch Kohlehydrate zu decken, geht daraus hervor, daß diese Körper leicht und ohne wesentliche Belastung durch Schlacken ausgeschieden werden. Daß aber auch ein Zuviel an Kohlehydraten nicht am Platze ist, lehrt die bekannte Tatsache, daß es in der Schwangerschaft leicht zum Auftreten der sogenannten alimentären Glykosurie als Ausdruck unausgenützt ausgeschiedener, bzw. im Überschuß zugeführter Kohlehydrate oder Zuckers kommt.

Bevor praktische Richtlinien für die Erstellung einer Schwangerenkost gegeben werden, muß noch der so wichtigen Rolle der *Mineralien und der Vitamine* im Körperhaushalt der Graviden gebührend gedacht werden. Wie sehr der Organismus der Schwangeren der Mineralstoffe für den eigenen und den Körperaufbau der Frucht bedarf, zeigt die Tatsache, daß während der Schwangerschaft weniger Calcium und Phosphor ausgeschieden werden, das Anbot durch die Nahrung also besser verwertet wird, wie aus HOFFSTROEMS und LANDSBERGS Untersuchungen hervorgeht. Daß bei zu geringem Angebot an Mineralstoffen — Ca, P, Fe in erster Linie — ein Defizit entstehen kann, lehrt die tägliche Erfahrung an unseren Schwangeren. Man sieht so häufig zunehmende Zahnfäule, tetanoide und ausgesprochen tetanische Zustände, Veränderungen der neuromuskulären Erregbarkeit und Gefäßspasmen. Sie sind der Hauptsache nach auf Kalk- bzw. Phosphormangel zurückzuführen und von diesem Punkte aus zu heilen (s. S. 10). Die im richtigen Verhältnis zugeführten Mineralien sind die Garanten für den Normalablauf der Vorgänge im vegetativen Nervensystem, für die Erhaltung des Säurebasengleichgewichtes, kurz für die richtige Säftemischung. Einschlägige Berechnungen ergeben, daß die werdende Mutter im Laufe der Schwangerschaft rund 34 g Kalk (HOFFSTROEM) an die Frucht abzugeben hat, unbeschadet der Tatsache, daß auch der mütterliche Körper durch Bildung osteoider Substanz — den Schwangerschaftsosteophyt, Einlagerung von Kalk in die Placenta, osteoide Ablagerungen an den Beckengelenken — einen erhöhten Kalkbedarf hat, der sich an einer meßbaren Verarmung des Blutes an Kalk und einer solchen der Gewebe feststellen läßt. Auch der Bedarf der Schwangeren an P ist groß; er beträgt 28 g allein hinsichtlich der Menge, die der Fötus beansprucht und wird nur dadurch aus der Nahrung aufgebracht, daß sie besser ausgenützt wird, wie die veränderte Ausscheidung dieses Elementes durch Harn und Kot beweist. Inwieweit auch ohne Anzeichen einer Kalk- bzw. Phosphorverarmung eine Kalkzufuhr über den Rahmen der durch die Nahrung gelieferten Kalkmenge wünschenswert ist, wird weiter unten ausgeführt, wo auch der Fälle gedacht ist, in denen das Eisen der Nahrung zweckmäßig durch zusätzliche Eisenzufuhr ergänzt werden soll. Hinsichtlich des Eisens ist bekannt, daß der Föt schon im Mutterleib das Eisen speichert, denn als Säugling steht ihm mit der Muttermilch nicht genügend Eisen zur Verfügung! Ist eine Fe-Speicherung nicht möglich, so kann es — wenigstens im Tierversuch (FETZER) — zum Absterben der Frucht kommen, schon deswegen, weil die Mutter ihren zur Erhaltung der Lebensvorgänge unbedingt nötigen Eisenbedarf zäh verteidigt (L. SEITZ).

Inwieweit Eisenmangel für habituellen Abortus und Frühgeburt verantwortlich ist, läßt sich einwandfrei noch nicht beweisen. Die Erfolge der Eisentherapie bei habituellem Abortus (s. S. 225) sind nicht zu leugnen, aber nicht eindeutige. Deswegen soll aber diese Art der Behandlung nicht unterschätzt werden, namentlich in Verbindung mit Jodzufuhr. Die überragende Bedeutung des Jod für die Stoffwechselvorgänge im allgemeinen und für die Schwangerschaft im besonderen stehen außer jedem Zweifel. Ob aber in der Schwangerschaft ein erhöhter Jodgehalt der Säfte notwendig ist, läßt sich eindeutig wohl noch nicht sagen, wenngleich die Erfolge der Jod- und Jod-Eisentherapie dafür zu sprechen scheinen.

Die Schlüsselstellung des Calciums für den Stoffwechsel der Schwangeren wird uns aber erst dann so recht klar, wenn wir das Verhältnis zu den Kationen, insbesondere zum Na und Kalium berücksichtigen. Führen wir mit der Nahrung Na im Überschuß zu, in dem wir sie stark oder sogar zu stark salzen, so stören wir das optimale Verhältnis zwischen Ca und Na, wir binden das Ca, den Antagonisten des Na und haben zu wenig Ca für den knochenaufbauenden Föt verfügbar. Dies ist um so bedenklicher, als in der Schwangerschaft die Ausscheidung des NaCl von vornherein herabgesetzt ist — daher die Ödembereitschaft. Wenn uns auch nicht einfällt, eine *gesunde* Schwangere vom Beginn der Schwangerschaft an kochsalzfrei oder auch nur kochsalzarm zu ernähren, so werden wir doch von der Tatsache der Neigung zur Wasserretention unter dem Einfluß vermehrter NaCl-Zufuhr mit größtem Vorteil für die Schwangere in den letzten Monaten der Gravidität durch *Einschränkung* der Kochsalzzufuhr Gebrauch machen.

Es gibt aber Frauen, die auch bei dieser den Sonderbedürfnissen der Gravidität angepaßten Art der Ernährung den erhöhten Ansprüchen an Mineralien nicht gerecht werden. Besonders solche Schwangere, die an Chlorose gelitten, also bereits *Störungen im Eisenstoffwechsel* geboten haben, Frauen nach vorangegangenen akuten Infektionen, ausgesprochen Anämische und die rasch ermüdenden

Asthenikerinnen sollen zur gemischten Kost noch zusätzlich Eisen zugeführt bekommen, gehen doch auf die Frucht während der Schwangerschaft 0,625 g Fe über — gewiß eine beachtliche Menge. Darum ist eine längerdauernde, bei anämischem Blutbild sogar dauernde Eisendarreichung geboten. Man verordne etwa die BLAUDschen Pillen nach folgender Vorschrift:

> Rp. Ferr. sulfur. oxydul.
>   Kalii carbon. .... aa 10,0
>   Pulv. Tragacanth.
>   Aqu. dest. aa qu. s. ut f.
>   Pil. Nr. C recent. parat.

Man gibt Tag für Tag während der ganzen Tragzeit eine Pille (s. auch S. 110). Da man im Verlauf so mancher Schwangerschaft trotz Einhaltung obiger Kostvorschriften auch die Zeichen zunehmenden Kalkmangels finden kann, wie sie S. 8 angeführt sind, ist die medikamentöse Zufuhr von Calcium auch nicht zu umgehen. Aber auch ohne diese Zeichen von Kalkmangel ist eine prophylaktische Kalkdarreichung bei der gesunden Schwangeren gewiß keine Überarztung und nur empfehlenswert. Man verordnet von *Calcium lacticum* 3mal täglich einen Kaffeelöffel oder dieselbe Menge von *Kalzanpulver* oder 4 bis 6 Tabletten *Kalzan,* welches als Calcium-Natrium-lactat durch Erhöhung der Blutalkaleszenz noch besser der Kalkrentention dient als das einfache Salz. Man gibt diese Mittel in Wasser, Milch, Fruchtsäften oder verrührt in Gemüse usw., ebenso das *Trikalkol.*

Wirkt Calcium verstopfend, verordne man es nach der Vorschrift:

> Rp. Calc. lactic.
>   Magnes. citric. oder
>   Magnes. sulfur. .... aa 50,0
>   M. f. pulv.
> D. S. 3mal täglich 1 Kaffeelöffel.

oder man verschreibt:

> Rp. Kalzan in pulv. (oder Calc. lact.)
>   Magnesiae ust.
>   Natr. bicarbon........... aa 25,0
> M. D. S, 3mal täglich 1 Messerspitze.

womit man auch der gerade in den letzten Monaten so oft zu beobachtenden Übersäuerung des Blutes steuert und lästiges saures Aufstoßen bei regelmäßiger Darreichung beseitigt. Ein ausgezeichnetes Prophylaktikum gegen die Verarmung des Körpers an Mineralien und damit gegen Toxikosen und ein nicht minder wertvolles therapeutisches Mittel gegen Kalk-, Eisen- und Phosphordefizit und seine bedenklichen Folgen ist das RISSMANNsche Pulver, das man entweder

> Rp. Calc. carbon. praecip. 10,0
>   Calc. phosphor. 5,0
>   Ferr. lact. 2,0
> M. D. S. 3mal täglich 1 Messerspitze,

oder

            Rp. Natr. bicarbon.
                 Natr. phosphor.
                 Ferr. oxydat. sacchar. solub. aa 10,0
                 Calc. phosphor. 30,0
            M. D. S. 2 bis 3 Messerspitzen täglich.

verordnet.

Diese Verordnung wird den erhöhten Bedürfnissen des Föt an Mineralien in den letzten Monaten der Schwangerschaft wie der Erhaltung der richtigen Säftemischung der Mutter dienen. Steht die Anämie im Vordergrund, kann man verordnen:

            Rp. Calc. glycerinophosphor.
                 Calc. lactic.............. aa   10,0
                 Ferr. oxydat. sacchar. solub. ad 100
            M. D. S. 3mal täglich 1 Messerspitze
                 bis 1 Teelöffel in Milch, Kaffee.

Daß die Geburtshilfe von allem Anfang an die hohe Wichtigkeit der *Vitamine* für Mutter und Frucht richtig eingeschätzt hat, geht daraus hervor, daß die Deutsche Gesellschaft für Gynäkologie bereits im Jahre 1929 durch E. VOGT ein erschöpfendes diesbezügliches Referat erstatten ließ. Die Zeit steht nicht still und neue Erkenntnisse sind hinzugekommen. Augenblicklich befinden wir uns — so scheint es wenigstens — in einer Art Vitaminrummel! Das ist aber verständlich, und zwar um so eher, als ex juvantibus so manches bisher unklare Krankheitsbild der Schwangeren sich eben dank der Vitaminbehandlung als A- oder Hypovitaminose entpuppt hat, z. B. die Neuritis gravidarum, Fälle hämorrhagischer Diathese, Hemeralopie, Keratomalacie, Osteomalacie. Bei aller gebührenden Einschätzung der Vitamine und ihrer Unentbehrlichkeit für den geregelten Ablauf der Gravidität muß man gegen ihre Auswüchse Stellung nehmen. Es geht nicht an, bei völlig normal ablaufender Schwangerschaft — also ohne jede Veranlassung oder gar zwingende Not — Vitamine von A bis E in den Organismus zu stopfen und dort nachzuhelfen, wo gar nicht nachzuhelfen ist, weil eben die gereichte Kost den ganzen Vitaminbedarf hinreichend deckt. Gerade die besten Kenner der Vitaminforschung sind die schärfsten Gegner einer solchen „Therapie". Und nichts ist bezeichnender als die Warnungen GAEHTGENS und STEPPS vor Übertreibungen der Behandlung im Sinne langdauernder Hochdosierung, „womöglich noch mit Kombinationspräparaten, um möglichst viel und alles zu geben"!

Mutter und Frucht bedürfen der Vitamine A bis D. Die Folgen des Vitaminmangels für die Mutter wurden gestreift und sind bei den ausgesprochenen Avitaminosen, S. 105 ausführlich erörtert. Für die Frucht bedeutet Mangel an Vitamin B Gefahr der Frühgeburt, ungenügendes Anbot an Vitamin C Störungen der Blut- und Knochenbildung. Die am reichlichsten in den pflanzlichen Produkten vorkommenden Vitamine A, B, C, D werden durch entsprechende Auswahl der Kost der Schwangeren geliefert. Versuche NAHMMACHERS in Form der Zufuhr größerer Mengen von Vitamin D-Präparaten ergaben ihm, daß das Geburtsgewicht nicht erhöht, auch der Gewichtssturz post partum nicht aufgehalten wird, daß aber eine Verlängerung der Tragzeit um etwa 10 Tage veranlaßt werden kann. Das gilt für normale Schwangerschaften. Anderseits wissen wir, daß Lebertran zufolge seines hohen Gehaltes an Vitamin A und D das habituelle Absterben der Früchte verhindern kann (s. S. 227). Ist einmal Bedarf an künstlicher Vitaminzufuhr, so tritt er am leichtesten in den Wintermonaten ein. 1 bis 2 vierwöchige Höhensonnekuren sind dann wertvoll.

Soviel über die theoretischen Grundlagen einer rationellen Ernährung der Schwangeren.

Aus ihnen ergibt sich, daß eine gemischte Kost, die vor allem im letzten Drittel der Schwangerschaft vorwiegend auf Kohlehydrate aufgebaut ist, die richtige ist. Das soll aber nicht heißen, daß man die gesunde Schwangere vom Fleisch- und Fettgenuß ausschließe. Eine solche Maßregel könnte gerade bei arbeitenden Schwangeren zum Stoffwechsel- und Vitamindefizit führen!

So stehen uns auch für eine abwechslungsreiche Kost die Mehl- und Teigwaren, vor allem das *Vollkornbrot*, die Gemüse, das Obst und daneben noch die Milch und die Molkereiprodukte zur Verfügung. Mit ihnen finden wir sogar dort das Auslangen, wo wir Fleisch und Fett nicht oder nur in ganz geringen Mengen geben können (Toxikosen).

Von den Gemüsen steht die Kartoffel obenan, weil sie nicht nur schmackhaft ist, sondern auch, in der Schale gekocht, ihren Gehalt an Vitamin C nicht abgibt. Ähnlich ist es mit den sehr zu empfehlenden Tomaten. Die grünen Blattgemüse verlieren nur wenig an ihrem Vitamingehalt, wenn sie nur abgebrüht werden und das Brühwasser *nicht* weggegossen, sondern genossen wird. Je nach der Jahreszeit stehen Karotten, Spinat (Vitamin A und C), grüne Erbsen, grüner Paprika, Rettich, Radieschen, Petersilie und weiße Rüben, Weiß- und Rotkohl, Karfiol, Sproßenkohl zur Verfügung. Von besonderem Wert, nicht nur hinsichtlich der Vitamine, sondern auch wegen der Schmackhaftigkeit sind die Salate, die, frisch genossen und nicht zu sehr zerkleinert, die ganze Ausbeute an diesen Stoffen ergeben. Tomaten-, römischer, Endivien-, Gurken-, Karfiolsalate u. a. können auch ohne Essig mit Zitrone schmackhaft gemacht werden. Ohne Obstgenuß keine Schwangerendiät! Frisches Obst jeder Art, nach dem Vorkommen in der Jahreszeit genossen, vermittelt die Vitamine A und C. Die reichlichsten Träger sind die Äpfel, die Orangen, Zitronen, Hagebutten, Pflaumen, Pfirsiche, schwarze Johannisbeeren. Überdies stillen sie den bei Schwangeren nicht ganz selten vorkommenden Heißhunger und kommen dem Bedürfnis des Organismus nach Wasser nach, ohne daß übermäßig große Mengen von Flüssigkeit genossen werden müssen. Da das Obst neben den Gemüsen der wichtigste Träger der Mineralien ist, steht seine große Wichtigkeit gerade in der Ernährung der Schwangeren außer jedem Zweifel. In einigem Abstand seien die allerdings etwas blähenden, aber durch ihren C-Vitamingehalt wichtigen und nahrhaften Hülsenfrüchte genannt, ferner die gekeimten Samen und Getreide, die wegen ihres Gehaltes an Vitaminen A, C und D vollste Beachtung verdienen.

Die Bereitung vitaminreicher und *billiger* Kost aus keimenden Körnerfrüchten wird nach ZIEGELROTH folgendermaßen gestaltet: Nachdem man die Früchte in der warmen Küche durch 12 Stunden in Wasser von etwa 20° C stehen hatte, beläßt man sie auf einem Sieb, mit einem feuchten Tuch zugedeckt, durch 24 bis 36 Stunden in der Küchentemperatur, indem man sie in dem Sieb von Zeit zu Zeit schüttelt. Nach dieser Zeit ist die Keimung in vollem Gang und die Früchte können jetzt in der gewöhnlichen Weise zu Suppen, Brei, Gebäck verarbeitet werden. Derselbe Autor gibt auch eine gute Vorschrift, um aus Erbsen und Bohnen die Vitamine ungeschmälert zu gewinnen: Man setze die Hülsenfrüchte mit etwas Wurzelgemüse in nicht zuviel Wasser zum Kochen an, seihe sie nach dem Weichwerden durch ein Sieb. Dem entstandenen Brei setze man aufgeweichte und zerdrückte Semmel oder Kartoffelbrei, Gemüsebrei oder feingewiegte Pilze, etwas in Butter geröstete Zwiebel und Petersilie zu. Die aus dieser Masse bereiteten Schnitte wälzt man in geriebener Semmel und bäckt sie in Butter rasch aus.

Man vergesse auch nicht, daß die Verwendung von Backpulvern für Schwangere mit dem großen Nachteil völligen Vitaminmangels verbunden ist, weshalb ZIEGELROTH rät, sich der *Hefe* zu bedienen, wenn man aus feinem Weizenmehl und Zucker einen Kuchen backen will! Damit führt man auch Vitamin B_1 zu, das übrigens reichlich in Butter, Vollkorn- (Knäcke-, Steinmetz-, Klopfer- usw.) brot, Nüssen, Eiern und Milch enthalten ist. Rohe Eier sind vitaminreicher als gekochte und Frischbutter ist wieder reicher an Vitamin, als die durch Erhitzen gewonnenen Fette, wie Schmalz, Margarine.

Genießt also eine Schwangere eine nach obigen Grundsätzen erstellte Kost, so bleibt sie im Stoffwechselgleichgewicht und läuft nicht Gefahr, durch Belastung des Eiweiß- und Fettstoffwechsels in eine Toxikose hineinzugleiten. Gleichzeitig aber bleibt sie und ihre Frucht vor den Folgen von Mineral- und Vitaminmangel bewahrt. Dazu muß freilich nochmals betont werden, daß man von der zweiten Hälfte der Zeit ab den *Kochsalzgenuß einschränken* muß, denn in unseren Gegenden wird im Haushalt meist entschieden zu viel gesalzen.

Mit Rücksicht auf die Neigung der Schwangeren, NaCl zu retinieren, koche man im Hause der Schwangeren wenigstens von der zweiten Hälfte der Zeit ab salzärmer und lasse die übrige Familie die Speisen nach Bedarf nachsalzen. Die NaCl-Menge, welche die Schwangere tatsächlich braucht, beträgt im Tage nicht mehr als 3 bis 4 g! Unerwünscht viel Salz wird durch Genuß von Wurst- und Räucherwaren in den Speisezettel eingeschmuggelt, ebenso durch gesalzene und marinierte Fische, stark gesalzenen Käse und ebenso bereitete Fleisch- und Knochensuppen. Sie erzeugen ein Durstgefühl, dem die Schwangere nicht widerstehen kann. So entsteht leicht der Anfang der Ödembildung.

Die Gravida genieße Getränke niemals im Übermaß, sie leide aber ebensowenig Durst. Frau und Frucht bedürfen der Flüssigáeit in genügender Menge: Die Schwangere, um die Stoffwechselschlacken leichter auszuscheiden — und dazu bedarf es einer entsprechenden Flüssigkeitsmenge, weil die Konzentrationsfähigkeit der Nieren verlangsamt ist, die Frucht bedarf zum Aufbau ihrer Gewebe reichlichst Wasser. Wann und in welchem Ausmaß die Flüssigkeitszufuhr bei der toxischen Schwangeren einzuschränken ist, s. S. 61.

Das Wasser geht allen Getränken voran, nebst diesem ist der Genuß von Fruchtsäften, wie Himbeer- oder unvergorenem Apfelsaft sehr empfehlenswert. Diese Fruchtsäfte — hierher gehört auch die Zitronenlimonade — wirken nicht nur durststillend und erfrischend, sondern sie sind infolge ihres Gehaltes an Zucker und Vitaminen sowie an Mineralien gerade bei Schwangeren um so mehr erwünscht, als ihr Genuß zufolge ihres Gehaltes an pflanzensauren Alkalien einer in der Schwangerschaft leicht auftretenden Übersäuerung des Blutes entgegenwirkt. Eine solche Übersäuerung macht sich gerade in den letzten Monaten oft recht lästig bemerkbar — als saures, schwer beeinflußbares Aufstoßen und Sodbrennen (s. S. 16).

Milch, am vorteilhaftesten frische Vollmilch, wird man der Schwangeren immer empfehlen, wenn keine Abneigung dagegen besteht. Zu große Mengen auf einmal genossen, werden aber oft gerade in der Gravidität nicht gut vertragen. In kleineren Mengen auf den ganzen Tag verteilt, bietet sie aber einen wichtigen Bestandteil der Ernährung, auf den man schon wegen des Gehaltes an Salzen und Vitamin füglich nicht verzichten wird, zum mindesten in der Form von Milchkaffee, gegen den es so gut wie keine Abneigung gibt. Wer Tee zu trinken gewohnt ist, dem wird man es auch in der Schwangerschaft nicht verbieten, sofern es nicht im Übermaß geschieht und schon gar nicht am späten Abend, wo er leicht schlafstörend wirkt.

Damit kommen wir dazu, ein Wort über die *Genußmittel* einzuschalten. Starker Bohnenkaffee kommt, wenn überhaupt, nur nach der Mittagsmahlzeit in Form einer kleinen Tasse und nur bei Fehlen jeglicher abnormer Herzempfindungen in Frage und überdies — was besonders bedacht sei — nur bei Frauen, die keinerlei Neigung zu Gallenspasmen oder gar zu Cholelithiasis haben! Und nun der Alkohol! Die Frau, die an ihr Glas Bier seit eh und je gewöhnt ist — wer wird es ihr begründet in der Schwangerschaft streichen können? Ebenso ist es mit dem gewohnten Genuß entsprechend geringerer Quanten Wein. Daß der Arzt aber niemals schwere Weine, Schnäpse, Weinbrand usw. einer Schwangeren bewilligen wird, bedarf ebensowenig der Begründung!

Leider hat das *Nikotin*[1] als ein weiteres Genußmittel weite Frauenkreise so dauernd erobert, daß man nur als Nichtraucher der Meinung sein kann, man könne einer schwangeren Raucherin in diesem Zustand das Laster leicht abgewöhnen. So erwünscht dies wäre, die Er-

---

[1] Vgl. R. Hofstätters Monographie „Die rauchende Frau", Wien-Leipzig 1924.

fahrung lehrt, daß sich nur ganz wenige Frauen dazu verstehen. Man kann aber von einer werdenden Mutter verlangen, daß sie wenigstens den Zigarettengenuß soweit einschränke, daß man für sie *und* die Frucht keine ernstere Schädigung zu befürchten braucht. Daß eine solche im Bereiche der Möglichkeit liegt, geht daraus hervor, daß sich beim Fötus der Übergang des Nikotins in Form von Beschleunigung der Herztöne um 5 bis 10 Schläge in der Minute schon nach einer halben bis einer Minute nach Inhalieren *einer* Zigarette durch die Schwangere nachweisen läßt. Allerdings geht die Beschleunigung der Herztöne nach etwa 10 Minuten wieder zurück (L. J. Sontag und R. F. Wallace). Daß ein richtiger Mißbrauch mit Nikotin funktionelle Störungen vielleicht zu dauernden machen kann, muß ernstlichst bedacht werden, zumal in den ersten Monaten der Schwangerschaft die Toleranz gegen Nikotin abnimmt (Büttner-R. Schröder). Über den Übergang des Nikotins in die Milch der Stillenden, s. S. 365.

Fast alle Schwangeren klagen im ersten Drittel über irgendwelche *Störungen* des *Appetits*, abnorme Gelüste, merkwürdige Geruchsempfindungen, über das Gefühl von Leere und Öde des Magens, den Wunsch nach stark sauren Speisen, von den Erstgeschwängerten rund die Hälfte überdies über morgendliches Erbrechen, das gewöhnlich 4 Wochen nach der Befruchtung einsetzt. Da aus einem solchen, für die Schwangere fast noch physiologisch zu nennenden Erbrechen, dem *vomitus matutinus gravidarum*, so unschuldig es sich anläßt und so wenig es auf die allgemeine Körperverfassung abfärbt, sich allmählich das unstillbare Erbrechen entwickeln kann, so ist es vorteilhaft, schon in diesem Zustande vorzubauen, um Schlimmeres zu verhüten. Hierzu gehört Vermeidung allzu reichlicher, voluminöser Mahlzeiten und Ersatz derselben durch kleine, auf den Tag verteilte, eingeschobene Mahlzeiten. Dabei tut auch das gelegentliche Weglassen des Mittags- oder Abendgerichtes nichts zur Sache, wenn die notwendigen Energien anderweitig eingebracht werden. Vorbereitung von Nahrungsmitteln und Getränken am Bett für den Abend, aber auch für die Nacht, wie etwas Tee mit Milch, Milch, Zwieback, Backwerk ist praktisch. Das Frühstück wird im Bett löffelweise eingenommen; die Schwangere bleibt nach seiner Einnahme noch eine halbe bis eine Stunde in horizontaler Lage. So behebt man oft das morgendliche Erbrechen und bessert damit die gedrückte Stimmung einer solchen Schwangeren. Auch tagsüber ist der Genuß einiger Kakes, Biskuits, von Obst, eines weichen Eies, eines kleinen Butterbrotes um so eher anzuraten, als oft ein unbändiges Hungergefühl besteht, das durch häufiges Essen in kleinen Portionen am besten bekämpft wird. Kermauner hat auf die bekannte Tatsache mit Nachdruck hingewiesen, daß so manche Üblichkeiten, die offenbar durch den Küchengeruch ausgelöst werden, schlagartig schwinden, wenn die Frau zeitweise ihre Mahlzeiten im Gasthaus einnimmt. Man gebe in den ersten Monaten der Gravidität der Abneigung gegen gewisse, keineswegs immer gleiche Gerichte ebenso nach, wie dem Verlangen nach ungewöhnlichen

Speisen zu jeder Tages- und Nachtzeit, vorausgeseetzt, daß sie nicht
schädlich sind. Es ist nicht von der Hand zu weisen, daß das Verlangen nach bestimmten Speisen einem instinktiven Bedürfnis der
Schwangeren nach solchen Stoffen entspricht, die zum Körperaufbau
der Mutter und Frucht unbedingt notwendig sind. Recht wichtig für
die Beseitigung oder doch Milderung des morgendlichen Erbrechens
ist genügend langer Aufenthalt in frischer Luft und leichte, die Hautatmung begünstigende Kleidung, Beseitigung aller den Magen drücken-
der Bekleidungsgegenstände nach den Mahlzeiten und Ruhelage nach
der Einnahme einer reichlicheren Mahlzeit. Die Ablenkung der Aufmerksamkeit vom Magen auf andere Dinge, Lektüre, Spaziergänge,
Ortsveränderung und guter Zuspruch spielen eine wichtige Rolle bei
der Beseitigung des Vomitus matutinus, welche Umstände bei der Behandlung der Hyperemesis eine ganz besondere Bedeutung gewinnen
(s. S. 44 ff.). Die seit langem bei Fällen einfachen Erbrechens empfohlene
Darreichung von *Bittermitteln* ist ohne Zweifel sehr vorteilhaft. Das
von STRATZ angegebene Rezept der *Condurangowurzel mit Kirschlorbeer* ist nicht nur für die Zeiten des morgendlichen Erbrechens der
Schwangeren, sondern auch für die späteren Monate mit ihren mannigfaltigen Magenstörungen wertvoll. Man verordnet:

<pre>
        Rp. Radic. Condurango 25,0
             Aqu. fervid. ad........... 300,0
             Coque ad 250,0
             Adde post horas VI
             Aqu. Laurocerasi........ 15,0
        M. D. S. 3 Eßlöffel täglich.
</pre>

Besteht ein besonderes Verlangen nach saueren Speisen, so ist die
Verordnung der Tropfen nach E. KEHRER

<pre>
        Rp. Acid. hydrochlor. 5,0
             Extr. Condurango 25,0
        M. D. S. 15 Tropfen auf 1 Glas Wasser.
</pre>

vorteilhaft. Sie beseitigen ein etwa bestehendes Defizit an Salzsäure,
das nach den Untersuchungen von E. KEHRER und KRAMER-PETERSEN
in der Mehrzahl der Fälle in der Schwangerschaft besteht.

Anderseits klagen viele Frauen über *Sodbrennen*. Wieviele können
bei der nächsten Konsultation berichten, daß die vorgeschlagenen
Maßnahmen wirklich von Erfolg begleitet waren? In der Tat ist dieser
Zustand gerade bei Schwangeren gar nicht leicht beeinflußbar. Es ist
auch durchaus nicht geklärt, warum gerade bei Schwangeren das
Sodbrennen so häufig auftritt. Immerhin mag es sein, daß der saure
Mageninhalt einen Reizzustand der Cardia und der tieferen Abschnitte
der Speiseröhre deshalb auslöst, weil gerade in den letzten Monaten
der Schwangerschaft diese Organe in einem hyperämischen Zustand
sich befinden. Es sei aber gleich angeführt, daß auch Hypochloridie,
Sodbrennen vorkommt. Was die Behandlung anlangt, so fahnde man
zunächst nach Diätfehlern, wie nach dem Genuß von hefeartigen Mehlspeisen, Gurken, Kaffee, sauren Weinen und vergesse nicht, daß

Nikotin häufig Ursache des Sodbrennens ist. Die in den letzten Monaten der Schwangerschaft ohnedies gebotene fleischarme Kost pflegt, im Verein mit bestimmten Medikamenten, den Zustand zu bessern. *Speisesoda* hilft oft nicht! Dann versuche man es mit einer Mischung von *süßen und bitteren Mandeln,* im Verhältnis 3 : 1, fein gepulvert, 2- bis 3mal im Tag, die vor den Mahlzeiten in der Menge eines Teelöffels gegeben werden. Auch *Mandelmilch* kann man verabreichen. Von Medikamenten kann man *vor* den Mahlzeiten verordnen: *Otreon-* oder *Belladonnaneutralontabletten* oder

> Rp. Natr. bicarb.
> Magn. perhydrol. (15%ig)
> M. D. S. 3mal täglich 1 Teelöffel vor
> den Mahlzeiten.

Erfolgreich ist oft die Verschreibung von

> Rp. Natr. sulfur. sicc.
> Natr. phosphor. puriss. sicc.
> aa..................... 30,0
> Natr. bicarb. pur........... 40,0
> M. D. S. 4mal täglich 1 Teelöffel in
> einem Weinglas heißen Wassers vor
> den Mahlzeiten (MENDELsches Pulver).

Macht die Schwangere den Eindruck neurotischer Veranlagung, kann gerade die Zufuhr von *Salzsäure* im Sinne KEHRERS (s. S. 16) vorteilhaft sein, daneben sind *Brom-* und *Baldrianpräparate* angebracht. CRAEMER bezieht das Sodbrennen nicht auf Hyperacidität, da es auch bei normaler Acidität und fehlender Salzsäure vorkommt, sondern auf eine anscheinend vererbbare Empfindlichkeit der Magenschleimhaut und empfiehlt folgende Verschreibung:

> Rp. Guajacol. carbon.
> Sacchar. lactis oder Magn.
> ustae .... aa 25,0
> M. D. S. 1 Kaffeelöffel $^1/_4$ Stunde vor
> den Mahlzeiten.

Diese Verschreibung hat sich bei Verf. wiederholt gut bewährt, ebenso die Verordnung eines Mokkalöffelchens *pulverisierter Muskatnuß.*

Einen weiteren Punkt der Schwangerenbetreuung bildet die Belehrung über die zweckmäßige

Bekleidung.

Die grundlegende Änderung der Mode, die — freilich reichlich spät — das schnürende Korsett mit seinen schädlichen Folgen für die Brust- und Bauchorgane hoffentlich für immer beseitigt hat, kommt den Bedürfnissen der Schwangeren entgegen, denn sie verlegt die Befestigung der Kleider von der Taille auf die Schultern und den Beckengürtel. In dieser Lösung zeigt sich auch, daß der hygienisch richtige Grundsatz ästhetisch gleichfalls der beste ist. Darum sind die „Umstandskleider", die noch die Mütter trugen, nicht mehr in Gebrauch!

Die jetzt übliche Kleidung gibt dem Brustkorb seine Bewegungsfreiheit
wieder und läßt das unersetzbare rhythmische Zusammenspiel der
Brust-Bauch-Beckenbodenmuskulatur sich ungehemmt entfalten. Deswegen möchte Verf. der *grundsätzlichen* Verordnung eines Bauch-
mieders *nicht* das Wort reden. Zunächst einmal ist es für die gesunde,
junge Erstgeschwängerte nicht nötig. Die an Leibesübungen gewohnte
Frau empfindet nach ihm kein Bedürfnis, im Gegenteil, sie fühlt sich
eher beengt. Anders die rücken- und kreuzschwache Asthenikerin,
die Frau mit Hängebauch, die mit verstärktem Hohlrücken im Gefolge
mangelhafter Schwangerschafts- und Wochenbettspflege bei vorangegangenen Graviditäten, die Frauen mit Zwillingen, mit Hydramnios
u. a. In solchen Fällen bedarf es eines Mieders, welches den Bauch
hebt, tragen und als eine Art Kapsel stützen hilft und auf diese Weise
der Zwangshaltung der übermüdeten Rückenmuskulatur entgegen-
arbeitet. Solche Mieder müssen so gearbeitet sein, daß sie die ohnedies
kümmerliche Tätigkeit der überdehnten und schadhaften Bauchmuskeln nicht vollends durch Versteifung mit Stäben lahmlegen; durch
Einsätze von elastischem Stoff in der Vorderwand sollen sie sie unterstützen! Sie sind so gearbeitet, daß sie sich bis zum größten Bauchumfang verstellen lassen, ohne in ihrer Wirkung — allenfalls durch
Verwendung einer Quergurte — nachzugeben. Jeder leistungsfähige
Miedermacher führt heutzutage solche Mieder nach Maß aus. Sie
können aber auch in verschiedenen Größen und Ausführungen fertig
bezogen werden und sind als *Thalysia-Umstandsgurte, Emylis-, Diana-,
Teufels-, Kalasiris-, Majestas-Gurte* mit und ohne Brustteil im Handel
und vielfach bewährt. Heute muß man von jedem Umstandmieder
fordern, daß es ohne große Kosten im Wochenbett im weiteren Sinne
noch klaglos verwendbar sei. Man vermeide es in ärmeren Kreisen,
die immerhin nicht billigen Bandagen als notwendig oder gar einzig
brauchbar hinzustellen. Das entspricht auch nicht den tatsächlichen
Verhältnissen, denn man kann auch mit selbstgefertigten Binden, besonders unter Verwendung elastischen Stoffes, denselben Zweck erreichen, wenn eine Tragbinde aus den genannten Gründen nötig ist.
An alle Miedertypen lassen sich die Strumpfträger bequem befestigen
und damit die Strümpfe faltenlos spannen. Wer kein Mieder trägt,
muß dafür einen am Becken- oder Schultergürtel angreifenden *Strumpfträger* haben, denn niemals dürfen die Strümpfe durch runde Strumpf-
bänder befestigt werden, die allerdings durch Generationen sich so
zäh erwiesen haben, daß sie sogar jetzt in versteckter Form als Halb-
strümpfe mit zirkulärer Gummischnürung wieder aufkommen. So
angenehm sie in der heißen Jahreszeit sind, von Standpunkt des Arztes
und Geburtshelfers muß die durch sie bedingte Erschwerung des
Blutrückflusses aus den unteren Gliedmaßen und damit die Begünsti-
gung von Varicen und die Verschlechterung etwa bereits bestehender
Stauungen abgelehnt werden. Sehr empfehlenswert ist gerade in der
Schwangerschaft, aber auch sonst jene Art der Befestigung der
Strümpfe, welche die Last auf den Schultergürtel überträgt und Brust

und Bauch vollkommen frei läßt (z. B. der Strumpfhalter „Alto" des Bandagisten Klos, Wien).

Die Unterkleidung kann dem Körper durchaus anliegen und soll möglichst durchlässig sein. Flanell und Schafwolle erzeugen leicht Juckreiz, besonders über der Brust und dem Genitale. Die porösen, trikotartig gewebten Wäschegewebe, ebenso Batist, feines Leinen, Seide begünstigen die Hautatmung, was für die bessere Ausscheidung der Stoffwechselschlacken von großer Wichtigkeit ist (s. S. 31). Offene Beinkleider, auch solche in Form der „Kombination" mit einem knöpfelbaren Pseudoverschluß über der Rima pudendi, sind nicht zu empfehlen, weil sie eine Verschmutzung der äußeren Scham nicht hintanhalten können. Geschlossene Beinkleider sind auch in der kälteren Jahreszeit vom Standpunkt der Wärmeerhaltung notwendig und verhüten so Erkältungen, besonders die so lästige und schmerzhafte „Erkältungsblase" (s. S. 181). Im Winter können bei blasenempfindlichen Schwangeren sogar Überhosen aus Schafwolle, Flanell oder Kamelhaar notwendig werden. Solche Stoffe dürfen aber nicht direkt den Geschlechtsteilen anliegen, weil sie, wie gesagt, einen lästigen, die Nächte qualvoll machenden Juckreiz erzeugen können, der nur schwer zu beseitigen ist (s. S. 200).

Die Oberkleidung sei der Jahreszeit und Wetterlage angepaßt, im Sommer also besonders luftig, halsfrei, allenthalben die Atmung der Haut begünstigend, was schon in den ersten Monaten der Schwangerschaft bei Brechneigung sehr zu beachten ist. Im Winter biete sie einen sicheren Kälteschutz, der durch einen weiten, nicht zu schweren Mantel am besten gewährleistet wird.

Früher hat man ganz allgemein jeder Schwangeren hohe Schnürstiefel vorgeschrieben, um die durch das zunehmende Körpergewicht entstehende Belastung der Fußgelenke und des Fußgewölbes möglichst hintanzuhalten. Schreibt man aber heutzutage bei normalgewichtigen Frauen mit schönem Fußgewölbe hohe Schuhe vor, gilt man nicht nur als altmodisch — was man hinnehmen könnte —, sondern man beobachtet, daß der Rat kaum je befolgt wird! Es genügen auch für Frauen mit gesunden Füßen die üblichen Halbschuhe, wenn sie die natürliche Form des Fußes wiedergeben, also entsprechend lang und besonders breit sind, den Zehen genügend Spielraum lassen und durch breite und mittelhohe, nicht zu hohe, aber auch nicht besonders niedere Absätze die natürliche Stellung der Wirbelsäule und des Beckens gewährleisten. Spitze, hohe Holzstöckel verhindern eine ausgiebige Streckung der unteren Gliedmaßen im Kniegelenk, ziehen eine weitere Verstärkung der Lordose der Wirbelsäule nach sich, verschieben den Schwerpunkt des Körpers vor die Unterstützungsfläche und zwingen so die Frau zu einseitiger Muskelbelastung, um das Gewicht auszubalancieren. Es muß in diesem Zusammenhang mit Nachdruck darauf hingewiesen werden, daß die Schwangerschaft mit ihrer physiologischen Belastungserhöhung der Fußgelenke und -Gewölbe durch Gewichtszunahme und Auflockerung der Bandapparate eine

bestehende Neigung zu Plattfüßen verstärkt, bzw. einen Senkfuß auslösen kann. Das gilt besonders für Frauen mit vermehrter Beckenneigung, Hängebauch, verstärkter Lordose. Dieser Zustand führt zu
Auswärtsstellung der Füße — auch die Knie sind nach außen ge-
bogen — und zu Plattfußbildung (KIRCHBERG). Auf dem Boden der
statischen Überbelastung der unteren Gliedmaßen kann es zu ein-, aber
auch beidseitigem *statischen Beinödem* kommen. Trägerinnen solcher
schmerzhafter, im Verlauf der Schwangerschaft sich rasch verschlech-
ternder Zustände leiden oft genug nicht nur an Plattfuß, sondern
haben auch Varicen. Dehnungs- und Zerrungsschmerzen am medialen
Bandapparat und Muskelschmerzen am Fuß und Unterschenkel und
Ödem der unteren Partien des Unterschenkels machen bei *Ausschluß*
anderer Ursachen des Ödems (Herz-Nierenkrankheiten, ödemnephroti-
scher Symptomenkomplex) eine orthopädische Beratung und Behandlung nötig. Elastische Kompression der Beine durch die üblichen
Binden, Streichmassage und die unabweisbare Verordnung von hohen
Schnürstiefeln sind in solchen Fällen ebensowenig zu umgehen wie
sachgemäß gefertigte Plattfußeinlagen (SAXL).

Körperliche Betätigung.

Unter diesem Sammeltitel soll alles, was die Schwangere an Muskelarbeit leistet, leisten kann oder nicht leisten kann, besprochen werden.
Die Erwerbsarbeit wie die im Hause, die Bewegung zum reinen Er-
holungszweck, die körperlichen Spiele, Sport, Leibesübungen und
Massage. Schließlich ist auch das richtige Verhalten der Gravida
gegenüber unseren heutigen Verkehrsmitteln und Verkehrswegen zu
erörtern.

Unsere Anschauungen über die Bedeutung und Verträglichkeit der
körperlichen Leistungen in der Schwangerschaft haben sich im Laufe
der Zeit gründlich gewandelt. Auf Grund dieses Wandels haben wir
so manchen unnötigen Ballast über Bord geworfen. Durch methodische
schwangerschaftsphysiologische Untersuchungen vor allem deutscher
Forscher der Gegenwart ist es gelungen, den Grad der bisher rein
empirisch bestimmten Verträglichkeit der Muskelarbeit und deren
Grenzen in der Schwangerschaft auch wissenschaftlich zu unter-
mauern — ein hochbedeutsamer Fortschritt. Er knüpft sich u. a. an
die Arbeiten von HEYNEMANN, KRUKENBERG, HAUPT, H. R. SCHMIDT,
EISMAYER und POHL, KLAFTEN und PALUGYAI, C. SCHROEDER und
FRANZ. Die bis 1925 von E. KEHRER gesammelten diesbezüglichen Erkenntnisse finden in der auf eigenen Untersuchungen STAEHLERS aus
der SEITZschen Klinik fußenden „Arbeitsphysiologie der Schwangerschaft" die neueste Ergänzung und Zusammenfassung. Auf sie wird
im folgenden wiederholt zurückgegriffen.

Für die richtige Beurteilung der körperlichen Leistungsfähigkeit
der Schwangeren ist folgendes von grundsätzlicher Wichtigkeit: Nur
leichteste und leichte Muskeltätigkeit erzeugt keine wesentliche Er-

höhung des Energiebedarfes, der für den Schwangerschaftsumbau im eigenen Körper und den Aufbau der Frucht restlos ausgenützt werden muß. Darum steigt der Energiebedarf bei kurzdauernder, aber anstrengender oder längerdauernder weniger anstrengender Arbeit um 10 bis 27%. Diese Tatsache muß im Hinblick auf die Notwendigkeit zusätzlicher Ernährung der arbeitenden Schwangeren unterstrichen werden. Bei der angeführten Intensität der Arbeit sinkt aber auch der Wirkungsgrad derselben in der Schwangerschaft besonders gegen Ende derselben ganz wesentlich. Das Verhältnis zwischen geleisteter und verbrauchter Energie — gemessen am O_2-Verbrauch bei einer bestimmten Arbeit, z. B. Drehen einer Handkurbel — bezeichnet man als Wirkungsgrad. Er beträgt nach HEYNEMANN bei gesunden Frauen 16 bis 20% außerhalb der Schwangerschaft, am Ende derselben ist er von über 20% auf 12 bis 10% herabgesetzt. Von besonderer Wichtigkeit ist ferner, daß auch die Erholungszeit bei der Hochschwangeren deutlich verlängert ist; d. h. die Zeit, die vom Aufhören mit der Arbeit unter erhöhtem Sauerstoffbedarf bis zum Wiedererreichen des Ruhebedarfes an O_2 vergeht, ist deutlich verlängert — zahlenmäßig bis auf das Vierfache. Es ist auch die Ausscheidung der Stoffwechselschlacken verlangsamt, wie die verlangsamte Ausscheidung der Milchsäure und dementsprechend die Verminderung der Blutalkaleszenz beweist (KRUKENBERG). Auch die Einwirkung der unterschiedlichen Muskelarbeit auf Atmung und Herztätigkeit ist jetzt brauchbar gefaßt. Die Hochschwangere wird bei schwerer Arbeit darum kurzatmig — was wir immer wieder beobachten —, weil sie den O_2-Bedarf für zwei Lebewesen trotz verminderter Ausnutzbarkeit der Atemluft und trotz Einschränkung der Atemtätigkeit durch die wachsende Frucht im Leibe decken muß. Darum ist auch die vollkommen gesunde Schwangere zu Hoch- oder gar Höchstleistungen nicht befähigt, steigt doch, um einen einfachen Versuch TERUOKAS anzuführen, für eine genau bemessene Probeleistung, z. B. Abschreiten einer gemessenen ebenen Wegstrecke, der Sauerstoffverbrauch vom 4. bis 9. Monat auf das Doppelte. Die Erholungszeiten sind in den letzten Monaten der Schwangerschaft deutlich verlängert. Nur leichte bis mittlere Arbeit beeinflußt die Atmung der Hochschwangeren nicht, besonders wenn sie dieselbe gewohnt ist und ökonomisch arbeitet.

Über die Herzarbeit in der Schwangerschaft sind wir durch die von H. R. SCHMIDT vorgenommenen Messungen des Herzminutenvolumens nach der Acethylenmethode GROLLMANNS dahin unterrichtet, daß bereits im 3. bis 5. Monat eine Steigerung der Herzarbeit um 20 bis 50% einsetzt, wie SCHMIDT an 80 Versuchspersonen, die er 30 Kniebeugen in bestimmtem Tempo leisten ließ, zeigen konnte. Die Forschungen KRUKENBERGS, EISMAYERS und POHLS, STAEHLERS beweisen weiter, daß anstrengende Muskelleistung eine unverhältnismäßig größere Blutdrucksteigerung hervorruft, und daß das Zurückgehen des angestiegenen Pulses auf die Ausgangszahl wesentlich länger dauert — Beweis der verlängerten Erholungszeit. Hoch- und Höchstleistungen sind sogar geeignet, die Zeichen der allerdings vorübergehenden Kreislaufinsuffizienz zu erzeugen, Cyanose, Arrhythmie, sogar Kollapsus, zumal auch das vegetative Nervensystem in der Schwangerschaft auffallend hinfällig ist. Das sind Tatsachen, die sich an der Gesunden erwiesen haben. Daß sich diese Eigentümlichkeiten bei krankem Herzen um so früher und stärker, vor allem aber nachhaltiger auswirken müssen und daher unsere ernsteste Beachtung verdienen, liegt auf der Hand (s. S. 133). Das gleiche gilt von Atemstörungen (Asthma, S. 86). Am häufigsten sieht man sich bei Toxikosen in deren ersten Anfängen vor die Frage gestellt, ob und inwieweit sie noch mit Bewegung und damit Muskelleistung vereinbar seien. Bei dem ödem-nephrotischen Symptomenkomplex ist die Einstellung jeder Muskelarbeit — Atemübungen im Bett ausgenommen — das einzig richtige Gebot. Aber auch bei den Thyreotoxikosen und anderen Blutdrüsenkrankheiten rückt eine Mehrbelastung von Herz und Lunge und eine Erhöhung des Energiebedarfes leicht an die Grenze des Tragbaren. Darum zwingt — ganz allgemein gesprochen — jede Komplikation der Schwangerschaft zur Einstellung der Muskelarbeit.

Die Anwendung dieser Erkenntnisse in der Praxis muß sich eng den Bedürfnissen und *Möglichkeiten* der einzelnen Schwangeren, ganz besonders ihren Erwerbs- und sonstigen Lebensumständen anpassen. Es zeugt von mangelhafter Einfühlung in gegebene Tatsachen, wenn beispielsweise ein Arzt einer Mutter von 4 Kindern, die mit dem fünften schwanger geht und das ganze Hauswesen einschließlich der Wäsche besorgt, von Spaziergängen, Gymnastik oder gar Massage redet, statt dafür zu sorgen, wie er für sie die Hausarbeit einschränken und dem erhöhten Energieverbrauch durch Lebensmittelzubußen steuern kann! Also um nicht weitläufig zu werden, Suum cuique! Jeder Frau das ihrige, die ihr auf den Leib zugeschnittene Verordnung an Arbeit und Bewegung, in Verbindung mit den der Arbeitskraft und Leistung entsprechenden individuell verschiedenen Erholungspausen. Während die Hausfrau und Familienmutter, aber auch die Geschäftsfrau und auch noch die Bäuerin sich die Arbeit und Erholung einigermaßen nach ihrem eigenen Bedarf einteilen können, ist dies bei der Büro- und Fabriksarbeiterin und vielen Hilfsarbeiterinnen nicht oder nur ausnahmsweise möglich. Darum muß man mit STAEHLER darauf hinweisen, daß bei den genannten Berufszweigen die Gesamtarbeitsleistung an der unteren Grenze der achtstündigen Arbeitszeit liegen muß und diese keinesfalls überschreiten darf. Gleichmäßig verteilte Pausen müssen die Arbeit erleichtern. Solche sind auch bei der schweren Arbeit der Bäuerin, der Siedlerin, Gärtnerin um so mehr notwendig, als vielfach Arbeit in gebückter und hockender Stellung zu leisten ist. Wo es angeht, werde jedwede Arbeit im Sitzen geleistet. Das ist der Vorteil bei Büroarbeiten, dessen die Arbeit an der Maschine oft ermangelt. Die Arbeitspausen werden mit Vorteil zur Einnahme von horizontaler Lage und bei Neigung zu Varicen und Plattfuß zu Hochlagerung der Beine ausgenützt. Das gilt besonders für Berufe mit Fußarbeit, wie Maschinnäherinnen, Fußbedienung mancher Maschinen anderer Art, aber auch für Frauen, die radfahren. Sie tun am besten, es nur in der Ebene und auf guten Wegen und kurzen Strecken zu betreiben. Daß alle Arbeiten, die große Kraftanstrengung und schwunghafte Bewegungen des Rumpfes erfordern, die Haftung des Eies im ersten Drittel der Schwangerschaft gefährden und gegen Ende der Zeit allenfalls vorzeitig Wehen erzeugen können, ist bekannt und verdient in der Beratung der Schwangeren ausdrücklichste Erwähnung.

Bei jeder Schwangeren muß auf strenge Einhaltung einer mindestens 8stündigen *Nachruhe* gesehen werden; in den letzten Monaten dehne man die Bettruhe am Morgen womöglich noch um eine Stunde aus. So wirkt man rein mechanischer Überbelastung der unteren Extremitäten entgegen, besonders wenn man über Nacht die Beine leicht hochgelagert liegen läßt. Gegen Aufenthalt der Schwangeren in Nachtbetrieben mit ihrer rauchigen Luft, dem unvermeidlichen Zigaretten- und Alkoholkonsum und dem Verlust des Schlafes nehme der Arzt in jeder Phase der Schwangerschaft energisch Stellung.

Nun zu den *verschiedenen Sportarten!* Zunächst unterscheide man deutlich sportgewohnte und sportungewohnte Schwangere. Es ist geradezu lächerlich, wenn eine alte Erstgravida in der Schwangerschaft entdeckt, daß sie Sport treiben könne! Das sind Verirrungen, die sogar gefährlich werden und zum Abort führen können. Das gilt für Frauen mit Hypoplasie, die vielleicht erst nach Jahren einer sterilen Ehe schwanger geworden sind, oder gar für solche, die vielleicht wegen dieser Anlage abortiert haben. Für solche Frauen sind regelmäßige Spaziergänge, verbunden mit Atemgymnastik, allenfalls mit Massage von kundiger Hand nach ärztlicher Vorschrift *das* Pensum der Muskelarbeit.

Nun sehen wir uns aber einer sportgewohnten Jugend gegenüber, der es die Frage zu beantworten gilt. welche Arten von Sport aus der Vorschwangerschaftszeit in der Schwangerschaft fortgesetzt werden dürfen und, sofern dies möglich ist, in welchem Ausmaß. Daß Sportkampf mit dem Ziel nach Höchstleistung von vornherein in der Schwangerschaft ausscheidet, bedarf nach dem, was über die Leistungsfähigkeit der Schwangeren ausgeführt worden ist, keiner Begründung.

Alle Sportzweige, die trotz Meisterschaft der Sportlerin zu üblen Zufällen, den Sportverletzungen, führen können, fallen in der Schwangerschaft weg. Ebenso alle, die mit großem Kraftaufwand, daher mit besonderer Belastung der Atmung und Herztätigkeit und mit unvermeidlichen Erschütterungen des Körpers verbunden sind. Es hat das Geräteturnen ebenso wie das akrobatische Turnen mit seiner besonderen Beanspruchung der Bauchmuskulatur und der Belastung der Wirbelsäule und der Gelenke ebenso zu unterbleiben wie Hoch- und Weitsprung, Laufen, Diskuswurf. Ballspiele, die mit Sturz- und Verletzungsmöglichkeiten verbunden sind, verbiete man ebenso wie das Reiten. Das ist eine Vorsicht, die auch deswegen nichts von ihrer

Berechtigung verliert, weil so und so oft Frauen bis über die zweite Hälfte der Zeit hinaus ohne jede Folgen dem Reitsport oder noch häufiger dem Beruf als Reiterin gehuldigt haben. Entsteht einmal in solchen Fällen eine Fehlgeburt, wird niemals die Frau, immer der Arzt dafür verantwortlich gemacht werden, weil er es doch wissen mußte! Auch das Tennisspiel ist nach Verf. Anschauung zu verbieten, wenngleich es Fachleute wie KIRCHBERG in den ersten 4 Monaten der Schwangerschaft nicht unbedingt ausschließen. Von den Wassersportübungen kann man das Schwimmen in nicht zu kaltem Wasser durchaus gutheißen, soll aber immer die Möglichkeit bedenken, daß Schwangere infolge der Hinfälligkeit der vegetativen Nerven zu Ohnmachten neigen und sie darum nicht allein ins Tiefe gehen lassen. Rudersport bedeutet eine zu starke Inanspruchnahme der Atmungs- und Herztätigkeit, als daß man ihn befürworten könnte. Anders ist es mit dem Paddeln und erst gar mit dem Segeln. Von den Wintersportarten ist Ski, Bob, aber auch Rodeln für die Schwangere abzulehnen, denn die Möglichkeiten des Sturzes und der Verletzung bis zur Lösung der Eihaftung sind bei diesen Zweigen des Wintersportes zu groß. Dagegen wird man dem Wunsch einer guten Eisläuferin nach Fortsetzung dieses gesunden Vergnügens auch in der Schwangerschaft kaum berechtigte Bedenken entgegenhalten können. Mit Nachdruck ist das Wandern, besonders im ebenen, aber auch hügeligen Gelände bei der Schwangern zu fördern. Eigentliche Hochtouren aber kommen nicht in Frage. Alle erlaubten Sportübungen müssen mit Maß und unter Einschaltung von Pausen ausgeführt werden, die länger sind als außerhalb der Schwangerschaft.

Eine ernste Warnung verdienen jene Frauen, die sich in der Schwangerschaft des *Motorrades* als Fahrerin oder auf dem Sociussitz bedienen. Kein Arzt kann die damit verbundenen Gefahren durch fortdauernde Erschütterung und durch die so leichten Sturzmöglichkeiten für die Schwangere und ihre Frucht verantworten, und ebenso keine über diese Gefahren aufgeklärte gewissenhafte Frau!

Hinsichtlich der Benutzung der anderen *Verkehrsmittel* ist zu große Ängstlichkeit wohl nicht am Platze. Der Bau, die Federung und Straßenlage der modernen Motorfahrzeuge und die Beschaffenheit der Straßen sind bei uns wenigstens solche, daß sie gesunden Schwangeren selbst bei länger dauernden Fahrten kaum Gefährdung bringen. Ebensowenig sind sie von den Schienenfahrzeugen zu befürchten. Auch lange *Seereisen* werden von Schwangeren trotz der unvermeidlichen Seekrankheit vertragen und beschäftigte Schiffsärzte berichten nichts von Aborten oder Frühgeburten unter dem Einfluß von Überseefahrten (HAAGNER). Die Kabine soll möglichst mittschiffs liegen. Wenig vibrierende Schiffstypen sind zu bevorzugen, Gebrauch von *Vasano* bei Seekrankheit nicht zu umgehen.

Natürlich wird keine gewissenhafte Schwangere ohne Zwang oder Dringlichkeit lange und ermüdende Reisen mit welchem Fahrzeug immer unternehmen. Reisen, die um einige Tage aufschiebbar sind, wird man in den ersten 3 bis 4 Monaten der Schwangerschaft zur Zeit der fälligen Periode nicht antreten lassen, da um diese Tage der Uterus leichter auf Reize mit Wehen antwortet. Vorbeugend kann man vor Antritt längerer Bahn- und Autoreisen den Gebrauch von *Opium* oder *Papaverin* mit und ohne *Codein* etwa in folgender Verschreibung empfehlen:

Rp. Extr. Opii 0,04
      Butyr. Cacao ad 2,0
      M. f. supp. anal.
      D. tal. supp. Nr. VI
S. täglich 1 bis 2 Zäpfchen,

oder

Rp. Papaverin. hydrochlor. 0,04
      Codein. hydrochlor......... 0,02
      Sacchar. alb. ad 0,5
      M. f. pulv. D. t. dos. Nr. VI
S. 1 bis 2 Pulver täglich.

Verbieten wird man Reisen, bzw. jede Verantwortung für deren mögliche Folgen ablehnen bei Frauen, die bereits abortiert haben, gar mehrmals (habituell), aber auch bei Frauen mit retroflexio uteri gravidi, wo es manchmal nur eines recht geringfügigen äußeren Anlasses bedarf, um Wehen und damit die Fehlgeburt auszulösen.

Die Möglichkeit eines Abortus durch starke, kurze Erschütterungen oder schwächere, aber länger dauernde, wie sie bei Reisen vorkommen, ist sicher größer als die, daß in den letzten Monaten der Schwangerschaft durch derartige Einwirkungen eine Frühgeburt ausgelöst wird. Das Kausalitätsbedürfnis der Schwangeren und ihrer Umgebung sucht nach traumatischen Ursachen, die sich in der Mehrzahl der Fälle bei scharfer Kritik als nicht stichhaltig erweisen. Es sind viel eher Infektionen, Stoffwechselstörungen, Erschöpfung durch mangelhafte Ernährung und der bis in die letzte Zeit betriebene Geschlechtsverkehr (s. S. 37), die diese schmerzlichen Ereignisse bewirken können. Auch die im Volke weit verbreitete Meinung von der Gefahr der Nabelschnurumschlingung durch Hochgreifen mit der Hand (z. B. Abstauben eines Stehkastens in den letzten Monaten der Schwangerschaft) entbehrt beweisender Grundlagen. Aber auch direkt den Bauch treffende Gewalten führen bei der wunderbaren Geborgenheit der Frucht im Mutterleib nur ausnahmsweise zur Frühgeburt.

Noch vor einer Generation, ja noch vor kürzerer Zeit verhallte der Ruf einzelner Vorkämpfer für *Schwangerschaftsgymnastik* und *-massage* ungehört oder begegnete in Fachkreisen ernsten Bedenken. Der Boden war dafür noch nicht vorbereitet. Es mußte erst die Freude an der Bewegung wieder erweckt und damit ein lang verschüttet gewesenes körperlich-seelisches Problem wieder gehoben werden (KABOTH). Darin haben DALCROZE, DELSARTE, A. BODE, R. LABAN, um nur einige zu nennen, bahnbrechend gewirkt. Was diese rhythmische Gymnastik als Selbstzweck gleichzeitig an Veredlung der

Körperform, an Besserung der Muskelleistung und Erhöhung der körperlichen und geistigen Spannkräfte schuf, verlangte von selbst nach allgemeiner Dienstbarmachung und ärztlicher Auswertung (I. P. Mueller, H. Kallmeyer). Es ist ein großes Verdienst vor allem der Ärztin Bess M. Mensendieck, die Wesenszüge einer anatomisch und funktionell dem weiblichen Körper angepaßten Gymnastik in ein praktisch leicht anwendbares und, wie man heute bereits rückschauend feststellen kann, durchaus richtiges System gebracht zu haben. Darin läuft wie ein roter Faden der Grundsatz des Wechsels zwischen Muskelspannung und Entspannung, der Lösung der Verkrampfung und die Lehre vom möglichst mühelosen, harmonischen und fließenden Gebrauch der einzelnen Muskelgruppen. Vom Gewinn dieser in der Hauptsache auf Delsarte zurückgehenden Erkenntnisse bis zu ihrer Anwendung in der Schwangerschaftsgymnastik ist aber noch ein weiter Weg gewesen. Eine wichtige Etappe auf ihm war die Einführung der Bewegungstherapie im Wochenbett durch Kuestner im Jahre 1898. Von diesem gewonnenen Posten aus hat die Gymnastik und Massage vor allem dank der Bemühungen von Kirchberg, Mathias, Kaiser, Koblanck, Edith v. Lohloeffel, Kaboth, Sellheim, Sieber, Lubinus, Kohlrausch, Kohlrausch und Leube sich ihre volle Berechtigung erkämpft und ihre Notwendigkeit erwiesen, Beweis dessen sie bereits an einer Reihe von Universitätsfrauenkliniken systematisch mit den Schwangeren betrieben wird. Die ausgezeichnete erste Zusammenfassung von Sieber: „Ist Gymnastik in der Schwangerschaft angezeigt"? (Stuttgart, Dieck u. Co., 1928) hat zu deren weiterer Verbreitung nicht wenig beigetragen. Von der Schwangerschaftsgymnastik und -massage darf man dann eine weitgehende Verhütung der so häufigen Schäden nach der Geburt wie Rektusdiastase, Hängebauch, Neigung zu Prolapsus, Varicen, pes planus erwarten, wenn eine durch ständige Leibesübungen wohl vorbereitete Frau in die Schwangerschaft eintritt und nun die Gymnastik mit besonderer Berücksichtigung der Eigentümlichkeiten des schwangeren Zustandes systematisch fortsetzt. Vorbereitung der Mädchen für den Beruf des Weibes, wie sie jetzt von Staats wegen durch frühe und früheste Leibeserziehung geschieht, und regelrechte Fortsetzung der Leibesübungen in der Schwangerschaft werden von Jahr zu Jahr sich immer deutlicher im Sinne der Abnahme der Pathologie der Schwangerschaft und der Geburt auswirken.

Aber ne quid nimis! Hüten wir uns auch vor Übertreibungen! Schematisieren kann vom Übel sein. Jede Schwangere, die zur Gymnastik verhalten werden soll, muß auf ihre Organgesundheit, ihre Konstitution, ihre Leistungsfähigkeit und ganz besonders auf ihre gymnastischen und sportlichen Vorleistungen geprüft werden. Auch die Frau, die vor der Schwangerschaft regelrechte Gymnastik beispielsweise nach dem System Mensendiek, Laban, Metzler, Schule Hellerau, Mueller für Frauen u. a. getrieben hat, wird nach erreichter Halbzeit der Gravidität einiges aus dem Programm streichen, die Übungen zum Teil kürzen und die Pausen vergrößern müssen. Daß bei ganz unvorbereiteten Schwangeren besondere Vorsicht am Platze ist, weil schon einfache Übungen anfänglich wenigstens mit unnötigem Kraftaufwand ausgeführt werden und Herz und Lunge unverhältnismäßig stark belasten, wird von allen erfahrenen Gymnasten ausdrücklich betont und verdient vollste Beachtung. Solche Frauen bedürfen einer systematischen Kontrolle von zwei zu zwei Wochen und einer Überprüfung der Ergebnisse der gymnastischen Behandlung. Von grundsätzlicher Wichtigkeit ist es, daß BICKEL an weit mehr als 1000 Beobachtungen der Temperatur, des Pulses, Blutdruckes und Atmung an den Schwangeren der Klinik G. A. WAGNERS auch bei solchen Frauen nur Vorteile der Gymnastik feststellen konnte, die erst in den letzten Monaten der Schwangerschaft damit vertraut gemacht wurden. Niemals kam es zum vorzeitigen Blasensprung oder zu einer Frühgeburt! Der Rat BICKELS, die Übungen vom Stand im Sitzen oder Liegen und in möglichst einfacher Form machen zu lassen, ist pädagogisch und praktisch sehr wertvoll, denn so erzielt man Freude, nicht Widerwillen, weil die Übungen leichtfallen.

Inwieweit bei kranken Schwangeren Gymnastik als Heilmittel in den Behandlungsplan — z. B. bei Herz- und Asthmakranken — aufzunehmen und wieweit aktive Gymnastik durch passive und Heilmassage zu ersetzen ist, kann nur der behandelnde Arzt unter fortlaufender Beobachtung seiner Kranken von Fall zu Fall entscheiden.

Sinn und *Ziel* der *Schwangerschaftsgymnastik* und *-massage* ist Verbesserung der Atemtätigkeit bis zu deren bestmöglicher Ausnützung, Kräftigung der Herzleistung, Erhöhung der Muskeldurchblutung, damit Erleichterung der Herz- und Stoffwechselarbeit, Erhaltung, bzw. Besserung des Zusammenspiels der Brust-, Bauch- und Beckenbodenmuskulatur, Entlastung der unteren Körperhälfte und besonders der unteren Gliedmaßen von drohender Stauung, Herabsetzung der vasomotorischen Reizbarkeit und nicht zuletzt Vermittlung des Bewußtseins körperlicher Leistungsfähigkeit als der notwendigen Voraussetzung für den glücklichen Ablauf der Geburt. Dieses Gefühl der Gesundheit und Kraft, erzeugt durch Fortschritte im Gelingen gymnastischer Übungen, läßt seelische Verstimmungen der Schwangeren nicht oder nur vorübergehend aufkommen! Soviel über die Bedeutung der Schwangerengymnastik im allgemeinen. Wenn es noch eines Beweises für die Auswirkung der Leibesübungen auf die Funktion aller Organe bedürfte, so wäre es die Tatsache, daß beim Weibe rund $32^0/_0$ des Gesamtgewichtes auf die Muskulatur entfallen. Daraus erhellt der große Anteil der willkürlichen Muskeln an der oxydativen Spaltung (MATHIAS). Im besonderen arbeitet die *Atemgymnastik* durch Ausweitung des Thorax *und* ausgiebigste Zwerchfellbewegung den in der Schwangerschaft in der unteren Körperhälfte so leicht auftretenden Stauungen entgegen, weil die vertiefte Atmung durch Vermehrung des Druckgefälles in den Venen mit der

Einatmung den Rückfluß des Blutes zum Herzen erleichtert. Dadurch
werden aber auch die Beine — die mit den Hüften 50% des Muskel-
gewichtes ausmachen — wohltuend entlastet. Damit wird das Wesent-
lichste für die Verhütung von Krampfadern geleistet. Die Atemgymnastik ist also für die Erleichterung der Herzarbeit, des Stoffwechsels und der raschen Ausscheidung seiner Ermüdungsschlacken
ausschlaggebend. Die Technik — am besten im Liegen, auch im
Sitzen, weniger wirksam im Stehen — verlangt tiefes Zwerchfellatmen, Halten der Einatmungsstellung und langsames Ausatmen unter
Bildung eines Lautes, z. B. eines tiefen A, damit die Atmende selbst
die Länge der Ausatmung prüfen und sie durch Übung verlängern
kann. Soviel an Gymnastik — 5 bis 10 solcher Atemzüge am Morgen,
am Abend im Bett und womöglich während der Mittagspause — kann
von jeder Frau, in welcher Arbeit und Beschäftigung und Tages-
einteilung immer sie sich befinden mag, als minimalste Forderung verlangt werden.

Die *Rumpfgymnastik* dient nicht nur der Erhaltung der Rumpf-
beweglichkeit und damit der Bekämpfung der so häufigen statischen
Beschwerden der Schwangeren, des zunehmenden Kreuzwehs, sondern
vor allem der Sicherung einer funktionell vollwertigen Bauch- und
Rückenmuskulatur. Von besonderer Wichtigkeit ist sie bei von Haus
aus schlechter Haltung, bei Hohl- und Rundrücken, typischen Er-
müdungshaltungen mit ihren konsekutiven Überdehnungen und
Schmerzen der betroffenen Muskeln und Bänder. Während der Hohlrücken zu verstärkter Beckenneigung und damit zum Hängebauch
führt, lasten beim Rundrücken mit seiner verminderten Beckenneigung
die Eingeweide im Sinne vermehrten Druckes über dem Hiatus
genitalis und bereiten so den Prolaps vor (KABOTH). Hier hat die
systematische Gymnastik ein dankbares Feld. Streck-, Beuge- und
Drehbewegungen des Rumpfes im Verein mit Schwingungen der
Arme, allenfalls der Beine, werden der Erhaltung der Rumpfbeweglich-
keit gerecht. Solche Übungen sind: Aufrichten des Rumpfes aus
Rückenlage mit und ohne fremde Hilfe durch Zug an den Händen.
Rumpfrollen, -seitenbeugen und -drehen im Sitzen. In Rückenlage
Rumpf abwechselnd nach rechts und links lagern. Rumpfbeugen und
-strecken mit Armschwingen vorwärts und aufwärts im Sitz (An-
weisungen von LUBINUS). Eine weitere Stärkung der Rumpfmuskulatur
bildet das Beinschwingen aus dem Stand bei geübten Frauen. Für die
Erhaltung der Formschönheit des Bauches und besonders der klag-
losen Funktion der Bauchmuskeln, für die Beschränkung der Striae
auf ein möglichstes Mindestmaß sind entsprechende Übungen dann
am ehesten erfolgversprechend, wenn sie von gymnastisch vorbereiteten
Frauen in der Schwangerschaft eifrig fortgesetzt werden. Das muß
je früher, je lieber geschehen, jedenfalls zu einer Zeit, wo noch ein
ausgiebiger Wechsel zwischen Dehnung und Zusammenziehung der
Muskulatur möglich ist (KOHLRAUSCH-LEUBE). Diesem Zwecke dienen
Beckenübungen im Verein mit Bauchatmung im Sitzen: Man ver-

stärkt beim Einatmen, also beim Bauchvorwölben, die Beckenneigung, und verringert sie beim Ausatmen gleichzeitig mit dem Einziehen des Bauches.

Für das Training der *Beckenbodenmuskulatur* ist die sogenannte liegende Beckenaufziehung nach OLDEWIG besonders wirksam. Man läßt die Frau am Rücken liegend 6- bis 10mal morgens und abends das Gesäß heben und senken und gleichzeitig die Muskeln des Beckenbodens durch Einziehen des Afters innervieren und wieder erschlaffen.

Auch die isolierte Innervation des Levator ani in Form des Zusammenkneifens des Afters, als müßte man dünnflüssigen Stuhl zurückhalten, ist eine ausgezeichnete Übung zur Verhütung von Hämorrhoiden und zur Ausleerung bereits bestehender derartiger Knoten. Die bekannten Widerstandsübungen, das Öffnen und Schließen der Knie gegen den Widerstand einer Hilfsperson ergänzen ebenso wie Tretbewegungen der Beine in Rückenlage das Programm.

Lockerung und *Entspannung* des Beckenbodens, das ist der begreifliche Wunsch jedes Geburtshelfers für die letzte Phase der Geburt. Darauf abzielende Übungen werden in Rückenlage mit erhöhtem Oberkörper und leicht gespreizten, auf einem Schemel aufruhenden Unterschenkeln nach KOHLRAUSCH-LEUBE etwa in der Weise ausgeführt, daß zuerst das eine, dann das andere Bein von der Hüfte aus nach innen gedreht und sodann nach außen fallen gelassen wird.

Arm und *Schulterübungen*, *Fuß-* und *Beinbewegungen* haben den großen Vorteil, daß sie auch gymnastisch ungeübten Frauen leicht fallen und sie durch die alsbald fühlbare Erhöhung des Wohlbefindens infolge der Besserung der Stoffwechselvorgänge von der Wichtigkeit der systematischen Fortsetzung überzeugen. Einschleichend geübt, zunächst nur etwa 5mal gemacht, später bis 10mal ausgeführt, ermüden sie dann nicht, wenn nach 3 bis 5 der unten genannten Übungen eine Ruhepause von mehreren Minuten eingeschaltet wird. Das erprobte Schema für solche Übungen, von denen eine oder die andere ruhig weggelassen werden kann, wie es von LUBINUS angegeben ist, enthält:

Arm- und Schulterübungen im Sitzen oder Stehen: Finger spreizen und zusammenführen, Hände öffnen und schließen, Hände auf- und abwärtsbeugen. Handkreisen nach rechts und links, einzeln und zusammen. Unterarme beugen und strecken. Armführen vorwärts, seitwärts, aufwärts. Armrollen. Schultern heben und senken. Schultern rückwärts nehmen und fallenlassen.

Fuß- und Beinbewegungen: Fußbeugen und -strecken unter Mitbewegung der Zehen, Fußkreisen unter Mitbewegung der Zehen, Unterschenkelbeugen und -strecken, Fußspitzen abwärtsgerichtet — alle Übungen im Sitzen. Ferner in Rückenlage: Beine heben und senken, Beine spreizen und zusammenführen ohne Widerstand, bei angezogenen Knien Beine auseinander und wieder zusammenführen ohne Widerstand, Oberschenkelrollen, Beinanziehen im Wechsel rechts und links, Arme dabei seitwärts am Rumpf.

Bei Neigung zu Plattfuß sind neben Einlagen und Massage noch besondere Beinübungen nowendig: Fersenheben, Zehengehen, Stehen auf dem äußeren Fußrand, oftmals im Tag, Fußkreisen, -supinieren,

-einwärtsführen, Fußheben und -senken. Unterschenkelbeugen und -strecken im Stand und Sitz u. a.

Noch einige Bemerkungen zu Wert und Wirkung der heute noch vielfach mit Unrecht unterschätzten *Massage* in der Schwangerschaft. Eine richtig ausgeführte Massage beeinflußt alle Lebensäußerungen in förderndem Sinne, und gerade diese Förderung brauchen wir bei der Schwangeren mit ihrer Neigung zur Zurückhaltung von Stoffwechselschlacken und Wasser, zur Muskelruhe, zu Stasen. Die reaktive Hyperämie nach der Massage, die raschere Zu- und Abfuhr von Blut und Lymphe, die Erweiterung der Kapillaren unter ihrem Einfluß (EPPINGER), die Erhöhung ihrer Permeabilität, diese Erscheinungen entlasten die in der Schwangerschaft besonders in Anspruch genommenen Kapillaren, den Kreislauf überhaupt und den Stoffwechsel. Jede regelrechte Massage erzeugt überdies ein besonderes Wohlbefinden und Gesundheitsgefühl. Bis wir mehr vollendete, mit den Anzeigen und Gegenanzeigen zur Schwangerschaftsmassage vertraute Gymnastinnen haben, bis einmal dieser wichtige Zweig der Schwangerschaftprophylaxe systematisch an Kliniken und Hebammenschulen gelehrt und geübt wird, wird sie sich ganz allgemein als wertvoll nicht bloß bei normalen Schwangeren, sondern auch als Heilmittel bei bestimmten Krankheitszuständen ergeben.

Sie muß mit saubersten Händen, die nicht gefettet sind, *zart* gemacht werden. Blaue Flecke darf es nicht geben. Hautveränderungen, Pusteln, Ekzem usw. schließen sie aus, ebenfalls Diabetes mit seiner Neigung zu Eiterungen und Nierenleiden. Sie wird am besten am Morgen nach Einnahme eines leichten Frühstücks und Entleerung des Darms und der Blase auf einem flachen Ruhebett vorgenommen. Man beginnt mit der Massage der größten Muskelmasse des Rückens und der Beine mit langen Reibungen, Knetungen, leichten Hautverschiebungen und leichten Klopfungen. Damit entsteht ein mächtiger Stoffwechselreiz, der bei gleichzeitiger Beinmassage auch rein mechanisch für die Ausleerung der Venen hochwichtig ist und bei bestehenden Krampfadern deren Verschlechterung zu verhüten geeignet ist. Bestehen im Bereich der Varicen verdickte, gar vielleicht schmerzhafte Stellen, so hat die Massage unbedingt zu unterbleiben, weil ein etwa vorhandener Thrombus gelockert und embolisch verschleppt werden könnte. Eine Massage des Bauches bedarf besonderer Genehmigung durch den Arzt, der seine Gymnastin an der Arbeit gesehen haben muß, bevor er eine Bauchmassage anordnet. KIRCHBERG hebt aber ausdrücklich hervor, daß bei richtiger Ausführung niemals Abort oder Frühgeburt eintritt. Sie befördert den Gallenfluß, was bei der Neigung zu Gallenspasmen und -stauung besonders wichtig ist, und ist ein ausgezeichnetes Mittel gegen Obstipation. Die Massage der Bauchdecken erhöht ihre Geschmeidigkeit in allen Schichten und arbeitet der Ausbildung der Schwangerschaftsstreifen entgegen. Diese Art der Masse — Streichen, Aufheben von Hautfalten, leichtes Kneten — kann ohneweiters von der Schwangeren selbst, mit Vorteil im Anschluß an das Vollbad, ausgeführt werden und scheint weitgehend die Entstehung von Striae gravidarum hintanzuhalten.

Die Massage der *Brustdrüse* ist abzulehnen, dagegen die des großen Brustmuskels und der Oberarmmuskulatur empfehlenswert, weil von einer gut entwickelten Brust- und Oberarmmuskulatur die Haftung und Formerhaltung der Mamma weitgehend abhängig ist. Auch die Massage des Rippenbogens und das Streichen entlang seines Randes mit Abheben desselben, ferner die Massage der Zwischenrippenräume sind vorteilhaft für die Förderung der Atmung und der Tätigkeit der Galle.

Dort, wo Gymnastik bei bemittelten Frauen an Trägheit und Unwillen (wie bei so manchen Fettleibigen) hauptsächlich auch deswegen scheitert, weil ihnen eine Gemeinschaftsgymnastik fehlt, ist die Massage erst recht wertvoll.

Daß Gymnastik und Massage bei bestimmten krankhaften Zuständen in der Schwangerschaft in sorgsam ausgewählter Form und Technik und richtiger Dosierung ein wichtiges Heilmittel darstellen, wurde bereits angedeutet. So ist sie zur Behebung neurasthenischer Beschwerden als Reibungs- und Knetungsmassage (ohne Klopfmassage) der Rücken- und Extremitätenmuskulatur mit nachfolgender einstündiger Bettruhe sehr geeignet. Auf ihre weiteren besonderen Indikationen wird bei den einzelnen Krankheitszuständen verwiesen werden.

Hygiene der Haut, der Geschlechtsteile und der Brust.

Die Belehrung der Schwangeren über den richtigen Gebrauch der Bäder und die entsprechende Behandlung der Geschlechtsteile und der Brust nimmt einen weiteren wichtigen Platz in der Schwangerenberatung ein. Vollbäder sind fraglos nicht bloß aus Gründen der Reinlichkeit, sondern auch zwecks Erhaltung einer möglichst ungestörten Perspiratio insensibilis je öfter je besser anzuwenden. Weist schon die vermehrte Füllung der Kapillaren in der Schwangerschaft auf eine erhöhte Tätigkeit der Haut hin, so läßt sich diese mit dem Fortschreiten der Schwangerschaft zunehmende Leistung auch objektiv, durch Messung der Verkürzung der Reduktionszeit des Oxyhämoglobins dartun (BRUEHL). Die Tatsache, daß bei Nephropathie die Stoffwechselvorgänge in der Haut herabgesetzt sind, zeigt, wie wichtig gerade in der Schwangerschaft die Haut als Stoffwechselorgan ist.

Das tägliche *Bad* ist freilich nicht jeder Frau möglich. Es ist auch nicht notwendig; 3, auch 2 Bäder in der Woche genügen. Die Temperatur des Vollbades liegt am besten wohl bei 35 bis 37° C, nicht höher. Es soll bei Schwangeren im allgemeinen nicht länger als 10 bis 15 Minuten dauern. Soll es am Abend schlaffördernd bei nervösen Frauen wirken, darf es nicht wärmer als 35 bis 36° C sein und soll dann 20 bis 25 Minuten dauern und nicht vor einer Stunde nach dem Abendessen genommen werden. Wird am Morgen gebadet, so ist eine Ruhepause — bei schwächlichen Frauen im Bett — vorteilhaft. Mit dem Bade verbinde die Schwangere, wie oben erwähnt, eine Selbstmassage der Bauchdecken, um auf diese Weise der Entstehung von Schwangerschaftsstreifen nach Möglichkeit entgegenzuarbeiten. Wenn wir wüßten, welche Konstitution zu ihrer Ausbildung neigt, würden wir den Wert der Massage zum Zwecke ihrer Verhütung besser beurteilen können. Wir können aber die Konstitution nicht feststellen, wohl aber wissen wir, daß von den Erstgeschwängerten nur rund 10 bis 15% von den Striae verschont bleiben, also eine verhältnismäßig kleine Zahl. Unbedingten Anhängern der Massage als sicherem Vorbeugungsmittel gegen die Striae, wie STRATZ und besonders BARFURTH, der sie in sämtlichen Fällen durch Massage verhindern konnte, stehen wohl ebenso berechtigte Skeptiker gegenüber, wie KERMAUNER. Vielleicht liegt die Wahrheit in der Mitte, jedenfalls hat eine solche Massage keinerlei Nachteil. Man wird sie nach dem heutigen Stand unseres Wissens zur Verhütung der Streifen immer versuchen.

Einen vollwertigen Ersatz des Wannenbades stellt das Brause-(Dusch-) Bad dar. Es ist sogar hinsichtlich seiner Hygiene weit einwandfreier als ein von vielen Menschen benütztes Wannenbad, über dessen Reinigung man nichts Sicheres weiß. Das fließende Wasser der Brause, das die Hautkeime wirklich fortspült und sie nicht ins Badewasser abgibt, wie es beim Wannenbad der Fall ist, zerstreut jede Bedenken gegen eine Fortsetzung der Bäder bis zur Geburt. Fraglos ist es bei der Kreißenden als letztes Reinigungsbad das Bad der Wahl, wenn es sich um Frauen handelt, die der Köperpflege in der Schwangerschaft wenig Aufmerksamkeit gewidmet haben und auf ihrer Haut vielleicht pathogene Keime beherbergen. Frauen, die aber peinlich reinlich sind, regelmäßig Wannenbäder nehmen, können sie unbedenklich bis zum Ende der Schwangerschaft beibehalten, auch wenn sie infolge vorangegangener Geburten einen weniger dichten Scheidenverschluß besitzen als die Nullipara. Das Selbstreinigungsvermögen der Scheide vernichtet etwa aufgewanderte Keime der Außenwelt, die übrigens im undurchdringlichen Schleimpropf des Halskanals ihre Barriere finden (s. auch S. 266). Während Voll- oder Brausebäder unentbehrlich sind, muß man Sitzbäder als durchaus entbehrlich, in einzelnen Fällen vielleicht sogar als schädlich bezeichnen. Heiße Sitzbäder können doch das eine oder andere Mal eine lockere Eihaftung lösen und zum Abortus führen. Die oft gehörte Anschauung, daß heiße Sitzbäder in den letzten Monaten der Schwangerschaft besonders bei alten Erstgebärenden eine Auflockerung starrer Weichteile und damit eine wesentliche Geburtserleichterung bewirken, ist zum mindesten nicht erweisbar. Darum möchte sie Verf. auch bei alten Erstgebärenden nicht befürworten. Tritt eine Blutung ein oder kommt es vorzeitig zu Wehen, immer wird das Kausalitätsbedürfnis die Bäder und den Arzt, der sie gestattet oder empfohlen hat, verantwortlich machen. Dampfbäder, heiße Fußbäder und jedwede Form von Mineralbädern (z. B. Moor) eignen sich für Schwangere keinesfalls. Auch kalte

Fußbäder sind wegen ihres Einflusses auf die empfindliche Harnblase und wegen der Möglichkeit, daß sie Uteruskontraktionen auslösen, zu jeder Zeit der Schwangerschaft durchaus unzweckmäßig und zu verbieten.

Die tägliche Reinigung der *äußeren Geschlechtsteile* muß als eine Selbstverständlichkeit gelten. Sie geschieht am besten mit körperwarmem Wasser und einer milden Seife, wieder am besten mit Fließwasser mit und ohne Bidet. Wird ein Waschlappen benützt, muß er nicht bloß ausgewaschen, sondern ausgekocht werden; andernfalls ist er ein Sammelplatz unzähliger Keime und gefährlich. Dem sorgfältigen Abtrocknen mit einem nicht zu groben Handtuch folgt jedesmal ein gründliches Einstreuen mit einem schweißhemmenden Puder, wie *Lenicet-* oder *Vasenolkörperpuder.* Man muß die Schwangere dahin aufklären, daß die Hyperämie und Durchtränkung der Geschlechtsorgane bei jeder Graviden natürlicherweise eine stärkere Durchfeuchtung der Scheide und damit eine gewisse Absonderung nach sich zieht, die nicht falsch gedeutet werden soll, solange sie sich in mäßigen Grenzen hält und nicht eitrig ist. Bei stärkerer Absonderung eignen sich Waschungen der äußeren Scham mit Abkochung von *Kamille* oder *Käsepappel* (*Malven*), und zwar 3 Eßlöffel auf 1 Liter Wasser, 3 Minuten kochen, 3 bis 5 Minuten ziehen lassen und durch ein Tuch durchseihen, oder 1 Eßlöffel *Kamillosan* auf 1 Liter Wasser. Allenfalls nehme man diese Waschung mit nachfolgender guter Trocknung und Puderung morgens und abends vor. Da so manche Frau glaubt, daß Scheidenspülungen zur täglichen Toilette der Frau gehören, meint sie, solche im Zustand der Schwangerschaft mit seiner erhöhten Durchfeuchtung erst recht oft machen zu müssen. Man muß sie dahin belehren, daß Scheidenspülungen bei der Gesunden zum mindesten überflüssig, je weiter fortgeschritten die Schwangerschaft aber ist, um so bedenklicher sind, als die Spülmittel häufig die Biologie der Scheide stören, und die so oft alles eher als hygienisch oder gar aseptisch zu nennenden Spülvorrichtungen pathogene Keime in die Scheide hineinbefördern können. Spülungen sind daher nur aus einer ärztlichen Anzeige heraus, bei pathologisch verstärktem Fluor und seinen Folgeerscheinungen, Vulvitis und Intertrigo (s. S. 200), auszuführen.

Eine gesonderte Besprechung verdient die Pflege der *Brust.* Bekanntlich tritt eine Vergrößerung der Brüste und die Ausbildung eines deutlichen Venennetzes in der Brusthaut als Ausdruck lebhafter Wachstumsvorgänge schon recht früh, nicht selten bereits gegen Ende des zweiten Monats der Schwangerschaft ein. Allmählich zeigen sich weiter die bekannten Veränderungen an Warze und Warzenhof. Zunehmende Spannung im Gewebe und das Gefühl der Schwere begleiten nicht selten diese hormonal gesteuerten Veränderungen. Es ist uns heute wenigstens noch verwehrt, zu erkennen, ob eine Brust die entsprechende Hypertrophie und Hyperplasie des Drüsenkörpers unter dem hormonalen Anreiz der Schwangerschafts-

umstellung aufbringt oder nicht; wir sind auch nicht imstande, eine
etwa ungenügende Entwicklung der Drüse ernstlich zu beeinflussen.[1]
So muß denn unser Bestreben sein, die Brustdrüse für den Stillakt
so vorzubereiten, daß ihre Entleerung — der mächtigste Reiz für
ihre Tätigkeit — möglichst restlos und ohne störende Unterbrechun-
gen erfolge. Nächstdem sind wir aber auch darauf bedacht, die
Form und Haftung der Brust auf ihrer Unterlage nach Tunlichkeit
zu erhalten. Man spricht von einer Abhärtung der Brust, besonders
der Brustwarze und glaubt sie auf verschiedenen Wegen erzielen
zu können. Viele raten dazu, die Brüste täglich mit kaltem oder
wenigstens zimmergestandenem Wasser zu waschen und dem Wasser
Weingeist oder Franzbranntwein zuzusetzen, um die Warze widerstandsfähiger zu machen, einzelne bedienen sich hierzu sogar eines
weichen Zahnbürstchens, lassen es in ein Wasserglas tauchen, dem
2 Eßlöffel Franzbranntwein zugesetzt sind, und bearbeiten auf diese
Weise die Warze.

Anderen hat sich ein Alkohol-Glyzerinbad der Brustwarzen bewährt. Sie stülpen auf die Warzen ein Likörgläschen, das mit
Alkohol-Glyzerin ana partes gefüllt ist, und glauben dadurch, Här-
tung und Geschmeidigkeit der Brustwarzen zu erzeugen. Wieder
andere lehnen derartige Vorbereitungen gegen Rhagaden rundweg
ab und erblicken die einzig richtige Vorbeugung in einer täglichen
Waschung mit warmem Wasser und milder Seife, damit die Brust
vor allem von etwa anhaftendem eingetrockneten Kolostrum befreit
werde, welches die Ausführungsgänge verlegen kann. Dieser
Waschung schicken sie eine leichte Einfettung mit einer Haut-
creme, etwa *Lanolin, Nivea* u. a., nach. Welches Verfahren bewährt
sich am besten? Zweifellos kann man bei jeder Art der Vorbereitung Rhagaden erleben und ebenso können sie ausbleiben. Ihre Verhütung und Entstehung ist eben nicht allein von der Vorbereitung
der Brustwarzen, sondern von der verschiedenen Widerstandskraft
der Epitheldecke und ganz besonders von allem abhängig, was man
als richtige Anlege- und Stilltechnik im weiteren Sinne bezeichnen
kann. Verf. scheint es, als würde die einfache Wasser-Seifen-
waschung der Brust ohne Alkoholzusatz und *ohne* Bürstenbearbeitung
im Verein mit einer leichten Fettung 1- bis 2mal in der Woche den
Anforderungen an eine gut vorbereitete Brust am ehesten genügen.
Sind die Warzen recht niedrig und schlecht faßbar, so möge die
Schwangere täglich nach der Reinigung der Brust die Warzen zwischen Daumen und Zeigefinger nehmen und sanft einige Male vorziehen. Besteht eine ausgesprochene Hohlwarze, so schaffe sich die
Frau schon in den letzten Monaten der Schwangerschaft eine Milch-

---

[1] Leider sind wir auch gegenüber den seltenen Fällen von exzessiver
Mammahypertrophie hormonalen Ursprungs während der Gravidität ganz machtlos. Post partum versuche man die Röntgenbestrahlung, die nach den Erfahrungen A. MAYERS mehr leistet als Jod (Jodkali) und Massage. In refraktären
Fällen kommt die operative Reduktion der unförmigen Mamma in Frage.

pumpe, etwa das bestbewährte JASCHKEsche Modell an, und bringe Warze samt Warzenhof einmal täglich zum Vorschein. Schwangerschaftsstreifen treten nicht bloß am Bauch, sondern, wenn auch in geringerem Ausmaß, oft an der Brust auf. Ob ein tägliches, vorsichtiges Abheben der Haut nach dem Bad die Elastizität der Brusthaut vermehrt und solchen Dehnungsstreifen wirksam begegnet, ist fraglich. Soviel ist sicher, daß auch eine Massage der Brustdrüse sie nicht verhindern kann. Auch die immer wieder angepriesenen Massageapparate, welche die Formerhaltung der Brust angeblich garantieren, sind verlorenes Geld. Daß dagegen eine Massage des Brustmuskels im Verein mit Atem- und Armgymnastik günstig ist, wurde bereits S. 31 betont.

Die zunehmende Vergrößerung und Schwere der Brust verlangt eine Stütze, die in früherer Zeit das sogenannte Miederleibchen, heute der Büstenhalter besorgen soll. Oft sind die vorrätigen Büstenhalter nicht zweckmäßig, da sie für eine Idealform der Brust geschnitten, den individuellen Bedürfnissen nicht immer nachkommen. Keinesfalls darf der Büstenhalter die Brust auf die Unterlage niederdrücken oder gar die wachsende Warze in ihrer Entfaltung behindern, wie man dies bei Büstenhaltern sehen kann, die für starke Frauen in die Mieder eingebaut sind und eine „schöne Front" machen sollen. Miederfabriken und Bandagisten, die Umstandsmieder fertigen, liefern auch Büstenhalter, die die wachsende Brust stützen, ohne die Warzen zu beeinträchtigen, z. B. die Thalysiatypen. Denselben Zweck erfüllt aber auch der möglichst nach Maß, aus durchlässigem (Organtin-Tüll) Stoff gefertigte Büstenhalter. Ist er vorne knöpfelbar und am Rücken durch einen Schnürverschluß zu erweitern, kann er auch in der Stillperiode gut benützt werden. Ist die Brustwarze besonders empfindlich, so kann man dem Rate von STRATZ zufolge zwischen die Brustwarze und das Hemd einen Ring von Watte oder Barchent in entsprechender Größe einlegen und so die Warze auch vor leichtem Druck schützen.

Manche Frauen klagen während ihrer Schwangerschaft manchmal über heftigste Schmerzen in den Brustwarzen, die unter dem Einfluß des Kältereizes im Winter entstehen. Eine Watteeinlage vermag diesen lästigen Zustand nicht immer zu beheben. Er beruht wohl auf erhöhter vasomotorischer Erregbarkeit. Höhensonnebestrahlung der Brust in 80 cm Distanz mit 1 Minute beginnend und bis 15 Minuten steigend, hat sich Verf. bewährt. Dazu verordne man Calcium (S. 10). Wiederholen sich die Krämpfe trotzdem, kann man auf einen Gazetupfer nach ZIMMERMANN eine Salbe folgender Zusammensetzung auftragen lassen:

Rp. Atropin. sulfur. 0,005
Solve in aqua dest.
Tere exact. cum
Vaselino puro 10,0
S. Äußerlich.

Auch die innerliche Darreichung von Belladonna oder Atropin wird empfohlen. RODECURT verordnet entweder *Atropinkompretten* à 0,0005 g oder:

Rp. Tinct. Belladonn. 5,0
Aqu. Amygdal. amarar. conc. 20,0
Spir. Äther. 5,0
M. D. S. Mehrmals täglich 20 Tropfen.

Schließlich sei noch darauf hingewiesen, daß die wiederholte Beratung der Schwangeren dem Arzte willkommene Gelegenheit dazu gibt, immer wieder die *Notwendigkeit der Ernährung des Kindes an der Brust* zu betonen und Bedenken und mangelndes Selbstvertrauen in diese Fähigkeit auch bei jenen Frauen abzubauen, die in früheren Schwangerschaften in dieser Hinsicht versagt haben. Der klassische Ausspruch des ehrwürdigen B. S. SCHULZE, „zwei Dinge kann das Kind nicht entbehren, die Liebe und die Muttermilch", kann der werdenden Mutter nicht früh genug und nicht eindringlich genug vermittelt werden.

Hygiene des Geschlechtsverkehres.

Ein wichtiger Punkt, den der Arzt mit der Schwangeren, auch ohne daß sie darnach fragt, taktvoll aber zielbewußt durchbesprechen muß!

Wer einer Schwangeren den Geschlechtsverkehr in den ersten Monaten verbietet, weil sie abortieren könne, und in der zweiten Hälfte der Schwangerschaft deswegen, weil sie vielleicht eine Frühgeburt tut, berät seine Pflegebefohlene unrichtig. Die möglichen Gefahren der Kohabitation soll man nicht unterschätzen, aber auch nicht übertreiben. Vor allem vergesse man nicht, daß unbegründete Verbote entweder übertreten oder, was viel bedenklicher ist, von der gewissenhaften Schwangeren zwar befolgt, vom Mann aber zu Abwegen ausgenützt werden, wie man immer wieder erleben muß. Ein nicht stürmischer normaler Verkehr, der 1- bis 2mal wöchentlich bis in die letzten 6 Wochen vor der Geburt fortgesetzt wird, führt zu keiner Fehl- und keiner Frühgeburt, es sei denn, daß das Ei bereits reif zur Ablösung war. Richtig und unbedingt zu betonen ist, daß in den ersten 4 Monaten der Schwangerschaft um jene Tage herum, an denen die Periode fällig wäre, der Verkehr am besten unterbleibe, denn der im weiblichen Körper schlummernde Zyklus meldet sich auch nach eingetretener Schwängerung gerne als erhöhte Reizbarkeit und Wehenbereitschaft des Uterus. Sind schon Aborten bei Hypoplasia uteri oder Retroflexio vorangegangen, schränke man die Geschlechtsbeziehungen weitestgehend in der kritischen Zeit, also bis zum erreichten 4. Monat, bzw. der Selbstaufrichtung des retroflektierten Uterus ein (s. S. 211). Jeder Schwangeren errechne man nach Angabe der letzten Periode, wenn sie halbwegs regelmäßig ist, den Zeitpunkt der folgenden 3 bis 4 und rate für 2 bis 3 Tage vor und nach dem Stichtage vom Geschlechtsverkehr ab. Diese Daten aber händige man der Schwangeren ein, sonst werden sie nicht behalten. Stürmischer Coitus, ganz besonders aber ungewöhnliche Position ist unbedingt zu vermeiden. Sie können zu Fehlgeburt und sogar zu schweren Verletzungen der Scheide mit abundanter Blutung führen, wie einschlägige Fälle, z. B. bei coitus a posteriori, beweisen.

Immer noch nicht genügend bekannt ist es, daß ein bis zur Geburt fortgesetzter Geschlechtsverkehr Quelle vorzeitigen Blasensprunges und damit der Frühgeburt und ebenso Ursache schwerer, sogar tödlicher Puerperalinfektion werden kann. Das Membrum virile ist so und so oft Träger ungezählter, zum Teil hochpathogener Keime, die, in die Scheide eingebracht, den besten Nährboden finden und auf diese Weise zu schrecklichen Unglücksfällen führen können. (In Parenthese sei aber auch bemerkt, daß ein in der ersten Hälfte der Schwangerschaft auftretender Fluor oft und oft auf Vertragung von Keimen durch das mangelhaft gereinigte Glied herrührt. Es tut auch eine Hygiene des Geschlechtsverkehrs von Seite des Mannes not, die zu wenig beachtet wird!)

RUGE II hat sich der dankenswerten Aufgabe unterzogen, die Folgen des bis zur Geburt fortgesetzten Geschlechtsverkehrs hinsichtlich ihres Anteiles an der Entstehung des Puerperalfiebers aufzuzeigen: Von 410 verheirateten Frauen hatten 78% in den beiden letzten Monaten Geschlechtsverkehr, über 50% im letzten Monat, 31,5% in der letzten Woche, 20% in den letzten 3 Tagen und 9,5% am Tage ante partum. 20% aller Frauen, die in den letzten 3 Tagen Verkehr gepflogen hatten, wurden schwer puerperal fieberkrank!

Daß der Geschlechtsverkehr viel häufiger als man glaubte die Ursache vorzeitigen Blasensprunges und damit einer schleppend verlaufenden und schon dadurch infektionsgefährdeten Geburt wird, haben die Untersuchungen von BUEBEN und die von G. K. F. SCHULTZE gezeigt. Die Verheirateten mit der Möglichkeit der Kohabitation bis zur Geburt wiesen bis zu 15% vorzeitigen Blasensprung auf, die Hausschwangeren ohne die Gelegenheit zur Geschlechtsbetätigung nur in $6^1/_2$%! Und unter den Fällen mit vorzeitigem Blasensprung waren 23%, in denen die letzte Beiwohnung nur 8 Tage zurücklag. SCHULTZE erblickt die Ursache des vorzeitigen Blasensprunges nicht in der mechanischen Irritation durch den Beischlaf, sondern in psychosexuellen Reizen, die zu unphysiologischer Wehentätigkeit führen sollen.

So mancher Fall einer scheinbar unerklärlichen Sepsis bei vaginal nicht berührten Frauen, vereinzelte Fälle von tödlich verlaufener Peritonitis nach Sectio ohne vorangegangene vaginale Untersuchung, ja noch vor Blasensprung ausgeführt, haben ihre traurige Aufklärung nachträglich durch die Angabe des Ehemannes über den Vollzug des Beischlafes bis zum Geburtsbeginn gefunden. Darum sind Frauen mit engem Becken auch aus diesem Grunde in den letzten Wochen ante partum in der Anstalt am besten aufgehoben. Mehrfach hat man es erlebt, daß die Eheleute von der Notwendigkeit einer Enthaltung in der letzten Zeit der Gravidität überhaupt nichts wußten und keinerlei derartige Belehrung erfahren hatten. Man muß daher jeder Schwangeren das Kohabitationsverbot für die letzten 6 Wochen, äußerstens die letzten 4 ante partum richtig begründen, dann wird man auch seine Einhaltung erwarten dürfen.

Stuhl und Harnentleerung.

Wenn die Stuhlträgheit nicht so unglaublich weitverbreitet wäre, bliebe den Frauen auch in der Schwangerschaft viel an unnötigen, lästigen, ab und zu aber auch ausgesprochen krankhaften Zuständen erspart. Alle jene Frauen, die von Kindheit auf zu Regelmäßigkeit und Ordnung in diesem Belange erzogen worden sind, wissen gar nicht, was sie vor ihren Schwestern voraus haben, die sich seit je mit ihrer Stuhlträgheit und in der Schwangerschaft womöglich noch mehr quälen! Man erlebt es immerhin, wenn auch selten genug, daß Frauen mit chronischer Stuhlverstopfung, schwanger geworden, normalen Stuhlgang bekommen. Zum Teil mag dafür jene hormonale Weiterstellung des Darmes verantwortlich sein, die schwangerschaftsbedingt, auf einen zu Spasmen neigenden Darm sich günstig auswirken kann, zum Teil aber ist es wohl die sorgfältigere Behandlung und Beachtung dieser von Frauen so gerne unterdrückten Funktion und die Änderung der Diät, die man der Schwangeren rät.

Mit dem strengen Hinweis auf die Einhaltung einer ganz bestimmten Stunde zur Stuhlentleerung, am besten am Morgen nach oder vor dem Frühstück, fängt jede Behandlung an, mag eine atonische oder die seltenere spastische Form der Obstipation vorliegen, welche Formen sich übrigens sehr oft gar nicht auseinanderhalten lassen. Man wende immer zunächst die altbewährten unschuldigen Hausmittel an, bevor man mit gröberem Geschütz kommt. Das sind einmal genügende Körperbewegung, Leibesübungen, allenfalls Massage. Die Kost muß bei der atonisch obstipierten Schwangeren möglichst schlackenreich sein, weil sie nur dann einen peristaltischen Reiz setzt. Eine solche Kost ist die „vegetarische Diät“, die ohnedies den Hauptanteil an den Kostvorschreibungen in der zweiten Hälfte der Schwangerschaft hat. Reichlich Obst, wie saftreiche Äpfel, Trauben, Melonen, frische Pfirsiche, Feigen, Datteln, Kompott, Honig, Butter wirken ausgezeichnet. Grobe Brotsorten, Grahambrot, Schrot-Simonsbrot, Pumpernickel, sind sehr bewährt. Zubereitung der Mehlspeisen mit Milchzucker, Süßen der Speisen mit Milchzucker wirkt stuhlbefördernd! Bekannt und immer zu versuchen ist das Trinken eines Glases kalten Wassers auf nüchternen Magen oder eines Glases eines kohlensäurehaltigen Tafelwassers; allenfalls erlaube man den Genuß einer Zigarette bei rauchenden Frauen unmittelbar nach dem Frühstück. Verboten sind bei obstipierten Schwangeren Tee, namentlich in größeren Mengen, Rotwein, Heidelbeerwein, Kakao, Schokolade, Schleimsuppen, zuviel Reis, Gries, Sago.

Mit den eigentlichen *Abführmitteln* sei man zurückhaltend und verordne sie nur zeitweise. Es empfiehlt sich auch ein Wechsel in den Drogen, da sehr leicht eine Gewöhnung an bestimmte Stoffe eintritt.

Die heftig wirkenden Abführmittel *Podophyllin, Jalappe, Gummigutti, Fruct. Colocyntidis*, die sogenannten Drastica, verschreibt man in der Schwangerschaft überhaupt nicht. Milde und darum empfehlenswerte Abführmittel sind z. B. die folgenden: *Laxativum vegetabile (MBK), Pulvis Magnesiae cum Rheo*, messerspitz-teelöffelweise am Abend, noch besser in Verbindung mit *Natr. sulfur.* und *Natr. bicarbonic.* nach der Vorschrift:

Rp.   Pulv. rad. Rhei 20,0
       Natr. sulfur. 10,0
       Natr. bicarbon. 5,0
M. D. S. Abends 1 Messerspitze bis
1 Teelöffel in 1 Glas warmen Wassers.

Sehr empfehlenswert, besonders bei Hämorrhoiden und Flatulenz, ist *Pulvis Liquiritiae*, auch *Kurellapulver* genannt, $\frac{1}{2}$ bis 1 Teelöffel am Abend. Ferner *Sagrada Barber* (1 bis 3 Tabletten), *Isacenkügelchen* (1 bis 3 Stück), *Isticin* in Tabletten und angenehm dragierten Bonbons, ebenso *Tamarindenbonbons*. Auch die rein mechanisch wirkenden Gleitmittel, wie *Paraffinum liquid.*, 1 bis 2 Eßlöffel als das billigste, sind anzuraten. Ebenfalls bewährt haben sich die *Lecicarbonstuhlzäpfchen*, die durch die in ihnen enthaltene Kohlensäure peristaltikanregend auf den atonischen Darm wirken. Ein wertvolles Abführmittel, weil auch Vitamin-(B_1)-Träger, ist *Fermentum cerevisiae sicuum*, die *Bierhefe*, messerspitzweise, namentlich bei Schwangeren mit Neuralgien zu verwenden! Empfehlenswert sind weiter die *Nedawürfel*, dann von abführenden Teesorten neben *St. Germain* und *Chambardtee* (1 bis 2 Teelöffel auf 1 Tasse Tee) vor allem der Frauentee (*Species gynaecologicae der F. M. B.*) in der Zusammensetzung:

Rp.   Cort. Frangul. conc.
       Folior. Senn. conc.
       Herb. Millefol. conc.
       Rhizom. Gramin. conc. . aa 25,0
M. D. S. 1 Eßlöffel auf 1 Tasse Tee.

Die mittelstarken Abführmittel sind die *salinischen, Glaubersalz, Bittersalz*. Zeitweise wende man sie auch bei Schwangeren namentlich dann an, wenn eine stärkere Obstipation besteht, die vielleicht mit pyelitischen Attaken zusammenhängt. Man verordnet *Sal Carolinense naturale* oder *factititium, Karlsbader Salz*, 1 bis 2 Teelöffel auf $\frac{1}{4}$ Liter warmen Wassers, oder *Natrium sulfuricum, Glaubersalz*, 1 Eßlöffel ebenso zu geben, oder *Magnesium sulfuric., Bittersalz*, 1 Teelöffel in $\frac{1}{4}$ Liter Wasser am Morgen. In einigen Stunden erfolgt Stuhlgang. Von den natürlichen Bitterwässern, Friedrichhall, Mergentheim, Ofen, verordnet man ein Weinglas (d. i. 100 bis 150 g); manchmal genügen bei längerem Gebrauch und mäßiger Obstipation 2 bis 3 Eßlöffel der genannten Bitterwässer, deren Einnahme man ein Glas Quellwasser nachschickt.

Einläufe spielen bei obstipierten, aber sonst gesunden Schwangeren eine untergeordnete Rolle. Gelegentlich kann ein Einlauf, bestehend aus ½ Litter Wasser mit 1 bis 2 Eßlöffeln Öl, beispielsweise vor der Untersuchung durch den Arzt im letzten Drittel der Schwangerschaft angezeigt sein. Ölklysmen (200 bis 300 ccm *Ol. Arachidis* oder *Ol. Sesami*) wirken dann ausgezeichnet entleerend, wenn das Klysma wenigstens einige Stunden zurückgehalten werden kann. Solche Öl-, aber auch *Kamillenklysmen* können bei spastischer Obstipation notwendig werden. Kennt der Arzt die Schwangere als zur spastischen Obstipation veranlagt, rate er überdies zu warmen täglichen Vollbädern, ferner zu warmen Prießnitzumschlägen, die über Nacht auf dem Bauch liegen bleiben sollen, ferner am Abend zu einem Glas Milch, besonders Yoghurtmilch, zu 1 bis 2 Eßlöffel *Calificsyrup*. Verf. hat sich die Darreichung des LEUBEschen Pulvers in solchen Fällen ausgezeichnet bewährt, wenn es wochenlang genommen wird. Die Verordnung, die bei Gallenleiden sehr wertvoll ist, lautet:

Rp. Natr. bicarbon.
     Natr. sulfuric. sicc.
     Eleosacchar. Foenicul. aa 20,0
     Pulv. rad. Rhei 10,0
     Extract. Belladonn. 0,5
M. D. S. 3mal täglich 1 Messerspitze in etwas Wasser nach den Hauptmahlzeiten.

Bei der Beratung der Schwangeren hört man nicht selten Klagen über *Harnbeschwerden*. Meistens wird vermehrter Harndrang angegeben, seltener über unwillkürlichen Harnabgang berichtet, der in der letzten Zeit der Schwangerschaft bei Husten, Lachen und Niesen eintritt. Sofern Zystitis durch die Urinuntersuchung ausgeschlossen werden kann und bei etwa vorangegangenen Geburten der Verschlußapparat des Sphinkter vesicae nicht gelitten hat, sind die Erscheinungen von Pollakisurie und relativer Inkontinenz *funktionelle* Störungen, die durch die Schwangerschaftsveränderungen von Harnröhre und Blase und somit auch der Schwangeren gegenüber als harmlos, vorübergehend und nicht krankhaft hinzustellen sind. Der zunehmende Druck des Uterus schränkt die Entfaltungsmöglichkeit der nach den Seiten zu sich stärker dehnenden Blase ein und erzeugt im Verein mit der Hyperämie und Sukkulenz der Schleimhaut den erwähnten lästigen Entleerungsreiz. Die relative Inkontinenz ist durch Undichtwerden des Sphinkter infolge der durch die Schwangerschaft geänderten Verlaufsrichtung der Urethra zu erklären, die aus der tangentialen in die radiäre Richtung rückt (ZANGEMEISTER). Zu langes Zurückhalten des Harnes, aber auch zu häufiges Nachgeben schon dem leichtesten Drange

gegenüber ist unzweckmäßig. Dringend ist vor jeder Erkältung der
Füße und Durchnässung zu widerraten (s. S. 181), weil solche Vorkommnisse den Harndrang ins Unerträgliche steigern können. Schuh-
und Strumpfwechsel, 1 Tasse Lindenblüten- oder Kamillentee und ein
Termophor zu den Füßen oder auf die Blase verhütet bei Schwangeren quälende Tenesmen. Schwangere mit empfindlicher Blase tun
gut daran, am Abend nicht zu viel zu trinken, weil sie sonst in ihrer
Nachtruhe empfindlich gestört werden. Infolge des weniger dichten
Sphinkterverschlusses durch den geänderten Verlauf der Harnröhre
und ihre Hyperämie und Auflockerung ist die Blase etwa aufwandern-
den Keimen gegenüber weniger gewappnet. Darum ist peinliche Reinlichkeit der äußeren Geschlechtsteile und, nicht zu vergessen, der Anal-
gegend nach Stuhlentleerung für die Verhütung aszendierender Koliinfektionen von allergrößter Wichtigkeit.

Katheterismus der Blase in der Schwangerschaft ist nur bei ausgesprochen krankhaften Symptomen geboten. Jedenfalls ist der Katheterismus zwecks Gewinnung von Harn für die Eiweißuntersuchung
überflüssig und abzulehnen. Die Untersuchung des spontangelassenen
frischen und filtrierten Harns genügt vollauf.

Schließlich ist es nur ratsam, die Schwangere auf mögliche
Schwierigkeiten der natürlichen Harnentleerung im Wochenbett hinzuweisen und sie anzuhalten, schon vor der Geburt im Liegen harnen
zu lernen, zumal nicht allein das Geburtstrauma, sondern auch die
ungewohnte Stellung die Spontanmiktion so oft erschwert.

Schlußbemerkungen.

In diesem Zusammenhang sollen die Möglichkeiten und die Gefahren einer Keimschädigung durch Bestrahlung *vor* der Befruchtung
nicht erörtert werden, hat doch bereits im Jahre 1931 die Deutsche
Gesellschaft für Vererbungswissenschaft und Eugenik die Ärzteschaft
eindringlich auf die Gefahr hingewiesen, die der Nachkommenschaft
durch Röntgenbestrahlung der Keimdrüsen, insbesondere bei der tem-
porären Sterilisierung, droht, eine Gefahr, die unter Umständen erst
nach Generationen in Erscheinung treten kann. Hier gilt es nur, zur
Frage der *Röntgenbehandlung* in der Schwangerschaft Stellung zu
nehmen. Röntgenbehandlung und Schwangerschaft sind zwei unver-
trägliche Dinge. Nach Gauss hat die Röntgenbestrahlung schwangerer
Frauen in 44% der Fälle eine Schädigung der Frucht zur Folge.
D. P. Murphy stellte die Krankengeschichten von 625 Frauen zusammen, die kurz vor oder während der Schwangerschaft bestrahlt worden waren. In 24% der Fälle trat Abort ein, bei 402 ausgetragenen
Schwangerschaften mit Bestrahlung vor Eintritt der Gravidität konnte
keine sichere Fruchtschädigung nachgewiesen werden, dagegen wiesen
die ausgetragenen Kinder von 74 *während* der Gravidität bestrahlten
Frauen in einem Drittel der Fälle Mißbildungen, wie Mikrocephalie,
Mongoloid, Blindheit, Klumpfuß, auf, darunter in einem Falle nach
diagnostischer Röntgendurchleuchtung! Auch Unterberger führt

eine Mißbildung bei einer wegen Verdachtes auf Magenulkus oder Karzinom wiederholt röntgenologisch untersuchten Schwangeren auf Röntgenschädigung zurück. Jedenfalls hat eine Röntgen*therapie* bei bestehender Schwangerschaft unbedingt auszusetzen, aber auch diagnostische Aufnahmen, wie solche des Magen-Darmtraktes, wird man füglich auf das notwendigste Mindestmaß beschränken, um auch die entferntesten Möglichkeiten einer Fruchtschädigung zu vermeiden. Wie hochgefährlich die Intensivbestrahlung des karzinomatösen schwangeren Uterus durch Röntgen, aber auch Radium ist, lehren die S. 198 angeführten Zahlen von Fruchtschädigung.

Was die Verträglichkeit von *Arzneien* in der Schwangerschaft anlangt, so ist diesem Belange im allgemeinen eine Ausnahmsstellung der Schwangeren nicht festzustellen. Mutter und Frucht vertragen ohne Schädigung Medikamente, wenn sie unter der Maximaldosis gehalten werden (v. JASCHKE). Wenn auch die Durchlässigkeit der Plazenta für eine große Zahl von organischen und anorganischen Verbindungen experimentell und klinisch erwiesen ist, so führen die therapeutischen Dosen nicht zur Schädigung der Frucht; bei toxischen kann es zu Gefährdung kommen, wie man an Kindern von Morphinistinnen gelegentlich gesehen hat, die nach der Geburt auffallend unruhig sein und kollabieren können. Wichtig ist, daß die therapeutischen Dosen von *Arsen* und *Bismogenol*, wie sie luetischen Schwangeren verabreicht werden, heute auf Grund vielfacher Erfahrung ihre Ungefährlichkeit und segensreiche Wirkung eindeutig unter Beweis gestellt haben. Auch *Phosphor* wirkt, in wohl errechneter Dosis bei Osteomalacie, nicht toxisch. Ältere Schriftsteller wollen *Natrium salicylicum* und *Antipyrin* in größeren Dosen und für längere Zeit bei Schwangeren wegen der Möglichkeit einer Nierenschädigung nicht angewendet wissen. Vor *Extractum filicis maris* wird in der Schwangerschaft gewarnt — es ist auch durchaus durch ebenso wirksame, ungefährliche Bandwurmmittel zu ersetzen (s. S. 149). Daß *Drastica* wegen der Möglichkeit des Abortus nicht in Frage kommen, wurde bereits S. 39 erwähnt. Auch auf die durch die Schwangerschaftsauflockerung und Hyperämie der Schleimhäute bedingte raschere und bessere Resorption von Giftstoffen ist bei der Schwangeren Bedacht zu nehmen. Die Möglichkeit einer Quecksilbervergiftung durch länger fortgesetzte *Sublimatspülungen* ist nicht von der Hand zu weisen, desgleichen sind bei Verwendung von *Kokain* Vergiftungen beobachtet worden. Sie zu vermeiden ist um so leichter, als die heute gebräuchlichen synthetischen Ersatzstoffe (*Novocain, Peracin, Pantocain*) bei weit geringerer toxischer Wirkung voll leistungsfähig hinsichtlich der schmerzbetäubenden Wirkung sind.

Daß *chirurgische Eingriffe* nur auf die wirklich dringenden zu beschränken sind, wird bei den betreffenden Krankheiten ausgeführt.

Auf die von Schwangeren dem beratenden Arzte so oft vorgebrachte Frage, ob es Mittel gäbe, die *Geburt leicht* zu gestalten, ist die Antwort

sehr schwer. Die Umgebung der Schwangeren weiß von der auflockernden Wirkung von Sitzbädern, von der Erleichterung der Geburt durch geheimnisvolle Teemischungen, und allenfalls bestimmten
Verschreibungen zu berichten. Was ist an diesen Dingen Wahres
und was kann man einer Schwangeren mit gutem Gewissen empfehlen?
Über die Bedeutung der Sitzbäder ist S. 32 das Nötige ausgeführt.
Gegen Volksmittel, wie Teeabkochungen, die diuretisch, die abführend
wirken, wird man bei ihrer Harmlosigkeit durchaus nichts einzuwenden haben. Ob man aber dem von ASCHNER gerühmten *Brombeerblättertee* tatsächlich eine Erleichterung und Beschleunigung der Geburtsvorgänge zuschreiben kann, muß man doch mehr als fraglich
bezeichnen. Niemand wird, wenn die Schwangere auf ein solches
Mittel Wert legt, den Gebrauch desselben irgendwie hindern wollen.
In der letzten Zeit nun ist von englischer Seite der Gebrauch des
Chinins bei Frauen mit voraussichtlich normaler Geburt für die letzten
4 Wochen der Schwangerschaft warm empfohlen worden. MITCHELL
und BRADEBROOKE sowie GANNER berichten, daß bei diesem Vorgehen Frühgeburten nicht vorkommen, dagegen die erste und zweite
Geburtsperiode ohne Schaden für Mutter und Kind abgekürzt und
mit weniger Schmerzen verlaufe. Diese Autoren verabreichen von der
36. Schwangerschaftswoche an 3mal täglich die geringe Dosis von
0,12 Chininum bihydrochloricum. Nicht angewendet wollen diese
Autoren diese kleinen Chiningaben bei Albuminurie und engem Becken
wissen. Bei der wirklich geringen Dosis des verabreichten Chinins
kann in dieser Medikation keinerlei Gefahr erblickt werden. Es ist
immerhin möglich, daß eine gewisse Sensibilisierung des Uterus und
damit eine bessere Wehenbereitschaft erzeugt wird, weshalb diese Angaben englischer Autoren auch bei uns an einem größeren Krankengut nachgeprüft zu werden verdienen.

Trotz solcher kleiner Chinindosen sollen die gegen Ende der
Gravidität so häufigen und von sensiblen Frauen, besonders von
solchen mit rigiden Weichteilen, oft recht peinlich empfundenen
Schwangerschaftswehen sich nicht verstärken. Die Schwangerschaftswehen sind als solche daran eindeutig kenntlich, daß der Untersuchungsbefund die Zeichen des „Gebärendseins" (s. S. 244) vermissen
läßt. Daher ist bei ihnen jedes Wehenmittel schlecht; es muß vielmehr
der Uterus durch Dunstumschläge, Thermophor, *Spasmolytika* wie
Belladonna, Papaverin, Oktin, Spasmalgin, Cibalgin oder *Antineuralgica* ruhiggestellt und die Frau entsprechend aufgeklärt werden.

Keine Schwangere, und wäre sie noch so gesund, bleibt vor
kleineren Mollesten ganz verschont. Sie wird damit um so leichter
fertig, je ausgeglichener ihr Gemütszustand ist. An der Erhaltung
einer harmonischen Stimmung und der Beseitigung vorübergehender
Verzagtheit und unbegründeten Kleinmutes angesichts der kommenden
schweren Stunde hat die Umgebung der Schwangeren entscheidend
Anteil, wenn sie sich verständnisvoll in den Gedankenkreis der Frau

einfügt. Niemand wird einer Schwangeren nachgeben, wenn sie Unvernünftiges oder ihr Schädliches verlangt. Sie verdient aber von Seite ihrer Familie oder derer, die sie pflichtgemäß zu betreuen haben, ein besonderes Maß an Liebe, Verstehen und manchmal auch an Nachsicht. Nicht bloß verstandesmäßige Fürsorge, sondern vor allem Güte und Liebe tun der schwangeren Frau doppelt not.

Behandlung der Schwangerschaftstoxikosen.

Emesis und Hyperemesis gravidarum.

Man wird nicht fehlgehen, wenn man für alle Fälle dieser Krankheit — die leichteren als Emesis zu bezeichnenden und die schwereren, die echte Hyperemesis bedeutenden — als deren Grundursache eine Vergiftung durch die Stoffwechselabbauprodukte versteht, welche in einer Reihe von Fällen gering, in anderen beträchtlich und in einer letzten, der wichtigsten Gruppe, endlich höchst bedenklich ist. Diese Stoffwechselprodukte stammen zum Teil aus den Organen der Mutter, zum Teil aus dem wachsenden Ei und finden, wie dies v. ÖTTINGEN allgemein verständlich ausgedrückt hat, weder genügende Bildung im Serum, noch kommen sie genügend zur Ausscheidung. So ergibt sich das Bild einer Vergiftung. Die einmal entstandene Störung im Gleichgewicht der Blut- und Säftemischung greift das besonders dafür empfindliche vegetative Nervensystem an und führt auf dem Boden der Übererregbarkeit des Vagus zum Schwangerschaftserbrechen. Für die Fälle der Praxis ist es von untergeordneter Bedeutung, ob nicht doch gelegentlich einmal eine Hyperemesis als reine Neurose beginnt und in eine Toxikose ausartet, oder ob in jedem Falle, mag er neurotisch noch so sehr betont sein, eine wenn auch geringfügige Intoxikation der Anfang des Übels ist. FREY betrachtet die Hyperemesis als die Reaktion eines Individuums mit pathologisch erhöhter Affektivität, welches in vermeintlicher Bedrohung seiner aktuellen Lebenslage durch die Schwangerschaft mit dem Ausdruck des Mißempfindens und des Eckels reagiert. Dadurch kommt es zur Inanition, womit die Grundlage für die Stoffwechselstörung gegeben ist. Diese Inanition führt aber zur Vergiftung, wenn binnen kurzer Zeit (14 Tage) 15⁰/₀ des Körpergewichtes verlorengehen. Diese FREYsche Ansicht, welche, freilich viel weniger prägnant, schon vor vielen Jahren KALTENBACH und später WINTER geäußert haben, hat gewiß sehr viel Bestechendes für sich, mag auch in jedem Fall von Hyperemesis eine durch die Schwangerschaft bedingte leichte Intoxikation vorhanden sein. Darum ist der Arzt in seinen Erfolgen oder Mißerfolgen bei der Behandlung dieser Krankheit in weitestgehendem Maße von der seelischen Bereitschaft oder der Abneigung zum Weitertragen der Schwangerschaft abhängig. Die Behandlung dieses Leidens ist, wie wir alle zur Genüge wissen, nur in leichten und mittelschweren Fällen einfach, bei den schwereren Formen für Patientin und Arzt recht mühselig, und in seltenen Ausnahmefällen ist die Heilung nur mit dem Abbruch der Schwangerschaft zu erkaufen. Die auffallende Tatsache, daß die Hyperemesis gravidarum auch sonst gesunde Frauen befällt, die bereits zum Teil wiederholt geboren haben und in früheren Schwangerschaften an dieser Krankheit nicht litten, weiter die klinische Erfahrung, daß in jener Zeit, da man es mit der Mutterschaft sträflich leicht nahm, die Zahl der verheirateten Frauen mit Hyperemesis zeitweise sogar größer war als die der Ledigen, zeigt die hohe Bedeutung der seelischen Einstellung der betreffenden Kranken zu ihrer Frucht. Damit ist aber auch der Weg der Therapie gewiesen, den der Arzt zu gehen hat, der in solchen Fällen nicht bloß medikamentös und diätetisch, sondern als Erzieher durch Geltungmachung der Vernunft, der Ethik und der Mutterpflicht wirken muß. Darüber hinaus muß er seinen Einfluß auf die Familie, insbesondere den Gatten, ausdehnen und im Falle von Widerständen selbst im Beginne der Krankheit die heilsame Isolierung der Kranken in der Anstalt verlangen. Man mag über die Wirksamkeit der unzähligen in Gebrauch befindlichen Medikamente, aber auch über bestimmte Diätformen, physikalische und psychotherapeutische Maßnahmen, je nach Neigung und Erfahrung denken wie man will, so viel ist gewiß, daß man alles anwenden muß, was die Therapie aufzubringen hat, selbst auf die Gefahr hin, als vielgeschäftig zu gelten. Von der Therapie der Hyperemesis gilt nämlich auch heute noch das treffende Wort AHLFELDS, „die Behandlung der Hyperemesis ist eine mehr experimentelle!". Damit ist der problematische Wert so mancher Heilmitel einleuchtend umschrieben.

Wie erwähnt, bestehen schon in leichteren Fällen unsere therapeutischen Maßnahmen zunächst in der Isolierung der Kranken in möglichst kleinen Krankenzimmern, am besten in Einzelräumen, und Besuchsbeschränkung für die Familienmitglieder. Von größter Wichtigkeit ist die Sorge für eine *tägliche*, aufs gründlichste durchzuführende Stuhlentleerung. Der alte CHROBAKsche Rat, daß der Arzt sich überzeugen muß, daß der Darm tatsächlich leer ist, und sich nicht mit Versicherungen der Pflegepersonen begnügen dürfe, der Darm sei entleert, ist eigentlich selbstverständlich, wenn man die Hyperemesis als Vergiftung auffaßt. Da wir in schwereren Fällen mit besonderer Vorliebe unsere Arzneien rektal verabreichen, ist der tägliche, gründliche Einlauf die Grundbedingung für deren Wirksamkeit. Man gebe 1 Liter Kamillentee als Einlauf mit Zusatz eines Kaffeelöffels Kochsatz oder eines Eßlöffels Speisesodas, allenfalls eines daumennagelgroßen Stückes Seife.

Was die Medikamente anlangt, so kann man ganz allgemein sagen, daß es keines gibt, welches in jedem Falle wirkte und daß man anderseits mit jedem der gebräuchlichen Medikamente Erfolge sieht, wobei man niemals weiß, wieweit diese Erfolge ursächlich auf die betreffende Arznei zu beziehen sind. Für leichtere und mittelschwere Fälle aber kennt man die wohltätige Wirkung so mancher seit altersher gebräuchlicher Präparate. Das gilt zunächst von den *Sedativa Chloral,*

Cer, Anaesthesin u. a. und vom *Brom.* Man verordnet *Brom* nach der FRIEDREICHschen Vorschrift per os in leichteren Fällen:

> Rp. Kalii bromat. 10,0
> Aqu. dest. ad 150,0
> D. S. 3stündlich 1 Eßlöffel.

Oder man verordnet *Bromhosal* (60% Brom enthaltend) 3 bis 5 g 3mal täglich. Auch *Brosedan* in der Dosis von 3mal täglich 1 Teelöffel in heißer Suppe, warmer Milch mit Eidotter, aber auch heißem Wasser hat sich bewährt. In schwereren Fällen ist 2mal täglich die rektale Zufuhr von 2 Teelöffeln in einem kleinen Wasser- oder Milchklysma nach dem immer vorauszuschickenden Reinigungsklysma angezeigt. Wohlfeil ist die Verordnung einer rektal zu verabreichenden *10%igen Brom-Natriumlösung.* Von einer Stammlösung

> Rp. Natri bromati 20,0
> Aqu. font. ad 200,0

gibt man abends 2 Eßlöffel (gleich 3 g Natrium bromatum) und morgens 1 Eßlöffel in einem kleinen Klysma von 30 bis 50 ccm. Läßt die Brechneigung nach, geht man auf die Hälfte der Dosis herunter, doch tut man gut, um Rückfälle zu vermeiden, noch am Abend wenigstens durch 1 bis 2 Wochen das Bromklysma zu verordnen (GUGGENHEIMER). Auch *Chloralhydratklysmen*

> Rp. Chloral. hydrat. 6,0
> Mucilag. Gummi arab. 4,0
> Aqu. font. ad............. 200,0
> M. D. S. Die Hälfte auf ein Klysma

erlauben gewöhnlich zufolge der beruhigenden Wirkung auf das Brechzentrum die Aufnahme kleiner Flüssigkeitsmengen per os.

Man kann *Brom* auch mit *Cerium oxalicum* nach der Vorschrift

> Rp. Cerii oxalici 0,1
> Natri bromati 0,3
> Sacchar. albi ad 1,0
> **M. f. p. ad** capsulas amyl.
> D. tal. dos. Nr. X.
> S. 3 Pulver täglich.

verbinden. In leichteren Fällen genügt auch *Cerium oxalicum* allein:

> Rp. Cerii oxalici 0,1
> Sacchar. albi ad 0,5
> **M. f. p. ad** capsulas amyl.
> D. tal. dos. Nr. X.
> S. 3 Pulver täglich.

In kolloidaler Form wird das Cerium oxalicum als leicht einnehmbares Spezialpräparat unter dem Namen *Peremesin* vertrieben. Man läßt es am besten auf nüchternem Magen am Morgen nehmen und das Frühstück erst eine halbe Stunde später geben. Allenfalls wiederholt man die Gaben mehrmals am Tage. Das Präparat braucht nicht gekaut zu werden, sondern man läßt es auf der Zunge zergehen (LANGE). Die

von v. JASCHKE zur Herabsetzung der Sensibilität der Magennerven
angegebene Verschreibung

```
Rp.  Anästhesin. ............... 0,3
     Codein. hydrochlor. ...... 0,03
     Sacchar. albi ............. 0,2
M. f. P. D. S. 3 Pulver täglich.
```

ist sehr brauchbar. Auch *Kirschlorbeer* in Verbindung mit *Codein*
beruhigt:

```
Rp.  Codein. phosphor. ........ 0,3
     Aqu. Laurocer. ............ 15,0
D. S. 3mal täglich 15 Tropfen.
```

Ferner ist brauchbar:

```
Rp.  Alypin ................... 6,0
     Aqu. Amygdal. amar. ...... 6,0
     Extract. fluid. Condurango
       ad ..................... 20,0
M. D. S. 3mal täglich 20 Tropfen.
```

Für alle diese Präparate, ebenso wie für das *Nautisan*, das besser
in Zäpfchen als in Perlen gegeben wird, kann natürlich kein Arzt
auch nur annähernd eine Garantie für den Erfolg übernehmen.
Nautisangranula (1 Kaffeelöffel $^3/_4$ Stunden vor dem Frühstück) oder
Nautisanperlen sind beim Vomitus matutinus und in leichteren Fällen
von Emesis immerhin eines Versuches wert, die *Nautisanzäpfchen* in
der *Dosis fortior* zu 1 g sind bei jenen Fällen anzuwenden, bei denen
jegliche orale Verabreichung wegen des sofort entstehenden Brech-
reizes zunächst zu unterbleiben hat. Gibt man bis zu 6 Zäpfchen in
24 Stunden, so erzeugt man damit eine gewisse Beruhigung, die für
den ersten Anfang eindrucksvoll und damit von großem Wert ist.
Darum ist auch der Gebrauch des Luminals in Form der Injektion
von 1 ccm der *20%igen Luminal-Natriumlösung* (gebrauchsfertig in
Ampullen) sehr empfehlenswert, allenfalls die subkutane Einspritzung
von *Vasano* (Ampullen zu 0,5, die 0,25 mg Scopolamin-Hyoscyamin
enthalten). *Morphininjektionen* unterlasse man, auch die Verabreichung
von *Opium* und *Pantopon* bedeutet für neurotische Individuen ein
zweischneidiges Schwert. Man kommt ohne diese Alkaloide immer aus.
Verf. hat in einem ganz schweren Fall von Hyperemesis auf den Rat
von WAGNER-JAUREGG hin durch Luminaltherapie im Verein mit
3 Tabletten *Gynergen* je Tag einen ausgezeichneten Erfolg gesehen.
Offenbar kommt hier die Sympathicuswirkung des Gynergens wohl-
tätig zur Geltung. Auch von *Bellergal* kann Verf. in leichteren Fällen
gute Erfolge berichten. Ist einmal durch längere Verabreichung von
Luminal eine gewisse Beruhigung des zentralen Nervensystems eingetreten und damit das Erbrechen weniger häufig geworden, so sieht
man den Mut und das Selbstvertrauen der Patientin steigen. Damit ist
schon die erste Bresche in den verderblichen Kreis geschlagen.

Schon vor vielen Jahren hat REBAUDI durch systematische Darreichung von 10 Tropfen *Adrenalin* am Morgen und Abend in der

Lösung 1 : 1000 über prompten Erfolg in einigen Fällen von Hyperemesis berichtet, der auch bei Ptyalismus bei dieser Therapie nicht ausbleiben soll. Dieselbe Therapie kehrt heute im neuen Gewande und wissenschaftlich fundiert in Form der Behandlung mit Nebennierenpräparaten wieder. KEMP, STEMMER, ANSELMINO, E. KEHRER u. a. berichten über gute Wirkung durch Verabreichung von *Cortin, Cortodynin, Pancortex, Extract. corticis suprarenis etc.* ANSELMINO gibt durch 2 bis 3 Tage 2mal täglich je 40 ccm *Pancortex* venös oder intramuskulär, KEHRER 2mal täglich 10 ccm. STEMMER läßt bei schwereren Fällen jegliche Nahrungsaufnahme per os einstellen, gibt einen Tropfeinlauf aus 500 ccm 6% *Dextropurlösung* + 500 ccm der NaCl und $CaCl_2$ enthaltenden *Cannstatter Daimlerquelle*, 150 g Bohnenkaffee und 15 g *Brosedan.* $^1/_2$ Stunde nach Beginn des Tropfklysmas wird die 1. Ampulle *Cortin*, 1 Stunde später bei Bedarf eine zweite injiziert. In jenen Fällen, welche auf diese Behandlung auffallend gut ansprechen, würde die Annahme ANSELMINOS von einer Unterfunktion der Nebennieren bei Überfunktion der Hypophyse eine gewisse Stütze finden.

Andere Extrakte der Blutdrüsen bzw. Hormone, wie *Follikelhormon, Corpus luteum-Hormon, Agomensin, Ovoglandol, Schilddrüsenpräparate* u. a., sind of versucht worden, kaum jemals aber mit beweisendem Erfolg. Vom Gesichtspunkt der Störung des Mineralstoffwechsels und der pluriglandulären Dysharmonie bei Hyperemesis hat sich nach ANTOINE das *Quotientin* (1 ccm im Tage) bewährt. Das Medikament enthält *H. H. L.-Parathyreoidea-Hormon* und *Nebennierenmark.* So wie das eine oder andere Mal die Störung im harmonischen Zusammenspiel der Blutdrüsen, die wir weder qualitativ noch quantitativ kennen, durch ein Hormonpräparat rein empirisch beseitigt werden kann, so mag in einzelnen Fällen auch Vitaminmangel die Krankheit auslösen, bzw. die Neigung zur Hyperemesis verschlimmern. Dafür sprechen die Mitteilungen über Heilung von Hyperemesis durch Vitamin B_1. Man gibt täglich 10 bis 20 mg der Präparate *Betaxin stark* oder *Benerva* oder *Be-Vitrat* oder *Berizym.* Nach W. SPITZER soll noch besser die Kombination von Leber mit Vitamin B_1 wirken, wahrscheinlich wegen der Beziehungen des Vitamin B_1 zur Leber. Man verordnet *Campolon* und *Vitamin B_1* entsprechend 5000 bis 10 000 i. E., das ist 10 bis 20 mg, oder gibt *Vitamin B_1-Hepatrat.* Aus solchen Heilungen ex juvantibus aber jede Hyperemesis zur Avitaminose stempeln zu wollen, und grundsätzlich für diese Art der Behandlung einzutreten, ist nicht am Platze. In leichteren Fällen, in denen vielleicht bei gleichzeitiger Neigung zu Neuralgien ein Hinweis auf Vitaminmangel besteht, mag man sich des *Vitamin B_1* und des *Brom* in der Form des *Sedozym* bedienen, welches 50% Brom in Hefe enthält, und 3mal täglich in Suppe, Fruchtsäften zu je einem halben Kaffeelöffel genommen wird.

Steht man einem mittelschweren oder gar sehr schweren Fall gegenüber, muß man dem Leiden energischer zu Leibe rücken. Nach einem oder mehreren hohen Einläufen und einer Luminalinjektion wird zunächst jegliche Nahrungsaufnahme, aber auch jegliche Flüssigkeitszufuhr per os vollständig eingestellt. Dafür beginnt man sofort mit Tropfklysmen und gebe in 24 Stunden 1000 g auf 2 Hälften zu je 500 g verteilt. Besseres als die Kochsalzlösung leistet die *Ringerlösung* wegen ihres dem Herzen zuträglichen Kalkgehaltes oder das *Normosal* (10 g in Ampullen auf 1 Liter). Die Ringerlösung verschreibt man:

Rp.	Natr. chlorat.	7,5
	Kalii chlorat.	0,1
	Calc. chlorat.	0,2
	Aqu. dest. ad	1000,0

Klagt die Patientin über widerlichen Geschmack aus dem Munde, so ist als weitere Maßnahme das Aushebern des Magens und die Spülung desselben mit 1 Liter warmen *Karlsbader Mühlbrunns* recht empfehlenswert. Eine 24stündige Nahrungs- und Flüssigkeitskarenz ist nur von Vorteil. Bei sehr quälendem Durst, großer Trockenheit der Lippen, lästigem Fötor ex ore ist sorgfältigste Mund- und Zahnpflege unerläßlich; man kann auch nach 24 Stunden kleine Eispillen oder eisgekühlten Schaumwein teelöffelweise, alle 2 Stunden schlucken lassen. Die Besorgnis der Umgebung, daß die Einstellung der Nahrungs- und Flüssigkeitszufuhr auf natürlichem Wege die Frau gefährde, ist ganz unbegründet. Schwerwiegender ist der Flüssigkeitsverlust durch das unaufhörliche Erbrechen als durch das Einstellen des Trinkens, weil der rektale Tröpfcheneinlauf gerade beim flüssigkeitsverarmten Körper eine sehr gute Resorption gewährleistet. In Fällen besonderer Wasserverarmung und in solchen von ausgesprochen neurotischen Verhalten bewährt sich neben der Magenausheberung die subkutane Infusion von Ringerlösung. Das sind zwei Maßnahmen, die, weil sie entschieden unangenehm empfunden werden, so und so oft einen heilsamen seelischen Einfluß ausüben. So manche solcher Kranken sieht man nach einer gründlichen Magenausheberung und nach 1- bis 2maliger Injektion von Ringerlösung in die Oberschenkel das Erbrechen als das kleinere Übel einstellen, ja manchmal genügt schon der Anblick des Infusionsbesteckes oder des Magenschlauches, um das Erbrechen zu bessern! Wer namentlich der Umgebung gegenüber in der Flüssigkeits- und Nahrungsentziehung per os eine gewisse Unsicherheit hat, vergesse nicht der Erfolge Offergelds, Rissmanns u. a. mit Hungerkurbehandlung und des wohl einzig dastehenden Falles von Determann. Diesem Autor gelang es, eine allerdings seelisch selten starke Frau, die um jeden Preis die Schwangerschaft erhalten wissen wollte, von ihrer schweren Hyperemesis bei vollständiger Nahrungsenthaltung bei nur rektaler Flüssigkeitszufuhr — durch ganze 21 Tage! — zu heilen und die Geburt eines gesunden Kindes zu erzielen. Der durch diese heroische Kur entstandene Gewichtsverlust wurde alsbald aufgeholt. Wenn wir auch einer Hyperemesiskranken keine Hungerkur zumuten wollen, wie sie berufsmäßig Hungerkünstler üben, die sich durch Wochen jeder festen Nahrung enthalten und nur Flüssigkeit zu sich nehmen, so können wir doch in milden Hungerkuren eine wertvolle therapeutische Maßnahme erblicken. So unheimlich auch rasche und große Gewichtsverluste sind, man darf, ohne sie zu unterschätzen, auch wieder nicht vergessen, daß der hungernde Organismus mit seinem wertvollsten Baumaterial, dem Stickstoff, im Hungerzustand sparsamer umgeht als in Zeiten des Stoffwechselgleichgewichtes; es sinkt im Hungerzustand nämlich die Stickstoffausscheidung, es geht also der Eiweißzerfall verlangsamt vor sich.

Hat man in mittelschweren und schweren Fällen 2 bis 3 Tage hindurch eine Besserung beobachtet, glaube man ja nicht, über dem Berge zu sein, sondern sei, auch wenn die Umgebung drängt, mit der Zufuhr der Nahrung und der Flüssigkeit noch äußerst vorsichtig. Zwischendurch versuche man es mit der intravenösen Injektion von 10 ccm einer *5⁰/₀igen Calciumchloridlösung* oder nach dem Vorgang von KIRSTEIN mit intravenöser Verabreichung von 5 ccm einer *10⁰/₀igen Kochsalzlösung*. KIRSTEIN hat nämlich in Analogie zur günstigen Beeinflussung des Röntgenkaters und des Narkoseerbrechens (NUERNBERGER) durch Kochsalz Erfolge bei Hyperemesis gesehen und auch dauernde Besserung durch weitere Kochsalzgaben per os (3mal täglich 1 Mokkalöffelchen Kochsalz) beobachtet. WILSON berichtet über auffallend gute Erfolge nach intravenöser Injektion von 350 ccm einer *3⁰/₀igen Natriumbicarbonatlösung*. Was nun nach Beseitigung des schweren Erbrechens die Nahrungszufuhr per os anlangt, so trenne man zunächst zeitlich feste und flüssige Mahlzeiten. Verträgt jemand Milch überhaupt nicht, versuche man es damit gar nicht, gebe Tee oder Tee mit Milch, Zitronenlimonade, andere Fruchtsäfte oder kalten Haferschleim. Die Auswahl der richtigen Speisen ist schwer. Es ist nicht so, daß die sogenannte leichte oder Schonungskost auch die richtige Kost für Hyperemesiskranke sein *muß*. Man sieht manchmal Frauen, die einmal vom Erbrechen gebessert, bei sogenannter Schonungskost (z. B. Kartoffelpürre, passiertes Gemüse, Haferschleim, Milchreis, Grieskoch, Tee mit Honig usw.) wieder ins Erbrechen verfallen, während sie eine pikante, saure, salzige und gewürzte Nahrung, insbesondere Fleisch, gut vertragen. Verf. kannn BUCURAS Erfahrung, daß sich feinhaschiertes, rohes Rindfleisch mit Paprika und Pfeffer und etwas Salz, gehacktes Kalbfleisch mit Zitrone oder Schinken mit Aspik, Hühnergelee usw. als erste Kost oft ausgezeichnet bewähren, bestätigen. Ein großer Fehler, der namentlich in Anstalten immer wieder begangen wird, ist der, daß sich niemand darum wirklich kümmert, ob die Nahrung auch tatsächlich aufgenommen wird. Damit, daß man der Frau die Speisen, und seien sie noch so sorgfältig zubereitet, einfach ans Bett stellt, ist nichts getan. Die Schwester oder der Arzt müssen mit der Kranken essen, wie man mit Kindern ißt. Löffel für

Löffel muß unter ermunterndem Zuspruch der Schwangeren beigebracht werden. Pausen sollen zwischen den Nahrungsaufnahmen eingeschaltet werden. Vorteilhaft ist es, befindet sich die Patientin bereits auf dem Wege der Besserung, eine halbe Stunde vor der Mahlzeit ein Bittermittel zu verabreichen; neben dem S. 16 genannten ist folgende Verordnung zu empfehlen:

> Rp. Herb. Trifol. fibrin.
>   Herb. Centaur. minor
>   Cort. Aurant. .... aa 10,0
>   Natr. carbon. crystall. 5,0
>   Aqu. Cinnam. spirit. 500,0
>   Digere per dies III.
> D. S. Ein Likörgläschen vor jeder
>   Mahlzeit.

Aber selbst dann, wenn das Erbrechen sich wesentlich gebessert hat, lasse man von der rektalen Flüssigkeitszufuhr nicht zu früh ab. Schon deswegen nicht, weil Rückschläge immer wiederkommen können, die sich beim wasserverarmten Körper um so bedenklicher auswirken.

So hervorragend wirksam der Flüssigkeitsersatz durch den Tropfeinlauf ist, so sehr wird vielfach die rektale Ernährung durch *Nährklysmen* überschätzt. Die Resorption von Fett und Eiweiß ist im unteren Dickdarm praktisch so gut wie bedeutungslos, dafür aber häufig mit Reizzuständen des Darms verbunden, die in der hyperämischen Schleimhaut der Schwangeren erst recht leicht zustandekommen. Es werden also Eier, Milch, Fett (Butter) nicht resorbiert, wohl aber vorzüglich Wasser, wenn es durch Zusatz von 8 g NaCl auf 1 Liter isotonisch gemacht worden ist. Gibt man daher ein Nährklysma, so nehme man auf diese Verhältnisse Rücksicht und verordne vor allem neben Kochsalzlösung Kohlehydrate (Dextrin, Dextropur) und Alkohol, denn schon 30 g Alkohol oder Kognak, Rum, die restlos resorbiert werden, bedeuten eine Kalorienzufuhr von 210 Wärmeeinheiten. Ein solches Nährklysma nach F. W. LAPP lautet:

> Rp. Dextrin 100,0
>   Alkohol 30,0
>   Natr. chlor. 7,0
>   Aqu. fontis ad 1000,0

Es genügt auch eine *5 bis 10%ige Traubenzuckerlösung* allein, am besten in zwei Partien zu je 500 ccm als Tropfklysma, um Kohlehydrate zuzuführen.

Die *Insulin*behandlung bei Hyperemesis ist nicht gleichgültig, und setzt eigentlich, soll sie die Schwangere nicht gefährden, die Kenntnis des Blutzuckergehaltes voraus, weil bei einem unter die Norm gesunkenen Blutzuckergehalt durch Insulin ein hypoglykämischer Schock entstehen kann (BOKELMANN). Daher ist die Insulinbehandlung nur in beginnenden Fällen und in kleinen Dosen (5 bis 10 E täglich subkutan) *und* in Verbindung mit 1000 ccm einer 10%igen

Traubenzucker- (Dextropur-) Lösung per rectum brauchbar. Auch dann, wenn man nach Besserung des Erbrechens die heruntergekommene Kranke zwecks Hebung des Appetits mit kleinen Insulingaben (5 E pro Gabe) behandelt, soll man vorher Zucker, beispielsweise in Form von Zuckerwasser geben (RUNGE). NÜRNBERGER hat von der Insulintherapie keine besseren Erfolge gesehen, als von der Traubenzuckerzufuhr allein, worin ihm Verf. durchaus beipflichtet.

Über die Verwendung des *Schwangerenserums* fehlen Verf. größere Erfahrungen. Überzeugende Erfolge sind wohl bis heute nicht beigebracht (RUBESCHKA). Wiederholt wurde an Stelle des Schwangerenserums, welches nicht immer leicht beschaffbar ist — das Wiener Serotherapeutische Institut liefert jetzt ein gebrauchsfertiges Präparat —, Pferdeserum, auch solches von mit Tetanus und Diphtherietoxin vorbehandelten Pferden, in der Menge von 15 bis 20 bis 30 ccm verabreicht. An die Möglichkeit eines anaphylaktischen Schocks sei erinnert. Die Gefahr eines solchen fällt beim *Homoseran* (KÜSTNER). arteigenes Serum aus dem Retroplazentarblut weg (fertige Ampullen zu 5 bis 20 ccm).

Welche Therapie immer man hinsichtlich der Medikamente bevorzugt, eine Maßnahme ist für alle Fälle unerläßlich, und das ist die der bereits eingangs gestreiften zielbewußten *seelischen Beeinflussung* der Kranken. Sie bildet dort, wo die Neurose im Vordergrund steht, oder offensichtlich dazu beiträgt, die bestehende Schwangerschaftsvergiftung immer fester zu verankern, den Hebel der Therapie. Hierzu genügt immer die einfache Überredungskunst, die sich verständnisvoll in die Gegebenheiten des betreffenden Falles einfügt, Vorurteile, wie solche unehelicher Schwängerung, wegräumt und Angst vor der Schwangerschaft und der Geburt durch Vernunftsgründe beseitigt. Vor allem wird der Arzt einer etwa durch die Schwangerschaft entstehenden wirtschaftlichen Verelendung durch die Mittel der öffentlichen Volkswohlfahrt heute immer erfolgreich begegnen können! Damit fällt aber eine gefährliche seelische Triebfeder für das immer tiefere Hineingleiten in das unstillbare Schwangerschaftserbrechen fort. Diese Art der Behandlung, die keineswegs Privileg eines Neurologen ist, sondern jedem wirklich guten Arzt zu Gebote steht, leistet mehr, als es die Psychoanalyse tat. Für leichte Fälle durchaus überflüssig, ist sie für schwere schon deswegen ungeeignet, weil sie eine Reihe von Sitzungen notwendig macht, die abzuhalten so und so oft der Ernst des Zustandes gar nicht mehr erlaubt. Daß ein geschulter Nervenarzt durch Hypnose eine Hyperemesiskranke heilen kann, ist bekannt. Auch die an solche Hypnosen angeschlossene Wachsuggestion hat, wie wir aus Versuchen an der BUMMschen Klinik wissen, bei ausgesprochen neurotischen Frauen wiederholt zu Erfolgen geführt; es gelang, Hungergefühle und Toleranz für diejenigen Speisen hervorzurufen, die früher am schlechtesten vertragen wurden (WOLFF). In ausgedehnterem Maße aber hat die Hypnose in der Behandlung der Hyperemesis sich nicht behauptet, weil nach ihr kein dringendes Bedürfnis besteht.

Schließlich sei noch angefügt, daß es — selten genug — vorkommt, daß mit der *Aufrichtung* einer ausgesprochen retroflektierten Gebärmutter schlagartig das Erbrechen aufhört, weshalb man bei Retroflexio uteri und Hyperemesis die Aufrichtung durchführen soll.

Das Scheinmanöver der Unterbrechung der Schwangerschaft, wie es durch eine vorsichtige Dilatation des Halskanals ohne regelrechte Eröffnung desselben namentlich in älterer Zeit geübt worden ist, gilt als letzter Versuch, die Schwangerschaft zu erhalten. So mancher dieser Fälle ist übrigens über diesem Versuch in den unaufhaltsamen Abortus hineingeschlittert, indem die Dilatation den Anstoß zur Wehentätigkeit gibt. Ebenso unverständlich in ihrem Wirkungsmechanismus sind auch Fälle von schlagartigem Aufhören des Erbrechens nach Einführen eines kleinen Ballons ins Scheidengewölbe, wie dies UHLE glaubhaft berichtet hat.

Sind alle Versuche der Therapie trotz ehrlichen Bemühens von Seiten des Arztes und der Kranken fehlgeschlagen, so bereitet dem Arzt die Entscheidung, ob er noch zuwarten dürfe oder nicht mehr zuwarten kann, oft die größten Schwierigkeiten, schwebt doch über der Kranken in Fällen vollkommen unbeeinflußbaren, die Körperkräfte erschöpfenden Erbrechens schließlich das Schreckgespenst des Todes. Um die richtige Entscheidung zu treffen, also weder die Flinte zu früh ins Korn zu werfen, noch den richtigen Zeitpunkt zu handeln, zu versäumen, gehört viel Erfahrung und ein scharfer ärztlicher Blick. Für solche Fälle erweist sich die amtliche Begutachtung als besonders wertvolle Hilfe, weil sie sich erfahrener Fachmänner bedient. Aber auch für sie ist die Entscheidung schwierig; alles läuft darauf hinaus, daß man aus dem Gesamteindruck, den die Kranke macht, unter ernstlichster Beachtung und Abwägung der verschiedenen gefahrdrohenden Symptome sich entweder zur Beseitigung der Schwangerschaft entschließe, oder noch einen letzten Versuch konservativer Behandlung mache. Bei aller Wertschätzung der Laboratoriumsbefunde muß doch darauf hingewiesen werden, daß das klinische Bild, welches die Kranke darbietet, entscheidend ins Gewicht fällt und die zu erwähnenden Stoffwechselbefunde, so willkommen sie sind, nur als Ergänzung des klinischen Gesamtbildes gewertet werden sollen. Daß man das Gewicht vom ersten Tage der Anstaltsbeobachtung an alle 5 bis 6 Tage unter genau den gleichen Bedingungen überprüft, bedarf ebensowenig einer Betonung, wie die Tatsache, daß Puls, Temperatur und Harnbefund fortlaufend auf das genaueste festzuhalten sind. Mein Lehrer PEHAM hat bei aller Zurückhaltung in der Anzeigestellung zur Beseitigung der Schwangerschaft bei Hyperemesiskranken mit dauernd über 100 erhöhtem Puls, wenn er klein und leicht unterdrückbar war, und in unscheinbaren Temperatursteigerungen um

37 bis 37,5⁰ C herum, dann die Schwangerschaft abbrechen lassen, wenn bei vorher nierengesunden Frauen eine auch nur leichte Albuminurie auftrat. Dieser Symptomenkomplex, die sogenannte PINARDsche Trias, hat auch heute noch nichts von ihrer Bedeutung verloren. Gelegentlich kann man auch bei besonders gehäuftem würgenden Erbrechen, sehr raschem Abfall des Körpergewichtes, auffallend zunehmender Trockenheit der Gewebe, Puls- und Temperaturerhöhung, die Anzeige zur Unterbrechung gegeben finden, bevor noch Eiweiß im Harn auftritt. Daß bei Neigung zu Ohnmachten und Kollaps, Ileuserscheinungen (V. FRANQUE), Neuritis, Polyneuritis, bei auffallender Unruhe oder gar bei Krämpfen, besonders aber bei Ikterus, auch schon in dessen ersten Spuren, die Unterbrechung der Schwangerschaft höchst dringlich ist, wenn sie nicht zu spät kommt, ist bekannt. Derartig schwere Fälle werden denn auch in den STADLERschen „Richtlinien" zum Schutze des keimenden Lebens als vitale Indikationen angesehen. Während der Praktiker nicht in der Lage ist, die in den letzten Jahren bei schwerer Hyperemesis erhobenen Ergebnisse der Stoffwechseluntersuchung zu erheben, sind solche in der Klinik im Verein mit dem an Bedeutung obenanstehenden Symptomenbild in zweifelhaften Fällen eine willkommene Ergänzung und Abrundung für die Beurteilung des Krankheitszustandes. Das ist eine Erhöhung des Blutbilirubins über 2 mg⁰/₀ (SEITZ, HEYNEMANN), ferner die Vermehrung der Acetonkörper über 200 bis 300 mg⁰/₀, welche BOKELMANN und BOCK auf einen sehr ernsten Zustand hindeuten. Ausdehnung der Hyperglykämie auf 2 Stunden und mehr nach einer Belastung mit 20 g weist nach H. STAUB und FREY auf eine schwere Störung im Kohlehydratstoffwechsel hin. Ist nach 8 Tagen die Ausscheidung nicht rascher geworden, tritt FREY für die Unterbrechung ein. NÜRNBERGER hat in einer erschöpfenden zusammenfassenden Übersicht über diesen Gegenstand als signa mali ominis 6 Punkte zusammengefaßt, die in der Hauptsache auf dem Gesamteindruck, den die Kranke klinisch bildet, im Verein mit Laboratoriumsbefunden fußen. Sie verdienen vollste Beachtung und lauten: 1. Eine Erhöhung des Blutbilirubins über 200 mg⁰/₀, 2. eine Abnahme der Urinmenge, 3. Auftreten von Eiweiß im Urin, 4. Vorhandensein einer Neuritis, 5. Zunahme des Pulses, 6. Steigerung der Temperatur. Daß das auch vom praktischen Arzt im Harn leicht festzustellende Aceton nur Ausdruck des Hungers ist und praktisch keinesfalls überschätzt werden darf, sei ausdrücklich erwähnt. Alle klinischen Kriterien und Laboratoriumsergebnisse sind in ihrer Ausdeutung von dem *Zeitpunkt* der Schwangerschaft weitgehend abhängig. Es kommt wesentlichst darauf an, ob eines oder mehrere auf Gefahr hinweisende Zeichen sich beispielsweise in der 8. oder in der 11. Woche ereignen. Daran dürfen wir keinesfalls vorbeigehen, daß der mächtigste Helfer in der Therapie die Zeit ist, und daß mit Ende des dritten, Anfang des 4. Monats die Hyperemesis durch die Natur ausgeheilt wird. Erbrechen, das sich darüber hinaus fortsetzt, ist keine echte Hyperemesis. Hinter solchen Er-

brechen kann sich eine Magen-Darmkrankheit, vor allem ein sich allmählich entwickelnder Ileus (NAUJOKS), seltener ein Karzinom, Cardiospasmus, aber auch eine Encephalitis, ein Hirntumor, verbergen, oder aber eine solche Hyperemesis ist Begleitsymptom einer schweren Pyelitis (MIRABEAU). Angesichts dieser besonders wichtigen Tatsache des spontanen Aufhörens des Erbrechens zur genannten Zeit muß man sich bemühen, die Zeitdauer der Schwangerschaft in kritischen Fällen besonders genau zu bestimmen. Dazu genügt es nicht, nach dem ersten Tage der letzten Periode zu fragen, sondern man muß womöglich den Konzeptionstermin zu erfahren oder ihn in Anlehnung an die KNAUSschen Regeln zu errechnen trachten. Erinnert sei auch daran, daß der Anfang des Erbrechens sehr oft 4 Wochen post conceptionem, seltener früher, nach FÜTH in 69% 5 bis 6 Wochen post conceptionem beobachtet wird.

Was schließlich die Art der Schwangerschaftsbeseitigung anlangt, so hängt sie von der Zeitdauer der Gravidität ab. In den ersten 8 Wochen kann man allenfalls sogar einzeitig mit Curretage vorgehen, später zweizeitig nach Eröffnung des Halskanals durch Laminaria oder Metranoikter und Ausräumung, im klinischen Betrieb wohl am einfachsten durch Cervixspaltung in einem Akt. Sollte man ausnahmsweise einmal Ende des 3., anfangs des 4. Monats zur Unterbrechung gezwungen sein, wirkt, wie die Erfahrung aus älterer Zeit lehrt, das bloße Sprengen der Fruchtblase, der Eihautstich, geradezu augenblicklich und bringt das Erbrechen zum Stillstand.

Alles in allem muß man sagen, daß die Hyperemesis gravidarum in ihren schwersten Formen zu den heikelsten und allenfalls folgenschwersten Entscheidungen den Arzt drängen kann. Verantwortungsbewußtsein, besondere Geduld und größte Gewissenhaftigkeit machen es aber doch möglich, den künstlichen Abort auch in Fällen auszuschalten, die im Beginne der Behandlung wenig aussichtsreich zu sein scheinen. Dazu gehört, um es noch einmal zu sagen, aber auch von Seite der betroffenen Frau bedingungsloses Vertrauen in die Kunst des Arztes und guter Wille.

Ptyalismus.

Verstärkten Speichelfluß als recht lästiges Begleitsymptom einer ohnehin die Schwangere schwer störenden Hyperemesis sieht man nicht selten. Sehr reichlicher Speichelfluß aber als alleinige Schwangerschaftsbeschwerde hat man nicht oft zu beobachten Gelegenheit. Meist tritt er im 3. oder 4. Schwangerschaftsmonat auf. Fälle, in denen im Tag 1 bis $1\frac{1}{2}$ Liter Speichel abgesondert werden, sind zwar sehr selten, beginnen aber bereits bedrohlich zu werden. So sah AHLFELD eine Frau, die im Tage 20 Taschentücher zum Auffangen des Speichels verbraucht hatte. Die Behandlung ist schwierig; sie bewegt sich vielfach in denselben Bahnen wie die der Hyperemesis, weil auch bei diesem Zustand das Gesamtbefinden, insbesondere der Schlaf und die Ernährung, gestört sind. Ersatz des verlorengegangenen Wassers durch Tropfklysmen, Beruhigung des Nervensystems durch *Bromkalium* und *Brom-Natrium*, in den bei der Erörterung der Hyperemesis S. 46 angegebenen Gaben versuche man jedesmal. So wie bei Colitis mucosa (S. 87) wird auch beim Speichelfluß der Schwangeren dem *Methylatropinum bromatum* Gutes nachgerühmt. Man gibt es nach BUCURA entweder intern,

> Rp. Methylatropin. bromati 0,02
> Pulv. rad. Liquiritiae 2,5
> Succi Liquiritiae 0,5
> M. exactissime, f. whil. Nr. XX
> Consp. semine Lycopod.
> S. täglich 1 bis 2 Pillen.

oder subkutan nach der Vorschrift:

> Rp. Methylatropin. bromat. 0,002
> Aqu. dest. ad 10,0
> M. D. S. 1 ccm steril zur Injektion.

Auch einige Tropfen einer *1⁰/₀₀gen Atropinlösung* können intern gegeben werden nach der Vorschrift:

> Rp. Atropin. sulfur. 0,02
> Aqu. dest. ad 20,0
> D. S. 2- bis 3mal täglich 5 Tropfen
> auf Zucker.

Eine sorgfältige Mund- und Zahnpflege ist dringend geboten. Wiederholtes Ausspülen des Mundes mit kaltem Wasser, dem man 10 Tropfen *Tinctura Myrrhae* und *Tinctura Ratanhiae* aa. zusetzt, versuche man, doch sind die Erfolge zweifelhaft. Auch Gurgeln mit Adstringentien, wie *Tannin, Alaun*, einem Viertel bis einem halben Teelöffel *Alsol* auf ein Glas Wasser, mit *ameisensaurer Tonerde* (*Ormicet-Tabletten*) wird empfohlen. Ferner versuche man es mit 1 Tablette *Kamillosan* auf 1 Glas heißes Wasser, mit *Salbeitee* oder auch mit *Salvysat* (20 Tropfen auf ein kleines Glas Wasser). Auch die interne Darreichung dieses Präparats (2mal täglich 30 Tropfen) erprobe man. Mit voller Absicht wird eine größere Auswahl von Verschreibungen geboten, weil manchmal das richtige Mittel kaum oder überhaupt nicht zu finden ist. Durch Einwirkung auf die Diurese kann man den Speichelfluß herabmindern, wobei freilich das quälende Durstgefühl erhöht wird. Hierzu eignet sich besonders *Wacholdertee*. Über die örtliche Behandlung der Mund- bzw. Rachenschleimhaut mit *2⁰/₀iger Lapis-* oder *2⁰/₀iger Protagollösung* fehlen dem Verf. Erfahrungen. Erwähnt sei noch, daß BIERMER an der OPITZschen Klinik bei derartigen Kranken von der Röntgenbestrahlung der Speicheldrüsen vollen Erfolg sah. Der nach der Bestrahlung auftretende eigentümliche Geruch im Munde konnte durch Spülungen mit *Tinctura Ratanhiae* beseitigt werden.

Der ödem-nephrotische und eklamptische Symptomenkomplex.

Hydrops, Nephropathie und Eklampsie sind als Ausdruck ein und derselben, durch die Schwangerschaft hervorgerufenen, also nur ihr eigentümlichen Schädigung zu werten und demnach auch therapeutisch von diesem einen, gleichen Gesichtspunkte heraus zu behandeln. Darum werden sie unter dem von LUDWIG SEITZ geprägten treffenden Titel des ödemo-nephrotischen und eklamptischen Symptomenkomplexes gemeinsam besprochen.

Trotz ungezählter und unendlich mühsamer Arbeiten ist die Pathogenese dieses Symptomenkomplexes noch keineswegs restlos geklärt. Aber aus den einzelnen Bausteinen, die durch die Forschung zusammengetragen wurden, ergibt sich die auch für die Therapie fruchtbare Auffassung einer ungenügenden Anpassungsfähigkeit des schwangeren Organismus auf die durch das Ei und insonderheit durch die hormonale Aktivität der Plazenta ausgelösten Wachstumsvorgänge. Diese ungenügende Umstellungsbereitschaft der Organe und Organsysteme des Körpers kann durch Konstitution, durch besondere Inanspruchnahme seiner Leistungen bei Zwillingen, durch Krankheiten der Plazenta, wie Blasenmole, durch Extreme des Alters (besonders Jugendliche, alte Erstgebärende) und nicht zuletzt durch äußere, hauptsächlich Ernährungsschädlichkeiten begünstigt werden. *Einem* bestimmten Stoffwechselvorgang oder *einer* bestimmten Abwegigkeit *einer* Blutdrüse oder überhaupt *einem* einzigen Organ oder Organsystem die alleinige krankmachende Rolle zuschieben zu wollen, ist heute nicht mehr haltbar. Der ödem-nephrotische Symptomenkomplex und die Eklampsie ist nach dem gegenwärtigen Stande unseres Wissens eben eine pluriglanduläre-plazentogene Störung (KLAFTEN). Sie äußert sich bei der untrennbaren Durchdringung aller Funktionen und Organsysteme auf neurohormonalem Wege in pathologischer Verstärkung der der Schwangerschaft an sich eigentümlichen positiven Stickstoffbilanz, ungenügender Fettverbrennung und ungenügenden Kohlehydratabbaus infolge geminderter Arbeitsleistung der Leber, in Schwangerschaftsazidose, Ketonurie, Wasser- und Kochsalzretention. Auf derselben Ebene der Giftwirkung oder, wie es SEITZ so klar ausgedrückt hat, einzig und allein durch die Änderung im Mischungsverhältnis und in der Konzentration der sonst im Körper normalerweise vorhandenen Stoffe, kommt es zu Neigung und zu Ausbildung von Gefäßkrämpfen, zu vermehrter Durchlässigkeit der Kapillaren und damit zu Ödembereitschaft und zu Ödem, zu Albuminurie, Blutdrucksteigerung und allenfalls zu den eklamptischen Krämpfen. Es sind also Stoffwechseleinflüsse, hormonale, neurohormonale und physikalisch-chemische Vorgänge, welche je nach der Reaktionsbereitschaft und Umstellungsfähigkeit der Schwangeren entweder einen normalen Ablauf der Gravidität gewährleisten oder bei verminderter Anpassungsfähigkeit auf diese Einflüsse hin zu leichteren oder schwereren Erscheinungen dieses Symptomenkomplexes führen.

Gewiß wird meist eine Kranke die im Titel genannten Symptome gleichsam auf einer Stufenleiter durchschreiten und, von einem ursprünglich unschädlichen Hydrops angefangen, bis in die gefährliche Eklampsie hineingleiten. Es kann aber auch sein, daß sich mit und ohne Vorboten ziemlich plötzlich die schwereren Symptome, ja selbst die Eklampsie, gleichsam über Nacht ausbilden, wie anderseits es namentlich dank unserer heutigen Prophylaxe bei den ungefährlichen Symptomenbildern sein Bewenden haben kann. Für die therapeutischen Fragen, die hier in Rede stehen, bleibt die Einteilung Hydrops, Nephropathie, Eklampsie als die praktisch brauchbarste aufrecht, wobei wir uns aber immer wieder der Tatsache erinnern, daß wir es mit Symptomen ein und derselben Schädigung zu tun haben.

Hydrops.

Was zunächst den Hydrops anbelangt, so beruht er bei funktionell gesunden Nieren auf vermehrtem Austritt von Flüssigkeit ins Gewebe infolge abnormer Durchlässigkeit der Kapillarwände, einem herabgesetzten onkotischen Druck des Blutplasmas und einer besonderen Begier der Gewebe nach Wasserbindung, Erscheinungen, die schon der normalen Schwangeren in einem gewissen Maße eigen, beim Hydrops aber ins Krankhafte gesteigert sind. Der Hydrops tritt meist im letzten Drittel der Schwangerschaft auf und äußert sich in den bekannten Anschwellungen an den abhängigen Partien des Körpers, über den Schienbeinen, an der äußeren Scham, an den Bauchdecken, später erst an anderen Stellen des Körpers wie im Gesicht. Vorboten des Hydrops, latenter Hydrops, entgeht aufmerksam sich beobachtenden Schwangeren besonders dann nicht, wenn sie auf eine regelmäßige Kontrolle des Körpergewichtes und auf Beachtung der täglichen Harnmengen hingewiesen werden. Gewichtszunahmen von über $1/_2$ kg pro Woche sind auf latenten Hydrops verdächtig, wie HINSELMANN durch seine systematischen Untersuchungen gezeigt hat, aus denen die Bedeutung periodischer, mindestens alle Wochen erfolgender Gewichtskontrolle hervorgeht. Liegt ein solcher Hydrops namentlich in seinen Anfängen, also eine bloße Wasserretention ohne Albuminurie und ohne Steigerung des Blutdruckes vor, so ist er verhältnismäßig leicht zu behandeln. Das gilt besonders für solche Fälle, bei denen der Blutdruck nur um 120 herum liegt, während höhere Blutdruckwerte schon auf schwerere Störungen, allenfalls auf eine sich ausbildende Nephropathie oder Eklampsie hinweisen. Für leichte Fälle genügt es, zunächst die Nachtruhe um 1 bis 2 Stunden zu verlängern und tagsüber die körperliche Arbeit einzustellen. Die Verlängerung der Nachtruhe ist auch deswegen wichtig, weil ein bereits bestehender Hydrops durch statische Momente, wie sie die Tagesarbeit mit sich bringt, verschlechtert wird. Da wir im Hydrops eine Toxikose erblicken, der Körper demnach unter erschwerten Stoffwechselbedingungen arbeitet, können wir ihm zusätzliche körperliche Arbeit, sei es Haus-, sei es Erwerbsarbeit, jeder Art nicht mehr zumuten. Weiter ist es geboten, gleich beim Eintritt in die Behandlung die Flüssigkeitszufuhr auf höchstens 500 ccm im Tage einzuschränken. Bei stärkerem Hydrops ist Bettruhe nicht zu umgehen. In solchen Fällen muß die eingenommene Flüssigkeitsmenge noch weiter gekürzt, aber auch die Nahrung unter das gewöhnliche Kalorienmaß herabgedrückt und der Kochsalzgebrauch auf höchstens 2 g eingeschränkt, allenfalls sogar zunächst ganz verboten werden. Unter dieser Behandlung pflegen die Ödeme rasch zu schwinden. Immerhin braucht es einige Zeit, bis die Ausschwemmung des Wassers erfolgt, weil die Gewebsflüssigkeit zuerst dem Blut angeboten und von da erst durch die Nieren ausgeschieden werden muß. Unterstützende Maßnahmen in der Behandlung sind die folgenden: Neben der Nahrungseinschränkung und der Drosselung der Flüssigkeitszufuhr erweisen sich bestimmte Medikamente, wie *Euphyllin*, in Suppositorien à 0,36 g, 2- bis 3mal im Tag, *Diuretin* à 0,5, g, 3mal täglich, besonders aber die *Glandula thyreoidea*, als ausgezeichnete Hilfe für die Entwässerung. Thyreoidea hat sich auch in jenen Fällen sehr bewährt, in denen aus äußeren Gründen eine längere Bettruhe von seiten der Schwangeren nicht eingehalten werden konnte. Diesbezügliche, auf Jahre sich erstreckende Erfahrungen der Klinik von TOTH verdienen in dieser Hinsicht volle Beachtung. Es gelang bei 20 Kranken, in leichteren Fällen durch 3 Wochen lang fortgesetzten Gaben von 0,5 g *Thyreoidin* im Tag, in schwereren mit der doppelten Dosis, in der ersten Woche Ödeme zum Schwinden zu bringen, ohne daß etwa thyreotoxische Symptome ausgelöst worden wären. Der Vorschlag von BARCZI, diese Art der Behandlung namentlich in jenen Fällen anzuwenden, in denen auf strengere Diätvorschriften und Bettruhe aus äußeren Gründen nicht genügend Nachdruck gelegt werden kann, verdient volle Beachtung. Was die Kostvorschriften anlangt, so sind sie, wenn auch in etwas milderem Maße, im wesentlichen dieselben, welche für die Nephropathie Geltung haben; um Wiederholungen zu vermeiden, sei deswegen auf diesen Abschnitt S. 61 verwiesen.

So unscheinbar im Anfange Ödeme sind, so sehr verdienen sie die vollste Beachtung von Seite der Schwangeren. Der Hinweis auf eine sofortige ärztliche Untersuchung in Fällen, wo die Schuhe zu eng, die Ringe an den Fingern zu knapp werden, kann den Schwangeren nicht genug eingeschärft werden. In der Prophylaxe liegt unsere Kunst. In welch hohem Maße es gelingt, die Weiterungen aus dem ödeme-nephrotischen Symptomenkomplex durch entsprechende Vorbeugung zu beseitigen, geht aus einer Mitteilung ED. MARTINS hervor, der in 7 Jahren systematischer Eklampsieprophylaxe unter allen Hausschwangeren nur 2 Eklampsiefälle hatte, weil er jede Hausschwangere mit leichtem

Ödem und Blutdruck über 120 ins Bett legte und bei milchfreier und möglichst fleischfreier Diät hielt.

Nephropathie.

Bekanntlich läßt sich fast bei 20% der Schwangeren in den letzten Monaten Eiweiß im Harn nachweisen, allerdings nur in Spuren und Grenzen, die sich unterhalb von $1/_2$ bis 1% bewegen. Stärkere Grade der Albuminurie, zusammen mit Ödembereitschaft, oder gar ausgesprochenen Ödemen, gehören schon zum Bilde der Nephropathie. Sie entwickelt sich entschieden häufiger bei Frauen, die durch das Vorstadium des Hydrops durchgegangen sind, mag er auch nur ein latenter gewesen sein. Zweifellos neigen wie zum Hydrops so auch zur Nephrose entschieden mehr die Erstgeschwängerten und unter diesen wieder die alten Erstgeschwängerten. Auch Zwillingsschwangerschaft bereitet den Boden für dieses Leiden vor. Trüber, geradezu schmutzig gefärbter Harn, hochgradige Albuminurie ohne irgendwie nennenswerte Hämaturie, ein ziemlich reichliches Sediment, viele Zylinder, Epithelien und Lipoide enthaltend, und das hohe, durch den Eiweißgehalt bedingte spezifische Gewicht, sowie die absolut geringe Harnmenge — die Olygurie — sind die wesentlichen bezeichnenden Harnbefunde. Ödeme verschieden hohen Grades gesellen sich hinzu, während die Hypertonie zunächst wenigstens fehlt und ebenso Veränderungen im Sinne einer Retinitis nicht nachgewiesen werden. Die Abgrenzung gegen die chronische Nephritis, die also schon vor der Schwangerschaft bestanden hat, kann schwer werden, wenngleich die Betonung des 2. Aortentons, die Veränderungen am Augenhintergrund sowie der Befund reichlicher roter Blutkörperchen im Harn und die Erhöhung des Reststickstoffes Nephritis anzeigen. Am schwierigsten sind die Abgrenzungen gegenüber jenen Fällen, wo Nephrosen einer Nephritis aufgepfropft sind, und die Bilder vielfach ineinander übergreifen. Wesentlich ist, daß die Nephrose die Glomeruli intakt läßt und nur eine degenerative, hyalinalbuminoide oder fettige Degeration des Epithels der Tubuli darstellt.

In den Mischfällen von Nephrose und Nephritis finden wir Hämaturie, Hypertonie und Netzhautveränderungen als Zeichen der Nephritis, die starken Ödeme und den hohen Eiweißgehalt des Harns hingegen als Symptome der Nephrose. Wenn der Arzt Gelegenheit hat, eine Hydropskranke längere Zeit zu beobachten und entsprechend zu behandeln, ist er oft, ja meistens, in der Lage, schwere Nephropathien oder gar Eklampsien zu verhüten. In anderen Fällen aber, insbesondere bei gleichgültigen, indolenten Kranken, welche in zunehmenden Anschwellungen des Körpers keinerlei Beunruhigung erblicken, sieht man sich geradezu plötzlich vor enormen Ödemen, hohem Blutdruck, und einer Albuminurie von zehn, ja mehr Promille, Erscheinungen, die zu energischem Handeln zwingen. Wenn auch die Therapie der Nephropathie auf derselben Linie liegt wie die des Hydrops, so muß sie doch mit gröberem Geschütz dem Zustand an den Leib rücken: ohne strengste Bettruhe und ohne *Hunger-* und *Durstkuren* bleibt sie auf halbem Wege stehen. Aber selbst bei richtiger Behandlung kann sie so und so oft bereits zu solchen Veränderungen im Stoffwechselgetriebe geführt haben, daß der Ausbruch einer Eklampsie nicht mehr zu verhindern ist. Die Behandlung beginnt mit Feststellung des Körpergewichtes und Auffangen und Messen der in 24 Stunden gelassenen Harnmenge. Die erste Maßnahme ist eine rücksichtslose Einschränkung der Flüssigkeitszufuhr, die man in ganz schweren Fällen *vollständig einstellt,* oder zum mindesten auf 300 g (drei Weingläser Flüssigkeit) für 24 Stunden einschränkt. Man gibt am besten ungesalzenen Haferschleim, Fruchtsäfte, Zitronenlimonade, die schmackhaften unvergorenen Obstsäfte, besonders Apfelsaft, während Milch zufolge ihres Salzgehaltes von 3 g per Liter weniger geeignet ist. Das Durstgefühl läßt sich durch eine entsprechend gewählte Nahrung wenigstens eindämmen. Ist der erste, allenfalls vollkommen als Hunger- und Dursttag durchgeführte Tag vorüber, gibt man für die nächsten 24 Stunden ein Apfelmus, welches aus $1^1/_2$ kg Äpfel bereitet wird, oder man teilt diese $1^1/_2$ kg, indem man $^1/_2$ kg frisches Äpfel verabreicht und 1 kg zum Apfelmus verarbeitet. Dieses kann auch gezuckert werden. Die Zulage eines salzfreien Zwiebacks oder eines salzfreien Brotes überhaupt ist vorteilhaft. Auch ein sogenannnter Kartoffeltag eignet sich für die Hungerkur, sei es, daß man unzerkleinerte gekochte Kartoffel verabreicht, oder daß man ein Kartoffelpüree gibt. Bei absoluter Bettruhe wird diese Hunger- und Durstkur ohne weiteres vertragen. Der Blutdruck sinkt zusehends, die Albuminurie geht zurück, Kopfschmerzen, besonders die auf drohende Eklampsie verdächtige Stirnkopfschmerzen, Augenflimmern, vielleicht Brechreiz, pflegen zu schwinden.

Es kann sein, daß eine Hunger-Durstkur für längere Zeit fortgesetzt werden muß, Fälle, in denen natürlich für eine gewisse Abwechslung der Nahrung zu sorgen ist. Hierzu eignet sich für Schwangere die Milchkur weniger als Wechsel in den Obstsorten oder Obstbreikost. Während der Kalorienwert eines Obsttages aus 1 kg Stein- oder Kernobst oder einer Mischung dieser Obstsorten zirka 600 Kalorien beträgt, ist bei Verwendung von Breiobsttagen ein Kaloriengewinn zu erzielen, der gerade bei Schwangeren wertvoll ist. Ein Breiobsttag, wie in BREDNOW ausgearbeitet hat, bestehend aus etwa 200 g Milchkaffee am Morgen und Nachmittag und zu den übrigen 3 Mahlzeiten aus je 200 g Grieß- oder Reisbrei und 100 g Apfelmus, bedeutet eine Zufuhr von 860 Kalorien, so daß bei absoluter Bettruhe eine beträchtliche Schwächung der Kranken durchaus nicht zu befürchten ist. Die Kur, welche in ihrer Gesamtflüssigkeitsmenge 1000 g nicht überschreitet und sehr wenig Kochsalz und Stickstoff zuführt, wirkt ausgezeichnet diuretisch und eignet sich zwecks Abwechslung mit Obsttagen gerade für solche Kranke, welche längere Zeit unter diesem strengen Kostregime gehalten werden müssen, besonders also für solche Frauen, bei denen eine beträchtliche Blutdrucksteigerung besteht. Unterstützung der Diurese durch die S. 59 genannten Arzneistoffe, besonders das *Thyreoidin* oder durch *Liquor Kalii acetici* nach der Vorschrift

Rp.   Kalii acetici 15,0
      Sirup. Rubi Idei 30,0
      Aqu. dest. ad 170,0
M. D. S. 2stündlich 1 Eßlöffel.

ist je nach den Umständen des Falles geboten. ZANGEMEISTER trachtet den kranken, abnorm durchlässigen Kapillaren durch Abdichtung entweder durch intramuskuläre Injektion von 20 ccm *Gelatine* oder 15% *Gummi-Ringerlösung* beizukommen und konnte so der Blutdrucksteigerung erfolgreich begegnen und die Diurese heben. Über die wertvolle Wirkung des Magnesiumsulfates s. S. 71. Wird ein diuretischer Tee bevorzugt, so hat sich uns die ORTNERsche Vorschrift

Rp.   Cortic. Sambuc. recent. 30,0
      Fol. Uvae ursi 30,0
      Stigmat. Wajid. 5,0
      Fol. Convallar. 10,0
      Herb. Cochleariae armora-
         ceae 15,0
D. S. 1 Eßlöffel auf 1 Tasse Tee 3mal
           täglich.

bewährt.

In Fällen, die auf Hunger- und Durstkur sehr gut angesprochen haben, sei man trotzdem in der nächsten Zeit mit der Nahrungs- und Flüssigkeitszufuhr noch besonders vorsichtig. Zunächst muß die Nahrung salzfrei, fleischfrei, später mindestens fleischarm sein. Auch auf die Beschränkung der Flüssigkeit lege man nach wie vor großes Gewicht. Auch die salzarme, fleischfreie oder fleischarme Kost gestattet immer noch eine verhältnismäßig große Auswahl. Wasser-, Frucht- und Mehlsuppen, Cremes, Puddings, verschiedene Arten der Aufläufe und anderen Mehlspeisen bieten genug Abwechslung. Größter Wert ist auf die Gemüse, die salzlos zuzubereiten und nur zu dämpfen sind, zu legen. Je nach der Jahreszeit bedient man sich der vorhandenen Gemüse und besonders der Salate. Grüne Erbsen, Karotten, Kartoffel, Kohlrüben, Blumenkohl, Maiskolben, Spinat, Melone, Kürbis, Spargel, gewässertes Sauerkraut, Winterkohl, Rosenkohl, Wirsing, Kresse, Pilze, Gurken, Schwarzwurzeln, rote Rüben, Tomaten. Auch die Preßsäfte aus Gemüsen sind sehr empfehlenswert. Alle Salate (Kopfsalat, Endiviensalat, Tomatensalat, Kraut-, Karfiol-, Spargelsalat), sind willkommen. Ferner ist Reis, salzlos zubereitet, salzloser Zwieback, salzlose Molkereibutter, Olivenöl, etwas Schweinefett und salzloser Speck erlaubt. Obst und Früchte sind unentbehrlich. Man verordne möglichst viel rohes, aber auch gekochtes und getrocknetes Obst. Also die frischen Stein- und Beerenfrüchte, Kompotte, Marmeladen, Fruchtgelées, Früchtenbrot, und von getrocknetem Obst Nüsse, Mandeln, Dörrobst, Datteln, Feigen u. a. Auch Eier, und zwar mit und ohne Puddings, sind erlaubt. Gegen den Zusatz von Essig zu Salaten bestehen keine berechtigten Bedenken. Der Mangel an Salzwürze kann durch Salzersatzmittel wie *Citrovin, Hosal, Sinechlor, Bromhosal, Hosal, Hurtasal, Titrosalz* u. a. wettgemacht werden, doch ist zu bemerken, daß größere Mengen dieser Salzersatzmittel gewöhnlich einen laugigen Geschmack erzeugen. Man kann sich vielfach ohne diese Ersatzmittel behelfen. Abgesehen davon, daß man vielfach Zitrone benützen kann, braucht man viele Speisen überhaupt nicht zu salzen, namentlich nicht die wasserarmen Gemüse. Der beste Ersatz für Kochsalz ist der reichliche Gebrauch verschiedener Gewürzkräuter wie Zwiebeln, Majoran, Gurkenkraut, Pfefferminzkraut, Lorbeerblätter, Wacholderbeeren, Schnittlauch, Kümmel, Petersilie, Salbei, Knoblauch, Radieschen, Meerrettich, für Suppen die verschiedenen Suppenkräuter, das sogenannte Wurzelwerk. Süßspeisen können unbedenklich durch Zusatz von Ingwer, Vanille, Anis, Rosinen, Nüssen, Para-Kokosnüssen schmackhafter gemacht werden. Bessert sich unter dieser Diät der Zustand zusehends, kann man schließlich der Kranken auch eine Mindestmenge an Kochsalz, und zwar 2 g für 24 Stunden zugestehen. Es werden diese 2 g am Morgen ausgewogen, und damit hat die Schwangere je nach ihren Bedürfnissen durch Nachsalzen der Speisen das Auslangen zu finden. Was den Fleischgenuß in gebesserten Fällen anlangt, so fallen geräuchertes oder gewürztes Fleisch, geräucherter oder gesalzener Fisch, alle Wurst- und Schinkenwaren vollkommen weg. Desgleichen Konserven jeder Art. Auch Suppenwürzen und Extrakte , wie Bouillonwürfel sind unter die verbotenen Speisen zu zählen. Von frischem Fleisch gebe man nicht mehr als etwa 500 bis 600 g über die ganze Woche. Darunter kann auch Fisch und Innereien, Bries, Hirn, Lunge, Leber, Milz sein. Milch ist in jeder Form in kleineren Mengen empfehlenswert, insbesondere rohe Milch, aber auch Joghurtmilch, salzarmer Käse und in geringen Mengen Schlagsahne. Statt Alkohol verwende man die unvergorenen Fruchtsäfte (Obi, Ceres, Nektar u. a.). Gegen Kaffee und Tee in kleineren Mengen ist nichts einzuwenden.

Die Fortsetzung der in der normalen Schwangerschaft so wohltätigen *Vollbäder* ist auch im Zustand der Nephropathie dringend anzuraten. Wird in Gegenwart einer Aufsichtsperson die Patientin täglich morgens in einem 34 bis 37⁰ C warmen Bad durch 20 Minuten gehalten, so befördert dieses Bad nur die Erhöhung der Nierensekretion. Schwitzprozeduren dagegen sind namentlich in Fällen höheren Blutdrucks und stärkerer Albuminurie nicht angezeigt, weshalb auch von heißen Vollbädern abgeraten werden muß. Solche Schwitzkuren dicken die Blutflüssigkeit zu sehr ein und wenden eher den Zustand zum Üblen. Sorge für ausgiebigen Stuhl ist geboten.

Man verordne etwa:

Rp. Pulv. rad. Rhei 20,0
Natr. sulfuric. 15,0
Natr. bicarbonic. 5,0
M. f. p. D. S. Abends 1 Teelöffel in
Oblaten.

oder

Rp.   Rat. Rhei pulveris. 10,0
Tartar. depurat. 20,0
M. f. pulv.
D. S. Abends 1 Teelöffel in Oblaten
(ORTNER).

In Fällen schwerer Nephropathie, besonders solcher mit ausgesprochener Blutdruckerhöhung steht auch dem praktischen Arzte, der über eine Höhensonne verfügt, in der *Bestrahlung* mit *Höhensonne* ein ausgezeichnetes Mittel zur Verfügung. Diese von HOCHENBICHLER angegebene Behandlung hat sich uns in ausgedehnter Erprobung voll bewährt. HOCHENBICHLERS Erfolge sind in A. MEYERS und weiland KERMAUNERS Klinik und vielen Anstalten durchaus bestätigt worden. Kranke mit dem ödemnephrotischen Symptomenkomplex werden bis zur Geburt 3mal wöchentlich abwechselnd auf der vorderen und rückwärtigen Körperhälfte ganz bestrahlt, wobei man die Bestrahlung mit 3 Minuten Dauer beginnt und bis 10 Minuten aus 75 cm bis 1 m Distanz steigert. Brüste und Vulva deckt man ab, das Gesicht kann man außerhalb des Bestrahlenkegels lassen. Vor allem sinkt der Blutdruck auffallend rasch, während die Ödeme zunächst unbeeinflußt bleiben, so daß zusätzlich zu dieser Behandlung die schon erwähnte Thyreoidintherapie anzuraten ist. Die Wirkung der Höhensonne ist aus der Krampflösung in den Gefäßen, im Gehirn, in der Haut, in den Nieren, sowie durch Steigerung der Blutalkaleszenz zu erklären.

In refraktären Fällen, gar solchen mit gesteigertem Blutdruck, unbeeinflußbarer Albuminurie, Stirnkopfschmerz, Brechreiz, kurz mit ausgesprochen präeklamptischen Symptomen, schreite man zum *Aderlaß*, den Verf. auch in Fällen von Sehstörungen neben der Höhensonnenbehandlung als Ultima ratio vor einer allenfalls einzuleitenden Frühgeburt immer versucht. Zum Aderlaß verwende man eine weit kalibrierte, eine lichte Weite von $1^1/_2$ bis 2 mm aufweisende, gut geschliffene Nadel, in der das Blut nicht gerinnt. Nach dem Gebrauch spüle man die Nadel gut mit Alkohol durch und trockne sie durch Äther. In Ermanglung einer solchen Nadel kann sich der praktische Arzt mit bestem Erfolg des Aderlasses mit dem Skalpell bedienen. Man schlitzt mit dem Messer, dessen Schneide nach oben steht, von der Seite her die Vene in der Ellenbeuge auf, die man entsprechend gestaut hat, und ist jedesmal erstaunt, wie rasch und reichlich das Blut fließt. Etwa 500 ccm lasse man ab. Nach Abnahme der Staubinde genügt auch beim Schlitzen der Vene mit dem Skalpell ein Kompressionsverband. Kaum jemals wird eine Naht notwendig. Fließt das Blut während des Aderlasses träger, lasse man die Faust ballen und die Finger wieder strecken, oder tauche die Hand in einen Krug mit heißem Wasser. Es bleiben trotz der genannten therapeutischen Maßnahmen Fälle, die zusehends zur Verschlimmerung neigen. Die Ödeme wachsen, der Eiweißgehalt und der Blutdruck steigen an, Sehstörungen, vielleicht auch die ersten Zeichen einer vorzeitigen Plazentalösung können sich einstellen. Wenn auch eine totale, plötzlich einsetzende Erblindung bei vollkommen normalem Augenhintergrund auch ohne Unterbrechung der Schwangerschaft wieder schwinden kann, so ist doch dieser Zustand und noch mehr eine bestehende Retinitis albuminurica ein Signum mali ominis. Retinitis albuminurica ist bei chronischer Nephritis typisch, bei Nephropathie die Ausnahme. Wenn man aber bedenkt, daß Nephrosen auf eine Nephritis aufgepfropft sein können und die Schwierigkeiten einer einwandfreien Diagnose erwägt, wird man in Fällen dieser Sehstörungen ebenso wie bei Ablatio retinae sich doch zur Einleitung der Frühgeburt entschließen. Man kann dies um so leichter tun, als es sich in der größten Mehrzahl aller Fälle um Schwangerschaften handelt, die über die 28. Woche hinaus fortgeschritten sind, so daß man mit einem lebensfähigen Kind wenigstens in einer Reihe von Fällen rechnen kann. Über die Art der Einleitung der Frühgeburt, bzw. der Geburtsbeendigung derartiger Fälle wird das nähere bei der Therapie der Eklampsie ausgeführt.

Es ist eine bekannte Erfahrung, daß Frauen, welche eine schwere Nephropathie mitgemacht haben, einer zweiten Schwangerschaft mit großen Sorgen entgegensehen. Wenn auch nicht geleugnet werden kann, daß sich in einer Reihe von Fällen die Ausheilung einer solchen Nephrose auf längere Zeit hinziehen kann, so sind doch jene Beobachtungen in der Mehrzahl, welche bei einer späteren Schwangerschaft durch vollkommenes Freibleiben nephropathischer Erscheinungen die volle Ausheilung des Zustandes beweisen. Allerdings ist anzuraten, daß Frauen, welche Nephropathien durchgemacht haben, sich einer fortlaufenden Kontrolle post partum unterziehen und ein diätetisches Regime zumindestens so lange einhalten, als noch irgendwelche Befunde der Nephrose nachweisbar sind.

Nach Verf. Anschauung ängstige man daher Frauen mit möglichen Gefahren bei einer späteren Schwangerschaft nicht.

Verf. bleibt ein Fall schwerster Nephropathie bei einer 42jährigen Arztensgattin in dauernder Erinnerung, der mit einer vorzeitigen Lösung der Plazenta im 8. L. M. der Schwangerschaft geendet und die Frau in höchste Lebensgefahr gebracht hatte. Trotz dieses gefährlichen Ereignisses war die Frau so sehr von dem Wunsche nach einem Kinde erfüllt, daß sie nach einem Jahre vollkommen salz- und fleischfreier Diät eine neue Schwangerschaft wagte, die bei Einhaltung strengster Diätvorschriften mit der Spontangeburt eines 4000 g schweren lebenden Kindes glücklich endigte, wenngleich in den letzten Monaten der Schwangerschaft der Blutdruck dauernd höhere Werte hatte und bei der Geburt bis 200 RR gestiegen war.

Namentlich bei älteren Frauen sieht man gelegentlich ohne Veränderungen der Nieren oder des Herzens einen Hochdruck, den man mit L. SEITZ als *essentiellen Schwangerschaftshochdruck* bezeichnet. Aus ihm geht manchmal ein präeklamptischer Zustand hervor. Diesen Schwangerschaftshochdruck kann man in erträglichen Höhen halten, wenn man die Frauen viel Bettruhe einnehmen läßt, salzfreie Kost gibt, kurz wenn man sie wie nephropathische (s. oben) ernährt. Von Medikamenten erweist sich *Euphyllin* und *Diuretin* als vorteilhaft. Einschaltungen von Obsttagen, 1- bis 2mal wöchentlich bei gleichzeitiger Bettruhe, und systematische Atemgymnastik — mehrmals täglich tiefe Atemzüge, wie wir sie ohnehin bei Schwangeren empfehlen — ergänzen die Behandlung. Bei akutem Ansteigen des Blutdrucks und Versagen dieser Maßnahmen kann ein Aderlaß in Frage kommen, der aber nur dann wirkt, wenn er mindestens 300 ccm beträgt und nicht zu oft im Laufe der Schwangerschaft wiederholt wird.

Eklampsie.

Wenn irgendwo der Satz „die Prophylaxe ist die beste Therapie" wirklich seine ureigene Berechtigung hat, dann gerade bei der Eklampsie. Den eklamptischen Zustand selbst zu heilen haben wir heute kein sicheres Mittel. Sie zu verhüten ist aber verhältnismäßig einfach. Eine den Eigentümlichkeiten der Schwangerschaft angepaßte Diätetik und die in den vorstehenden Kapiteln erörterte vorbeugende Behandlung bei den ersten Zeichen von Hydrops und Nephropathie vermag den Ausbruch des eigentlichen eklamptischen Zustandes und den der Präeklampsie weitestgehend zu verhüten. Es ist und bleibt das dauernde Verdienst Zangemeisters, die untrennbaren Zusammenhänge zwischen Hydrops, Nephropathie und Eklampsie erkannt und durch die Ausarbeitung der Prophylaxe der gefürchteten Eklampsie viel von ihrem Schrecken genommen zu haben.

Was daher im vorangegangenen Abschnitt über die Behandlung der Nephropathia gravidarum und jener schweren Fälle dieser Krankheit, die man schon besser als Präeklampsie bezeichnet, angeführt wurde, muß als die Grundlage jeder Behandlung der Eklampsie überhaupt gelten. Das eigentliche Krankheitsbild der Eklampsie, die tonisch-klonischen Krämpfe, verbunden mit Verlust des Bewußtseins, sind nur der Gipfelpunkt, der dramatische Schlußstein dieses meistens allmählich sich entwickelnden Zustandes. Wenn wir immer für dieses Krankheitsbild den Namen Eklampsie gebrauchen werden, der vom griechischen Aufblitzen, Aufleuchten kommt und damit das unvermittelte des Ausbruchs dieser Krankheit dartun soll, so wird dieser Begriff von seiner ursprünglichen Bedeutung immer mehr verlieren, weil wir, je sorgfältiger Prophylaxe betrieben wird, um so seltener ganz unvermutet vor dem Ausbruch der Krämpfe stehen. Es ist hier nicht der Ort, eine Theorie der eklamptischen Krämpfe zu erörtern. Immerhin hat Zangemeisters Hirndrucktheorie, welche die Krämpfe auf dem Boden eines entstehenden Hirnödems erklärt, viel an klinischem Beweismaterial für sich. Diese Theorie hat auch eine fruchtbare therapeutische Seite.

Bevor wir die Behandlung der puerperalen Eklampsie schildern, müssen einige wichtige allgemeine Gesichtspunkte, wenigstens kurz, gestreift werden. 80% der Eklamptischen haben Albuminurie, zirka 85% Ödeme, Tatsachen, die grell die Bedeutung der periodischen Untersuchung Schwangerer beleuchten. Nicht minder wichtig ist es zu wissen, daß vollblütige Frauen in der ersten Schwangerschaft 8mal so oft befallen werden als Mehrgeschwängerte, daß alte Erstgeschwängerte mehr gefährdet sind als jüngere und daß Frauen mit Zwillingsschwangerschaft leichter zur Eklampsie neigen.

Die puerperale Eklampsie befällt, was therapeutisch von größter Wichtigkeit ist, die Frauen fast nur jenseits der ersten Hälfte der Schwangerschaft, oder in der Geburt, oder in den ersten 3 Tagen post partum. Ausnahmen, die gelegentlich vorkommen, bestätigen die Regel. Nach ZANGEMEISTER muß man mit $22^0/_0$ Graviditäts-, $60^0/_0$ Geburts- und $18^0/_0$ Wochenbettseklampsie rechnen. Nicht minder wichtig ist die Tatsache, daß von der Schwangerschaftseklampsie nur $1^0/_0$ der Fälle auf den 6. bis 7. Monat, $2^0/_0$ auf den 8., $5^0/_0$ auf den 9. und $14^0/_0$ auf den 10. Monat fallen. Ganz allgemein kann man sagen, die Eklampsie ist um so gefährlicher, je früher in der Schwangerschaft oder je früher in der Geburt oder im Wochenbett sie auftritt. Schwangerschaftseklampsien können, so wie sie gekommen sind, in der Schwangerschaft wieder aufhören, sogenannte interkurrente Eklampsien. An ihrer Heilung ist manchmal der intrauterine Fruchttod schuld. Es kann aber auch die in der Schwangerschaft verschwundene Eklampsie unter der Geburt wieder auftreten, zumal die Wehen einen Einfluß auf den Ausbruch der Krämpfe haben. Weil die Eklampsie wie ihre Vorstadien unlöslich an die Anwesenheit des mächtigen Stoffwechselorgans, der Plazenta, gebunden ist, und ohne sie überhaupt nicht vorkommt, ist es nicht verwunderlich, daß mit der Ausstoßung der Frucht und ihrer Anhänge die Krankheit in Heilung übergeht. Diese Tatsache zieht sich als roter Faden durch die Behandlung des ganzen Eklampsieproblems. Es ist ein Denkfehler, diesen roten Faden aus dem Gesichtskreis deshalb verlieren zu wollen, weil eine Eklampsie gelegentlich einmal trotz weiterer Anwesenheit der Frucht ausheilt.

Wenden wir uns zunächst der Behandlung der *Schwangerschaftseklampsie* zu. Die Entscheidung, die der Arzt zu treffen hat, ob er eine Schwangerschaftseklampsie durch Entbindung behandeln oder ob er zuwarten soll, ist ungemein schwierig. Die glücklicherweise seltenen Fälle, wo eine Schwangerschaftseklampsie bereits verhältnismäßig früh auftritt, sind besonders gefährdet. Im allgemeinen wird man bei Erfolglosigkeit der im vorangegangenen Kapitel geschilderten Therapie der Präeklampsie entbinden müssen. Bei Schwangerschaften, die schon bis in den letzten Monat gediehen sind, wird das Zuwarten, wenn Augenhintergrundsveränderungen vorliegen, der Blutdruck steigt, die Ödeme namentlich auch im Gesicht zunehmen, Schwindel, Erbrechen und Stirnkopfschmerz anhalten, für den praktischen Arzt eine solche schwere Belastung bedeuten, daß er weit besser tut, die Frau in die Anstalt einzuweisen. Dort wird entschieden, in welcher Weise entbunden werden soll. Bei weit fortgeschrittener Schwangerschaft und lebendem Kind wird man sich in solchen Fällen noch vor

Einsetzen von Wehen auch zur Sectio abdominalis am wehungslosen Uterus ohne weiteres entscheiden können. Die Sectio abdominalis aber bei Lebensunfähigen oder bereits schwer geschädigten Früchten zu machen, ist wohl nicht am Platz. Dieser Standpunkt läßt sich noch eher für die Sectio vaginalis vertreten, wenngleich auch diese kein gleichgültiger Eingriff ist. Man vergesse nicht, daß schon das ganz einfache Verfahren der Blasensprengung bessernd auf den eklamptischen Zustand wirkt wie alte Erfahrungen lehren, und daß die Geburt nach Abgang des Fruchtwassers mehr minder rasch in Gang kommt. Das gilt besonders für Mehrgeschwängerte, aber auch für Primiparae. Wiewohl es zweifelsohne logisch richtig ist, daß alle Maßnahmen, welche einen Wehenreiz setzen, die Krampfbereitschaft erhöhen, lehrt doch die Praxis, daß selbst die Metreuryse, in Narkose vorgenommen, auch bei Eklampsie als Verfahren zur Beschleunigung, bzw. Beendigung der Geburt ihre Berechtigung hat. Sie ist denn doch ein unverhältnismäßig kleinerer Eingriff als die Schnittentbindung und gerade bei kleinen, lebensschwachen oder lebensunfähigen Früchten kaum für eine wesentliche Verschlechterung des Zustandes verantwortlich zu machen, gar dann, wenn die ausführlich zu erörternden symptomatischen Maßnahmen zur Beruhigung der Krampfzentren durchgeführt werden. Wenn die Anwendung der Metreuryse nach der Erfahrung der meisten Geburtshelfer zum mindesten vertreten werden kann, ist es eigentlich nicht einzusehen, warum man nicht auch von Wehenmitteln Gebrauch machen sollte. Gegen die rektale Verabreichung von *Chinin* in Form der *Cardiazol-Chininzäpfchen,* der *Duochinzäpfchen,* der *Belladonnaexclud-Zäpfchen* wendet man begreiflicherweise nichts ein, wohl aber gegen die *Hypophysenhinterlappenpräparate* wegen ihrer blutdrucksteigernden Wirkung. Es ist ja auch von physiologischer Seite erwiesen, daß sie zu einem Krampf der Nierenarteriolen führen und dadurch den Zustand verschlimmern können. Seit wir aber Hypophysenhinterlappenpräparate haben, in denen der blutdrucksteigernde Anteil entfernt ist, kann man gegen deren Anwendung auch bei Eklampsie die ernsten Bedenken nicht mehr haben, die immer vorgebracht werden.

Man wird durch ihre Anwendung dem Grundprinzip der Therapie jeder Eklampsie, die Geburt zu beschleunigen, dadurch rascher und verhältnismäßig schonend gerecht. Für die Pituitrintherapie eignen sich das *Orasthin,* das *Myopituigan,* das *Pituisan ohne pressorischen Effekt,* das *Metrophysin* und auch das *Thymophysin,* von dem man kaum eine ernste Blutdrucksteigerung bei sparsamer Anwendung (3 bis 5 V. E.) sieht.

Ist schon bei der Schwangerschaftseklampsie in schweren Fällen und besonders in solchen, in denen Wehen einsetzen, die Schwangere also zur Gebärenden wird, eine aktive, auf die Entfernung der Frucht hinzielende Therapie notwendig, so muß, wie gesagt, bei der *Geburtseklampsie* der Grundsatz, die Geburt zu beschleunigen und dieselbe ehetunlichst, aber schonend zu beendigen, der leitende bleiben. Bei

der Geburtseklampsie tritt an den praktischen Arzt zunächst die Frage
heran, ob er den Fall unter seiner Leitung belassen oder der Anstalt
überantworten soll. Unter der Voraussetzung einer guten praktischen
Ausbildung in der Geburtshilfe scheint die grundsätzliche Forderung
nach Einweisung solcher Fälle ins Krankenhaus denn doch zu weitgehend. Der Arzt, welcher die Grenzen seines Könnens ebenso abzu-
stecken weiß, wie er die voraussichtlichen Schwierigkeiten des Einzelfalles beurteilen kann, wird den einen oder anderen mit gutem Erfolg
selbst erledigen, freilich aber so und so viele auch der Anstalt überweisen. Es ist nichts dagegen einzuwenden, wenn eine Eklamptische,
in jungen Jahren und sonst gesund, vom praktischen Arzt im Hause
gehalten und unter den üblichen symptomatischen Maßnahmen nach
dem führenden Gedanken der Geburtsbeschleunigung und -beendigung
durch die klassischen geburtlichen Operationen (Zange, Wendung,
Perforation bei totem Kind) behandelt wird, besonders dann, wenn
die Eklampsie bei bereits erweiterten Geburtswehen auftritt. Es ist
aber nicht wünschenswert und führt zu keinem guten Ende, wenn ein
Fall einer alten Erstgebärenden mit großem Kind, welches noch keine
Schädigung aufweist, im Privathaus verbleibt, obwohl die Eklampsie
bei kaum eröffneten Geburtswegen, vielleicht mit gehäuften Krämpfen
verläuft und schon deswegen ungünstiger zu beurteilen ist, weil sie
zu Geburtsbeginn aufgetreten ist. Eine unverhältnismäßig lange Geburtsdauer, viele Anfälle, Tod des Kindes unter der Geburt und die
nie vorauszusagende, allenfalls tödliche Gefahr für die Mutter nimmt
der Arzt auf seine Schultern. Es ist das einzig Richtige, einen solchen
Fall ohne vaginale Untersuchung (am besten nach rektaler Feststellung der Weichteilbefunde) oder auch ohne jede Untersuchung der
Anstalt zu überweisen. Hier bringt die Sectio caesarea für Mutter und
Kind Rettung. Ebenso ist es, wenn nur eine mäßige Beckenverengerung da ist, wenn der Fall vielleicht durch eine Placenta praevia kompliziert ist, oder wenn sich Zeichen einer vorzeitigen Lösung der
Plazenta bemerkbar machen. Somit wird nur ein Bruchteil der Fälle
mit gutem Gewissen vom praktischen Arzt im Privathaus belassen
werden können. Im wesentlichen werden es leichtere und mittelschwere Fälle sein, die verhältnismäßig spät im Geburtsverlaufe einsetzen, so daß bis zur Möglichkeit einer schonenden Entbindung durch
die einfachen geburtlichen Operationen kein zu langer Weg mehr ist.

Für das Privathaus wie für die Anstalt erweist sich die Kenntnis
der *symptomatischen Maßnahmen* und ihre richtige Durchführung als
unerläßlich. Zunächst Vermeidung jeder Sinnesreize, welche die
krampfbereite Hirnrinde zu neuen Krämpfen anregen, Verdunklung
des Zimmers, Entfernung aller unnötigen Herumsteher, strengste Ruhe
bei allen Manipulationen, Lagerung der Kreißenden auf ein breites
durch Zusammenschieben zweier Betten zu gewinnendes Doppelbett,
Polsterung des Bettes an den Kanten und gegen die Mauer zu, um
Verletzungen zu vermeiden. Bereitstellung eines Löffels, dessen Stiel
mit einem reinen Taschentuch oder Gaze umwunden wird. Dasselbe

tut ein Holzspan, der im Augenblick der ersten Zuckungen zwischen die Zahnreihen eingeführt wird, um den Zungenbiß zu verhindern. Nicht nur daß er sehr schmerzhaft ist, er ist auch gefährlich, weil er infolge der mächtigen Schwellung der Zunge den ohnehin darniederliegenden Schluckakt noch weiter erschwert und die Schluckpneumonie begünstigt, besonders dann, wenn der Zungenbiß von einer stärkeren Blutung begleitet ist. Der dabei immer entstehende starke Speichelfluß trägt noch ein übriges bei. Darum halte man bei der Bewußtlosen nach Aufhören des Krampfes den Kopf tief, lasse ihn auf die Hand gestützt seitlich aus dem Bette heraushängen und wische mittels eines Gaze- oder Leinwandläppchens den Mund aus. Jedwede Untersuchung ist unter allen Umständen nur an der betäubten Patienten vorzunehmen. Der Reiz, den die Untersuchung, ja schon die Entnahme des Harns mit dem Katheter, sogar eine Injektion setzt, löst leicht von neuem eklamptische Krämpfe aus. Noch mehr, es ist bei einer benommenen, auf den Reiz der gynäkologischen Untersuchung hin sich wehrenden Frau auch für einen geübten Untersucher schlechterdings unmöglich, einwandfrei den Stand der Geburt, also den Grad der Eröffnung der Weichteile und den Stand des vorliegenden Teiles zu bestimmen. Ohne die genaueste Kenntnis dieser Tatsachen aber entbehrt die Therapie jeder tragfähigen Grundlage. Daher nochmals: Untersuchung nur in Narkose! Bei dieser Untersuchung wird grundsätzlich katheterisiert, denn das Vorhandensein oder Fehlen von Harn, der Grad der Konzentration desselben, die Farbe, Blutbeimengung sind wichtige Kriterien für die Schwere des Zustandes. Anurie, die viele Stunden dauert, und brauner Harn als Zeichen der Methämoglobinämie sind Signa mali ominis. Diese Narkose wird auch dazu benützt, um die gleich zu erörternden Medikamente zu injizieren, welche die Krampfbereitschaft herabsetzen sollen. In dieser Narkose wird auch allenfalls eine Blasensprengung vorgenommen, wenn sie im Einzelfalle angezeigt ist. Man kann die Narkose, die man am einfachsten mit *Äther* macht — auch wenige Kubikzentimeter *Evipan* oder *Eunarcon* intravenös sind brauchbar, ebenso einige Tropfen *Chloroform* —, auch mit *Pernocton* ausführen. Da man bei der Eklamptischen nicht in der Lage ist, das Körpergewicht zu bestimmen, muß man sich im allgemeinen mit der Schätzung des Gewichtes begnügen und gibt daher eine mittlere Dosis von 4 bis 5 ccm Pernocton i. v., entsprechend 1 ccm auf $12^{1}/_{2}$ kg Körpergewicht. Es bedarf keiner besonderen Betonung, daß man gerade bei Eklampsie sehr langsam, mit der Uhr in der Hand, in der Weise injizieren muß, daß in einer Minute nicht mehr als 1 ccm in die Blutbahn kommt. Gewöhnlich wird die Kranke nach der ersten Pernoctoninjektion ruhig. Hat man Anlaß, einen Aderlaß zu machen (s. später), so wird man die durch das Pernocton bereits bestehende Anästhesie mit Vorteil ausnützen. Es kann auch geschehen, daß man genötigt ist, den Pernoctonschlaf weiter zu unterhalten, was nach VOGT am ungefährlichsten durch intramuskuläre Injektion von weiteren 2 bis 4 ccm Pernocton erzielt ist, eine Dosis, die, in der Größe von 2 ccm gegeben, 1-, 2- und 3mal wiederholt werden kann. Wenn man bedenkt, daß man durch einen geringen Ätherzusatz auch größere geburtshilfliche Operationen, ja sogar chirurgische, wie den Kaiserschnitt, ausführen kann, so muß man dem Pernocton einen entsprechenden Raum in der Behandlung der Eklampsie einräumen, namentlich auch in der Wochenbettseklampsie, von der noch zu reden sein wird. Dort, wo ein Fall bereits durch Luminal-Natrium oder Morphin-Chloralhydrat vorbereitet ist, sei man mit Pernocton vorsichtig. Immerhin kann man sehen, daß in solchen Fällen erst durch das Pernocton die Anfälle aufhören. Die medikamentöse Beeinflussung der Krampfzentren der Großhirnrinde ist in früherer Zeit besonders durch *Morphin-* und *Chloralhydrat* ganz allgemein durchgeführt worden, und uns allen ist das alte STROGANOFFsche Schema geläufig, das auch heute noch Anhänger hat. Hier wird es nur mehr in der Fußnote[1] wiedergegeben, nachdem STROGANOFF selbst im Jahre 1938 seine verbesserte prophylaktische Methode den Gynäkologen vorgelegt hat, die weiter unten besprochen wird. Die Nachteile, welche die fortgesetzte Darreichung von Morphin und Chloralhydrat für Mutter und Kind ganz entschieden bieten, hat schon vor Jahren dazu geführt, nach Ersatzmitteln, die bei gleicher Wirksamkeit die Wehentätigkeit weniger herabmindern und das Kind vielleicht auch weniger gefährden, zu suchen. Schon 1917 hat RISSMANN auf die ausgezeichnete Wirkung des *Luminals* und die der *Magnesiumsalze* hingewiesen, Präparate, die sich mittlerweile einen wichtigen Platz in der Eklampsie erobert haben. *Luminal-Natrium* verabreicht man jetzt in den gebrauchsfertigen Ampullen zu 1 ccm der $20^0/_0$igen Lösung in 3stündlichen Intervallen, wobei bei Minderung der Krampfbereitschaft die eine oder andere Injektion wegfallen kann. Mehr als 1,2 bis 1,6 *Luminalnatrium* gibt man in 24 Stunden aber nicht. Die Therapie mit *Magnesiumsulfat*, dessen beruhigende Wirkung von der Behandlung des Starrkrampfes bekannt ist, ist besonders durch amerikanische Autoren gefördert worden und hat fast überall Eingang gefunden. Man gebraucht das *Magnesiumsulfat* intravenös in 10-, 15-, 20-, ja bis $25^0/_0$iger Lösung. Während DORSETT das Magnesiumsulfat ausschließlich verwendet, benützen es andere im Verein mit anderen Narcoticis. DORSETT gibt als Anfangsdosis 15 ccm einer $25^0/_0$igen Lösung i. m. und je nach der Schwere des Falles bis zu 100 ccm Gesamtdosis in 20 Stunden. Für ihn ist es das einzige Mittel zur Behandlung der Eklampsie, dessen diuretische, den Hirndruck herabsetzende und die Krämpfe beseitigende Wirkung er besonders rühmt.

---

[1] Man gibt bei Übernahme der Behandlung 0,01 bis 0,015 Morphium;
1 Stunde später 1,5 bis 2 g Chloralhydrat per clysma in Milch;
3 Stunden später 0,015 Morphium subcutan;
7 Stunden später 2 g Chloralhydrat;
13 Stunden später 1,5 bis 2 g Chloralhydrat;
21 Stunden später 2 g Chloralhydrat.
Man kann sich die Pausen zwischen den Einzelgaben folgendermaßen leicht merken: 1 : 2 : 4 : 6 : 8 Stunden.

Bei der zum Bewußtsein zurückgekommenen Patientin verabreicht er außerdem 60 ccm einer gesättigten Lösung von Magnesiumsulfat als Abführmittel per os. Mac Neile bedient sich des Magnesiumsulfats in 10%iger Lösung, und zwar intravenös in der Menge von 10 bis 25 ccm. An dieser Stelle sei betont, daß sich das Magnesiumsulfat auch ausgezeichnet im Stadium der Präeklampsie bewährt. Lasard injiziert 20 ccm einer 10%igen Magnesiumsulfatlösung in 20%iger Glukoselösung und wiederholt diese Gabe in den nächsten 2 Stunden in jeder Stunde einmal. Er hat in schweren Fällen ohne Gefährdung der Kranken die gleiche Menge, sogar 10mal injiziert. Für leichtere Fälle scheinen sich, wie eingangs erwähnt, auch muskuläre Gaben von 15 ccm einer 25%igen Lösung oder die Fortsetzung der Beruhigung durch muskuläre Einspritzungen nach der ersten intravenösen Injektion zu bewähren. Jedenfalls ist die intravenöse Injektion einer 25%igen Lösung in der Menge von 10 ccm und sogar die Verabreichung von zusammen bis 100 ccm einer 10%igen Lösung nach den Erfahrungen der Amerikaner ungefährlich. Bei schwersten Fällen machen diese Autoren von einer Kur Gebrauch, bei der innerhalb 30 bis 50 Minuten ein halber Liter einer 20%igen oder 800 ccm einer 30%igen Traubenzuckerlösung intravenös und dazu eine 25%ige Magnesiumsulfatlösung (15 ccm muskulär) mit bestem Erfolg injiziert werden.

Stroganoff räumt in seiner verbesserten prophylaktischen Methode dem Magnesiumsulfat einen besonderen Platz ein. Die Erfahrungen Stroganoffs mit seiner neuen verbesserten Methode beziehen sich auf 2660 Eklampsien mit der auffallend geringen mütterlichen Mortalität von 2,5% und einer kindlichen von 18%. Sie gipfelt im wesentlichen in der Empfehlung des *Morphins* und des *Magnesiumsulfats* an Stelle des *Chlorals*, im frühzeitigen Sprengen der Fruchtblase und im Aderlaß, während dem Kaiserschnitt nur eine ganz untergeordnete therapeutische Rolle zugewiesen wird. Daß Stroganoff daneben absolute Ruhe, Einatmung von Sauerstoff nach den Anfällen, Beschränkung manueller Eingriffe, und, wo solche erforderlich sind, möglichst schnelle Ausführung derselben befürwortet, ist selbstverständlich. Das von ihm ausgearbeitete Schema gestaltet sich folgendermaßen: 1. Nach dem 1. Anfall *Morphininjektion* von 0,015 bis 0,02, 2. ½ Stunde nachher Wiederholung der *Morphininjektion* und i. m. Injektion von *40 ccm einer warmen 15%igen Magnesiumsulfatlösung*, 3. 2 Stunden nach Beginn der Behandlung Wiederholung der *Morphininjektion* in der angegebenen Dosis, 4. 5 Stunden nach Beginn der Behandlung neuerliche Injektion von *20 bis 25 ccm* der *Magnesiumsulfatlösung*. Bei Weiterdauer der Anfälle Verabreichung von 40 ccm dieser Lösung, 5. 11 Stunden nach Beginn der Behandlung neuerliche *Magnesiumsulfatinjektion*, wie unter Nr. 4. 6. 19 Stunden nach Beginn der Behandlung verringert man bei Fehlen weiterer Anfälle die Magnesiumsulfatgabe um 10 bis 15 ccm. Nach 5 Anfällen rät Stroganoff zum Aderlaß, der in der Gesamtmenge 400, 500, höchstens 600 ccm betragen soll. Wenn die geburtshilfliche Situation es erlaubt, rät er, von der Blasensprengung unbedingt Gebrauch zu machen. Nach jedem Anfall will er ausgiebig durch 4 bis 6 Minuten Sauerstoffatmung eingeschaltet wissen. Trotz der offensichtlichen Erfolge in der Behandlung der Eklampsie mit Magnesiumsulfat, sei es nach dem Vorgange der Amerikaner, sei es nach den Grundsätzen STROGANOFFs, muß uns aber doch die tunlichst rasche, dabei schonende Geburtsbeendigung als die ätiologisch richtige Therapie im Verein mit diesen blutdrucksenkenden, den Krämpfen entgegenwirkenden Medikamenten unverrückbar vor Augen schweben.

Daß die entgiftende Wirkung der *Blutentziehung* nicht zu leugnen ist, soll nicht bestritten werden. Der überragende Wert aber besonders großer Blutentziehungen muß dennoch einigermaßen angezweifelt werden. Ein Aderlaß, der 900 und 1000 ccm beträgt, wie er seit der Einführung des Aderlasses durch ZWEIFEL von vielen Geburtshelfern geübt wurde, kann ein zweischneidiges Schwert sein. Vor allem kann er eine derartige Senkung des Blutdruckes bewirken, daß Lebensgefahr akut einsetzt, ja daß bei einer notwendig werdenden Operation ein weiterer, selbst kleiner Blutverlust zum Tode an Verblutung führt, was Verf. am Obduktionstisch bestätigt gefunden hat. Es ist besser, den Aderlaß mit 500 ccm im Maximum festzusetzen, oder bei Fortdauer von Anfällen und Unmöglichkeit der augenblicklichen Entbindung ohne Gewalt mehrere kleinere Aderlässe von 250 bis 300 ccm in Abständen von einigen Stunden zu wiederholen. Der Aderlaß ist besonders als Frühbehandlung wirksam und soll, namentlich im präeklamptischen Stadium, angewendet werden. Er dürfte auch ein besonders eng umschriebenes, aber sehr wirkungsvolles Anwendungsgebiet bei jenen älteren Erst- und Mehrgebärenden haben, bei denen auf Grund von Gefäßveränderungen die Gefahr einer Apoplexie im eklamptischen Anfall groß ist. Zweifelsohne hat seit der Einführung des Aderlasses durch ZWEIFEL die schwere, nicht selten tödlich werdende Apoplexie an Häufigkeit verloren. Auch in jenen Fällen von Präeklampsie, in denen sich die Geburt auffallend lang hinzieht und bei wiederholter Harnuntersuchung der Eiweißgehalt steigt, der Blutdruck dauernd Werte um 180 hat oder gar mehr, Gesichtsödeme rasch zunehmen, kurz der Ausbruch der eklamptischen Krämpfe nur mehr eine Frage der nächsten Zeit ist, wird man neben der *Luminal-Pernocton-* oder *Magnesiumsulfat-Therapie* vom Aderlaß mit großem Vorteil Gebrauch machen.

Was die Auswaschung des Blutes nach vorherigem Aderlaß mit Kochsalz oder mit Ringerlösung anlangt, so ist ihr therapeutischer Wert praktisch nicht erwiesen und auch theoretisch offenbar unhaltbar. Die seinerzeitigen Förderer dieses Verfahrens haben heute gewichtige Gegner wie NONNENBRUCH und HEYNEMANN. Eine entgiftende Wirkung einer Infusion kann nur von hoch*hyper*tonischen Lösungen wie *20 bis 50%, Traubenzuckerlösung erwartet werden* (vgl. weiter unten).

Es ist ein Fehler, wenn man in der Eklampsiebehandlung die Blutdrucksenkung um jeden Preis betreiben will, weil in solchen Fällen der Zeitpunkt kommen kann, wo der arterielle Blutdruck den hohen extravaskulären Hirndruck nicht mehr zu überwinden imstande ist. Das kann bei längerdauernden schwere Eklampsien, bei denen die Temperatur auffallend hoch ist und das Allgemeinbefinden, am immer kleiner und schneller werdenden Puls gemessen, sich bedeutend und rasch verschlechtert, der Fall sein. Mit ZANGEMEISTER sei für solche Fälle vor weiteren blutdrucksenkenden Maßnahmen wie Narkose, Chloral, Morphin, Fortsetzung von Aderlässen gewarnt. In solchen Fällen kann es sogar notwendig werden, den sinkenden Blutdruck durch *Coffeininjektion* oder kleine *Strychningaben* (0,001) und Dauerinfusion mit *Adrenalinzusatz* zu heben.

ZANGEMEISTER hat in konsequent logischer Verfolgung seiner Hirndrucktheorie für Fälle, die offensichtlich einem üblen Ausgang zuneigen, als ultimum refugium die Schädeltrepanation vorgeschlagen, nachdem nach seiner Anschauung die Lumbalpunktion nur vorübergehend und ungenügend die Druckentlastung des Gehirns bewirkt. Wenn ihm hierin heute wohl niemand mehr folgt, so ist dies nicht nur damit zu begründen, daß der Eingriff der Schädeltrepanation nicht nur unverhältnismäßig groß ist, sondern nicht mehr leisten kann als die Lumbalpunktion. Verf. möchte diese mit WIELOCH besonders bei eklamptischer Amaurose und bei Frauen mit Gefäßstörungen, wie sie jenseits der 30er Jahre mit und ohne vorangegangene Lues vorkommen, ferner bei gehäuften Anfällen auf dem Boden erhöhten Liquordruckes empfohlen wissen.

FRISCH hat über frappante Erfolge der Beseitigung eines Status epilepticus durch intravenöse Infusion von 40 bis 60 ccm einer $50^0/_0$igen Traubenzuckerlösung nach einem Aderlaß von 300 ccm berichtet. Es wäre durchaus denkbar, daß auch beim Bilde der klassischen Eklampsie das Hirnödem durch diese Infusion günstig beeinflußbar wäre. Jedenfalls dürfte es sich verlohnen, statt der Lumbalpunktion zunächst eine solche Injektion dieser hochprozentigen, das Ödem allenfalls zum Abfluß bringenden Traubenzuckerlösung zu versuchen.

Bei dem Zustande der Nieren hüte man sich bei Eklampsie oder Präeklampsie, von dem hervorragenden Diuretikum Novasurol Gebrauch zu machen, wenngleich seine Gefahren weniger bei Nephrosen, denn bei Nephritis bestehen. Daß es aber einmal lebensrettend wirken kann, beweist ein merkwürdiger, von ULRICH mitgeteilter Fall, der bei einer jungen Schwangeren im 5. Monat mit über den ganzen Körper ausgebreiteten Ödemen und Eklampsie nach erfolglosem Aderlaß eine Novasurolinjektion trotz der ihm bekannten Bedenken gegen dieses Mittel machte. Am nächsten Morgen schwamm die noch immer bewußtlose Patientin im Urin, nach der 2. Injektion zunehmende Besserung, dann spontane Frühgeburt und Heilung!

Bestehende *Genitalödeme* bei Präeklamptischen und Eklamptischen sind für manche Geburtshelfer die unbedingte Anzeige zur Entbindung mit Kaiserschnitt. Diesen Standpunkt kann Verf. auf Grund zahlreicher einschlägiger Beobachtungen nicht teilen. Ist die Geburt so weit fortgeschritten, daß ihre Beendigung per vias naturalis bald in Aussicht steht, und die ganze Situation keine solche, daß sie zu unmittelbarer Beendigung durch Kaiserschnitt zwingt, so ist das Ödem als solches keine notwendige Anzeige zur Schnittentbindung. Immer wieder sieht man, wie sich in der letzten Phase der Geburt unter dem vorrückenden Kopf das Ödem verteilt, eher kleiner wird, und selbst bei operativer Beendigung der Geburt mittels Zange keine besonders großen Verletzungen entstehen, wenn zart gearbeitet wird. Die von einzelnen Autoren, darunter von HOEHNE, gelegentlich durchgeführte chirurgische Ablassung des Ödems an Schwangeren hat sich Verf. niemals als notwendig erwiesen. Skarifikationen von Ödemen, die manchmal von internistischer Seite empfohlen werden, können geradezu gefährlich werden. Man vermeide sie strikte.

Um die bei Anurischen wiederholt vorgenommene *Dekapsulation* der Nieren ist es stille geworden. Die Ergebnisse dieser von EDEBOHL vorgeschlagenen Therapie sind aber in verzweifelten Fällen nicht zu leugnen (SIPPEL). Ihr Effekt beruht wohl auf der Entnervung der Nieren. Verf. versuchte es wiederholt in Fällen von Anurie bei Eklampsie mit der *Diathermie* der Nieren, zum Teil ohne, zum Teil anscheinend mit Erfolg. Das einfache Verfahren ist jedenfalls eines Versuches wert.

Wenn die Bewußtlosigkeit länger anhält, und die Atmung röchelnd wird, schließlich sogar ein Lungenödem auftritt, muß man sich des ganzen Rüstzeugs der Kreislauftherapie bedienen (s. S. 138). Wichtig ist es auch, drohenden Lungenentzündungen durch *Transpulmin* oder *Chinin-Calcium* vorzubeugen.

Wo im Verlaufe der Eklampsie eine schwere *Hirnblutung* eintritt, die bekanntlich zum Tode führen kann, mache man vom Aderlaß Gebrauch, gebe einen Eisbeutel auf den Kopf, sorge für zweimalige Entleerung der Blase durch Katheterismus im Verlauf von 24 Stunden, und Reinigung des Darms. Die von italienischen Neurologen empfohlene Eigenblutinjektion (10 ccm intraglutaeal) kann als die weitere Ausbreitung der Blutung allenfalls verhinderndes Mittel immer versucht werden.

Gegen das etwaige Auftreten von posteklamptischen *Psychosen* sind wir machtlos. Einweisung in eine Fachklinik ist in solchen Fällen kaum zu umgehen. Den Angehörigen kann man aber, wenn von seiten der Eklampsie keine Gefahren mehr drohen, hinsichtlich der Heilbarkeit solcher Psychosen im allgemeinen eine tröstliche Vorhersage machen.

Die *postportale Eklampsie* sieht man am häufigsten in unmittelbarem Anschluß an die ersten 6 Stunden nach der Geburt. Ganz gewöhnlich handelt es sich auch hier um Frauen mit präeklamptischen Symptomen, bei denen der latente Hirndruck post partum zur Auslösung der Krämpfe geführt hat. Die ZANGEMEISTERsche Erklärung, daß die in der Geburt zunehmende Hirnschwellung so lange symptomlos bleibt, als der Blutdruck ausreicht, um den erhöhten Hirndruck zu überwinden, hat für die Erklärung solcher Fälle viel für sich.

Wenn nämlich der arterielle Druck nach der Geburt sinkt, das Hirnödem aber nicht oder nur langsam zurückgeht, so wird der latente Hirndruck manifest und jeder Reiz, der den Blutdruck steigert, kann Krämpfe auslösen. Die Behandlung der im übrigen seltenen postportalen Eklampsie, die nur ausnahmsweise tödlich endet, trachtet durch Beruhigung der Hirnrinde die Krampfbereitschaft zu lösen, allenfalls durch einen Aderlaß weiteren Anfällen zu begegnen. An Stelle des *Chloralhydrats* und des *Morphins* bedient man sich gegenwärtig häufiger des *Luminals* oder aber nach den neuesten Erfahrungen am besten des *Pernoctons*. VOGT bezeichnet es als das Mittel der Wahl für die Behandlung der post partum-Eklampsie. Eine einzige Injektion in der Dosis von 4 ccm, bei höhergewichtigen Frauen 5 bis 6 ccm, unter den S. 70 geschilderten Maßnahmen langsam und vorsichtig injiziert, pflegt die Anfälle zum Schwinden zu bringen. Nachbehandlung der Patientin mit *Luminaletten* (6 Stück im Tage zu 0,015) ist empfehlenswert. Die Wochenbetteklampsie muß um so seltener werden, je schärfer die Prophylaxe der Nephropathie und der Präeklampsie geübt wird. Dabei darf man aber nicht nur die Nephropathie und Präeklampsie der Schwangeren im Auge behalten, sondern man muß scharf auf präeklamptische Symptome während des Geburtsverlaufes achten. Berücksichtigt man diese und beendigt man bei solchen Symptomen mittels der typischen geburtshilflichen Operationen die Geburt, so wird man auch weniger Wochenbettseplampsien haben. Es sei daher nochmals auf die Notwendigkeit der wiederholten Messung des Blutdrucks und der Harnuntersuchung bei länger dauernden Geburten nephropathischer oder gar präeklamptischer Frauen hingewiesen.

Mit vollem Bedacht ist in der Besprechung der Behandlung der Eklampsie bis jetzt weder das Wort der extrem konservativen, noch das der entschieden operativen, noch das der Therapie der mittleren Linie gefallen. Nach Abwägung des Für und Wider der einen wie der anderen Art der Therapie ergibt sich schließlich doch, daß man zu keiner dieser Arten der Therapie für jeden Fall entschieden Stellung nehmen kann. Jeder Einzelfall erfordert seine ganz besonderen Maßnahmen. Wenn man diese im Sinne der Geburtsbeschleunigung, bzw. Geburtsbeendigung trifft und sich nebenbei der genannten, die Hirnrinde beruhigenden und den Blutdruck senkenden Medikamente bedient, kann man dies als das Eintreten für die Therapie der mittleren Linie bezeichnen. Es findet aber schon seine sehr berechtigte, ja notwendige Ausnahme in den angeführten Fällen schwerer, im Beginn der Geburt auftretender Eklampsien, gar bei alten Erstgebärenden, bei Komplikationen mit Becken- und Weichteilanomalien, und eine weitere Ausnahme in unbeeinflußbaren Fällen schwerster Präeklampsie, für die der Kaiserschnitt das Richtige ist. Verf. hält es aber für nicht angebracht, bei jungen Erstgebärenden, gar solchen, bei denen die Geburtstätigkeit, erkennbar am Stande der Weichteileröffnung, entschieden im Gange ist, mit Kaiserschnitt zu entbinden. Ganz abgesehen davon, daß man gerade bei Eklamptischen, die von auswärts eingeliefert werden, so und so oft über die Asepsis des Geburtskanals gar nicht genau im Bilde ist und solche Frauen an Peritonitis verlieren kann, ganz abgesehen weiters davon, daß der Kaiserschnitt infolge der Möglichkeit von Bauchwandbrüchen, Adhäsionen und Narbenrupturen in späteren Schwangerschaften nichts gleichgültiges ist, bedeutet er für die meisten Frauen die Quelle späterer gewollter Sterilität. Wie oft erlebt man es nicht, daß junge Frauen, zum ersten Mal mittels Kaiserschnittes wegen Eklampsie entbunden, alles daran setzen, um eine Schwangerschaft zu verhüten, und wenn sie dennoch schwanger werden, mit allen Zeichen des Schreckens dem Arzte sich offenbaren. Darum sei man in solchen Fällen mit dem Kaiserschnitt äußerst zurückhaltend, selbst auf die Gefahr hin, in der ersten Schwangerschaft durch die Eklampsie das Kind zu verlieren, weil eine spätere Schwangerschaft, ohne Eklampsie ablaufend, den Kindesverlust einbringt.

Das Schnellentbindungsverfahren nach DELMAS (s. S. 322) erscheint nach den bis jetzt vorliegenden Erfahrungen gerade dort angebracht, wo erhöhter Lumbaldruck und gehäufte Anfälle zur Geburtsbeendigung zwingen. Jedenfalls ist es einem Kaiserschnitt in infektionsverdächtigen Fällen vorzuziehen.

Der behandelnde Arzt hat im Hause der Eklamptischen der Umgebung gegenüber keinen leichten Stand, weil die den Laien begreiflicherweise aufs höchste erschreckenden Krämpfe ein so düsteres Bild bieten, daß er mit Fragen über den Ausgang des Zustandes überhäuft wird. Der Arzt tut gut daran, sich hinsichtlich der Vorhersage jeder Eklampsie möglichst zurückhaltend zu äußern. Die Antwort, der Zustand ist ernst, oder die Vorhersage ist zweifelhaft, ist gar in schwereren Fällen sehr am Platze. Im selben Sinne muß auch die Hebamme vom Arzte aufgeklärt werden, die sich im übrigen einer großen Zurückhaltung über ihre Erfahrungen bei Eklamptischen, die sie an der Hebammenschule gewonnen hat, befleißigen muß. Für sie ist es wichtig, daß sie durch aufmerksamste Pflege und strengste Befolgung der vom Arzte angeordneten Maßnahmen Fehler in der Behandlung verhütet und namentlich die Umgebung davon abhalte, der kaum aus den Krämpfen Erwachten schon Flüssigkeit oder gar breiige Nahrung einflößen zu wollen, wie man das von der besorgten Umgebung der Kranken immer wieder angestrebt sieht. Mit Zahlen über die Sterblichkeit der Eklampsie — der Mutter und der Kinder — zu kommen, hält Verf. angesichts des ganz different behandelten Krankengutes aus verschiedenen Zeiträumen und der verschiedenen Bewertung und Reinigung der Statistiken weder hinsichtlich der Beurteilung der verschiedenen Arten der Therapie, noch hinsichtlich der Prognose überhaupt für vorteilhaft. Wenn ein Eindruck, aber nicht mehr als ein Eindruck, wiedergegeben werden darf, so ist es der, daß im Laufe des letzten Jahrzehnts die Eklampsie überhaupt milder zu verlaufen scheint, woran die systematisch geübte Prophylaxe den

Hauptanteil hat, und daß auch die Sterblichkeit dieser schweren Krankheit entschieden zurückgegangen ist. Wenn man ein Mittel aus den verschiedenen Statistiken und aus eigenen Erfahrungen nimmt, wird man heute kaum mehr als rund 8% Mortalität annehmen dürfen.

Eine glücklich von der Eklampsie geheilte Wöchnerin bedarf einer besonders sorgfältigen *Wochenbettspflege,* die auf den Zustand des Gefäßsystems und des Nierenapparates entsprechende Rücksicht nimmt. Ist sie aus der Gefahrenzone vollständig befreit, wird man gegen das Stillen durchaus nichts einzuwenden haben. Längere Bettruhe und periodische Untersuchung des Harns auf Eiweiß, Kontrolle des Blutdrucks, und bei Bestehen nephrotischer Symptome entsprechendes diätetisches Regime, ist unabweislich. Wenn man auch zugeben muß, daß an eine Eklampsie eine Nephrose als Dauerzustand, gelegentlich auch einmal eine chronische Nephritis sich anschließen kann, so gilt es doch als die Regel, daß sich in der größten Mehrzahl aller Fälle Albuminurie und Hypertonie in den nächsten Wochen oder Monaten post partum von selbst verlieren. Schlimmer steht es um die Fälle, wo auf eine Schwangerschaftsniere eine Nephritis aufgepfropft war. Aus der Hypertonie und Hämaturie allein lassen sich diese Fälle nicht einwandfrei klären. Hier gilt es, durch Bestimmung des Reststickstoffgehaltes des Blutes die Entscheidung zu treffen. Denn nur die Erhöhung des Reststickstoffgehaltes zeigt die chronische Nephritis an. Fälle von Eklampsie und Präeklampsie, die mit Sehstörungen vergesellschaftet sind, und zwar solchen, die denen der Retinitis albumirurica gleichen, neigen nach unseren Erfahrungen auch nach der Geburt zum Weiterbestehen von Hypertonie und Albuminurie, besonders wenn es sich um ältere Frauen zwischen 30 und 40 Jahren handelt. Die so oft an den Arzt gestellte Frage, ob bei einer späteren Schwängerung einer bei einer ersten Geburt eklamptisch Gewesenen wieder eine Eklampsie auftreten müsse oder werde, kann man im allgemeinen in dem Sinne tröstlich beantworten, daß ein solches Vorkommnis die entschiedene Ausnahme darstellt; nach unsrigen Erfahrungen beträgt die Wiederholung der Eklampsie in einer zweiten Gravidität kaum mehr als 2%. Diese Tatsache verdient deswegen unterstrichen zu werden, weil man es nicht ganz selten erlebt, daß Frauen, die in der ersten Schwangerschaft eklamptisch waren, in der zweiten wegen der Möglichkeit einer Wiederholung dieses Leidens besonders ängstlich sind und in der Erwartung dieses Zustandes manchmal sogar von Ärzten bestärkt werden. Eine solche Bestärkung ist aber angesichts der seltenen Fälle wiederholter Eklampsie entschieden fehl am Platze. Noch eine Bemerkung über die Aussichten der Frucht eklamptischer Mütter. Es ist nicht verwunderlich, daß die kindliche Sterblichkeit bei dieser schweren Krankheit der Mütter zirka ein Drittel der Fälle beträgt. Zunächst ist ein Teil der Früchte frühgeboren und um so weniger widerstandsfähig, als er durch den Zustand der Mutter und allenfalls die Entbindung geschädigt zur Welt kommt. Ja, ein Teil geht durch die Eklampsie und die mit ihr verbundenen

Zirkulations- und Respirationsstörungen zugrunde, eine Tatsache, die wir schon beim präeklamptischen Zustand beobachten, der in einer Reihe von Fällen gerade durch das Absterben des Kindes sich auffallend zum Besseren neigt. Nach ZANGEMEISTER haben gerade Kinder bei interkurrenter Eklampsie eine besonders hohe Mortalität. Daß wir natürlich die Sterblichkeit der Kinder durch den Kaiserschnitt bessern können, ist selbstverständlich. Ihn aber deswegen über Gebühr auch auf gefährdete Fälle ausdehnen zu wollen, muß man nach dem Gesagten als grundsätzlich nicht empfehlenswert bezeichnen. Heutzutage wird man freilich bei schwerenPräeklampsien im letzten Monate der Schwangerschaft, also bei reifem und nahezu reifem Kinde, nach Versagen der konservativen Maßnahmen sich um so eher zum Kaiserschnitt entschließen, als er in solchen Fällen bei aseptischem Genitale vorgenommen werden kann und daher für die Mutter und das Kind die besten Aussichten bietet. Ihn aber auch auf Fälle frühgeborener, vielleicht schon geschädigter Früchte ausdehnen zu wollen, ist eine nicht berechtigte Indikationserweiterung.

Chorea gravidarum.

Glücklicherweise werden kaum ein Zehntelpromille, in der Hauptsache junge Erstgeschwängerte, vom Veitstanz befallen. Dies geschieht meist in der ersten Zeit, weniger häufig im zweiten und letzten Drittel der Schwangerschaft. Weit seltener tritt dieses Leiden im Früh- oder Spätwochenbett auf. Eine Reihe von Fällen hängt ätiologisch mit dem Veitstanz der Kinder zusammen und stellt ein Rezidiv auf dem Boden der Schwangerschaft dar, was bei der gesteigerten Erregbarkeit des Nervensystems im schwangeren Zustande nicht unverständlich ist. Die Erfahrung lehrt, daß diese Fälle, die sich gewöhnlich schleichend entwickeln und sich meist auf choreatische Bewegungen der Finger, der Zehen und des Gesichtes beschränken, leichter zu sein pflegen, weil bei ihnen der Shlaf nicht gestört ist, der Puls und die Temperatur normal sind und weil ebensowenig eine starke körperliche Erschöpfung wie eine seelische Störung bemerkbar wird. Sie dauern gewöhnlich nur einige Wochen, in mittelschweren Fällen 2 bis 3 Monate und heilen schließlich vollständig ab.

Weit ernster sind die anderen Gruppen von Chorea. Neuropathische Wesen scheinen bevorzugt zu sein. In derartigen Fällen sind nicht nur die Bewegungen der Finger und Zehen und der Gesichtsmuskulatur, sondern auch die Veitstanzbewegungen des ganzen Körpers bezeichnend; manchmal sind sogar die Zungen-, Schlund- und Kehlkopfmuskeln am Veitstanz beteiligt. Dadurch kann die Sprache unverständlich, die Atmung erschwert sein. Die Gefahren können um so größer werden, als solche Frauen nicht selten Veitstanzkranke auf dem Boden eines Gelenksrheumatismus sind, so und so oft die Reste der schmerzhaften Gelenkserkrankung noch darbieten, und, was besonders ins Gewicht fällt, Veränderungen am Endokard haben können.

Die Bedeutung der Endokarditis für die Schwangerschaft aber ist bekanntlich eine höchst gefährliche.

In der Behandlung wird man hier zweckmäßig die leichteren und schwereren Formen unterscheiden müssen und auf Grund der Anamnese und der Untersuchung dahinter kommen, ob es sich um eine sogenannte rheumatische oder um eine toxische Schwangerschaftschorea handelt, welche Gruppen NORDMEYER mit Rücksicht auf die Art des Verlaufes und die einzuschlagende Therapie möglichst gesondert betrachtet wissen will. Bestehen noch Reste einer Gelenkserkrankung, also eine rheumatische Chorea, so wird man größere Gaben von *Aspirin* nicht entbehren können. Für alle Fälle aber ist eine streng durchzuführende Ruhebehandlung oberster Grundsatz. Das gilt besonders für Choreakranke, die durch psychische Veränderungen belastet sind. Solche Frauen muß man dauernd im Bett halten. Heftige Sinnesreize sind ebenso wie Aufregungen unbedingt abzuhalten. Leichte lauwarme Einpackungen sind günstig, während Kaltwasserbehandlung entschieden schlecht ist. Chorea schwerer Art mit hochgradiger motorischer Unruhe des gesamten Muskelapparats bedeutet drohende Erschöpfung und Gefährdung des Ernährungszustandes. Hier ist die Beruhigung der Mittelpunkt der Therapie. Die Kranke liege im leicht verdunkelten Zimmer und werde vor allen Sinnesreizen geschützt. Die Nahrung muß kalorienreich sein und von den Pflegepersonen oftmals im Tage in Form kleiner oder kleinster Portionen verfüttert werden. Warme Einpackungen des ganzen Körpers sind um so wichtiger, als sie die Unruhe dämpfen und leichter Schlaf herbeiführen. Wird die Kranke im Hause gehalten, muß sie in einem Doppelbett liegen, um nicht aus dem Bett zu fallen, und durch Matratzen und Decken vor Verletzungen infolge ihrer unwillkürlichen Bewegungen bewahrt werden. Auch die Unterlagen des Bettes müssen glatt, die Durchzüge faltenlos sein und immer wieder sorgfältig darauf untersucht werden, damit nicht durch Aufscheuern der Haut Decubitus entstehe, der zur Sepsis und Pyämie führen kann. Verwirrte Choreakranke können zu Hause überhaupt nicht gehalten werden. Einweisung in Fachkliniken ist für solche Fälle notwendig. Ist das Herz kräftig, spare man nicht mit Schlafmitteln, die man auch tagsüber in dosi refracta gibt. Neben *Adalin, Abasin* gebe man *Luminal* 3 Tabletten zu 0,3 im Tag oder $^1/_2$ bis 1 ccm der $20^0/_0$igen gebrauchsfertigen Lösung in Ampullen. Eine halbe Tablette *Evipan* und 1 Tablette *Phanodorm* erleichtern am Abend das Einschlafen und verhelfen in leichteren Fällen durch die Phanodormgabe der Kranken zu einem längeren Schlaf. Auch *Veramon* kann man mehrmals im Tage geben, ferner das ERLENMAYERsche Gemisch

Rp. Kal. bromat.
    Natr. bromat. .... aa 10,0
    Ammon. bromat. 5,0
S. 3mal täglich 1 Messerspitze bis
$^1/_2$ Teelöffel.

oder die bekannte *Mixtura nervina* der F. M. B. 3mal täglich 1 Eß-löffel. *Chloral* und *Brom* in Klysmen (s. S. 46) wirken ebenfalls symptomatisch auf die unruhige Kranke. Vogt berichtet von sehr guten Erfolgen der venösen Einverleibung von 4 ccm *Pernocton* und Verstärkung des Nachschlafes durch wiederholte muskuläre Gaben dieses Mittels in der Menge von 2 ccm.

Eine ätiologische Therapie kennen wir leider nicht. Spezifisch wirkende Medikamente sind uns unbekannt. Das gilt auch von dem in der Kinderpraxis als eine Art Spezifikum empfohlenen *Arsen*. Man kann es auch bei der Chorea gravidarum versuchen mit

> Rp. Solutio arsenicalis Fowleri
> Tinct. Ferr. pomat. .... aa 15,0
> S. 3mal täglich 3 Tropfen, täglich um
> 1 Tropfen steigend bis 3mal täglich
> 9 Tropfen, Verbleiben auf dieser
> Dosis durch 8 Tage und ebenso
> wieder absteigen.

Die subkutane Injektion von Arsenpräparaten, wie *Natr. cacodyli-cum* 1 ccm à 0,01 wird ebenfalls empfohlen. Man achte sorgfältig auf etwaige Vergiftungserscheinungen durch Arsen, die sich durch Herpes, Bindehautkatarrh und Durchfälle ankündigen. Auch Eisen-Arsenpräparate wie *Arsen-triferrin* (3mal täglich nach den Mahlzeiten eine Tablette zu 0,3 g) oder *Arsenferratose* (3- bis 4mal täglich ein Eßlöffel) oder endlich die *Solutio Ferri arsenicalis* Athenstaedt kann man geben. Geteilt sind die Meinungen über die Wirksamkeit des *Salvasan*, das, wo es hilft, offenbar durch den Arsengehalt günstig wirkt. Erfahrungen von Heilerfolgen bei Dosen von 0,2 stehen solche von Mißerfolgen auch bei Dosen von 0,5 gegenüber. Vor einer geplanten Schwangerschaftsunterbrechung ist ein Versuch mit Salvarsan jedenfalls zu empfehlen, doch sei man mit der Dosis vorsichtig und halte sie nicht über 0,2. Ebenso soll man es in schweren Fällen mit der subkutanen Injektion einer *20 bis 25%igen Magnesiumsulfatlösung* versuchen, die man in der Menge von 1 ccm ansteigend bis auf 8 ccm verabreicht. Norwegische Ärzte berichten über gute Erfolge. Fälle rheumatischer Chorea, auch solche, die mit einer Psychose kompliziert waren, konnte Somogyi durch 4 bis 7 Milchinjektionen, die er in Abständen von 4 bis 7 Tagen in der Menge von 10 ccm abgekochter Milch intragluteal verabreichte, heilen.

Vielleicht ließe sich auch bei Schwangerschaftschorea mit diesem Vorgehen ein Erfolg erzielen. Ob das in der Kinderpraxis eingeführte, allerdings nicht gleichgültige *Nirvanol* in der täglichen Gabe von 0,3 g auch in der Schwangerschaftschorea erfolgreich ist, müßte erst eingehender untersucht werden. Nach einer 9 bis 12 Tage dauernden Nirvanolbehandlung tritt ein Exanthem auf, das oft von Fieber und Schleimhautreizungen begleitet ist, welchem Exanthem eine Besserung des Zustandes folgt. In schweren, plötzlich beginnenden Fällen ist auch der Versuch einer Lumbalpunktion, namentlich bei rheumatischer

Chorea nach den Erfahrungen von Neurologen und Kinderärzten durchaus zu erwägen. Da der Lumbaldruck solcher Fälle erhöht ist, gelingt es leicht, größere Mengen Liquor (30 bis 40 ccm) abzulassen (PASSINI).

Rechnet man die Chorea den echten Toxikosen zu, so ist die Therapie mit *Serum* gesunder Schwangeren ätiologisch gut begründet. Aus diesen Gesichtspunkten heraus hat HANS ALBRECHT durch intragluteale Injektion von 20 ccm *Schwangerenserum* nach vergeblicher vorheriger Behandlung mit den verschiedensten Mitteln einen mittelschweren Fall ausheilen gesehen.

Die Vorhersage dieser Krankheit ist in den schweren Formen ernst. ZANGEMEISTER berechnet für mittelschwere Fälle eine Mortalität von $15^0/_0$, für schwere eine solche von $83^0/_0$. Rasche Verschlechterung des Allgemeinbefindens wird bei rheumatischer Chorea besonders dort einen Hinweis auf einen üblen Ausgang geben, wo Endokarditis vorliegt. Ist ein Fall mit einer frischen Endokarditis kompliziert, so ist auch die Schwangerschaftsunterbrechung meist immer erfolglos. Solche Fälle gehen septisch und entkräftet zugrunde.

In den akutest einsetzenden toxischen Formen der Chorea im Sinne von NAUJOKS, NORDMEYERS u. a. oder bei rapider Verschlechterung länger dauernder, bis lang milde verlaufender Formen kommt gewiß die möglichst schonende, am besten chirurgisch auszuführende Schwangerschaftsbeseitigung als ultimum refugium in Frage. Zu ihr muß man auch rechtzeitig Stellung nehmen, wenn die Verschlechterung des Allgemeinbefindens sichtliche Fortschritte macht, die Entkräftigung um sich greift oder gar die Krämpfe die Atemmuskulatur befallen. Die STADLERschen „Richtlinien für Schwangerschaftsunterbrechung und Unfruchtbarmachung aus gesundheitlichen Gründen" sehen die toxische Schwangerschaftschorea, wenn sie eine absolut lebensbedrohliche Gestalt annimmt, als eine vitale Indikation zur Schwangerschaftsunterbrechung an.

Schwangerschaftsdermatosen.

Ohne Zweifel sind die Stoffwechselprodukte des wachsenden Eies und der Plazenta und die durch sie hervorgerufenen Änderungen in der Blut- und Säftemischung der Schwangeren geeignet, Hautkrankheiten hervorzurufen, bzw. solche bei Frauen, welche an sich zu Hautveränderungen neigen, in der Schwangerschaft zu verstärken. Die alte Krasenlehre eines ROKITANSKY und HEBRA findet gerade im Auftreten der Dermatosen in der Schwangerschaft als einem Ausdruck der geänderten humoralen Beschaffenheit der Schwangeren ihre klare Bestätigung.

In diesem Sinne sind jene *Ekzeme* zu werten, von denen man weiß, daß sie sich in einzelnen Fällen bei ein und derselben Schwangeren zugleich mit jeder neuen Schwangerschaft wiederholen. Ebenso ist dies mit so mancher *Akne vulgaris*, die gelegentlich in der Schwangerschaft eine arge Verschlimmerung erfahren kann und sehr entstellend wirkt. *Lupus* pflegt sich bei Graviden häufiger zu verschlechtern und nur ausnahmsweise zu bessern, während bei *Psoriasis* in der Schwangerschaft sowohl Besserungen und sogar Heilungen, wie auch besonders üppiger Ausbruch der Effloreszenzen beobachtet wird.

Bei der Besprechung der Behandlung der häufigsten Dermatotoxikosen folgt man wohl am zweckmäßigsten der von L. SEITZ angeführten Einteilung. Man unterscheidet 1. Hautstörungen, welche im wesentlichen solche der Kapillaren und der Vasomotoren sind, 2. den Herpes gestationis und 3. die gefürchtete Impetigo herpetiformis. Zur 1. Gruppe gehören die für die Praxis besonders wichtige, weil so häufige Urtikaria mit ihrem lästigen Juckreiz, ferner die toxischen Erytheme, die stark jucken, multiforme Flecken, meist am Unterbauch, aber auch am ganzen Körper, gewöhnlich gegen Ende der Schwangerschaft oder im Wochenbett machen. Sind sie, wie nicht ganz selten, mit Fieber verbunden, so können sie durch ihre Scharlachähnlichkeit gerade im Hause einer Schwangeren großen Schrecken erzeugen. Diese auf Störungen der Vasomotorentätigkeit beruhenden Dermatosen sind flüchtiger als jene, bei denen Veränderungen in der Cutis und Epidermis entzündlicher Art auftreten. Hierher gehören der Pruritus, der meist im Gefolge von Hautveränderungen, aber auch ohne sie vorkommt, und durch den unerträglichen Juckreiz, den er machen kann, für die Schwangere eine schwere Belastung bedeutet.

Der *Prurigo gestationis*, eine streng an die Schwangerschaft gebundene und bei dazu veranlagten Frauen auch in einer neuen Gravidität sich wiederholende Krankheit, ist durch das Auftreten von Knötchen besonders an den Extremitäten, namentlich an Hand- und Fußrücken, aber auch am übrigen Körper, und, wie sein Name sagt, durch einen damit verbundenen mehr minder heftigen Juckreiz ausgezeichnet.

Der *Herpes gestationis* oder die *Dermatitis herpetiformis* äußert sich neben Jucken durch gleichzeitig aufschießende Erythemflecke, Knötchen, Quaddeln und Pusteln. Mit Vorliebe werden Schwangere im 3. Monat, aber auch kurz vor der Geburt und im Beginn des Wochenbettes befallen. Störungen des Allgemeinbefindens, Fieber und Frost pflegen die Krankheit einzuleiten, die durch ein filtrierbares, invisibles Virus erzeugt wird. Es scheint, daß die krankmachenden Eigenschaften dieses Virus durch die Schwangerschaft begünstigt werden.

Am meisten gefürchtet ist die *Impetigo herpetiformis*, die glücklicherweise sehr selten ist. Sie tritt gewöhnlich erst jenseits des 5. Monats auf und führt, gewöhnlich erst bei längerem Bestand, unter Erschöpfung zum Tode. Die scheibenförmigen erythematösen Hautveränderungen zeigen sich zuerst in Brust- und Genitalgegend, werden zu Pusteln, die wieder zu größeren Eiterherden konfluieren. Durch weitere Ausbreitung macht das Krankheitsbild den Eindruck einer schweren allgemeinen Erythrodermie mit Kachexie (SCHERBER). Die Erfolge der weiter unten zu besprechenden Therapie dieser gefährlichen Krankheit weisen darauf hin, daß für das Auftreten der Impetigo herpetiformis eine Insuffizienz der Epithelkörperchen eine führende Rolle spielt. Die Belastung der Epithelkörperchen durch den Kalkstoffwechsel in der Schwangerschaft, die Kombination von Impetigo herpetiformis mit Tetanie nach Strumektomie und mit Osteomalacie (auch außerhalb der Schwangerschaft) sind weitere Beweise dieser Zusammenhänge.

Man vergesse bei Dermatosen in der Schwangerschaft nicht, an Diabetes und auch an parasitäre Hautkrankheiten zu denken. Letztere, wie die Scabies, werden gar nicht selten bei verwahrlosten Schwangeren gefunden und pflegen bei entsprechender Behandlung (Scabies-Schnellkur) rasch und restlos abzuheilen. Jedenfalls hole man in nur einigermaßen unklaren Fällen von Dermatosen den Rat eines Dermatologen ein, um nicht falsche therapeutische Wege zu gehen, die bei schweren Hautaffektionen, wie der Impetigo herpetiformis, zu einem unwiederbringlichen Zeitverlust und höchster Gefährdung der Kranken führen können!

Da man die Schwangerschaftsdermatosen mit vollem Recht als Äußerungen einer ungünstigen Blut- und Säftemischung aufzufassen hat, liegt nichts näher, als dieselbe neben lokaler Behandlung durch Änderung der Blut- und Säftemischung zu beeinflussen. Daher ist für jeden Fall eine vegetarische, zumindestens aber eiweißarme und salzarme Diät anzuwenden. Da wir ferner wissen, daß in der Schwangerschaft eine Neigung zu Acidose des Blutes besteht, ist die Zufuhr von *Alkalien* in der verschiedensten Form ätiologisch gut begründet (s. S. 10, 17). Da namentlich bei urtikariellen Exanthemen auch an eine allergische Komponente zu denken ist, gar bei solchen Frauen, die außerhalb der Schwangerschaft zu diesen Zuständen neigen, wird man auf derartige Noxen Rücksicht nehmen und durch Ausschaltung bestimmter Speisen, Verbesserung der Wohnungshygiene (Staub, tierische Ausdünstungen, Pflanzengerüche!), mehr als durch symptomatische Behandlung erreichen. In der gleichen Ebene wie die *Mineralsalztherapie* liegt auch die *Serumtherapie*, die, wie wir gleich sehen werden, sowohl in der Form des *tierischen*, wie des *Schwangerenserums* Gutes zu leisten vermag. Die neuesten Erkenntnisse über die Ätiologie der Impetigo herpetiformis aber machen die Verwendung von Hormonpräparaten neben anderen Maßnahmen notwendig.

Was nun die Behandlung der einzelnen Dermatosen anlangt, so sei in Kürze folgendes bemerkt: Bei nässenden Ekzemen sind 1 bis 2 Tage lang Umschläge mit $\frac{1}{2}$ bis 1% *Resorcinwasser*, dann wegen der Resorptionsgefahr besser solche mit *Liquor Burowi* 1 : 10 oder mit 3%igem *Borwasser* angezeigt. Sind die akutesten Erscheinungen abgeklungen, verordne man Salben, z. B.

Rp. Tumenolammon. 0,5
Resorcin. 1,0
Zinc. oxyd.
Lanol. hydrat. .... aa 10,0
Vaselin. ad 60,0

Bei chronischen Ekzemen verschreibt man *10%ige Sulfanthren-Zink-paste*.

Große Schwierigkeiten bereitet die Behandlung des *Juckreizes*, der bei den meisten der im vorhergehenden genannten Dermatosen auftritt. *Pituitrin*-Injektion (1 ccm) bringt ebenso wie die Injektion von 1 ccm *Adrenalin* 1 : 1000 meist nur vorübergehenden Erfolg, und ebenso wirkt die Lokalbehandlung mit 1%igem *Salycylspiritus* oder 5%igem *Anthrasolspiritus* nur symptomatisch. 37° C warme Bäder mit Zusatz von *Borax*, bei unerträglichem Jucken Bäder mit *Weizenkleine* sind empfehlenswert. Als Puder nach solchen Bädern empfehlen sich *Talc. venetum* mit *Zincum oxydatum* aa., oder folgende Verschreibung:

                Rp.   Menthol. 0,5
                      Talc.
                      Amyl.   .... aa 40,0
                      Zinc. oxyd. 20,0

Injektion von 5 bis 10 ccm *Afenil*, intravenös jeden 2. Tag, ist als symptomatische, manchmal längeren Erfolg verbürgende Maßnahme gegen den Juckreiz wirksam. SEITZ verwendet die wiederholte Injektion von *Calcium chloratum* in 5%iger Lösung intravenös. Von nicht zu unterschätzendem Werte ist für die Behandlung aller Schwangerschaftsdermatosen nicht nur in heilendem, sondern auch in prophylaktischem Sinne die regelmäßige Verabreichung des wiederholt erwähnten RISSMANNschen *Pulvers* (s. S. 11). Dieses vermag im Verein mit kohlensauren Mineralwässern Neigungen zu urtikariellen Exanthemen und zu Pruritus und Prurigo wesentlich zu mildern, wovon sich Verf. wiederholt überzeugen konnte. Seitdem A. MAYER und LINSER bei einem schweren Herpes gestationis durch die Injektion von 15 bis 20 ccm *Schwangerenserum* ausgezeichnete Erfolge erzielt haben, hat dieses Verfahren der Behandlung der Schwangerschaftsdermatosen mit Recht viele Anhänger gewonnen. Es scheint aber, daß nicht nur das Serum der Schwangeren, sondern auch *Pferdeserum* und in leichteren Fällen wenigstens, die *RINGERsche Lösung* ähnliche Erfolge aufweist. Man kann daher, wie L. SEITZ rät, in nicht dringenden Fällen zunächst wenigstens mit der Mineralsalztherapie nach RISSMANN beginnen, in mittelschwereren neben symptomatischen Maßnahmen die *RINGERsche* Lösung verwenden und in schwereren *Pferdeserum* und schließlich *Schwangerenserum* verordnen. Von der RINGER-Lösung verabreicht man mehrmals hintereinander 200 bis 300 ccm subkutan oder intravenös. Bleibt der Erfolg aus, nimmt man *Pferdeserum*, welches auch ein *Diphtherie-* oder *Tetanusserum* sein kann. Natürlich muß man sich in derartigen Fällen, um einen anaphylaktischen Schock zu vermeiden, erkundigen, ob die Patientin schon eine Seruminjektion bekommen hat oder nicht. Man verabreicht das Serum in der Menge von 15 bis 20 ccm. Dieselbe Menge gibt man auch von Schwangerenserum, welches an Anstalten verhältnismäßig leicht durch Aderlaß, Defibrinieren des Blutes mit Glasperlen und Zentrifugieren beschaffbar, neuestens aber auch vom Wiener Serotherapeutischen Institut und vom Anhaltschen Seruminstitut als *Homoseran* (s. S. 52) in Ampullen abgefüllt, zu beziehen ist. Bei Herpes gestationis kann in Ermangelung von Schwangerenserum auch die *Eigenblutinjektion* oder die Injektion von *Olobinthin* sehr Gutes leisten.

Lysander findet die Eigenblutinjektion für ein besonders wirksames Mittel in der Behandlung der Graviditätsdermatosen. Man injiziert der Kranken in die Glutealgegend zuerst 1½, dann 2 und später 3 ccm Eigenblutes jeden 2. bis 3. Tag, das man der Cubitalvene der Patientin entnommen und in der Spritze bis zur ersten Gerinnung belassen hat. Lysander hatte in allen seinen Fällen leichterer und mittelscherer Graviditätsdermatosen mit dieser Behandlung guten Erfolg. Nach Stern wirkt neben *Eigenblut* auch bei Herpes gestationis die *Olobinthininjektion* in der Gabe von 3 ccm *Olobinthin* intramuskulär (etwa 5 Injektionen) ebenso wie Schwangerenserum.

Bei der Impetigo herpetiformis besteht noch am meisten Aussicht auf Erfolg bei *sofortiger* Einleitung der Behandlung mit Injektionen von *Parathyreoidea* (2mal täglich anfänglich 2 bis 3, später 1 Ampulle) im Verein mit oralen Gaben von 3mal täglich 15 Tropfen *A. T. 10*. Um Überdosierung zu vermeiden, bestimme man den Blutkalkspiegel und gebe jedesmal das Präparat nicht länger als 5 bis 6 Tage (s. S. 101). Daneben verordnet Scherber symptomatisch das Überstreichen des Gesamtkörpers mit 3%iger *Borsalbe* und feuchte Einpackungen. Ganz kurze warme Bäder sind weiter vorteilhaft, nebenbei mache man aber auch von der venösen Injektion von 10 bis 20 ccm *Schwangerenserum* Gebrauch. In schwersten Fällen rettet auch die Einleitung der Frühgeburt die bedauernswerten Frauen nicht.

Bei Verschlechterung einer Akne vulgaris in der Schwangerschaft sah Schneider durch die Injektion von 20 ccm *Schwangerenserum* die Akne prompt verschwinden, während er mit subkutaner Verabreichung von Ringer-Lösung keinen Erfolg hatte.

Behandlung allergischer Zustände.

Asthma bronchiale.

Holt sich eine Asthmakranke beim Arzt bezüglich der Verträglichkeit dieses Leidens mit einer Schwangerschaft Rat, so suche man zunächst zu ermitteln, ob ein nervöses oder allergisch bedingtes Asthma vorliegt. Mit der etwaigen Beseitigung der auslösenden Ursachen — klimatische Verhältnisse, Staub, tierische Ausdünstungen, Pflanzengerüche u. a. — *vor* der Schwangerschaft kann man einer späteren Gravidität um so ruhiger ins Auge sehen.

Aber auch eine Asthmatikerin, die schwanger wird, muß nicht in jedem Fall mit einer Verschlimmerung der Anfälle rechnen. Auch das Gegenteil kommt vor. Völliges Aufhören der Asthmaanfälle beobachteten Voron und Bansillon nach Selbstaufrichtung eines retroflektierten Uterus im 4. Monat! Niemals sah Verf. ein Asthma bei einer Schwangeren sich so verschlimmern, daß die Beseitigung der Gravidität notwendig geworden wäre. Neben Aufenthalt in frischer, staubfreier, besonders salzhaltiger Luft, neben Sorge für guten Stuhl und Vermeidung eines den Anfall leicht auslösenden Meteorismus durch Zwerchfellhochstand — bei Schwangeren besonders wichtig — lasse man Atmungsübungen ganz systematisch vornehmen, bei welchen die Ausatmung besonders berücksichtigt wird (vgl. S. 28). An Medikamenten halte die Kranke *Ephetonalperlen à 0,05* bereit. Zusätzliche ständige Kalkzufuhr ist weiter erwünscht (s. S. 10). Im Anfall kann die Kranke auch *Papavydrin, Belladonna- (Exclud* oder *Dispert-) Zäpfchen* oder *Eupaco* nehmen, wenn er nicht so heftig ist, daß der Arzt mit der Injektion von *Afenil, Asthmolysin, Epokan, Torantil* zur Hand sein muß. Mit diesen Mitteln kommt man auch bei Anfällen unter der Geburt, die man medikamentös beschleunigen wird, meist zum Ziele.

Colitis mucosa.

Man kann diesen Zustand auch mit Asthma zusammen vereint finden, was den allergischen Ursprung auch dieses Leidens beweist. In der Schwangerschaft kann eine drohende Fehl- oder Frühgeburt durch die Darmspasmen vorgetäuscht werden, ein Irrtum, vor dem die innere Untersuchung, die Anamnese und der Abgang von Schleimmembranen bewahren. Die Therapie versucht durch *Methylatropin,* wie es beim Ptyalismus angegeben ist (S. 56), durch *Afenil, Calcium* per os (*Calc. chlorat. crystall. puriss. 50,0, Aq. dest. ad 200,0, S. 3mal täglich 1 Teelöffel in 100 g warmen Wassers vor dem Essen*) und in injectione (*5 bis 10%/₀ Calciumchlorid*), durch *Ephetonal* und *Belladonnapräparate* zu wirken. Wärme in Form von warmen Dunstumschlägen oder Thermophor ist unentbehrlich. Rektale warme Öleinläufe (200 ccm) wirken wohltuend. Die Kost soll schlackenreich sein, also Schwarzbrot, viel Gemüse und entsprechende Mengen guten Fettes enthalten.

Behandlung der Störungen der inneren Sekretion.

Krankheiten der Schilddrüse.

Kropf.

In der Schwangerschaft pflegt bekanntlich die Schilddrüse schwächer oder stärker anzuschwellen. Das geschieht nach den Untersuchungen von Lange vom 4. Monat an, bei Erstgebärenden etwas später. In kropfarmen Gegenden findet sich diese Schilddrüsenschwellung bei etwa 60% der Schwangeren, in kropfreichen Gebieten aber in 90% (Ruebsamen). Gilt diese Anschwellung schon von der gesunden Schilddrüse als eine durchaus übliche Erscheinung in der Schwangerschaft, so ist die Neigung zur Vergrößerung einer schon bestehenden kropfig entarteten Schilddrüse besonders groß. Dann sind es die zwischen den Knoten gelegenen Reste, die in der Schwanger-schaft an Umfang zunehmen. Auch darüber kann kein Zweifel herr-schen, daß bei einer bestehenden Neigung zum Kropf die Schwanger-schaft die Krankheit offensichtlich zum Ausdruck bringen kann. Nach den Erfahrungen BIRCHERS scheint die endemische Struma durch die Schwangerschaft in die Struma basedowicata übergeführt zu werden, was auch nach der Geburt der Fall sein kann. Die Schwangerschafts-strumen zeichnen sich durch eine gleichmäßige weiche Konsistenz aus, der histologisch eine Hyperplasie und Hypertrophie des Parenchyms entspricht. Es sind, wie dies ENGELHORN u. a. gezeigt haben, Schild-drüsen im Zustande der Hypervaskularisation, die während der gan-zen Schwangerschaft andauert. Die meisten Autoren nehmen an, daß in der Schwangerschaft die Schilddrüse im Zustand der vermehrten Tätigkeit sich befindet, eine Anschauung, der KNAUS widerspricht, der die Vergrößerung der Schilddrüse auf die vermehrte Kolloid-ansammlung bezieht, aber eine verminderte Funktion annimmt, was auch durch die Neigung der Schwangeren zur Ödembildung be-wiesen scheine, worin ihm auch KUESTNER beipflichtet. Das Größerwerden einzelner Knoten in der Schwangerschaft ist eine alte Erfahrungstatsache, die neuerdings von SCHLEUSSING systematisch untersucht wurde. Dieser Autor konnte zwischen der Zahl der durch-gemachten Geburten und dem Vorhandensein von Schilddrüsenknoten unverkennbar Zusammenhänge herstellen. Je mehr Geburten, um so mehr Knoten. Auch die akute Vergrößerung des Kropfes unter den Wehen ist nicht nur den Ärzten, sondern auch dem Publikum bekannt. Dabei handelt es sich wohl nur um eine augenblickliche Vergrößerung, bedingt durch die Stauung und Hyperämie infolge der Preßwehen. Sie verschwindet demnach auch unmittelbar nach der Geburt. Im Wochen-bett sehen wir sozusagen immer den Rückgang des Kropfes, wenn-gleich er durchaus nicht vollständig in jedem Falle zurückgeht. Auch mit der noch physiologischen Schilddrüsenschwellung ist es so.

Wie gewaltig die Größenzunahme einer Struma unter der Geburt wer-den kann, beweist ein eindrucksvoller Fall RUEBSAMEN's, eine Sechst-gebärende betreffend, die an einer diffusen Struma vasculosa mit Atem-beschwerden litt und deren Halsumfang unter der Geburt von 55 auf 76 cm stieg; dabei trat lebensgefährliche Dyspnoe und Herzklopfen auf, jedoch überstand die Frau, „die sich auf Grund ihrer Erfahrung bei früheren Ge-burten ausdrücklich jeden Eingriff verbeten hatte", die spontan und rasch erfolgende Geburt und zeigte 13 Tage später nur mehr einen Halsumfang von 49 cm!

Die Erscheinungen des Kropfes in der Schwangerschaft können einerseits thyreotoxische sein, also innersekretorische Störungen, zum anderen mechanisch bedingte. Beide Arten der Störung pflegen, wenn sie überhaupt auftreten, mit dem Fortschritt der Schwangerschaft sich zu verschlimmern und können unter der Geburt ihren Höhepunkt erreichen. Die thyreotoxischen Störungen der Hyperthyreosen sind mit den Erscheinungen des KRAUSEschen Kropfherzens verbunden. Dabei fällt die besondere Schwäche der Vasomotoren gerade in der

Schwangerschaft stark ins Gewicht und die höheren und geringeren
Beschleunigungen und Unregelmäßigkeiten des Pulses, welche durch
die zunehmende Gravidität noch eine mechanische Vertiefung erfahren, sind recht lästige Symptome. Dazu kommen Schweißaus-
brüche, Unruhe, seelische Reizbarkeit, die sich bis zur Weinerlichkeit
steigern kann. Daß diese Zustände jedesmal thyreotoxisch bedingt
sind, läßt sich einwandfrei dann beweisen, wenn der Grundumsatz
um mehr als 20% gesteigert ist.

Die mechanische Störung, wie sie sich bei großen, stenosierenden,
allenfalls substernalen Strumen findet, wird nach RUEBSAMEN nur bei
Mehrgebärenden gefunden, wie die Untersuchungen an dem großen
Krankengut der Berner Klinik ergeben haben. Gewöhnlich ist es
sogar so, daß die Beschwerden erst im Verlauf von späteren Graviditäten auftreten, nachdem die früheren mehr minder klaglos verlaufen
sind. Sie äußern sich in großer Kurzatmigkeit und Herzklopfen,
allenfalls sogar in schwerem Stridor. Die Respirationsstörungen sind
in erster Linie durch die mechanische Kompression der Trachea und
durch die mechanische Beeinträchtigung der Kehlkopfnerven zu erklären. Durch die Störungen der venösen Zirkulation entstehen dann
die Herzstörungen — das sogenannte ROSEsche Kropfherz. Die
Trachealstenose führt zu Volumen pulmonum auctum, bei langer
Dauer zum Lungenemphysem und damit wieder zur Erweiterung des
rechten Ventrikels und Beeinträchtigung des Lungenkreislaufes. In
Fällen von Trachealstenose muß man ein Röntgenbild, welches uns
die Form und den Verlauf der Trachea (Säbelscheidenform!) darstellt, anfertigen und wird um so eher eine Strumektomie aus dieser
Anzeige heraus notwendig finden, wenn vielleicht sogar Erscheinungen der Tracheomalacie und damit des Zusammenknickens der Trachea
drohen, ein Zustand, der wiederholt unter der Geburt zum plötzlichen
Kropftod geführt hat, wie namentlich ältere, aber auch neuere einschlägige Mitteilungen lehren. Verbindet sich, wie nicht selten, mit
dieser mechanischen Störung noch die toxische, so kann die Frau aus
diesen zweifachen Momenten heraus an schwerster Dyspnoe leiden.
Da nicht die Schwangerschaft die Komplikation der Struma, sondern
umgekehrt die Struma die Komplikation der natürlichen Schwangerschaft darstellt, so muß in solchen Fällen die Therapie in der möglichst frühzeitigen Strumektomie bestehen. Sie wird dann um so
mehr angezeigt sein, wenn schon vor der Schwangerschaft ein Kropfherz bestand, das ja durch die neue Schwangerschaft verschlimmert
wird. Je früher die Operation ausgeführt wird, um so geringer die
Gefahren und um so weniger groß auch die Gefährdung der Frucht.
Bei akuter Erstickungsgefahr wird die Entscheidung Tracheotomie
oder Strumektomie akut. Wenn man auch theoretisch von jedem Arzt
das technische Können der Tracheotomie verlangt, so muß bezüglich
der Tracheotomie bei bestehender Struma auf die großen Schwierigkeiten derselben hingewiesen und betont werden, daß sie überdies nur
eine Notoperation ist, so daß man immer vorziehen wird, die

Strumektomie zu machen, auch dort, wo es sich um einen lebensrettenden Eingriff handelt. In derartigen Fällen ist eben die rechtzeitige Zuziehung eines Chirurgen unerläßlich.

Verf. beobachtete einen Fall von hochgradigster Struma, die am Tage des Wehenbeginnes zu solchen Atembeschwerden geführt hatte, daß vom Chirurgen die Strumektomie und am nächsten Tag vom Verf. in Lokalanästhesie die Sectio caesarea vorgenommen werden mußte, wobei es gelang, ein im höchsten Grade asphyktisches Kind, das am Leben blieb, zu gewinnen. Die Mutter überstand beide Eingriffe klaglos.

Interessant und therapeutisch wichtig ist, daß nach den Erfahrungen RUEBSAMENS aus der Berner Klinik Strumen, die bei Nulliparis operiert wurden, in einer späteren Gravidität weniger zu Rezidiven neigen als solche bei Frauen, die geboren haben. Wenn man bedenkt, daß unter 77 Erstgebärenden und 153 Mehrgebärenden Kropfträgerinnen der Berner Klinik alle ihre Schwangerschaften und Geburten ohne Komplikationen von seiten der Thyreoidea, abgesehen von geringer Dyspnoe und Cyanose, überstanden, so kann man dem Vorkommen von Struma und Schwangerschaft hinsichtlich der Geburtsgefahren im allgemeinen ziemlich beruhigt ins Auge blicken. In diesem Zusammenhang ist auch bemerkenswert, daß Narkosen die Dyspnoe nicht steigern und durch die Blutdruckherabsetzung, die mit ihnen verbunden ist, sogar die Stauung im Bereiche des Halses mildern. Daß man, wo der Kaiserschnitt notwendig werden sollte, in Lokalanästhesie oder in Lumbalanästhesie operieren wird, ist mit Rücksicht auf die Belastung der Lunge und des Herzens durch längerdauernde Narkosen begründet. BIRCHER hebt hervor, daß Kropfkranke im Wochenbett eher zu Entzündung der Struma neigen. Im Beginn derselben kann man nach ihm durch Operation den Herd ausschalten, allenfalls durch die üblichen antiphlogistischen Maßnahmen die Entzündung zum Rückgang bringen. Bei eitriger Einschmelzung kommt nur die Incision in Frage.

In den Alpenländern spielt der *Jodmangel* für die Entstehung des Kropfes eine wesentliche Rolle (v. WAGNER-JAUREGG, WEGELIN). Daher kommt der Kropfprophylaxe durch das jodierte Salz (Vollsalz) nicht nur für die Mütter, sondern auch für die Früchte eine wichtige Bedeutung zu. GUGGISBERG konnte zeigen, daß im Berner Oberland nach Einführung des Vollsalzes die Struma congenita, die bei jedem 7. Neugeborenen zu finden war, sich jetzt unter 500 Fällen einmal findet, daß die Deflexionslagen wegen angeborener Struma vollkommen verschwunden sind und daß man die früher infolge des Kropfes häufigen Asphyxien der Neugeborenen auch nach glatten Geburten kaum mehr findet.

Aus dem Jodmangel ist es erklärlich, daß man gelegentlich in der Schwangerschaft Hautkrankheiten mit und ohne Juckreiz bei Kropfträgerinnen findet, die auf *Thyreoidin* promptest zurückgehen, wie ein Fall von GUTZEIT zeigt, in welchem ein stark juckender Hautausschlag bei einer mit Kolloidkropf behafteten Patientin rasch auf Thyreoidin schwand.

Morbus Basedow.

Über die Bedeutung des Morbus Basedow bei Schwangeren gehen die Ansichten auseinander. Die Geburtshelfer, welche naturgemäß nicht in der Lage sind, ausgedehnte eigene Erfahrungen über Basedow mit und ohne Schwangerschaft zu sammeln, tun deshalb gut, ihr eigenes, an verhältnismäßig wenig Fällen gewonnenes Urteil auf die Erfahrungen jener Chirurgen aufzubauen, welche gerade in der Erforschung und Behandlung der Basedowschen Krankheit Grundlegendes geleistet haben. Nach den Erfahrungen THEODOR und ALBERT KOCHERs ist zunächst die Tatsache sehr beachtenswert, daß zwischen Menstruation und Basedow sehr innige und prognostisch verwertbare Beziehungen bestehen. Je schwerer ein Basedow, um so häufiger wird die Menstruation schwächer und hört vorübergehend ganz auf. Je leichter, um so eher schwinden diese Störungen, um bei Heilung einer vollkommen normalen Menstruation Platz zu machen. KOCHER hat festgestellt, und dies verdient besonders betont zu werden, daß eine Gravidität für eine Basedowkranke, wenn sie nicht besonders schwerer Art ist, nicht nur nichts schadet, sondern gut bis zum Ende geführt werden kann. Vielleicht, daß ein Teil des überreichlich ins Blut ausgeschütteten Hormons vom Fötus zum Aufbau des Knochensystems verwertet wird (RUEBSAMEN). KOCHER sagt ausdrücklich: „Schädlich ist die Einleitung des Abortus oder der Frühgeburt, was noch so häufig ohne Sachkenntnis ohne weiteres gemacht wird. Auch gebesserte oder geheilte Basedowkranke erfahren in ihrem Befinden nicht nur keinen Nachteil, sondern Vorteil durch eine normale Schwangerschaft und Geburt." Daß in gewissen Fällen an eine Schwangerschaft ein Basedow sich anschließt oder nach einer solchen sich verschlimmert, ist bekannt und wird von demselben Autor, ALBERT KOCHER, betont. Bei der Bedeutung der nervösen Einflüsse für die Entstehung dieser Krankheit kann eben auch die Geburt, der Geburtsschock sozusagen, die Ursache eines Basedow werden. Da unter den Basedowfällen viele laufen, welche eine forme fruste darstellen, findet man verhältnismäßig wenige Fälle wirklich ungünstiger Beeinflussung. Solche kommen zweifellos vor. Einige enden mit Spontanabort, der auch ein habitueller sein kann (s. S. 225). Die Sammelstatistik des XV. Gynäkologenkongresses (L. SEITZ) berücksichtigt nur schwere Fälle und kommt darum zu ungünstigen Zahlen, die aus einer Zeit stammen, da die Chirurgie des Basedow noch nicht den heutigen hohen Stand hatte. Es ist auch nicht ausgeschlossen, daß die Umstellung der inneren Sekretion in der Schwangerschaft auf die Schilddrüse bei Basedow eben günstig wirkt.

Der praktische Arzt hat nur selten Gelegenheit, echten Basedow in der Schwangerschaft zu finden, konnte doch FELLNER in der SCHAUTAschen Klinik in 10 Jahren nur 5 derartige Fälle zusammenstellen und CROOM beobachtete unter 15 000 Geburten nur 11 Basedowkranke.

Inwieweit auch in der Schwangerschaft unerkannte Jodvergiftungen *jodüberempfindlicher* Frauen für die Ausbildung einer Basedowstruma, bzw. thyreotoxischer Symptome eine Rolle spielen, läßt sich zahlenmäßig nicht feststellen. Jedenfalls besteht diese Gefahr, und sie wird offenbar viel zu wenig beachtet. Jod, wie es zum Gurgeln, zu Scheidenspülungen und zu den so beliebten Pinselungen immer wieder Verwendung findet, kann gerade bei Schwangeren sich unheilvoll in Form einer Hyperthyreose auswirken. Kennt man vielleicht als Hausarzt die Jodempfindlichkeit seiner Patientin, soll man sie vor dem Jodgebrauch in jeder Form in der Schwangerschaft warnen.

Darum verlangt der vielerfahrene Chirurg F. KASPAR die 14tägige periodische Kontrolle aller jener Schwangeren mit nicht thyreotoxischem Kropf, denen man Vollsalz- oder Jodminimumdosen[1] gibt.

Wichtig ist die Fernhaltung aller Erregungen des Nervensystems gerade für schwerere Fälle. Wo es angeht, bringe man, für einige Zeit wenigstens, die Kranke aus der gewohnten Umgebung, womöglich in ein mittleres Höhenklima von 600 bis 800 m Seehöhe, niemals aber an die Meeresküste, die ungünstig wirkt. Man gestatte nur mäßige körperliche Bewegung, verordne Liegekuren und sorge für eine bestimmte Diät. Obenan in der Kost stehen die Kohlehydrate; neben viel frischen Gemüsen sei besonders der Wert reichlicher süßer Mehlspeisen betont. JAGIĆ und FELLINGER treten für viel Zuckerzufuhr in Form von mehrmals täglich 20 bis 30 g *Dextropur* in Limonade oder Tee ein. Häufige kleine Mahlzeiten sind wegen des Widerwillens der Kranken größeren Mahlzeiten vorzuziehen. Reichlichere Gaben von Eiweiß, insbesondere dunkles Fleisch, Wildpret, Seefisch sind ebensowenig wie starke Gewürze und Salz wünschenswert. Alkohol ist ebenso wie starker Kaffe und starker Tee zu verbieten. Auch das Rauchen schadet. Abends gebe man eine Tasse *Baldriantee*, oder *Luminaletten*, oder *Bellergal*, auch *Brom*, s. S. 46, kann benützt werden. Da das *Calcium* das vegetative Nervensystem dämpft, ist seine Anwendung durchaus rationell. Man verordne es beispielsweise zusammen mit *Brom* folgendermaßen:

Rp. Calcii phosphor.
Calcii bromat. .... aa 5,0
Aqu. dest. ad 300,0
D. S. 3stündlich 1 Eßlöffel.

Einen guten Einfluß hat auch *Phosphor* in Form des *Natrium phosphoricum*, welches man in der Dosis von 3mal täglich 3 bis 4 g gibt. Angenehmer zu nehmen ist *Phytin* (saures Calciummagnesiumsalz mit $22^0/_0$ organischem Phosphor) in Kapseln oder Tabletten zu 0,25, oder *Phytinum liquidum* 3mal täglich 15 bis 20 Tropfen. Wo das *Natrium posphoricum* oder *Recresal* (2 bis 4 Tabletten) nicht ver-

---

[1] Die Jodminimumdosis beträgt nach KASPAR: *Kal. jodat. 0,001 bis 0,004 auf 150,0 Aqu. dest. Täglich morgens nüchtern 1 Kaffeelöffel oder 1 Tropfen einer Lösung von Kal. jodat. 0,01 auf 20,0 Aqu. dest.*

tragen wird, kombiniere man es mit *Calcium,* indem man die RISS-
MANNsche *Vorschrift* (s. S. 10) verordnet. Der Phosphor scheint eine
gewisse antagonistische Wirkung gegenüber dem Jod zu haben. Die
recht lästigen, gerade in der Schwangerschaft oft besonders beklagten
Herzsymptome (Arhythmie, starkes Herzklopfen, Vernichtungsgefühl)
werden am besten mit *Bellergal* (2 bis 4 Tabletten) oder 1 bis 2 Tabletten *Gynergen* bekämpft, ohne daß man Abortus bei diesen Dosen
befürchten muß. Kühlung des Herzens ist nicht immer von Erfolg
gegen diese subjektiven Beschwerden. Manche ziehen heiße Umschläge auf Herz und Nacken vor. Auch *Fichtennadelbäder* wirken
beruhigend. Mit diesen Maßnahmen kommt man für die Mehrzahl der
Fälle aus. Selbstverständlich können eine andauernde und sich stei-
gernde Dyspnoe, zunehmende Herzbeschwerden, ebenso wie die offen-
sichtliche Verstärkung des thyreotoxischen Symptomenkomplexes, ein
anhaltendes Erbrechen und eine bedenkliche Erhöhung des Grundumsatzes zur Strumektomie in der Schwangerschaft zwingen. Neuerdings hat GLOSE durch Röntgenbestrahlung des Basedow in der
Schwangerschaft eine auffallende Besserung beobachtet. Man darf
aber nicht vergessen, daß für die Röntgenbestrahlung im allgemeinen
die Frühfälle und die leichten Erkrankungen geeignet sind, die durchaus nicht immer einer so eingreifenden Therapie bedürfen und weiter,
daß die Wirkung der Röntgenstrahlen keine einheitliche ist. Mißerfolge und sogar Schädigungen kommen vor. Der praktische Arzt
und der Geburtshelfer tun gut, diesen Weg ohne Beratung mit dem
Internisten und Chirurgen nicht vorzuschlagen.

Die Indikationen zur *Unterbrechung* der Schwangerschaft auf dem
Boden des Basedow wurden namentlich in älterer Zeit nach Anschauung des Verfassers zum Teil zu wenig kritisch gestellt, zum Teil war
sie von den seinerzeit größeren Gefahren der Strumektomie in der
Schwangerschaft beeinflußt. Die heutigen Fortschritte in der Chirurgie
gestatten in dieser Hinsicht eine ganz andere Vorhersage als seinerzeit.

Bei der *Entbindung* einer Basedowkranken wird man allenfalls
das Herz durch Digitalis, eventuell Strophantin (s. S. 137) zu stützen
haben. Akute Suffokationserscheinungen erfordern die bei der Struma
erwähnten Maßnahmen. Im allgemeinen wird man trachten, bei
schwereren Fällen von Basedow natürlich die Geburt zu beschleunigen.
Hierzu eignet sich, wie schon die älteren Erfahrungen RUEBSAMENS gezeigt haben, Pituitrin, welches gerade bei Basedowkranken anscheinend besonders gut wirkt. Mehrfach wird darauf hingewiesen, daß
bei Basedow atonia post partum häufig vorkommt. Es wird durch energische prophylaktische *Gynergen*- oder *Neogynergengaben* unmittelbar nach der Geburt des Kindes bekämpft. Das Stillen ist für Basedowkranke nicht günstig und wird besser verboten. Wenn man in einem
Falle schweren Basedows die Operation in Erwägung zieht, überlasse
man eine allfällige Vorbereitung der zu Operierenden mit *Dijodthyrosin*
dem Chirurgen und Internisten.

Die Erfahrung lehrt, daß die Kinder von Basedowkranken häufig für nervöse Leiden besonders anfällig sind, ein Punkt, der in der Eheberatung volle Beachtung verdient.

Myxödem und Kretinismus.

Ausgesprochen hypothyreotische Frauen, bei denen also eine Minderfunktion der Schilddrüse besteht, werden seltener schwanger. Beim vollständigen Fehlen der Schilddrüse, sei es angeboren, sei es erworben, besteht absolute Sterilität. Beim Kretin aber kann, wie RUEBSAMEN gezeigt hat, die Schwangerschaft nicht als besonders selten bezeichnet werden, und BIRCHER hebt hervor, daß die Kretinoiden sich kaum anders als Normale verhalten. Sehr bemerkenswert ist, daß die zur Welt kommenden Früchte durchaus normal sein können und auch leicht ausgetragen werden. In der Schwangerschaft erfährt der Zustand eine Verschlechterung, insbesondere in bezug auf die geistigen Funktionen, so daß Kretinoide zu Kretins werden. Dabei zeigt sich aber, daß nach der Geburt die Verschlimmerung wieder schwindet. Geburtshilflich wichtig ist, daß bei derartigen Kretins infolge der Wachstumsstörungen Beckenverengerungen höchsten Grades ganz gewöhnlich sind, so daß die Entbindung vielfach durch Kaiserschnitt aus absoluter Indikation heraus durchgeführt werden muß. Jeder myxödematösen Schwangeren muß man grundsätzlich unter Beobachtung des Pulses und des Harns *Thyreoidea sicca* in der Dosis von 0,1 bis 0, 2 3mal täglich geben, allenfalls steigt man bis 5 Tabletten im Tage.

Diabetes.

Diabetes mellitus.

In der Zeit vor der Insulinära hat man behauptet, daß nur 5% diabetischer Frauen schwanger werden, zumal die Zuckerharnruhr in den Jahren der größten Fruchtbarkeit sich überhaupt selten findet und dann zur Atrophie der Ovarien und damit häufig zur Sterilität führen kann. Mit der Einführung des Insulins und der dadurch bedingten Besserung des Zustandes bei so mancher Diabetikerin ist auch die Konzeption häufiger geworden, und es wird die Sterilität derartiger Kranker gegenwärtig mit etwa 15 bis 20% berechnet. Meist sind es ältere Mehrgebärende, bei denen man Zuckerharnruhr findet.

Infolge der Herabsetzung der Assimilationsgrenze für Glykose im Zustande der Schwangerschaft besteht während dieser Zeit bekanntlich eine deutliche Neigung zur *alimentären Glykosurie*, welche vom Diabetes streng geschieden werden muß. Die Schwangerschaftsglykosurie ist eine durch diesen Zustand hervorgerufene, pluriglanduläre Störung des Zuckerstoffwechsels, bei der die durch die Gravidität geänderte Nierentätigkeit gegenüber dem Blutzucker bedeutungsvoll ist. Die Trennung dieser Glykosurie vom echten Diabetes ist nicht immer leicht. Der Blutzuckergehalt ist bei der alimentären Glykosurie im Gegensatz zum echten Diabetes nicht gesteigert. Der Harnzucker verhält sich unter $1^0/_0$, es fehlen die diabetischen Beschwerden, die Trägerin des Zustandes ist refraktär gegen Insulin. Eine Behandlung der Schwangerschaftsglykosurie ist nur insoweit angezeigt, als sie bloß die Ausschaltung von Süßigkeiten verlangt, während die anderen Kohlehydrate, schon mit Rücksicht auf die Neigung jeder Schwangeren zur Acidose, ohne Einschränkung genossen werden können. Daneben tut man gut, wenn man nach v. NOORDEN täglich 5 bis 6 g *kohlen-* oder *pflanzensaure Alkalien* nach folgender Vorschrift verordnet:

> Rp. Natr. bicarbon. 1,5
> Kal. bicarb. 1,5
> Magnes. carbon. 1,0
> Calc. carbon. 2,0
> D. S. Auf 2- bis 3mal im Tag verteilt
> in kohlensaurem Wasser zu nehmen.

Die alimentäre Glykosurie geht nach der Geburt zurück, der echte Diabetes bleibt, wenn es sich um eine Diabetikerin handelte, die schwanger wurde. Es gibt aber auch Fälle, in denen *in* der Schwanschaft und *durch* sie ein Diabetes auftritt, der Diabetes e gravididate im Gegensatz zur Gravidität in diabetica. Dieser, der Schwangerschaftsdiabetes, kommt meist bei jüngeren Frauen und gewöhnlich in der zweiten Hälfte der Schwangerschaft vor. Nach der Geburt geht er völlig zurück; offenbar handelt es sich um Frauen, deren Inselorgan den erhöhten Ansprüchen der Schwangerschaft nicht gewachsen ist. KLAFTEN und GERSTMANN konnten feststellen, daß derartige Frauen wiederholt Fehl- oder Totgeburten durchgemacht, auch Riesenkinder geboren und in einer weiteren Schwangerschaft alle Symptome des Diabetes geboten haben. Beim echten Diabetes spielt im Gegensatz zum Schwangerschaftsdiabetes, der nicht erblich ist, die Erblichkeit eine nicht zu unterschätzende Rolle. Nach ANTOINE muß man bei etwa $0,3^0/_0$ manifest Diabetischer mit $25^0/_0$ latent Zuckerkranker rechnen. Sind beide Elternteile belastet, so kommt es zum Auftreten des Diabetes bei der Nachkommenschaft.

Durstgefühl, Heißhunger, unvermittelt auftretende Vulvaekzeme und Pruritus vulvae sollen den Arzt möglichst bald auf die richtige Fährte leiten, damit er mit einer wirkungsvollen Behandlung einsetzen kann. Während in leichten Fällen, die gelegentlich sogar unerkannt bleiben, die Schwangerschaft nicht verschlimmernd auf den Diabetes wirkt, muß in schwereren mit der Möglichkeit ernster Folgen gerechnet werden. Sie betreffen Mutter und Kind. Letzteres geht auch heute noch in zirka $50^0/_0$ der Fälle als Fehl-, Früh- oder Totgeburt ab, teils intrauterin, teils bald nach der Geburt infolge einer angeborenen Minderwertigkeit. Der Beginn der Schwangerschaft wirkt ungünstig auf den Blutzucker, die Zuckertoleranz kann in den ersten Monaten hauptsächlich durch vermehrten Glykogenabbau aus der Leber und oft durch übermäßige Kohlehydrataufnahme in der Nahrung wegen der befürchteten Acetonurie, später vielleicht durch den Einfluß der

Schilddrüse und Hypophyse verschlechtert werden. Gegen Ende der Schwangerschaft bessert sich die Zuckertoleranz, da das Hormon des Kindes aktiv in die Regelung des Zuckerhaushaltes eingreift.

Somit ist die erste Hälfte der Schwangerschaft die gefährlichere, die zweite Hälfte die günstigere, während nach der Geburt und im Wochenbett wieder eine neue Gefährdung einsetzen kann. Wird die erste Hälfte glücklich durchgestanden, kann mit einer Besserung der Stoffwechselkrankheit gegen Ende der Schwangerschaft durch das Inselorgan des Fötus gerechnet werden, womit die von NOORDEN seinerzeit schon festgestellte „gewisse heilende Wirkung der Gravidität auf den Diabetes" erklärt ist. Durch HOLZBACH wissen wir, daß im fötalen Organismus ein kräftiger Zuckerabbau stattfindet, weist doch die Nabelarterie erheblich geringere Werte auf als die Nabelvene. Er wird durch das Pankreas der Frucht hervorgerufen. Der Inselapparat ist beim Neugeborenen 4mal mächtiger entwickelt als beim Erwachsenen und früher angelegt als das exkretorische Parenchym. Aus diesen Gründen ergeben sich eben Störungen des Kohlehydratstoffwechsels der Mutter mit dem Absterben des Kindes oder mit der Geburt, während gegen Ende der ungestörten Schwangerschaft das fötale Insulin den Inkretmangel der Mutter teilweise zu beheben und sie dadurch vor dem drohenden Koma zu bewahren vermag. Der unter der Geburt und unmittelbar darnach, vielleicht durch die Wehentätigkeit, vielleicht durch den gestörten Inkretaustausch zwischen Mutter und Frucht, stark steigende Blutzucker sinkt allmählich wieder durch die Milchausscheidung, Besserung der Pankreasfunktion und Auffüllung der Glykogenreserven. Die Acetonurie beruht auf der Armut der Leber an Glykogen, welches unter der Geburt für die Muskelarbeit verbraucht wird. Es muß also die Acetonurie nicht wie sonst beim Diabetes in der Schwangerschaft jedesmal einen zum Koma neigenden Fall beweisen, sie kann eben auch aus den obigen Gründen entstehen. Deshalb muß man auch auf die Ausscheidung von Acetessigsäure und Betaoxybuttersäure achten, deren Steigen das diabetische Koma ankündigen kann.

Es ist also beim echten Diabetes, d. h. bei der Diabetikerin, die schwanger wird, die Vorhersage ernst, und auch heute noch ergibt sich eine Sterblichkeit von rund 10, vielleicht sogar 15% (J. KRAUS). Die ernste Prognose gilt besonders, wenn die Frucht abgeht. Freilich sind wir jetzt in Hinblick auf das Insulin auch der diabetischen Schwangeren gegenüber weit besser gerüstet als ehedem. Wie schon erwähnt, sind aber die Gefahren für den Fötus nicht gering. Abgesehen von Spätaborten und intrauterinem Fruchttod kann es bei Hyperglykämie zu Hydramnion und gar nicht so selten infolge des hohen mütterlichen Blutzuckergehaltes auch zu besonderer Größe der Frucht kommen. Nach der Statistik von BIX hatten unter 608 Kindern diabetischer Mütter 37% ein übernormales Geburtsgewicht, und zwar wogen 18% 4 kg, 7% 4½ kg, 11% 5 kg, und 11% 5½ bis 6 kg. Das dürfte nach SPRINGER, der eine 7 kg schwere Frucht beobachtet hat, in den Fällen vorkommen, wo der Fötus ein gut funktionierendes Pankreas besitzt und dadurch den reichlich angebotenen Blutzucker der Mutter ausgezeichnet verwerten kann.

Was die Behandlung anlangt, so ist sie dem praktischen Arzt und dem Geburtshelfer in alleiniger Verantwortung unbedingt zu widerraten; sie kann nur anstaltsmäßig im Verein mit einem Stoffwechseltherapeuten erfolgreich durchgeführt werden. Ohne Toleranzprüfung und ohne die darauf aufgebaute Kostnorm keine Diabetesbehandlung, geschweige denn in der Schwangerschaft! Auch den Anzeigen zur reichlicheren oder geringeren Kohlehydratzufuhr und besonders zur Insulindosierung kann der Geburtshelfer nur gemeinsam mit dem Internisten gerecht werden, wobei er freilich entsprechend den obigen Ausführungen auf die kritischen Stadien der Schwangerschaft und die Eigentümlichkeiten derselben besonders aufmerksam machen wird. Hinsichtlich der Diät hat sich am besten bewährt, wenn man zunächst kohlehydratefreie Tage (Eier-, Salat-, Gemüsetage) mit Kohlehydrattagen durch mehrere Wochen abwechseln läßt (Hafertage, Mehl-Frucht-Kur, Obst-Reistage). Nachher stellt man die Kost auf kleinere Kohlehydratmengen unter gleichzeitiger Insulintherapie ein.

Die *Insulinbehandlung* kann nur nach der Menge des ausgeschiedenen Harnzuckers nach diätetischer Einstellung verabfolgt werden. Hierbei lehrt die Erfahrung, daß man im Durchschnitt entsprechend 1,5 g ausgeschiedenen Harnzucker eine Insulineinheit zu verabfolgen hat. Die Injektionen werden 2mal des Tages vor den Hauptmahlzeiten gemacht. Alle Störungen können durch Insulin beseitigt werden, ohne daß dadurch der Fötus Gefahr liefe. Gerade bei Komplikationen in der Schwangerschaft, sodann beim Geburtsakt, besonders bei der Notwendigkeit operativer Entbindungen oder anderer Eingriffe ist das Insulin unentbehrlich und natürlich ebensowenig im präkomatösen und komatösen Zustand. Auch die Narkose mit der Gefahr des Komas hat viel von ihrem Schrecken verloren, seitdem man nach Bestimmung des Blutzuckers Insulin in entsprechender Gabe injiziert und außerdem 20 bis 40 g Traubenzucker in 150 bis 200 ccm physiologischer Kochsalzlösung in die Vene spritzt. Sollte das technisch unmöglich sein, so muß vorher der Traubenzucker per os oder als Rektaleinlauf gegeben werden. Das Verfahren bei Operationen ist also ähnlich wie im Koma, indem man größere Insulingaben (20 bis 40 E.) und Traubenzucker gibt. Erst wenn die Gefahr des Komas beseitigt ist, wird die richtige diätetische Einstellung und damit die genaue Bestimmung der notwendigen Insulingabe wieder gemacht.

Nach der Geburt ist die Bestimmung der Zuckertoleranz und des Insulinbedarfes sehr schwierig. Darum ist auch die Gefahr des hypoglykämischen Schocks keine geringe. ANTOINE weist mit Recht darauf hin, daß man sich in derartigen Fällen am besten nach dem Gefühl der Patientin richtet, die das richtige Empfinden für ihren Insulinbedarf hat!

Bei dieser Sachlage ist also jedwede Diabetesform heute günstiger zu beurteilen als ehedem. Die Fälle von Schwangerschaftsdiabetes, die mit der Schwangerschaft kommen und mit ihr verschwinden, verschlimmern sich niemals so, daß sie die Unterbrechung der Schwangerschaft rechtfertigen würden. Sie sprechen auch gut auf Insulin und Diät an und gestatten das Abwarten der Geburt am normalen Ende, die man im allgemeinen per vias naturales wird vor sich gehen lassen. Abkürzung derselben durch Pituitrin ist aber, um den Zustand während der Gebärarbeit nicht zu verschlechtern, geboten. Anders ist es bei jenen Diabetikerinnen, die schwanger werden. Eine gewisse Unberechenbarkeit des Verlaufes ist auch durch die Insulintherapie nicht ganz beseitigt. Trotz dieser können Mißerfolge vorkommen. In solchen Fällen, die weder auf Diät noch auf Insulin ansprechen und ins Koma geraten, kann der rasche Abbruch der Schwangerschaft angezeigt sein. Dies gilt besonders für jene unglücklich liegenden Fälle, die überdies durch eine Nephrose belastet sind. Auch die Lungentuberkulose gilt in dieser Hinsicht als eine schwere Komplikation, die übrigens nicht ganz selten den Diabetes begleitet. Dort, wo die Untersuchung (AHLFELDsche Messung der Frucht, Schätzung des kindlichen Kopfes, Bauchumfang) eine besondere Größe des Fötus erwarten läßt, wird man die Beendigung der Schwangerschaft durch Schnittentbindung durchführen. Aber trotz schonender Entbindung sind so manche derartigen Kinder keineswegs aus der Gefahrenzone befreit, zeigt sich doch bei ihnen manchmal eine Hypoglykämie, der man durch Injektion von 20 ccm 20%/$_0$iger Traubenzuckerlösung zu begegnen trachtet.

Selbstbehandlung der Diabetischen mit Insulin setzt weitgehendes Wissen der Kranken, Aufklärung durch den Arzt über die Diät und den Insulingebrauch voraus. In der Schwangerschaft ist eine solche Selbstbehandlung nur in ständiger Abhängigkeit und fortlaufender Fühlungnahme mit einer Anstalt, wenn überhaupt, möglich. Die besonderen Verhältnisse der Schwangerschaft bringen es mit sich, daß die Zusammensetzung der Nahrung vielfach geändert werden muß, daß die Asepsis bei der Injektionsbehandlung besonders peinlich gewahrt werden muß und daß gerade in der Schwangerschaft Koma und Hypoglykämie sich auch ohne Vorboten wie Heißhunger und Muskelschmerzen unvermittelt einstellen können. Darum gehören solche Frauen in die Anstalt.

Nach dem, was wir heute über den (rezessiven) Erbfaktor beim Diabetes wissen, muß man die Vereinigung erblich Belasteter vermeiden: es müssen also solche Menschen von der Ehe zurückgehalten werden.

Diabetes insipidus.

Da beim Diabetes insipidus die Ausscheidung großer, stark verdünnter Harnmengen von niedrigem spezifischen Gewicht durch die mangelnde Fähigkeit der Niere zur Konzentration hervorgerufen wird, nimmt es nicht wunder, wenn in der Schwangerschaft mit ihrer Schwäche für die Kochsalzkonzentration Fälle von Diabetes insipidus zu ganz enormer Polyurie und Polydypsie führen. Bekannt ist, daß die Injektion von *Pituitrin* (5 V. E.) eine gewaltige Einschränkung der Harnmenge hervorruft. Leider aber ist ihre Wirkung keine dauernde und mit der Wiederholung der Gaben sinkt auch ihr Wirkungswert. Nach dem Beispiel von Internisten und Neurologen kann man das Pituitrin mit dem gleichen Erfolge auch in Form eines *Pituitrinschnupfpulvers* geben, daß 2000 V. E. im Gramm enthält. Statt des Pituitrin bedient man sich besser jetzt des *Tonephins*, das ausgezeichnet diuretisch, die Blut-Kochsalzkonzentration steigernd und dursthemmend, dabei aber nicht auf den Uterus wirkt. Die Dosis beträgt 5 bis 10 V. E. 2- bis 3mal täglich muskulär. Eine weitere Hilfe haben wir im *Novasurol* oder *Novurit*, Präparate, die die Kochsalzausscheidung entschieden fördern und auch bei der Wiederholung der Injektion im Wirkungswerte gleichbleiben. Da sie keinerlei Uteruswirkung haben, verdienen sie vor dem gewöhnlichen *Pituitrin* den Vorzug (KLAFTEN). Man darf *Novasurol* aber nicht längere Zeit geben und muß die allerersten Zeichen der Quecksilbervergiftung (Harnbefund, diarrhöische Stühle!) streng beachten. (Anfangsdosis bei *Novasurol* 0,5. Man gibt 2 Injektionen in der Woche muskulär oder venös. Von *Novurit*, ebenfalls intramuskulär oder venös 1 ccm 1- bis 2- bis 3mal wöchentlich.) Da ein Diabetes insipidus gelegentlich auf einer syphilitischen Basalmeningitis beruhen und dadurch das Zentrum für den Kochsalz- und Wasserstoffwechsel gestört sein kann, soll man in jedem derartigen Falle nach Lues fahnden. Daß ausnahmsweise infolge enormen ständigen Wasserverlustes nach langer und vergeblicher Behandlung infolge Eintrocknung und Erschöpfung des Körpers einmal die Beseitigung der Schwangerschaft notwendig werden kann, scheint der Fall von FELLETAR zu beweisen. Ob *Corpus luteum-Extrakt* bzw. Hormon bei Diabetes insipidus auch in der Schwangerschaft die Harnmenge einzuschränken vermag, wie dies für Fälle außerhalb derselben beschrieben ist, fehlen Verf. Erfahrungen.

Tetania gravidarum.

Zustände, die an Tetanie gemahnen, gleichsam Vorläufer dieser Krankheit, gekennzeichnet durch eine außerordentlich gesteigerte mechanische und elektrische Erregbarkeit der Nervenstämme, sind bei Schwangeren nichts seltenes und werden in etwa 10% der Fälle beobachtet, ja das Facialisphänomen ist nach KEHRER sogar bei einem Drittel aller Schwangeren nachweisbar. Zu den subtetanischen Zuständen gehören auch das so häufig von Schwangeren geäußerte Gefühl des Einschlafens der Finger und der Zehen, das Kribbeln und Pelzigsein in den Gliedmaßen, das sich manchmal bis zur Gefühllosigkeit steigert. Die klassische Tetanie, gekennnzeichnet durch tonische Krämpfe, namentlich der oberen Gliedmaßen mit typischer Pfötchenstellung der Finger (Geburtshelferhand) und gar das Übergreifen dieser tonischen Krämpfe auf die unteren Gliedmaßen bei völliger Erhaltung des Bewußtseins sind selten (0,2⁰/₀₀ nach ZANGEMEISTER). Noch weniger häufig sieht man tetanische Zustände, welche auch die Bronchialmuskulatur und das Zwerchfell mitbefallen und zu schwerster Atemnot führen. Übererregbarkeit der Sinnesorgane, Flimmern vor den Augen, sogar Gehörshalluzinationen kommen in solchen schweren Fällen vor. Bekanntlich tritt die Tetanie mit Vorliebe auch bei Schwangeren im Frühjahr und Herbst, in der feuchten Jahreszeit auf. Man findet sie meist nur unter den ärmeren Kreisen der Bevölkerung, vorausgesetzt, daß es sich nicht um strumektomierte Frauen handelt. Bei diesen pflegt sie sich auch in weiteren Schwangerschaften zu wiederholen und kann sehr ernste Formen annehmen. Tetanie nach Strumektomie bei Schwangeren demonstriert genau wie das Tierexperiment die erhöhte Bedeutung der Schädigung der Glandulae parathyreoideae für die Gravida: Außerhalb der Schwangerschaft mag die Tätigkeit der schwächeren Epithelkörperchen noch genügen, während der Schwangerschaft aber sind sie den erhöhten Anforderungen, die die Leitung und Regulation des Kalkstoffwechsels an sie stellt, nicht gewachsen.

Daß aber auch die von Haus aus gesunden Epithelkörperchen unter dem Einfluß der Gravidität — wohl ihrer giftigen Stoffwechselprodukte — leicht versagen können, lehrt die alltägliche Erfahrung.

In der Therapie kommt der Vorbeugung eine wichtige Rolle zu: Wenn Kalk ständig verabreicht wird, gar der Erstgeschwängerten, so ist dies auch im Hinblick auf die so häufigen subtetanischen Zustände keine Überarztung. Die S. 10, 11, 56 angegebenen Rezepte oder 3mal 1 bis 2 Tabletten *Kalzan* oder *Trikalkol*, oder 3 gehäufte Teelöffel *Calcium lacticum, Calmed, Calciumglukonat* muß die Schwangere in solchen Fällen subtetanischer Zustände nehmen. Außerdem ist bei gesteigerter Erregbarkeit des Zentralnervensystems die Verabreichung von *Brom*, am besten nach der Vorschrift

Rp. Calc. bromat. 10,0
Aqu. dest. ad 300,0
D. S. 3mal täglich 1 Eßlöffel durch
3 Wochen nehmen, dann 1 Woche
Pause und eventuell noch 1- bis 2mal
wiederholen.

vorteilhaft. Häufige lauwarme Vollbäder von 30 bis 34⁰ C können zur Unterstützung der Behandlung herangezogen werden.

In schwereren Fällen echter Tetanie findet man mit dieser Behandlung nicht das Auslangen. Glücklicherweise sind solche selten, können aber dadurch, daß sie auch die Kehlkopf-, Bronchial- und Zwerchfellmuskulatur gelegentlich befallen, gefährlich werden. SEITZ berechnet in 7⁰/₀ der Fälle einen tödlichen Ausgang. Neben viel Kalk nach der Vorschrift

Rp. Calc. chlorat. 40,0
Aqu. dest. ad 500,0
D. S. 1stündlich 1 Eßlöffel.

muß man das Hormon der *Parathyreoidea* verschreiben, und zwar injiziert man 2- bis 3mal wöchentlich 1 ccm von den im Handel befindlichen Präparaten, die in dieser Menge 0,25 frischer Drüse zu *20 Collip E.* enthalten; zweckmäßig unterstützt man diese Kur durch orale Gaben von 3mal 1- bis 3mal 2 Tabletten *Parathyreoidea* zu je *2 Collip E.* Nach 14tägiger Behandlung schaltet man eine ebensolange Pause in der Parathyreoideatherapie ein, wenn sich der Zustand bessert, höre aber mit der ständigen Kalkzufuhr keinesfalls auf. Erst durch sie werden die Parathyreoideahormone wirksam. Manchmal genügt jetzt die bloße Kalktherapie, besonders in Form der intravenösen Zufuhr. Man gibt mindestens 2mal wöchentlich 10 ccm *Afenil* oder dieselbe Menge *Calcium chloratum 10%*. Es löst auch nicht bloß die Krämpfe der Extremitäten, sondern auch die bedrohlicheren Krämpfe der Atemmuskulatur, wenn es im Anfall sofort injiziert wird. Für diesen sind freilich auch die Narkotika, wie *Luminal* (1 ccm der 20% in Ampullen gebrauchsfertigen Lösung), 2 g *Brom* im Klysma (s. S. 46) morgens und abends, *Chloralhydrat* (s. S. 46) oder *Opium- (Pantopon-)* Zäpfchen zu 0,03 nicht zu umgehen. In der anfallfreien Zeit ist die Kalkzufuhr per os weiter zu verordnen, ebenso mehlfreie Kost. Da an der Tetanie, besonders ihren schweren Formen, auch Vitaminmangel verschlimmernd wirken kann, wird eine zusätzliche *Vitamintherapie* (A, C, D) immer versucht werden können (s. S. 11).

Über die Erfolge von *Implantation* der *Epithelkörperchen* eben abgestorbener Früchte in Tetaniekranke mangeln Verf. eigene Erfahrungen. Es ist aber sehr beachtenswert, daß Rona eine VI.-Gravida mit schwerer Tetanie fast ganz von ihren Beschwerden durch diese Implantation befreien konnte. Gegenwärtig wird man es in derartigen schweren, ja lebensbedrohlichen Fällen vor der Implantation — deren Material kaum je im notwendigen Zeitpunkt vorhanden ist — und vor dem Entschluß zur Einleitung der Frühgeburt mit dem so wirksam befundenen Präparat *AT 10* versuchen. Die Behandlung mit dem öligen Ergosterinderivat *At 10* setzt aber die fortlaufende Prüfung des Blutkalkgehaltes, hiermit ein Laboratorium voraus, da Überdosierung — der Serumkalkspiegel soll 10 bis 11 mg nicht übersteigen — zu Nieren- und Gefäßschäden führt. Man verordnet je nach der Höhe des Kalkspiegels 3 bis 6 ccm des Präparats, muß aber bei bestehenden Krampfanfällen weiter Kalk venös geben, weil die Wirkung des *AT 10* eine allmähliche, dafür aber anhaltende ist.

Ist der Kalkgehalt des Serums zur Norm zurückgekehrt, verkleinert man die Dosis. Namentlich in Fällen von Tetanie bei strumektomierten Schwangeren, die besonders schwer verlaufen können, wird man sich mit Vorteil dieser Therapie bedienen.

Bei Ausbreitung der Krämpfe auf die Atmungswege und bei Eintreten schwerer cerebraler Erscheinungen sahen sich vereinzelt die Geburtshelfer gezwungen, den Abortus, bzw. die Frühgeburt einzuleiten. Kehrer bemerkt mit Recht, daß der mechanische Reiz der

Geburtseinleitung bei der Übererregbarkeit des Nervensystems nicht gleichgültig ist. In derartigen Fällen — Verf. konnte immer die Frühgeburt durch konservative Therapie umgehen — würde die chirurgische Entleerung des Uterus (Sect. vaginalis, bzw. abdominalis) der üblichen geburtshilflichen Einleitung durch Metreuryse in fortgeschrittenen Fällen unbedingt vorzuziehen sein.

Besonders lebhaft ist Verf. ein Fall von Tetania thyreopriva einer Schwangeren in Erinnerung, die schwerste Anfälle in 2 aufeinanderfolgenden Schwangerschaften hatte, aber auch außerhalb dieser Zeit seit ihrer Kropfoperation im 15. Lebensjahr jedes Frühjahr an Tetanie litt. Damals gab es kein At 10 und die Implantation kam mangels Epithelkörperchen nicht in Frage. Es gelang aber, bei ständiger Kalkzufuhr per os und venös in Form täglicher Afenilinjektionen über die größte Gefahrenzone hinauszukommen und die natürliche Geburt beide Male abzuwarten, die klaglos verlief.

Auch die gelegentlich, wenn auch noch seltener im Wochenbett und während der Laktation auftretende Tetanie — Laktations- oder Maternitätstetanie — wird nach den gleichen Gesichtspunkten behandelt. Das Stillen ist in derartigen Fällen abzubrechen.

Schließlich sei noch hervorgehoben, daß die Früchte von Müttern mit Tetania gravidarum eine große Anfälligkeit gegen Rachitis zeigen. Ihr wird man möglichst früh begegnen müssen.

Bei den ganz seltenen Fällen von *Epithelkörperchentumoren und Ostitis fibrosa generalisata* in der Schwangerschaft ist die AT-10-Behandlung ebenfalls erfolgreich (ZUKSCHWERDT und DOLLÉ).

Morbus Addison.

Morbus Addison und Schwangerschaft sind so seltene Vorkommnisse, daß auch die erfahrensten Geburtshelfer in einem langen Leben meist keinen derartigen Fall beobachten, sind doch erst kaum ein Dutzend Fälle von Morbus Addison in der Schwangerschaft bekannt, von denen nur drei durch die Leichenöffnung geklärt sind. Das Interesse ist daher ein mehr theoretisches. Glücklicherweise werden Addisonkranke nur ausnahmsweise schwanger, weil der Ausfall der Nebenniere Atrophie der Ovarien hervorruft. Die Krankheit, welche das mittlere Lebensalter bevorzugt, dauert in der Regel nicht länger als 5 Jahre und ist vorwiegend durch Tuberkulose der Nebennieren, seltener durch Lues, gelegentlich auch durch Metastasen von Geschwülsten bedingt. Findet sich bei einer Schwangeren der typische Symptomenkomplex hochgradiger Schwäche, Magen-Darmstörungen, Schwindelanfälle, Ohnmachten, Somnolenz und die so bezeichnende Pigmentierung der Haut, besonders der Mundschleimhaut, so wird die Diagnose nicht schwer.

Um so schwieriger ist die Stellungnahme, wie man sich in Fällen von Morbus Addison und Schwangerschaft therapeutisch zu verhalten hat. Bedenkt man, daß das Leiden der Mutter ein unheilbares ist, so wird man sich dem Vorschlage von TAPFER anschließen müssen, die Schwangerschaft austragen zu lassen, wenn in der 2. Hälfte der Schwangerschaft die Krankheit auftritt, um wenigstens das Kind zu retten. Bei Schwangerschaften in den ersten Monaten wird man sich aber bei sichtlicher Verschlechterung des Morbus Addison durch die Schwangerschaft wohl für die Unterbrechung entscheiden, wenn nicht metastatische Geschwülste die Krankheit ausgelöst haben.

Die Fortschritte in der konservativen Behandlung des Morbus Addison wird man sich mit Vorteil gerade bei Schwangeren zunutze machen. Durch die freilich nur in hohen Dosen und bei kontinuierlicher Anwendung wirksamen Nebennierenpräparate gelingt es, den Zustand wesentlich zu bessern und ganz besonders akute Verschlimmerungen, Addisonkrisen und Addisonkoma, zu beseitigen. Die kostspielige Behandlung mit *Nebennierenhormon (Kortigen, Cortidyn, Cortin, Pancortex* usw.) verlangt hohe Dosen, die am besten venös gegeben werden, ohne daß sich eine bestimmte Dosierung feststellen läßt. Sie muß aus dem Effekte erschlossen werden, allenfalls im Verein mit der Beobachtung des Reststickstoffes, der Besserung der Diurese und der Magen-Darmstörungen. In Fällen akuter Lebensgefahr kann es notwendig werden, 50 bis 80 ccm Nebennierenextrakt zugleich mit Traubenzucker zu infundieren. In letzter Zeit hat sich ergeben, daß in der Nebennierenrinde Vitamin C gespeichert wird, woraus man schließen kann, daß bei dieser Krankheit ein Mangel an Vitamin C herrscht. Daher ist es vorteilhaft, auch *Vitamin C-Präparate* zusätzlich zu geben. Ein weiterer Fortschritt in der Behandlung liegt in der Verabreichung von *Kochsalzgaben* zu 6 bis 10 g pro Tag, mit denen man freilich bei Schwangeren eine gewisse Vorsicht walten lassen muß. Es zeigt sich aber, daß diese Kochsalztherapie im Verein mit der Injektion eines Katalysators des *Cysthion* (1 bis 2 Ampullen i. m. pro Tag) die Nebennierenhormontherapie nicht nur ergänzt, sondern auch, nachdem eine gewisse Besserung eingetreten ist, weitgehend ersetzt und damit auch die so kostspielige Hormonbehandlung billiger macht. Dieser genannten Präparate wird man sich in allen Fällen von Morbus Addison, namentlich aber in jenen bedienen, in denen man bei weit vorgeschrittener Schwangerschaft das Austragen der Gravidität beabsichtigt. Man darf sich auch nicht verhehlen, daß die Geburt besonders schonend vor sich gehen und die Kreißende namentlich vor Blutverlusten bewahrt werden muß, die sich bei der bestehenden Neigung zur Atonie leichter als in normalen Fällen ereignen können.

Fettsucht.

Es ist bekannt, daß in einer Reihe von Fällen ausgesprochener endogener Fettsucht Amenorrhoe und Sterilität besteht. KISCH gibt an, daß das Verhältnis der unfruchtbaren zu den fruchtbaren Ehen bei Fettleibigkeit eines oder beider Ehegatten 1 : 5 beträgt, während es sonst 1 : 10 ausmacht. Es werden an sich fettsüchtige Frauen seltener schwanger, wozu noch kommt, daß eine Fettsucht, die in jugendlichem Alter beginnt, die Heirat und, wie ALBRECHT hervorhebt, auch die Kohabitation erschwert.

Über Schwangerschaft und Geburtsverlauf bei endogener höhergradiger und höchstgradiger Fettsucht sind größere Erfahrungen nicht zusammengetragen, wenngleich jeder beschäftigte Geburtshelfer den einen oder anderen Fall fettsüchtiger Schwangerer und Gebärender in nicht selten trauriger Erinnerung hat. Es ist ein besonderes Verdienst von HANS ALBRECHT, seine geburtshilflichen Erfahrungen bei hochgradiger Fettsucht mitgeteilt und Richtlinien für die Behandlung solcher Fälle aufgestellt zu haben. Schon die Schwangerschaft bringt für solche Frauen ein Mehr an Beschwerden als gewöhnlich vorkommen. Die zunehmende Unbeweglichkeit, die sich bis zur Bettlägerigkeit steigern kann, tut ein übriges, um die Fettsucht noch zu vermehren, zumal solche Frauen sich sehr häufig auch eines gesegneten Appetits erfreuen. In solchen Fällen ist schon in der Schwangerschaft ein knappes Kostregime und auch ohne Bestehen von Ödemen die Einschaltung von Obsttagen oder zumindestens die Befolgung der Zick-Zackkost nach NOORDEN zu empfehlen. Kleine Gaben von *Thyreoidin* (0,1 bis 3mal im Tage), noch vorteilhafter vielleicht 3 bis 5 Kugeln *Apondon* sind empfehlenswert, ebenso der Gebrauch *salinischer Abführmittel.* Massage bessert die Zirkulation und die Verbrennungsvorgänge und wird von solchen Fettleibigen vielfach als Wohltat empfunden, indes sie bei ihrer Schwerbeweglichkeit für Gymnastik gewöhnlich nichts übrig haben.

ALBRECHT weist mit Recht darauf hin, daß bei Fettleibigen alles, was in diagnostischer und therapeutischer Hinsicht nach unseren üblichen Verfahren geschieht, auf große, oft sogar unüberwindliche Schwierigkeiten stößt. Zunächst kann man nur bestätigen, daß schon die Diagnose der Lage und Haltung der Frucht bei enormer Fettleibigkeit sehr schwer werden kann, was sowohl hinsichtlich der äußeren, als ganz besonders auch der vaginalen Untersuchung gilt. Ohne Narkose ist meist nicht mehr festzustellen, als das Vorhandensein oder das Fehlen eines großen Kindesteiles im Becken. Die Scheide ist oft enorm lang, dabei durch Fettpolster von beiden Seiten eingeengt, ja sogar die Nates erschweren die Untersuchung, so daß schon bei ihr Assistenz notwendig werden kann. Gewöhnlich beginnt die Geburt mit zögernden Wehen, oft genug mit vorzeitigem Blasensprung und mangelnder Neigung des vorliegenden Teiles zum Eintritt ins Becken. Dieser Umstand ist einerseits den schlechten Wehen, wie sie sich ganz gewöhnlich finden, zuzuschreiben, zum anderen der von ALBRECHT besonders betonten Tatsache, daß die Früchte Fettleibiger sehr häufig auffallend groß sind, ähnlich wie bei Diabetikerinnen. Es ist kein Wunder, daß bei solchem Auftakt zur Geburt die Schwierigkeiten sich von Stunde zu Stunde mehren und Mutter und Kind in große Gefahr kommen können. Weiters ist nicht von der Hand zu weisen, daß hochgradige Fettleibigkeit mit Neigung zu septischen Erkrankungen, aber auch zu Blutungen in der Nachgeburtsperiode einhergehen kann. Langdauernde Geburten, welche zwangsläufig zur Blutacidose führen, bedeuten bei Fettleibigen eine weitere, gelegentlich katastrophal werdende Belastung des fettdurchwachsenen Herzens. Das alles sind Umstände, die zu denken geben, wenngleich durchaus nicht jeder Fall von Fettleibigkeit ein so düsteres Bild bieten muß. ALBRECHT hat sehr eindrucksvoll 7 Fälle von Geburt Fettleibiger mit einem Körpergewicht von 1 Zentner 75 bis 2 Zentner 20 Pfund beschrieben und berichten können, daß mit Ausnahme eines Falles von familiärem Hochwuchs mit infantilistisch akromegalen Zügen, also keiner eigentlichen endogenen Fettsucht, alle übrigen Fälle kompliziert und aufregend verliefen. Die wenigen eigenen Beobachtungen, die Verf. machen konnte, schließen sich diesem Urteil an. Nach unseren heutigen Erfahrungen gehören Fälle ausgesprochener Fettsucht mit Rücksicht auf die möglichlichen, ja wahrscheinlichen Komplikationen der Ge-

burt schon deswegen in eine Anstaltsbehandlung, weil selbst die einfachsten geburtshilflichen Eingriffe bei der Körperbeschaffenheit
solcher Frauen eine Assistenz und ein Instrumentar erfordern, wie es
im Privathause nicht beschaffbar ist. Sie gehören aber auch deswegen, und zwar ehebaldigst, womöglichst vor Einsetzen von Wehen
in die Klinik, weil ein ungünstiger Geburtsbeginn, wie vorzeitiger
Blasensprung, vergebliches Warten auf das Eintreten des Kopfes,
ausgesprochene, durch Medikamente nicht behebbare Wehenschwäche,
die Entbindung durch Sectio caesaria empfehlenswert machen. Bei
besonders starker Fettschürze, wie sie derartige Frauen haben, ist
die Anlegung eines PFANNENSTIELschen Querschnittes von sehr
großem Ausmaß in der suprasymphysären Falte, so paradox es klingt,
die beste Methode, dem enormen Fettpolster des Unterbauches zu entgehen, weil gerade in dieser Falte das Fett am niedrigsten ist. Hat
man sich zu spät für die Anstaltsbehandlung derartiger Fälle entschieden, kann die Entbindung per vias naturales zufolge der Zustände der Scheide, der Gesäßbacken, der Blutungsneigung und der
Zerreißlichkeit der Gewebe an den Geburtshelfer schon bei der Ausführung der Zange, noch mehr aber bei der Perforation und Extraktion
die größten Anforderungen stellen. Fettanhäufung im kleinen Becken
kann förmliche Fettwülste und damit ein schweres Geburtshindernis
abgeben, wie z. B. in SELLHEIMS Fall einer 105 kg schweren I.-Para,
die nach 4tätigem erfolglosen Kreißen nur durch Perforation der
Frucht entbunden werden konnte. Anderseits kann man ALBRECHTS
Erfahrung nur bestätigen, daß fettsüchtige Frauen nach durchgeführter Schnittentbindung, wenn sie unter aseptischen Verhältnissen
stattfand, sich auffallend rasch erholen und auch bei der Pflege dem
Personal nur geringe Schwierigkeiten machen, weil sie trotz ihres
Körpergewichtes eine auffallende Geschicklichkeit in der Muskelbewegung haben, sobald die Schwangerschaft beendet ist.

Behandlung der Avitaminosen.

Zahnkaries.

Die Zahnkrankheiten treten nach TEMESVARY mit Vorliebe im
4. Monat der Schwangerschaft auf und dauern oft noch 6 bis 8 Wochen
nach der Entbindung an. Die Zahnpflege muß in gründlicher Reinigung der Zähne am Morgen *und* am Abend und in der Kontrolle des
Gebisses von 3 zu 3 Monaten bestehen. Notwendige kleinere Eingriffe
dürfen durch die Schwangerschaft nicht aufgeschoben werden. Der
Entfernung des Zahnsteines ist vollstes Augenmerk zu schenken. Es
ist ein Gebot der Vorsicht, etwa notwendige zahnärztliche Eingriffe
nicht an den Tagen anzusetzen, an denen die Periode fällig gewesen
wäre. Lokalanästhesie mit *Novocain* ist in den üblichen Dosen auch
mit der Schwangerschaft durchaus verträglich. Der Mangel an Calcium
und Phosphor und ein Mangel an Vitamin D sind die Hauptursachen

der Zahnkaries, während für die nicht ganz seltenen Zahnfleischentzündungen neben toxischen Ursachen auch Vitamin C-Defizit verantwortlich gemacht wird. Um diese die Zahnkaries erzeugenden, bzw. verschlimmernden Ursachen möglichst auszuschalten, gilt es vor allem die Nahrung mineral- und vitaminreich zu gestalten, wie bereits im allgemeinen ausgeführt worden ist. Das Hauptnahrungsmittel, das Brot, soll aus den *nicht* entschälten und daher kalkhaltigen Getreidesorten bestehen — also ein Gersten-Roggen-Vollmehl-Schrotbrot sein, daneben müssen genügend Obst und frische Gemüse, Milch und Butter und allenfalls auch *Lebertran* genossen werden. Bei Gingivitis und Stomatitis wird neuestens die Massage des Zahnfleisches mit Vitamin C durch Verwendung der *Cebionpaste* empfohlen. Aber nicht nur für die Erhaltung der mütterlichen Zähne, sondern auch für die Anlage möglichst widerstandsfähiger Zähne der Frucht ist eine positive Kalkbilanz der Mutter notwendig, hat doch die Erfahrung der Zahnärzte gelehrt, daß Kalkmangel der schwangeren Mutter sich an den Kindern durch doppelt so häufig auftretende Karies äußert.

Zusätzliche *Kalk- und Phosphorgaben,* wie sie S. 10 in verschiedener Verschreibungsform angeführt sind, sind daher mit Rücksicht auf die so große Neigung unserer Schwangeren zu Zahnkaries nicht nur erwünscht, sondern bei schlechter Beschaffenheit der Zähne von Haus aus geradezu notwendig.

Neuralgische Zahnschmerzen, die manchmal eine Kieferhälfte befallen, kommen bei intaktem Gebiß nicht ganz selten vor und können, wie der Erfolg der Therapie zeigt, auf Mangel an Vitamin B_1 beruhen. Man versuche daher die Behandlung mit *Vitamin B_1-Präparaten* (*Bierhefe, Levurinose, Betabion, Betaxin, Benerva, Be-Vitrat, Berizym usw*), wenn die antineuralgischen Mittel (s. S. 191) versagen.

Osteomalacie.

Ursprünglich, unter dem geradezu zwingenden Eindruck der Erfolge Fehlings mit der Kastration, als Ausdruck einer Hyperfunktion des Eierstockes gewertet, hat man später die Osteomalacie als eine pluriglanduläre Störung aller jener Blutdrüsen aufgefaßt, die den Kalkstoffwechsel steuern und hält gegenwärtig dabei, sie eher als eine Mangelkrankheit, und zwar eine D-Avitaminose zu beurteilen. Die Anschauung, daß sie mit der Rachitis eine Wesenseinheit bilde, ist durch eine Reihe wichtiger Punkte gestützt worden. Nicht nur, daß die beiden Krankheiten sich in den wichtigsten chemischen Vorgängen der acidotischen Stoffwechselstörung, der vermehrten Ausscheidung von Kalk und Phosphor durch den Darm und dem meist herabgesetzten Phosphorgehalt des Blutes gleichen, auch die Ursachen, die beide Krankheiten auszulösen vermögen, sind dieselben. Das hat mit überraschender Deutlichkeit die Nachkriegszeit in Mitteleuropa gelehrt. Unter dem Einfluß vitaminarmer Nahrung, dem Mangel an Butter, Milch, Eiern, Käse traten besonders im Winter und Frühjahr, zur Zeit ungenügender Sonnenbestrahlung, wo der Körper mangels des Lichtes nicht in der Lage ist, aus den Vorstufen in der Haut das Vitamin zu bilden, Osteomalacien auf. Diese Tatsache, die durch die Untersuchungen chinesischer Forscher wertvolle Stützen erhalten hat — auch dort zeigt sich bei der armen, der richtigen Ernährung *und* Sonnenstrahlung ermangelnden Bevölkerung im Winter und Frühjahr der Höhepunkt der Krankheit —, läßt FUNK und VON SZENT-GYÖRGYI zur Überzeugung von der Wesensgleichheit von Rachitis und Osteomalacie kommen. Auch GUGGISBERG mit seiner großen Erfahrung räumt diesen Gedankengängen einen breiten Raum auch hinsichtlich der uns in erster Linie interessierenden Therapie ein.

Wenn man auch daran festhalten muß, daß diese Krankheit überall sporadisch auftreten kann, so weiß man doch, daß sie feuchte Flußtäler bevorzugt und endemisch vorkommt, womit sie in diesem Belange manches mit Kropf und Kretinismus gemeinsam hat. Uns geht hier nur die sogenannte puerperale Form der Osteomalacie an, die, rechtzeitig erfaßt, kein undankbares Objekt der Therapie ist. Achtet man auf die von LATZKO so scharf herausgearbeiteten Frühsymptome, insbesondere die Knochen- und Muskelschmerzen, auf die Spannung der Adduktoren — das Spreizen der Beine ist in seiner Schmerzhaftigkeit so typisch — und auf die Schmerzen bei der Kompression des Beckens und des Brustkorbes, so kann man so manchen Fall im Beginn der Erkrankung aufdecken, der meist in der Schwangerschaft, gewöhnlich nicht der ersten, einsetzt. Die Krankheit pflegt sich mit der Geburt raschest zu bessern, ja sie kann darnach ausheilen. Neue Schwangerschaften pflegen Rezidive zu bringen, wenn auch das Gegenteil gelegentlich beobachtet wird. Soweit diese schwere Krankheit geburtshilflich mechanisch zu werten ist, vergleiche man den Abschnitt Seite 298. Hier soll die Therapie der Krankheit überhaupt besprochen werden.

Da der allgemeinen Hygiene in bezug auf endemisches Auftreten und Besserung keine geringe Bedeutung zukommt, wie schon v. WINKEL gezeigt hat, so soll man gerade in Anfangsfällen auf eine trockene, lichte, einwandfreie Wohnung, trockene warme Kleidung, gemischte, vitaminhaltige Kost, allenfalls Solbäder, sein Augenmerk richten. Bezüglich der medikamentösen Therapie ist interessant, daß die Empirie Jahrzehnte vor den wissenschaftlichen Erkenntnissen intuitiv das richtige, nämlich die *Phosphor-Lebertrantherapie,* vorgeschlagen hat, die wir heute als Therapie der D-Avitaminose bezeichnen können. *Phosphor* muß, wie LATZKO gezeigt hat, vor allem in hohen Dosen und trotz offensichtlicher und alsbald einsetzender Erfolge *möglichst lange* gegeben werden. Man verordnet *Phosphor-Lebertran*

Rp. Phosphor. .... 0,06 bis 0,08—0,1
Ol. Jecor. Aselli ad 100

und gibt täglich einen Kaffeelöffel nach der Mahlzeit. Mit Rücksicht auf die schwere Beibringbarkeit dieses Medikamentes kann man den

Phosphor in bitterem Mandelöl nach folgender Vorschrift verordnen:

Rp. Phosphori................. 0,06
Solv. in Ol. Amygdal. amar. 60,0
Sirup. Althaee 20,0
Gummi arabici 20,0
M. D. S. 1 Teelöffel täglich.

LATZKO empfiehlt auch bei Ekel vor Phosphor, ihn in Pillen zu verschreiben. Das geschieht etwa in folgender Form:

Rp. Phosphori 0,06
Cerae flavae
Ol. Amygdal. .... aa 2,0
Pulv. Rad. Liquiritiae 4,0
M. f. pil. Nr. 60 Arg. fol. obducantur.
3mal täglich 1 Pille (TAPPEINER).

Heutzutage greift man auch mit Vorteil selbstverständlich zum *Vigantol* und deckt den Vitamin D-Bedarf durch 3mal täglich 2 Tabletten *Vigantol* oder 3mal 20 Tropfen des Präparats mit dem Bewußtsein, daß die Patientin weniger leicht mit der Einnahme vorzeitig abbricht, wie dies bei der Phosphor-Lebertrantherapie aus Ekel geschehen kann. Neben dem Phosphor kommt ein entschiedener therapeutischer Effekt auch dem *Adrenalin* zu, das besonders günstig die Schmerzen beeinflußt, während über seine Wirkung auf das Wesen der Krankheit selbst nur Vermutungen bestehen. Mag auch BOSSIS Idee, die Osteomalacie sei eine Insuffizienz der Nebenniere, in dieser Form nicht haltbar sein, die Erfolge der Adrenalinbehandlung sind jedenfalls solche, daß man dieses Medikament in das therapeutische Programm aufnehmen muß. Man gibt hohe Dosen, die gerade bei Osteomalacie klaglos vertragen werden, und zwar beginnt man mit $^1/_2$ ccm der *$1^0/_{00}$igen Adrenalinlösung*, steigt auf 1, nach einigen Tagen auf 2 ccm im Tage, bleibt auf dieser Höhe zirka 2 Wochen und beginnt nach einer Woche Pause den Turnus von neuem. Bei Zusammenhängen zwischen Hypophyse und Knochenwachstum einerseits und Hypophyse und Eierstock anderseits hat man sich auch von der *Pttuitrin*therapie bei dieser Krankheit viel versprochen. Gewisse Erfolge sind, namentlich auch in bezug auf die Schmerzlinderung, nicht zu leugnen. Darum mache man auch davon Gebrauch und gebe täglich zunächst 5, später 10 und 20 V. E. eines der gebräuchlichen Pituitrinpräparate durch Monate hindurch.

Die Fortschritte der Behandlung durch die genannten Medikamente haben die Einleitung der Fehlgeburt oder der Frühgeburt glücklicherweise ganz in den Hintergrund gedrängt. Sie kommt, wenn überhaupt, erst in solchen Fällen in Frage, in denen das gesamte Rüstzeug der Therapie scheitern sollte.

Die geradezu klassisch gewordene Erkenntnis FEHLINGS aus dem Jahre 1888, daß die Entfernung der Ovarien die Heilung dieser Krankheit bringt, wird heute, dank der genannten wirksamen medikamentösen

Maßnahmen in Form der Kastration nur mehr selten in die Tat umgesetzt. Dieser schwerwiegenden Operation wird man Fälle vorbehalten, in denen nach Ausheilung einer Osteomalacie in einer neuen Schwangerschaft ein Rezidiv eintritt. Daß man bei einer Schwerkranken, die dank medikamentöser Behandlung bis zum Ende der Schwangerschaft, oder wenigstens bis zur Lebensfähigkeit des Kindes gebracht wurde, anläßlich der wegen absolut verengten Beckens notwendig werdenden Schnittentbindung die Ovarien entfernt und den Uterus nach PORRO absetzt, ist nicht nur wegen des späteren Erfolges in bezug auf die Heilung der Osteomalacie, sondern auch deswegen ratsam, weil bei solchen Kranken die Rückbildung der Gebärmutter außerordentlich schlecht von statten zu gehen pflegt. GUGGISBERG weist auch darauf hin, daß im zurückgelassenen Uterus Nachblutungen sich außerordentlich häufig finden.

Hemeralopie.

Die nicht häufige Krankheit beginnt mit ihren bezeichnenden Beschwerden am häufigsten im letzten, seltener schon im vorletzten Mondmonat der Schwangerschaft und äußert sich ganz plötzlich mit einer starken Gesichtsfeldeinschränkung in der Dämmerung, die sich bis zur völligen Unbeholfenheit der Kranken im Halbdunkel steigern kann. Hauptsächlich tritt sie in den Frühjahrsmonaten auf. An dem Kausalzusammenhang zwischen Gravidität und Hemeralopie kann namentlich nach den Untersuchungen KLAFTENS und BIRNBACHERS kein Zweifel mehr bestehen. Die Störung ist in ihrem Wesen wohl als eine Avitaminose aufzufassen, wie schon, abgesehen von Forschungsergebnissen, der Erfolg der Therapie beweist. Daß die Schwangerschaft begünstigend wirkt, ist bei dem gesteigerten Vitaminbedarf der Graviden für sich und die aufzubauende Frucht durchaus nicht unverständlich. Jedesmal kommt sie mit der Geburt des Kindes im Wochenbette alsbald zur Ausheilung. Nach KLAFTEN bewährt sich die Darreichung von Leber in verschiedener Zubereitung (s. S. 112), ferner die Zufuhr von *Lebertran*, eventuell *Vigantol*. Vor allem aber tut eine qualitativ genügende Ernährung, welche Butter, Eier und neben Fleisch frisches Gemüse, frischen Zitronensaft und Preßsaft frischer Mohrrüben berücksichtigt, not. Lokal wird von augenärztlicher Seite Dunkelkur und Behandlung mit Hanauer- oder Euphosgläsern empfohlen.

Behandlung der Blutkrankheiten.

Blässe, Müdigkeit, leichte Kurzatmigkeit bei Schwangeren sollen den beratenden Arzt veranlassen, rechtzeitig einen Blutbefund zu erheben oder erheben zu lassen. In der Mehrzahl aller Fälle ist das Ergebnis entweder überhaupt ein negatives, der Blutbefund ein normaler, in einer weiteren Reihe liegen aber die Zeichen einer durchaus gutartigen Graviditätschlorose oder Graviditätsanämie vor, und nur in einer verschwindend kleinen Zahl von Beobachtungen sieht man sich dem hochernsten Krankheitsbild einer perniziösen Anämie im Sinne BIERMERS bei einer Schwangeren, oder der perniziosaartigen Graviditätsanämie nach ESCH gegenüber.

Der *gutartigen Anämie* der Schwangeren soll man immerhin volles Augenmerk zuwenden, zumal nicht nur durch einen solchen Befund das Allgemeinbefinden der Schwangeren gestört und der Eisenaufbau für den Fötus gefährdet wird, sondern auch, wie neuere Untersuchungen gezeigt haben, Frauen mit gutartiger Graviditätsanämie häufiger zu einem fieberhaften Wochenbett neigen als solche mit gesundem Blut (11% fieberhaftes Wochenbett bei erniedrigten roten Blutwerten gegenüber 5% bei normalem nach JACOBI). Das gilt auch für solche Fälle, die unter der Geburt keinen nennenswerten Blutverlust gehabt haben (RUNGE). Wie im Kapitel Puerperalfieber hervorgehoben werden wird, sind diese Fälle von Anämie im Wochenbett bei fieberhaftem Verlauf besonders gut durch Bluttransfusion beeinflußbar (s. S. 399). Die Behandlung dieser gutartigen Graviditätsanämie geschieht am einfachsten durch zweiwertige Eisenverbindungen, die in der Mehrzahl aller Fälle per os gegeben werden können. Das billigste und dabei sehr wirksame Mittel ist das *Ferrum carbonicum sacharatum*, das 3mal im Tag zu 1 Kaffeelöffel zu geben ist. Ausgezeichnetes leistet auch das *Ferrostabil*, welches in Tabletten und auch in Zäpfchenform gegeben werden kann, weiters das *Ferronovin*, Kombinationspräparat aus Leber und Eisen, das in Pulverform oder als Tabletten Gutes leistet. Verordnet man das sehr wirksame pulverisierte *Ferrum reductum*, so muß man es in hohen Dosen, etwa 3 bis 4 g, am besten in halbgrammigen Gelatinekapseln geben, dabei aber achten, daß eine entsprechende Salzsäureproduktion im Magen vorhanden ist. Gilt das schon für die gutartige Anämie, so ist diese Forderung für die Perniciosa einfach unabweislich. Man verordnet

Rp. Acid. hydrochlor. dil.
Pepsin. germ. .... aa 20,0
Aqu. dest. ad 200,0
D. S. 1 Kaffeelöffel voll auf $\frac{1}{2}$ Glas
Wasser während der Mahlzeit zu
nehmen.

Man kann auch 15 Tropfen von *Acidum hydrochloricum dilutum* in derselben Weise zur Mahlzeit verordnen, oder Fermentpräparate wie Pankreon, Festal u. a.

Die *perniziosaartige Graviditätsanämie* nach ESCH deckt sich im allgemeinen in ihren Symptomen mit denen der BIERMERSchen Anämie, jedoch ist darauf hinzuweisen, daß Abweichungen im Blutbilde, im Symptomenkomplex und im Verlauf namentlich dank der Forschungen von ESCH die Trennung der BIERMERSchen Anämie von dieser perniziosaartigen Graviditätsanämie gestatten. Nach ESCH fällt zunächst auf, daß die ersten Beschwerden der Krankheit, Mattigkeit, Hinfällig-

keit, Atembeschwerden und beschleunigte Herzaktion fast ausnahmslos in der zweiten Hälfte der Schwangerschaft beginnen. Die Leuko-
penie fehlt meist, und im Gegensatz zur BIERMERschen Anämie ist
auch eine Glossitis die Ausnahme. In der Mehrzahl der Fälle kommt
es zur Frühgeburt, die — und das ist therapeutisch sehr wichtig —
rasch zu verlaufen und ohne wesentlichen Blutverlust einherzugehen
pflegt, eine Tatsache, die auf den Sauerstoffmangel des Blutes und
dessen kontraktionserregende Wirkung auf den Uterusmuskel zurück-
geführt wird. Je schwerer die Frau anämisch ist, um so geringer ist
die Schmerzempfindung bei der Geburt, ja sie kann fast schmerzlos an
den zufolge ihrer Anämie geradezu benommenen Kranken vorübergehen. Wenn auch die Geburt leicht abzulaufen pflegt, sind die Tage
um die Geburt, aber auch noch die nächsten Wochen höchst kritisch,
indem es in einer Reihe von Fällen zu unvermittelten Besserungen, in
anderen zu allmählicher Verschlechterung, ja zum Tode kommt. Bis
jetzt ist nach ESCH kein einziger einwandfreier Fall dieser Krankheit
beschrieben worden, der, wenn er glücklich ausging, zu einem Rezidiv
geführt hätte, noch mehr, es hat sich sogar gezeigt, daß auch weitere
Schwangerschaften ein solches nicht auslösen, obwohl an dem ur-
sächlichen Zusammenhang von Schwangerschaft und perniziosaartiger Graviditätsanämie kein Zweifel bestehen kann. Anders die
echte Perniziosa, bei der eine weitere Schwangerschaft zum Rückfall
führen kann, wie ein Fall von NAEGELI beweist.

Angesichts dieser feststehenden Tatsache ist der Standpunkt, die
Sterilisierung solcher Kranker abzulehnen, nachdem, wie erwähnt,
eine neue Schwangerschaft kein Rezidiv auslöst, durchaus richtig. Die
Frage, ob dieser Zustand die Unterbrechung der Schwangerschaft
rechtfertigt, ist äußerst kompliziert und durch die Erfolge der modernen Behandlung der perniziösen Anämie praktisch noch bedeutungs-
loser geworden, als sie es von Haus aus einerseits wegen der Seltenheit der Krankheit, anderseits aber besonders deswegen war und ist,
weil in der Mehrzahl der Fälle die Krankheit erst kurz vor der Geburt, oder erst intra oder post partum erkannt wurde. ESCH sagt,
daß sich hinsichtlich der Mutter bei Fortbestand der Schwangerschaft
nur behaupten läßt, daß das Weiterdauern der Gravidität zwar schädlich wirke, daß aber der zwingende Beweis, daß die Unterbrechung
derselben im Einzelfalle lebensrettend wirken wird, von vornherein
nicht feststeht. Dazu kommt noch, daß selbst in hoffnungslos erscheinenden Fällen ein plötzlicher Umschwung zum Guten überraschend einsetzen kann.

Die Frage der Einleitung der Frühgeburt, bzw. der Unterbrechung
der Schwangerschaft in derartigen Fällen von perniziosaartiger
Anämie ist durch unsere so erfolgreichen konservativen Behandlungsverfahren der perniziösen Anämie weiter in den Hintergrund gedrängt.
Man wird daher in Fällen echter Perniciosa oder ESCHer Anämie ehebaldigst mit der Therapie einsetzen müssen, die zunächst einmal in
der Injektion der *Leberpräparate* besteht. In schweren Fällen mit

besonders herabgeminderter Erythrozytenzahl wird man etwa 4 ccm eines der bekannten Leberpräparate *Campolon, Pernämon, Hepamult, Ferrohepartrat, Hepatopson* usw. geben. Erst wenn der Zustand gebessert ist, kann man auf die Injektionsbehandlung verzichten und auf die dauernde orale Behandlung übergehen, für welche sich besonders das *Venträmon,* in der Dosis von 30 bis 40 g, für die Dauerbehandlung in der Menge von 10 bis 20 g als ausgezeichnetes Mittel erweist. Daneben wird man die per os zu verabreichenden Leberpräparate, wie sie genannt wurden, anwenden. Die Erfolge dieser Behandlung haben die Diätbehandlung mit frischer Leber in den Hintergrund gedrängt, die gerade bei Schwangeren vielfach auf Widerwillen stößt. Am besten verabreicht man Kalbsleber, muß aber Dosen von 200 bis 250 g pro Tag wenigstens am Anfang geben, während man später mit einem $^1/_2$ kg Leber in der Woche auskommt. Gute, pikante und schmackhafte Zubereitung der Leber ist unbedingt geboten, will man sie noch längere Zeit fortsetzen, was auch für unser Fach im Wochenbette bei Anämischen in Frage kommt. Leberpüreesuppen, Leberreis, geröstete Leber, saure Leber und besonders frische Leber mit Zitronensaft können einige Abwechslung in das Therapieprogramm bringen. Gegen rohe Leber, gepfeffert und etwas gesalzen und gut mit Zitronensaft vermengt, haben wir selbst bei längerer Darreichung wenig Widerstand gefunden. Neben der Leberzufuhr muß man reichlich grüne Gemüse, Salat, Früchte verordnen, also Vitaminträger reichen.

In Fällen echter perniziöser Anämie und Schwangerschaft muß man bei besonders niedrigen Erythrozytenwerten zur *Bluttransfusion* greifen, da man die Erfolge der Leberbehandlung, die immerhin einige Zeit dauern, nicht abwarten kann. Machen sich in derartigen Fällen auch neben der Achylie noch Erscheinungen von Seite des Nervensystems bemerkbar, soll man die Leberbehandlung zugleich mit Vitamin B_1-Therapie (Betabion, Benerva, Betaxin) kombinieren.

FOEDERL betont, daß bei einer weiteren Form der Schwangerschaftsanämie, der ganz vereinzelt auftretenden *normozytären aplastischen Anämie* im Sinne von BRUKSCH, nur die Bluttransfusion hilft und daß es ihm gelang, bei einem einschlägigen Falle durch Wiederholung der Transfusion die Schwangerschaft bis zum normalen Ende zu bringen. Post partum kam es rasch zu Regenerationserscheinungen des Blutes.

Echte *Hämophilie* kommt beim Weibe wohl überhaupt nicht vor. Dagegen sind *hämorrhagische Diathesen,* auf einer erhöhten Durchlässigkeit der durch die Schwangerschaft geschädigten Kapillaren beruhend, beobachtet worden. Fälle von hämorrhagischer Diathese, Purpura, Morbus Werlhoffi und Thrombopenie sind bei Schwangeren wiederholt beschrieben und können zu den gefährlichsten Zufällen Veranlassung geben. Wie NAUJOKS hervorhebt, kann bei äußerst bedrohlichen Zuständen die Beseitigung der Schwangerschaft, bzw. die Einleitung der Frühgeburt, gelegentlich überraschend das Bild bessern.

Mit Rücksicht darauf, daß wir heute schwerste Blutungen auf dem Boden der hämorrhagischen Diathese durch *Ascorbinsäure* gut beeinflussen können, wird man in derartigen Fällen zunächst zu dieser schwangerschaftserhaltenden Therapie greifen. Man muß aber hohe Dosen Vitamin C, manchmal 4 bis 6 Ampullen *Cebion, Cantan, Redoxon* entsprechend 100 bis 150 mg venös verabreichen, während man von der oralen Therapie keine sicheren Erfolge erwarten kann. Diese Behandlung im Verein mit Bluttransfusion wird vielleicht in Zukunft derartige Fälle, die an sich sehr selten sind, günstiger gestalten.

Mit dieser Behandlung gelingt es uns, die Thrombozyten zu vermehren, und zwar ungefährlicher als dies durch die Entfernung der Milz geschieht, die man in einzelnen derartigen Fällen vorgeschlagen und durchgeführt hat.

So gelang es THALER in einem Falle von familiärem Typus eines hämorrhagischen Ikterus, der in jeder Schwangerschaft zur Verschlechterung geführt hatte, durch Splenektomie Besserung des Blutbildes und schließlich Heilung zu erzielen; allerdings kam es dabei zum spontanen Abort.

In Fällen von unstillbarer Blutung bei *Morbus maculosus* in der Schwangerschaft und Geburt wird man natürlich auch rein symptomatisch das gesamte Register der Styptica aufziehen müssen. Insbesondere sei auf das wirksame Stryphnon in gebrauchsfertigen Ampullen, auf die *10%ige Calciumchloridlösung* intravenös, das *5%ige Koagulen* (3 ccm i. v.), *Sangostop,* das *10%ige Clauden* (subkutan) und auf die Injektion von *Gelatine Merck* (30 bis 40 ccm intramuskulär), namentlich für die gefährliche Zunahme der Blutung unter der Geburt hingewiesen.

Was die *Leukämie anlangt,* so kommt sie in der Schwangerschaft sehr selten vor; am ehesten sieht man noch Fälle von chronischer myeloischer Leukämie, während akute Formen (sowohl der myeloischen wie der lymphatischen) auch die erfahrensten Geburtshelfer kaum jemals beobachten. Während bei den akuten Formen das Leben der Mutter über kürzer oder länger ohnehin verloren ist und deswegen höchstens die Einleitung der Frühgeburt bei ganz verlorenen Fällen in Frage kommt, um noch das schon lebensfähige Kind zu retten, kann man bei der chronischen myeloischen Form, die durch die Schwangerschaft nach dem Urteil der Internisten ungünstig beeinflußt wird, der Frage der Unterbrechung nähertreten. Das wird namentlich für spätere Schwangerschaften gelten, während die erste meist normal vorübergeht.

Verf. hatte in einem Falle myeloischer Leukämie, der ihm in der 25. Woche der Schwangerschaft zu Gesicht bekam, entgegen dem Rate der Internisten, weder die Schwangerschaft unterbrochen, noch unter Abdeckung des Fötus, wie vorgeschlagen war, eine Röntgenbestrahlung vorgenommen, sondern auf das normale Geburtsende gewartet. Die junge Frau gebar spontan in Kopflage ein 3500 g schweres, vollkommen gesundes Kind, obwohl die Milz bis an die Spina anterior superior herabgereicht hatte und rein mechanisch mit der Möglichkeit einerseits einer regelwidrigen Lage, anderseits einer Milzberstung gerechnet werden konnte. Beides blieb aus, ebenso irgendeine nennenswerte Blutung in der Nachgeburtsperiode. Trotz alsbald nach dem Wochenbett einsetzender konservativer Therapie hat die Krankheit nach nicht ganz 2 Jahren zum Tode der Frau geführt. In diesem Zusammenhang ist bemerkenswert, daß die Frau selbst den Vorschlag der Internisten zur Beseitigung der Schwangerschaft auch aus dem Grunde mit abgelehnt hatte, weil sie darin eine Bestätigung ihrer Befürchtung, ein unheilbares Leiden zu haben, erblickte.

Über *Schwangerschaftshämolyse*, eines der seltensten Krankheitsbilder, das mit Hämoglobinurie und Hämoglobinämie einhergeht, berichtet SEITZ, der feststellen mußte, daß auch die Unterbrechung der Schwangerschaft in allen 3 beobachteten Fällen den tödlichen Ausgang nicht aufhalten konnte.

Die Behandlung der Infektionskrankheiten.

1. Die wichtigsten akuten Infektionen.

Die akuten Infektionskrankheiten sollen in ihrer Bedeutung für Schwangerschaft, Geburt- und Wochenbett nur insoweit in Kürze erörtert werden, als sie für die Praxis belangreich sind. In diesem Zusammenhang interessiert den Geburtshelfer und praktischen Arzt nicht bloß die Krankheit der Mutter und die durch Schwangerschaft, Geburt und Wochenbett allenfalls geänderte Infektionsbereitschaft, der Krankheitsverlauf und die Vorhersage, sondern auch die Möglichkeit der Übertragung, bzw. Schädigung der Frucht. Sowie wir von der Syphilis wissen, daß die Spirochäten den Plazentarfilter durchwandern und somit in die intervillösen Räume gelangen und das Blut des Fötus überschwemmen, so wissen wir es auch von der intrauterinen Übertragung der Variola, der Varicellen, von Masern und Scharlach. Dagegen leugnen wir mit OTTOW die Übertragungsmöglichkeit auf die Frucht bei jenen Infektionskrankheiten, bei denen keine Bakteriämie beobachtet ist, wie bei Diphtherie und Cholera. Hier sind es die Toxine, die den Fötus zugrunde richten, bzw. Wehen auslösen. In anderen Fällen wieder kommt es zur hämorrhagischen Endometritis und durch sie zum Abort.

Jegliche Infektionskrankheit stellt für eine Schwangere immer eine ernste Belastung dar. Nur zu leicht wird sie zur Kreißenden, sei es daß es zum Abortus oder zur Frühgeburt kommt. Die durch diesen Vorgang bewirkte erhöhte Belastung des Körpers, insbesondere des Herzens, kann bei einem durch die Gifte bereits geschädigten Herzmuskel so und so oft die Einleitung zur tödlichen Katastrophe bilden. Sie kann unter der Geburt oder bald darnach eintreten. Hierzu kommt noch, daß die bei Infektionskrankheiten so häufigen entzündlichen Veränderungen der Lunge zu einer weiteren schweren Belastung des Kreislaufes und damit gelegentlich zum akuten Versagen des Herzens führen. Es ist daher jeder Infektionskrankheit in der Schwangerschaft größte Aufmerksamkeit zu widmen und, sofern eine spezifische Behandlung nicht möglich ist, muß eine die Kräfte des Körpers dauernd hochhaltende Therapie mit allen Mitteln erstrebt werden. Das Rückgrat der Behandlung ist, ähnlich wie beim Puerperalprozeß, die Vorbeugung der Blutdrucksenkung und der Lungen-

komplikationen, bzw. die Beseitigung dieser Gefahren in ihren ersten
Anfängen. Ob es zum Abortus oder zur Frühgeburt kommt, läßt sich
nicht voraussagen und innerhalb der einzelnen Krankheiten wird
auch hier ein durchaus verschiedenes Verhalten beobachtet. Grundsätzlich falsch ist es, bei Infektionskrankheiten in der irrigen Meinung
einer etwaigen Entlastung die Frühgeburt, bzw. den Abort einleiten
zu wollen. Derartige Eingriffe sind bei Infektionskranken nicht nur
wirkungslos, sondern hoch gefährlich.

Was die einzelnen Infektionskrankheiten und ihre Bedeutung für
die Schwangerschaft anlangt, so sei zunächst auf die akuten Exantheme hingewiesen.

Masern.

Masern beobachtet man nur äußerst selten. Die Durch-
impfung der Bevölkerung, namentlich in den Städten, bewirkt, daß in
den Kinderjahren fast ausnahmslos die Masern aquiriert werden,
worauf eine dauernde Immunität zurückbleibt. Wo eine Frau in den
Kinderjahren verschont geblieben und in Epidemiezeiten schwanger
geworden ist, muß man mit einem ernsten Verlauf der Krankheit in
dieser Zeit rechnen. Esch hat gezeigt, daß während der Eruption des
Hautexanthems in drei Viertel der Fälle, nach anderen in etwas mehr
als der Hälfte die Schwangerschaft zugrunde geht, in späteren Phasen
der Schwangerschaft häufiger, am wahrscheinlichsten in den letzten
3 Monaten. Da die Masern ungemein leicht zu katarrhalischen Ver-
dichtungen der Lungen führen, sind Pneumonien gerade bei Hochschwangeren mit ihrem Zwerchfellhochstand nichts seltenes. Leider
werden sogar hohe Mortalitätsziffern bis 20% gemeldet. Eine allgemeine Schwächung des Körpers durch die Masern bringt auch so
und so oft eine weitere Anfälligkeit für Kindbettfieber mit sich. Wie
gesagt, gehen die Masern häufig auf das Kind über, ohne daß es aber
zum Fruchttod kommen muß. Bleibt die Schwangerschaft erhalten,
so ist auch dann die Sterblichkeit der Kinder keine geringe.

Die Therapie der Masern bei einer Schwangeren kann nicht allzu
viel leisten. Ein sorgfältig gelüftetes Krankenzimmer mit entsprechendem Feuchtigkeitsgrad der Luft durch Aufhängen und ständigen
Wechsel feuchter Tücher, verhütet noch am ehesten Bronchitis und
Pneumonie. Bei Bronchitis 4stündig zu wechselnde Prießnitzumschläge, häufiger Lagewechsel, Aufsetzen im Bett, *Cardiazol*. Mit
Narkotizis, welche den Hustenreiz herabsetzen, aber die Bronchitis
nicht entlasten, sei man besonders vorsichtig (s. S. 121). Bei Schwangeren, deren Herzkraft nicht schwer darniederliegt, kann ein 5 Minuten
dauerndes Bad von 35° C mit einer Übergießung mit kaltem Wasser
($^1/_2$ Liter wird einmal über den Rücken, einmal über die Brust ge-
gossen) mit Erfolg zur Lüftung der Lungen verwendet werden. Bei
Kreißenden oder Entbundenen fallen derartige Maßnahmen selbstverständlich weg. Möglichst früh mache man von der Injektion von
10%igem Calciumchlorid i. v. Gebrauch. Bei darniederliegender Herz-

kraft kann man die Kampferspritze, bzw. *Cardiazol, Hexeton usw.* nicht entbehren.

Scharlach.

Scharlach ist in der *Schwangerschaft* besonders selten. Nach STOLZ sind nur etwa 20 Fälle beobachtet und WALTER J. SCHMIDT konnte in dem Krankengut ungezählter Scharlachfälle des Wiener Infektions (Franz-Josef-) Spitales in einem 40jährigen Zeitraum nur 10 Fälle von Scharlach bei Schwangeren finden. Nur drei führten zum Abort, keiner kam ad exitum! Wie bei Masern kommt auch bei Scharlach intrauterine Übertragung vor und die Frucht kann mit dem typischen Exanthem geboren werden. Bricht im Hause einer Schwangeren Scharlach aus, so muß der Scharlachkranke aus ihm entfernt und wo dies nicht möglich ist, die Schwangere in eine andere kinderlose Umgebung gebracht werden. Es ist ratsam, in derartigen Fällen die Scharlachempfänglichkeit der Schwangeren durch den SCHICK-Test festzustellen und bei positivem Ausfall (Hautrötung von mindestens 15 mm Durchmesser) prophylaktisch 5 ccm konzentriertes *Scharlachserum Behring* zu spritzen. Wird eine Schwangere von der Krankheit befallen, macht man von der therapeutischen *Seruminjektion* (intravenöse oder intramuskuläre Gabe von 30 ccm), allenfalls mehrmals, Gebrauch. Kommt es zum Abortus oder zur Frühgeburt, so hüte man sich vor allen Eingriffen, denn jede gesetzte Verletzung neigt zur Entstehung septischer Infektionen. Man beschleunige daher eine unaufhaltsame Geburt nur medikamentös, was besonders für die Aborten der späteren Monate gilt. Die übrige Therapie erschöpft sich in symptomatischen Maßnahmen: kalten Packungen gegen das hohe Fieber, *Digalen, Kampfer, Hexeton, Coffein, Alkohol* (schwere Weine, Champagner) gegen Herzschwäche. Gurgeln mit $3^0/_0$ *Wasserstoffsuperoxyd* ist gegen die Halsaffektion üblich. Die Schmerzen, die von den geschwollenen Halsdrüsen ausgehen, werden durch heiße feuchte Umschläge oder Leinsamenkataplasmen gemildert. Die Diät braucht nicht in reiner Milchkost bestehen, muß aber mit Rücksicht auf die Möglichkeit der Scharlachnephritis salzarm und im wesentlichen eine vegetabilische sein. Bettruhe muß strengstens bis nach der Schuppung eingehalten werden.

Eine weit größere Bedeutung hat der Scharlach im *Wochenbett*. Er stellt eine von allen Geburtshelfern gefürchtete Komplikation dar, wenngleich die Angabe OHLHAUSENS aus dem Jahre 1876, daß der puerperale Scharlach eine Sterblichkeit von $48^0/_0$ habe, schon durch die weiteren Forschungen von GOCHT nach 1880 auf eine solche von $8{,}7^0/_0$ richtig gestellt werden konnte (L. SEITZ). Wie W. J. SCHMIDT an dem angezogenen Wiener Krankengut zeigen konnte, muß man beim Scharlach in puerperio streng zwischen dem Scharlach mit dem Primäreffekt in dem durch das Geburtstrauma anfällig gewordenen Genitale — dem echten puerperalen Scharlach — und dem mit dem Primäreffekt im Rachen unterscheiden. Dieser hat streng genommen mit dem Wochenbett nichts zu tun, es sei denn, daß die Geburt mit ihrer allgemeinen Schwächung die Anfälligkeit für die Racheninfektion vermehrt hat. Diese Unterscheidung wird nach W. J. SCHMIDT aber in der kasuistischen Literatur nicht gemacht, obwohl sie für die prognostische Beurteilung wesentlich ist. Das Durcheinanderwerfen beider Arten von Scharlach im Wochenbett erklärt die Mortalität der Alten. SCHMIDT, der 41 Fälle von Scharlach im Wochenbett und 6 post abortum zusammenstellte, fand beim Wundscharlach 21%, beim pharyngealen aber nur $3,6\%$ Mortalität. Die Entscheidung, ob es sich um einen echten puerperalen Scharlach oder einen gewöhnlichen handelt, ist schwer. Der puerperale Scharlach zeichnet sich durch kurze Inkubationszeit, die fehlende oder geringe Angina und die Atypie der Lokalisation aus. Das Exanthem beginnt in der Inguinalgegend und am Bauch, es treten auch Ulcera und nekrotisierende Prozesse am Genitale auf. Diese können sich aber auch bei pharyngealer Eintrittspforte ausbilden. Die Differentialdiagnose auf Streptokokkensepsis kann besonders schwierig sein. Die Halsinspektion, das Ergebnis der Blutkultur, der Verlauf, besonders eine Schuppung, ermöglichen sie noch am ehesten. Der Rat eines erfahrenen Kinderarztes oder Epidemiologen ist in unklaren Fällen nicht zu entbehren.

Die Therapie des Scharlachs im Wochenbett unterscheidet sich im wesentlichen nicht von der oben angeführten Behandlung der scharlachkranken Schwangeren.

Strengste Isolierung scharlachkranker Wöchnerinnen versteht sich mit Rücksicht auf die große Gefährdung, namentlich in Kliniken, von selbst. Möglichst frühe Serumtherapie, bei Schwerkranken 40 bis 50 ccm des konzentrierten Serums, ist empfehlenswert, auch in noch nicht gegenüber der Puerperalsepsis geklärten Fällen.

Zusammenfassend ergibt sich demnach nach den neueren Feststellungen namentlich für den Scharlach in der Schwangerschaft keine schlechte Prognose, auch nicht in bezug auf die Gefahr des Abortus, der seltener ist, als man gemeiniglich annimmt. Der Wundscharlach im Wochenbett allerdings ist und bleibt eine sehr gefährliche Komplikation, dem rund ein Fünftel der Betroffenen zum Opfer fallen.

Variola.

Durch die *Variola* werden Schwangere mehr gefährdet als Frauen außerhalb dieser Zeit. In der Gravidität kommt es häufiger zu Variola confluens und haemorrhagica und in fast der Hälfte der Fälle zu Abort. Für ihn kommt nicht nur die Schwere der Infektion, sondern auch die Blutung in die Decidua ursächlich in Frage. Aber auch leichte, die Frucht nicht gefährdende Formen sind beschrieben. Der Fötus kann ohne Zeichen einer Variola geboren werden, kann aber auch mit den typischen Pockennarben zur Welt kommen. Mit Rücksicht auf die Möglichkeit der Infektion erst im Geburtskanal kann die Frucht auch nach Ablauf des Inkubationsstadiums erkranken. Wenn irgendwo eine Blatternepidemie ausbricht, bleibt nichts als die Impfung der Schwangeren (bzw. Wiederimpfung bei abgelaufenem Impfschutz) und die des Neugeborenen übrig. Diese sollen nach SCHAUTA auch dann geimpft werden, wenn sie von variolakranken Müttern geboren wurden, ohne intrauterin erkrankt zu sein. Es kann eben die Infektion auch unter oder nach der Geburt erfolgt sein. Ausdrücklich sei betont, daß nach älteren Erfahrungen von FRIEDBERG und GAST und den Beobachtungen BEHMs ein schädlicher Einfluß der Impfung auf die Schwangere nicht zur Geltung kommt. Auch die Gravidität wird nicht gestört! Aus dem Schrifttum wird bei der hämorrhagischen Form der Variola über schwere, ja tödliche Blutungen unter der Geburt berichtet. Im Wochenbett scheint Sepsis nicht selten zu sein. Die Therapie läßt in den Fällen septischer Wochenbettzustände die Anwendung von Streptokokkenserum begründet erscheinen, weil im Stadium der Eiterung Mischinfektionen vorliegen. Die übrige Behandlung ist eine reine symptomatische, hauptsächlich hydrotherapeutische in Form kalter Packungen. Kalte Kompressen im Gesicht mit verdünntem *Liquor Burowi* sollen das Übergreifen der Entzündung auf das Corium verhüten. Ein Leinenlappen, mit *Zink- oder Brandsalbe* bestrichen, lindert die Schmerzen. Besondere Umsicht ist gegen Decubitus (s. S. 187) notwendig, ebenso größte Achtung auf die Aufrechterhaltung der Herzkraft und die Verhütung von Lungenkomplikationen, wie dies der Geburtshelfer von der Behandlung des Puerperalfiebers zu halten gewohnt ist.

Typhus.

Typhuserkrankungen werden mit der zunehmenden Hygiene in Stadt und Land überhaupt und damit auch in der Schwangerschaft immer seltener. Die Krankheit führt nach SEITZ in zwei Drittel der Fälle zum Abortus. Die GRUBER-WIDALsche Reaktion fällt in allen Fällen, in denen sie beim Fötus versucht worden ist, positiv aus. Es gehen also die Agglutinine auf den Fötus über; der Bazillennachweis aber gelingt nach englischen Autoren nur in etwa der Hälfte der Fälle. Dort, wo die Frucht von Bazillen überschwemmt wird, entsteht eine Art Sepsis, ähnlich wie bei der Lues, aber keine Erkrankung des Darms wie bei den Erwachsenen. Bei Typhus kommt eine künstliche Unterbrechung der Schwangerschaft ebensowenig wie bei anderen Infektionskrankheiten als Therapie in Frage. Grundsätzlich muß man auch hier daran festhalten, daß in dem durch eine akute Infektion schwer mitgenommenen Körper jedweder operative Eingriff nur geeignet ist, die ohnehin schon bestehenden Gefahren zu erhöhen. Verf. konnte einen Fall von Typhus bei einer Hochschwangeren beobachten, die normal niederkam, aber im Wochenbett starb. In einem zweiten Falle, der erst im Wochenbett ausgebrochen war, wurde die Diagnose erst nach dem Auftreten der typischen Roseolen klar. Dieser Fall kam durch. Die Differentialdiagnose gegenüber der Sepsis kann sehr schwer werden. Es kann auch geschehen, daß zu einem Typhus eine septische Komplikation im Wochenbett hinzukommt, da durch die entzündete Darmwand leichter Bakterien in den Uterus gelangen können. Auch vom After her können sie leicht in die Scheide und in höhere Genitalabschnitte gelangen. Während die bei Typhus so beliebte Vollbädertherapie in der Schwangerschaft ohneweiters Anwendung finden kann, ist sie bei Wöchnerinnen denn doch zu eingreifend. Kalte Packungen müssen an ihre Stelle treten. Besondere Vorsicht gegen Decubitus ist notwendig. *Analeptica, Kampfer, Coffein, Hexeton, Cardiazol, Alkohol*, schwarzer Kaffee sind nicht zu umgehen. Die

Kost muß flüssig-breiig sein und auf die Neigung zu den Diarrhöen Rücksicht nehmen. Neben Milchdiät und Milchspeisen kommen Hafer-Reisschleim mit und ohne Ei und Nährpräparate im akuten Stadium der Krankheit in Frage. Bei Darmblutungen *Opiumtinktur, Calium 10%ig intravenös*, allenfalls *Clauden, Koagulen*, auch *Hydrastis* (3mal täglich 15 Tropfen). Warme Umschläge auf den Bauch ergänzen die Therapie. In Epidemiezeiten ist die Typhusschutzimpfung, wie wir sie im Kriege in so großem Maßstabe mit bestem Erfolg gemacht haben, auch für Schwangere zu empfehlen, da sie ungefährlich ist.

Cholera.

In gewöhnlichen Zeiten wird man heutzutage *Cholera* bei Schwangeren in unseren Gegenden niemals beobachten. Die Erfahrungen des Krieges und die der letzten Choleraepidemie in Hamburg im Jahre 1892 haben ergeben, daß die Cholera infolge Veränderungen an der Decidua in der Hälfte der Fälle zur vorzeitigen Unterbrechung der Schwangerschaft führt, kommt doch auch im Endometrium der nichtgraviden Cholerakranken nach KLINTSCH regelmäßig eine Endometritis vor. Die Mortalität der Schwangeren schwankt nach SCHUETZ zwischen 50 und 86%. Die Behandlung kann im wesentlichen bei ausgebrochener Cholera nur sehr wenig helfen. Bei Epidemien wird man die Impfung auch für Schwangere unbedingt durchführen und grundsätzlich alle Speisen nur gekocht einnehmen lassen und immer verdünnte Salzsäure verordnen. Die enormen Wasserverluste der Cholerakranken sucht man durch intravenöse oder subkutane *Kochsalzinfusion* oder *Ringerlösung* zu beheben, daneben den Wärmeverlust durch heiße Packungen zu bessern. *Tierkohle* und *Bolus alba* gibt man innerlich symptomatisch. Die Kost besteht in Hafer- und Gerstenschleim. In Fällen verlorener Cholerakranker, die hoch schwanger sind, hat man den Kaiserschnitt an der Sterbenden vorgeschlagen. Gewöhnlich aber kommt auch er zu spät, weil das Kind vor der Mutter stirbt.

Diphtherie.

Diphtherie ist bei Schwangeren sehr selten. Alles kommt darauf an, daß man bei verdächtigen Erscheinungen überhaupt an sie denke und durch einen Abstrich die Diagnose sichere, bei ernsteren Erscheinungen aber schon *vor* gesicherter Diagnose zur *Seruminjektion* greife. Unterbrechung der Schwangerschaft wäre nicht nur ohne Einfluß auf den Verlauf der Krankheit, sondern wegen der Möglichkeit der Vertragung der Infektion auf das Genitale besonders gefährlich. Wir wissen ja, daß das Genitale und seine Wunden für die Diphtherieerreger empfänglich sind. Das zeigt eine ganze Reihe von Diphtheriefällen im Wochenbett. Narben und Strikturen in der Scheide sind nach solchen Diphtherien beobachtet. Die Prognose ist mit Rücksicht auf die Möglichkeit der Herzschädigung und der toxischen Herzlähmung immer ernst. Bei Hals- und Rachendiphtherie wird man alles tun, um die Vertragung von Keimen auf das Genitale zu verhindern, also sich nicht nur peinlichst aseptisch verhalten, sondern auch jede Berührung der Genitalien vermeiden und die Vulva mit Kompressen, die mit einem Antiseptikum getränkt sind (*Liquor Burowi, Oxycyanatlösung*) schützen. Die Serumtherapie, welche, wie gesagt, möglichst frühzeitig einsetzen muß, besteht in der Injektion von *3 bis 5000 A. E. Behring-schen Serums* in leichten, und *10 bis 20.000 A. E.* in schweren Fällen. Bei Larynxkomplikationen wird man noch höher gehen. Um die Anaphylaxiegefahr auszuschalten, kann man zunächst etwas Pferdeserum vorspritzen, und mit der Hauptmenge $\frac{1}{2}$ Stunde darnach, wenn die intrakutane Injektion von 0,1 Pferdeserum reaktionslos geblieben ist, folgen. Die symptomatische Therapie unterscheidet sich bei Schwangeren und Wöchnerinnen in bezug auf die Hals- und Allgemeinbehandlung nicht von der Behandlung der Diphtherie überhaupt. Große Vorsicht ist bei Schwangeren mit Rücksicht auf die Möglichkeiten der toxischen Kreislaufschwäche geboten, der man durch *Kampfer, Coffein, Adrenalin* usw. und möglichst lange Bettruhe beizukommen trachtet.

Angina.

Hier sollen nur die schwereren Formen der Angina gestreift werden, weil leichte lakuläre Anginen auch bei der Schwangeren nicht anders verlaufen als zu gewöhnlichen Zeiten. Seitdem ROSTHORN im Jahre 1897 auf die metastatische Übertragbarkeit der Angina auf die Genitalien aufmerksam gemacht hat, wurde gerade dieser Form gegenüber besonderes Interesse bekundet. Aber auch nichtmetastatische schwere Anginen stellen bei Schwangeren eine recht peinliche Komplikation dar, weil sie zu Übertragung der Streptokokken durch die Schwangere selbst oder durch das Pflegepersonal auf das Genitale führen können. Man hat daher allen Grund, Schwangere aus einer Familie, in der Anginen sich finden, streng zu isolieren und muß eine Schwangere mit bestehender Angina auf die Gefahr der Berührung der Genitalien aufmerksam machen und ihr peinlichste Reinlichkeit namentlich hinsichtlich der Hände auftragen. SEITZ rät sogar das Bedecken des Genitales mit in Sublimatlösung getränkten Kompressen an. Bei schwerer Angina ist Abortus beobachtet. Man wird trachten, in solchen Fällen die Naturkräfte, welche die Ausstoßung besorgen, zu unterstützen und möglichst von jedem Eingriff abzusehen, wie dies bei allen Infektionskrankheiten als Regel gelten soll. Bei der metastatischen Form, die auf hämatogenem Wege erfolgt, kann es leicht nach der Ausstoßung der Frucht zur Besiedelung der Endometriumwunde mit Streptokokken und damit zu einer schweren, ja sogar tödlichen Sepsis kommen. Gerade in solchen Fällen soll man sobald als möglich die Injektion von *Antistreptokokkenserum* (s. S. 389) durchführen; vielleicht, daß man dadurch das Schlimmste verhütet. Die übrige symptomatische Therapie bei Angina leistet wenig und unterscheidet sich in nichts von den gewohnten Maßnahmen.

Influenza und Grippe.

Von den Infektionskrankheiten des Respirationstraktes stehen obenan in ihrer Wichtigkeit *Influenza* und *Grippe*. Natürlich muß man die landläufigen katarrhalischen Affektionen der Luftwege, wie sie in der feuchten Jahreszeit immer wieder vorkommen und auch Schwangere nicht verschonen, von schweren Grippefällen streng trennen. Diese katarrhalischen Influenzaerkrankungen haben für die Schwangere nichts Eigentümliches, es sei denn, daß der Schnupfen infolge der Hyperämie der Schleimhäute länger dauert und auch Bronchitiden schwerer ausheilen, was bei der schlechteren Lüftung der Lungen bei Hochschwangeren begreiflich ist. Darum gebe man von Anfang an *Cardiazol* und *Exspectorantien*, wie die *Mixtura solvens*,[1] *Species pectorales*, heißes *Emser Wasser mit Milch*. Die große Influenzaepidemie der Jahre 1889/1890 hat auch die Schwangeren nach den Literaturberichten schwerer betroffen als die übrige Frauenwelt. Bei besonders ernsten Erkrankungen waren Lungenkomplikationen und Absterben der Frucht nichts Seltenes. Die gewaltige (Influenza)-Grippewelle des Jahres 1918/1919, welche wir alle erlebt haben, ist gerade uns Geburtshelfern in trauriger Erinnerung, hat sie doch viele junge Frauen durch die komplizierende hämorrhagische Pneumonie in der Schwangerschaft dahingerafft. Die Einengung des Thorax, der Zwerchfallhochstand und damit die Erschwerung der Blutzirkulation tragen dazu bei, daß Lungenkomplikationen besonders leicht eintreten. Auch bei dieser Grippeepidemie war das Absterben der Frucht nichts seltenes. Nach unseren Erfahrungen muß man bei dieser Form der Grippe, also bei schweren Epidemien, infolge der Lungenkomplikationen bei Schwangeren mit einer Mortalität bis zu 40% rechnen. Wo die Kinder nicht vorzeitig abgehen oder tot zur Welt kommen, sind sie vielfach infolge der intrauterin überstandenen Erkrankung geschwächt und fallen leicht den weiteren Schädlichkeiten des extrauterinen Lebens anheim. Eine diaplazentare Infektion kommt vor, wie der Fall von Esch beweist, der 8 Stunden nach einer Zangengeburt ein Neugeborenes einer grippösen Mutter sterben sah und bei der Obduktion eine eitrige Bronchitis und bronchopneumonische Herde finden konnte.

Der Geburtshelfer muß sein ganzes Augenmerk darauf richten, die Lungenkomplikationen möglichst früh zu bannen. Durch die anfängliche Geringfügigkeit der Lungensymptome lasse man sich nicht täuschen. Die im Jahre 1918 beobachtete, auf toxischer Gefäßparalyse beruhende seröse Anschoppung der Lunge wird bei Schwangeren geradezu deletär. Das Lungenödem richtet die Frau zugrunde. Nach dem Vorschlage G. A. Wagners injiziert man in solchen Fällen alle 4 Stunden 1 ccm einer 1‰igen Adrenalinlösung, überdies tut man gut, 10%iges Calciumchlorid und die Herzmittel wiederholt zu spritzen. Nach unseren neueren Anschauungen über die Wirksamkeit der Nebennierenrinde im Verein mit Vitamin C wird man sich in solchen Fällen möglichst früh der kombinierten Injektion von *Cortin, Cortidyn* usw. (2 ccm) und *Cebion*, bzw. seiner gleichwertigen Präparate bedienen. Dort, wo Lungenblutungen auftreten, namentlich vom 4. Krankheitstag an, ist bei Schwangeren die Prognose besonders schlecht. Da

---

[1] Die *Mixtura solvens der F. M. B.* besteht aus: *Ammon. chlorat. 5,0, Succ. Liquirit. depurat. 2,0, Aqu. dest. ad 200,0. M. D. S. 2stündlich 1 Eßlöffel.*

die Lungenkomplikationen nicht allein durch die Grippe erzeugt sein müssen, sondern auch durch eine sie etwa begleitende Mischinfektion, hervorgerufen durch Pneumo- und Streptokokken, ist der Versuch einer Injektion von *je 50 ccm Pneumo-* und *50 ccm Streptokokkenserum* oder von *Grippeserum* durchaus empfehlenswert. Machen sich die Zeichen der Fehlgeburt bemerkbar, oder kommt es gegen Ende der Schwangerschaft vorzeitig zu Wehen, wird man die Geburt tunlichst beschleunigen, bei Spätaborten durch *Chiningaben* (s. S. 220) und Injektionen von $^1/_2$ bis 1 ccm *Gynergen*, bei Frühgeburten durch *Hypophysen*hinterlappenpräparate. In solchen Fällen kann man auch, unbeschadet um die Frucht, *Chinin-Calcium* spritzen, um gegen die pneumonischen Infiltrate wirksam vorzugehen, da die Schwangerschaft doch nicht mehr erhalten werden kann, wenn einmal regelmäßig Wehen eingesetzt haben. Daß eine künstliche Unterbrechung der Schwangerschaft einen etwaigen üblen Verlauf einer Grippe aufhalten könnte, kann füglich nicht behauptet werden. Darum ist sie abzulehnen. Prophylaktisch kann *Chinin-Redoxon* empfohlen werden.

Kroupöse Pneumonie.

So häufig Schwangere von Grippeerkrankungen befallen werden, und zwar nach Zangenmeister gerade junge und kräftige Frauen, so selten ist echte Pneumonie in der Schwangerschaft. Kroupöse Lungenentzündungen sind dann, wenn sie in die ersten Monate der Gravidität fallen, bei jungen Frauen prognostisch kaum übler zu werten als außerhalb der Schwangerschaft, höchstens, daß unaufhaltsam die Fehlgeburt eintritt. Ganz anders ist es bei Hochschwangeren. Auch wenn sie ganz gesund sind, ist die Sterblichkeit hoch, weil die Krankheit die Schwangere zur Kreißenden macht und damit an das Herz Anforderungen stellt, denen es durch den Hochstand des Zwerchfells und durch den infolge der Pneumonie erschwerten Lungenkreislauf um so weniger gewachsen ist, je stärker es toxisch geschädigt ist. Lungenödem pflegt den Tod herbeizuführen. Mit Seitz lehnen wir jede Unterbrechung der Schwangerschaft bei Pneumonie als besonders gefährlich ab. Dagegen trachten wir, eine Geburt oder Frühgeburt medikamentös zu beschleunigen, allenfalls durch schonende Ausgangszange rasch zu beendigen. Ein nach der Entbindung einsetzendes Wohlbefinden kann trügerisch sein und binnen kurzem kann der tödliche Verfall kommen, wie Verf. wiederholt beobachten konnte. Im übrigen rücken wir gegen die Pneumonie mit dem ganzen Rüstzeug der Behandlung zu Felde, wobei wir schon bei drohendem Lungenödem den Aderlaß (300 bis 500 ccm) obenanstellen. Es müssen *Cardiazol, Hexeton, Kampfer*, beim aktuten Kollaps *Strophantin*, $^1/_2$ *mg intravenös in 20 ccm 40%iger Traubenzuckerlösung*, bereit sein. Daneben machen wir ausgiebig von *Solvochin, Transpulmin, Chinin-Calcium* und von kalten Packungen, die 4 Stunden zu wechseln sind, Gebrauch.

Malaria.

Eigene Erfahrungen über Malaria und Schwangerschaft fehlen für unsere Gegenden. Frauen mit chronischer Malaria werden schwerer schwanger und nach L. SEITZ zeigen die von ihnen geborenen Kinder ein Zurückbleiben in Größe und Gewicht gegenüber dem Durchschnitt. Wesentlich ist, daß chronische malariakranke schwangere Frauen *Chinin* unbeschadet der Schwangerschaft weiternehmen können. Bei akuten Erkrankungen kommt häufig Abortus vor.

Erysipel.

Wird eine Schwangere von Erysipel befallen, hat man weniger dieses als von einem solchen allenfalls ausgehende metastatische Prozesse im Körper zu fürchten. In solchen Fällen kann auch die Übertragung der Keime auf die Frucht intrauterin stattfinden und zur Ausstoßung derselben Veranlassung geben. Dagegen kommt beim einfachen Erysipel als einer lokalen Erkrankung der Übergang auf den Fötus nicht vor. Seit wir die *Prontosiltherapie* üben, hat das Erysipel, wie überhaupt, so auch bei Schwangeren viel von seinen Gefahren verloren (s. S. 392).

2. Die chronischen Infektionen.

Tuberkulose der Lungen, des Kehlkopfes und der Knochen.

Wenn die Anschauung richtig wäre, daß die Lungentuberkulose geradezu gesetzmäßig in der Schwangerschaft düstere Aussichten biete, so wäre der geradezu gegenteilige Standpunkt, der in den romanischen Ländern vertreten wird, unverständlich und längst verlassen. Wenn es auch niemandem einfällt, leugnen zu wollen, daß durch die Schwangerschaft Verschlechterungen einer Lungentuberkulose vorkommen, so hat die Verallgemeinerung dieser Tatsache seinerzeit einer uferlosen Unterbrechung der Schwangerschaft bei Tuberkulose Tür und Tor geöffnet, der schon vor Jahren vor allem MENGE, SCHULTZE-RHONHOF und HANSEN, PEHAM, G. A. WAGNER u. a. mit Nachdruck entgegengetreten sind. Die Schwangerschaft bedeutet im allgemeinen nur für die manifest Tuberkulösen eine Gefährdung, ohne daß man eine solche für den Einzelfall mit unbedingter Sicherheit voraussagen kann, weil „die prognostische Einschätzung der tuberkulös Infizierten, die Dynamik des Prozesses unendlich schwer ist" (A. KIRCH). Schon die Unterscheidung einer latenten Tuberkulose — sie macht nach PANKOW vier Fünftel der Fälle bei Schwangeren aus und wird durch die Gravidität nicht übel beeinflußt — von der manifesten ist nur dem sehr Erfahrenen möglich. Besonders heikel wird sie, wenn es bei fehlendem Sputumbefund gilt, auf Grund der physikalischen und röntgenologischen Befunde, die täuschen können, ein Urteil darüber zu fällen, ob das Austragen einer Schwangerschaft eine ernste Gefahr für die Gesundheit oder gar das Leben bedeutet. Zu den manifesten Tuberkulosen zählen wir nach dem bekannten System der Tuberkulose von W. NEUMANN die bronchogene *Phthisis fibrocaseosa* und *Phthisis ulcerofibrosa*. Sie sind durch *Kavernenbildung* gekennzeichnet, die klinisch und radiologisch oder wenigstens auf dem Röntgenbild als solche erkennbar sind. Sie haben die Neigung, besonders im Wochenbett fortzuschreiten. Durch raschen Zerfall der Gewebe kann in wenigen Monaten der Tod an sogenannter galoppierender Schwindsucht eintreten. Gerade solche, dem Arzt dauernd in Erinnerung bleibende tragische Fälle sind es, die zu einer durchaus pessimistischen Auffassung des Problems auch für jene Tuberkuloseformen führen, wo sie nicht berechtigt ist.

Die hämatogenen Tuberkulosen im Sinne der NEUMANNschen Einteilung stellen in Form der gutartigen *Tuberkulosis miliaris discreta* günstigere Zustandsbilder als die bronchogenen Formen dar. Unter ihnen finden sich viele Fälle, die als abgeschlossene Prozesse aufzufassen sind, sei es, daß Schübe in die Spitzen stattgefunden haben, die fibrös geworden sind — *Tuberkulosis fibrosa densa* NEUMANN —, sei es, daß die mehr gleichmäßig auf die Lungen verteilte Streuung ebenfalls fibrös vernarbt ist — *Tuberkulosis fibrosa diffusa.* Das Wiederaufflackern solcher Prozesse ist auf dem Boden der Schwangerschaft nicht zu befürchten, wenngleich man natürlich auf alle Zeichen einer etwaigen Aktivität sehr achten wird müssen.

Die dritte Gruppe endlich ist die rudimentäre, *absortive Lungentuberkulose* im Sinne NEUMANNS. Sie wird kaum jemals durch die Gravidität übel beeinflußt. Das ist aber die große Gruppe, bei der vor der Meldepflicht vielerorts fälschlich, sei es auf dem Boden der Scheinindikation, sei es aus Überängstlichkeit wegen einer harmlosen Spitzendämpfung, wegen belangloser Rasselgeräusche (A. v. FRISCH) oder subfebrilen, fälschlich auf die Lungenveränderungen bezogenen Temperaturen die Indikation zur Schwangerschaftsunterbrechung gestellt worden ist. Das sind die Fälle, die *nicht* behandlungsbedürftig sind. Darum ist auch die Unterbrechung der Schwangerschaft *immer* überflüssig, wie dies LYDTIN in den „Richtlinien" ausführt, denn eine Unterbrechung hat nur dann einen Sinn, wenn sich an sie eine entsprechende Behandlung anschließt. Bedenkt man, daß die Begleitsymptome einer Tuberkulose ohne Sputumbefund, wie erhöhte Temperatur, die Gewichtsabnahme, ja sogar die Hämoptoe, keineswegs immer eindeutig auf die angenommene Grundkrankheit zurückzuführen sind, so ergibt sich erst recht die große Schwierigkeit der richtigen Einschätzung des Zustandes. Es kommen gerade in der Schwangerschaft besonders thyreotoxische Temperatursteigerungen, solche infolge von leichten Infekten der Tonsillen oder des uropoetischen Systems, aber auch aus unbekannten Ursachen vor, und Hämoptoe kann bei der bestehenden Hyperämie der Gewebe in der Schwangerschaft auch einmal durch Zahnfleischblutungen und solche aus dem Nasenrachenraum bedingt sein. Anders, wenn Hämoptoe mit Temperatur von 38⁰ C einhergeht — ein Befund, der ebenso wie der positive Bazillenbefund zur Unterbrechung berechtigt, oder wenn eine sehr beträchtliche Gewichtsabnahme zusammen mit einem eindeutigen physikalischen und radiologischen Befund zusammen gefunden wird. Die Kaverne macht in den *ersten 3 Monaten* der Schwangerschaft die Unterbrechung angezeigt, wenngleich der Abbruch der Schwangerschaft kein Heilverfahren der Tuberkulose darstellt. Wir wissen nur, was wir opfern, aber nicht, was wir eintauschen, sagt FORSTNER mit Recht zu diesem Punkte. Bei den hämatogenen Formen, den Streuungen, gilt die Berechtigung zur Unterbrechung schon nicht mehr generell, finden sich doch unter ihnen genug inaktive Prozesse. Die Millartuberkulose sensu strictiori bedeutet das Todesurteil, das aufzuhalten auch durch die hier abzulehnende Unterbrechung nicht gelingen würde.

Die Aufgabe des praktischen Arztes, des in der Schwangerenfürsorge arbeitenden Arztes und des Gynäkologen ist es, zunächst Frauen, die vor der Schwangerschaft einmal eine tuberkulöse Infektion mitgemacht haben, regelmäßig hinsichtlich ihres Gesundheitszustandes zu beobachten und in Fällen von Verdacht auf Aktivierung — die übrigens nicht häufig ist — sofort den Lungenfacharzt zwecks diagnostischer Klärung zu Rate zu ziehen. Liegen vom praktischen Hausarzt angelegte Gewichts- und Temperaturkurven vor, bedeutet dies eine wertvolle Unterstützung für den Facharzt. Der diagnostischen Sicherstellung folgt die Therapie auf dem Fuße. Wenn gutachtlich entschieden ist, daß die Unterbrechung angezeigt ist, wird bei einseitigem Prozeß der Pneumothorax zwecks Vermeidung von Aspiration noch *vor* Unterbrechung anzulegen sein.

Ob in einem Falle von Phthisis fibrocaseosa die Frau nach Anlegen eines Pneumothorax austragen kann, ist eine schwere Entscheidung, zu deren Beantwortung man außer dem Gesamthabitus auch den Wunsch der Patientin berücksichtigen soll, die man in einer Heilstätte hält.

Für die Frage der Sterilisierung kommen nach den „Richtlinien" im wesentlichen jene Fälle in Frage, bei denen trotz der Anwendung aller Heilbehelfe mit einer endgültigen Heilung dieser chronischen Formen nicht mehr zu rechnen ist. Mitentscheidend ist die Zahl der vorangegangenen Geburten, das Alter, der Einfluß der früheren Schwangerschaften und der Laktation auf den Verlauf der Krankheit. Bis zum 3. Monat läßt sich die Sterilisierung im Anschluß an die vaginale Sektio auch in Lokalanästhesie oder in intravenöser Narkose vaginal durchführen. An der PEHAMschen Klinik haben wir in derartigen Fällen gelegentlich Unterbrechung *und* Sterilisierung durch die vaginale Totalexstirpation des Uterus immer ohne Zwischenfälle erledigt. Die Kastration, wie sie BUMM und HENKEL ausgeführt haben, um den Fettansatz zu mehren und der Tuberkulose hemmend zu begegnen, haben wir nie gemacht, denn der problematischen Hilfe des Fettansatzes stehen die großen Nachteile des Ausfalls der Ovarialhormone gegenüber.

Wie die Erfahrungen von FRISCHBIER und besonders von BRAEUNING über die Heilstättenbehandlung bei tuberkulosen Schwangeren lehren, muß diese Form der Therapie weit in den Vordergrund gerückt werden, bedeutet sie doch durch die zweckmäßige Ernährung, spezielle Diät- und Liegekuren und die strenge Schonung einen großen

Fortschritt, der nicht immer mit einem dauernden Aufenthalt während der ganzen Schwangerschaft verbunden sein muß. Geburtshilfliche Stationen an Lungenheilstätten sind wegen der Besonderheiten der tuberkulösen Schwangeren eine weitere Etappe im Kampfe gegen diese Krankheit. Namentlich die hämatogenen aktiven Formen sind in der Schwangerschaft ein dankbares Objekt der Heilstättenbehandlung. Daß tuberkulöse Mütter nicht stillen dürfen, ist allbekannt. Besondere Vorsicht ist aber auch hinsichtlich des Stillens für jene Frauen geboten, die einmal eine tuberkulöse Infektion durchgemacht haben. Die ersten Zeichen, besonders Stechen zwischen den Schulterblättern, müssen uns veranlassen, sogleich einen physikalischen und röntgenologischen Befund zu erheben und bei auch nur verdächtigen Zeichen abstillen zu lassen (s. S. 378). Eine weitere wichtige Aufgabe des Arztes ist es, bei Schwangeren mit Tuberkulose, die austragen, unbedingt dafür zu sorgen, daß das Kind allsogleich von der Mutter entfernt werde, damit es nicht der Infektion anheimfalle. So schmerzlich das für die Mutter ist, kann man auch das einer Mutter menschlich begreiflich machen.

Bei schweren Tuberkulosen kommen, wenn auch nicht häufig, Frühgeburten vor, die, sofort aus dem Gefahrenbereich gebracht, nicht unbedingt schlechter daran sein müssen als andere Frühgeburten, wenn sie nicht zu schwach sind.

Larynxtuberkulose ist fast immer mit Lungenphthise vergesellschaftet und schon darum sehr ernst zu nehmen. Es gibt diffuse, rasch infiltrierend fortschreitende Formen und mehr umschriebene, gleichsam gutartige Prozesse. Nach den „Richtlinien" verlangen die sofortige Einleitung des Abortus alle Fälle, bei denen sich in der ersten Hälfte der Gravidität infiltrative Prozesse finden. Umschriebene Formen können auch in der ersten Hälfte der Schwangerschaft einer allgemeinen und lokalen Anstaltsbehandlung zugeführt werden, die es auch in der Hand hat, im Falle der Verschlimmerung des Zustandes noch rechtzeitig zu unterbrechen (H. NEUMAYER). Lungentuberkulosen verbunden mit Kehlkopftuberkulose haben wir in den *ersten* Monaten der Schwangerschaft immer unterbrochen.

Was endlich die *Tuberkulose* der *Knochen* anlangt, so pflegen längst ausgeheilte Prozesse durch eine Schwangerschaft nicht beeinflußt zu werden. Daß man Trägerinnen derartiger Zustände hinsichtlich der qualitativ genügenden Ernährung und hinsichtlich eines entsprechenden Kalk- und Vitamingehaltes der Nahrungsstoffe im Auge behalten wird, ist ebenso selbstverständlich wie die Tatsache, daß derartige Fälle einen Abbruch der Schwangerschaft nicht rechtfertigen. Dagegen muß man sich bei floriden fistelnden Knochen- und Gelenkstuberkulosen, gar nach Versagen der Helio- und Klimatotherapie, wenn sie bald nach der Schwängerung die Zeichen des Fortschrittes zeigen, wohl zur Unterbrechung entschließen. Am ungünstigsten liegen in dieser Hinsicht die Fälle von Wirbelsäulentuberkulose, die so gern mit Senkungsabszessen einhergehen und zum Zusammenknicken der

Wirbelsäule und Kompressionsmyelitis führen können. Ihre orthopädische Behandlung im Gipsmieder ist auch bei fortschreitender Gravidität technisch ungünstig (LEXER und EYMER in den „Richtlinien"). In diesem Zusammenhang ist es auch wichtig, darauf hinzuweisen, daß die Schwangerschaft in der größten Mehrzahl der Fälle auch die Ergebnisse der HENLE-ALBEEschen Operation gefährdet. Während bei 23 nichtgraviden Kranken der KIRSCHNERschen Klinik ein gutes Spätresultat erzielt wurde, kam es nach KOENIG und POECK bei 7 Graviden zu einer subjektiv und objektiv nachweisbaren Verschlechterung. Nach dem Rate dieser Autoren sollen auch Frauen mit ausgeheilter Spondylitis erst nach 5 Jahren Beschwerdefreiheit heiraten, bzw. konzipieren.

Über Peritoneal- und Darmtuberkulose bei Schwangeren fehlen Verf. Erfahrungen. JOST[1] erwähnt einen Fall MANGIAGALLIS von Peritonealtuberkulose bei einer Schwangeren, die, im 3. Monat durch Laparotomie mit Ablassen des Exsudates gebessert, austrug. Nach $2^1/_2$ Jahren Rezidiv.

Lues.

Die Zeiten sind endgültig vorbei, da der Arzt untätig in stumpfer Resignation zusehen mußte, wie in einer Familie Frucht um Frucht der Syphilis zum Opfer fiel, zuerst als Spätabort abging, dann als tote Frucht oder endlich als lebensschwache, mit den offenkundigen Zeichen der Syphilis behaftete Frühgeburt, oder als Lebewesen, das später deutlich die Merkmale der sogenannten Erbsyphilis trug. Die Erkenntnis der Übertragung der Syphilis auf die Frucht ist den therapeutischen Maßnahmen und Erfolgen vorausgeeilt, hat doch MATZENAUER zu einer Zeit, als man weder den Erreger der Syphilis kannte, noch von einer Wassermannschen Reaktion wußte, klar, und wie sich später herausgestellt hat, mit unglaublich scharfem Blick die Wege der Übertragung der Syphilis erkannt. Sie gipfeln, woran heute nicht mehr zu zweifeln ist, darin, daß die Syphilis auf die Frucht einzig und allein von der Mutter, und zwar diaplazentar übertragen wird. Eine Infektion durch das Sperma, bzw. eine Imprägnation des Ovulums mit dem Syphiliserreger ist undenkbar. Mußte man früher zur Erklärung der merkwürdigen Tatsache, daß die Mutter eines luetischen Kindes gegen Syphilis immun ist, das COLLES-BEAUMEsche Gesetz heranziehen und für die Erfahrung, daß syphilisfreie Kinder gegen Lues immun sind, wenn ihre Mutter Lues hat, das PROFETAsches Gesetz, so wissen wir heute, daß diese Gesetze gewunden und nicht mehr haltbar sind, nachdem die serologische Untersuchung nach WASSERMANN und MEINICKE lehrt, daß Mütter, die luetische Kinder zur Welt bringen, Syphilis haben und Kinder luetischer Mütter nicht immun gegen Lues sind, sondern in utero luetisch infiziert wurden. Es gibt nur eine Ausnahme, daß die Frucht von der Syphilis ihrer Mutter verschont bleibt, und die ist dann gegeben, wenn die Mutter spätestens 6 Wochen vor der Geburt mit Syphilis infiziert wird, denn es dauert mindestens 6 Wochen, bis die Spirochäten die Plazenta passieren und das Kind infizieren. Je frischer die Syphilis der Mutter, desto verheerender die Folgen für die Frucht. Überschwemmungen der Frucht mit Spirochäten, die an einer Art Spirochätensepsis zugrunde geht, ist die Ursache für das Absterben der Früchte um die Mitte der Schwangerschaft herum, den luetischen Spätabort, während Frühaborte, wie wir vor Jahren glaubten, mit Lues nichts zu tun haben. Erst die voll ausgebildete Plazenta läßt die Spirochäten durch, die die Frucht befallen. Je älter die Syphilis, je besser behandelt, um so milder der Verlauf an der

---

[1] P. HÜSSY. Die Schwangerschaft in ihren Beziehungen zu den anderen Gebieten der Medizin und ihre biologischen Probleme. 1923. Stuttgart. F. ENKE.

in utero infizierten Frucht. Man soll nicht Rang und Stand in die Waagschale werfen, wenn man Verdacht auf Syphilis hat, und Verdacht muß man
schöpfen, wenn Spätaborte, ohne andere erkenntliche Ursachen oder Frühgeburten sich ereignen, sind doch 85% aller Frühgeburten durch Lues verschuldet. Auch die schwächlichen, für Krankheiten anfälligen Früchte, die
keinerlei Zeichen von Lues mit auf die Welt bringen, sollen ein Hinweis
darauf sein, ob nicht hinter dem Verlegenheitswort „Lebensschwäche" eine
Syphilis sich verbirgt.

Auch die Besichtigung des Fruchtkuchens läßt einen Verdacht auf Lues
schöpfen, wenn er unverhältnismäßig groß, hoch und schwer ist und sich
durch eine auffallende Blässe auszeichnet. Das sind die Fälle, in denen
man auch in der Privatpraxis, ohne daß die Mutter zunächst etwas wissen
muß, das Retroplazentarblut zur Untersuchung nach MEINICKE und WASSER-
MANN abnehmen muß, um eine Lues aufzudecken, die man dann als absolut
feststehend bezeichnen wird können, wenn die Wiederholung der Reaktionen
nach etwa 10 Tagen mit dem Venenblut wieder positiv ausfällt. Im übrigen
ist die MEINICKE-Trübungsreaktion im Retroplazentarblut äußerst verläßlich
und gibt kaum in 1%/₀ unspezifische Ausfälle.

Es ist nun einmal in der Privatpraxis nicht üblich, bei einer Erstgeschwängerten oder bei einer Mehrgeschwängerten ohne irgendwelche verdächtige Antezedenzien auf eine Blutuntersuchung zu
dringen. Ganz anders ist es in jenen Fällen, die in öffentlichen Anstalten sich die Diagnose Schwangerschaft holen und sich damit einer
Blutuntersuchung fügen, die in deutschen Landen allenthalben die
Regel ist. Es ist ein besonderes Verdienst G. A. WAGNERS gewesen,
daß er in Prag als erster systematisch sämtliche Schwangere und
Gebärende der Klinik auf ihr serologisches Verhalten in Hinsicht der
Wassermannschen Reaktion geprüft und dadurch vorbildlich die
luetischen Schwangeren erfaßt hat. Hat man früher selbst dort, wo
man wußte, daß eine Syphilis in der Familie vorliegt, die Schwangere
von der Behandlung ausgenommen, so wissen wir heute, daß es nur
eines gibt, um diese verderbliche Krankheit vom Kinde entweder
ganz fern zu halten oder wesentlich zu mildern und das ist eine möglichst früh und möglichst ausgiebig vorgenommene antiluetische Behandlung. Nur eine unmittelbar nach dem positiven Ausfall der
Wassermann- und Meinickereaktion einsetzende Frühbehandlung der
Mutter kann die Infektion der Frucht verhüten, was für die erste
Hälfte der Schwangerschaft im wesentlichen zutrifft. In der zweiten
Hälfte müssen wir die schon bestehende luetische Erkrankung
der Frucht selbst bekämpfen. Mit der Notwendigkeit der antiluetischen Behandlung kann man es nicht genug ernst nehmen. Vor
allem muß man den Irrglauben ausrotten, als ob Frauen, deren luetischen Infektion weit zurückliegt und deren Wassermannsche Reaktion
negativ geworden ist, nicht in einer Schwangerschaft zu behandeln
wären; ebenso kann man nicht genug energisch gegen die Irrmeinung
ankämpfen, daß vor kurzem ausgiebig behandelte Frauen, wenn sie
schwanger werden, eine neuerliche Behandlung nicht notwendig
hätten. Der von *Boas* und *Gameltoft* geprägte Satz der unbedingten
Notwendigkeit der Behandlung jeder einmal syphilitisch gewesenen
Schwangeren besteht absolut zu Recht und ist nicht nur durch die

bedeutendsten Dermatologen, sondern auch durch alle Geburtshelfer, die sich mit der Frage beschäftigt haben, vor allem durch KLAFTEN an der Klinik PEHAM zur Evidenz bewiesen worden. Für das Schicksal der Frucht ist die Behandlung der Mutter in der bestehenden Schwangerschaft von ausschlaggebender Bedeutung. Die nicht zu leugnende Tatsache, daß in manchen Fällen von älterer Syphilis die Übertragung auf die Frucht nicht immer erfolgen muß, ändert an der Notwendigkeit der Behandlung in jedem Falle und in jeder Schwangerschaft einer syphilitischen Mutter nichts. Sehr leicht kommt es auch bei alter Syphilis, wenn auch nicht in jedem Falle, zu einem Aufflackern und zur Aktivierung alter Herde mit Spirochäten, die die Frucht überschwemmen und vernichten können. Darum liegt das Wesen der antiluetischen Behandlung in der Unterdrückung solcher Rezidive, also der Ausschaltung der Überschwemmung der Frucht mit Spirochäten durch eine sich etwa ausbildende Plazentarsyphilis. Ob daneben bei intrauterin infizierter Frucht die Wirkung von Wismut und Arsen eine beträchtliche ist, ist zumindest fraglich, wenngleich KRAUL und BODNAR der Nachweis von Arsen und Wismut in solchen Früchten gelungen ist. Jedenfalls aber ist der leitende Gedanke in der antiluetischen Behandlung die Verhütung der Reaktivierung der Syphilis durch die Schwangerschaft überhaupt. Es ist aus dem Wesen der luetischen Behandlung abzuleiten, daß sie dann die besten Ergebnisse zeitigen muß, wenn eine Frau vor der Schwangerschaft entsprechend behandelt wird, ganz besonders aber während derselben. Die Behandlung *vor und in* der Schwangerschaft ist es, die für das Elternpaar eine besonders trostreiche Aussicht auf eine fast sicher gesunde Frucht eröffnet. Durch die guten Ergebnisse der Malariabehandlung der Syphilis haben sich einzelne veranlaßt gesehen, Frauen, die vor der Schwangerschaft mit Malaria und Salvarsan behandelt wurden, während einer eingetretenen Schwangerschaft nicht mehr zu behandeln. Die alleinige Malariabehandlung vor der Schwangerschaft bietet aber keine sichere Gewähr für eine gesunde Nachkommenschaft. Wie hat nun die Behandlung zu erfolgen?

Zweifelsohne steht die Behandlung mit *Quecksilber* der *Salvarsanbehandlung* entschieden nach. Dabei taucht aber die Frage auf, ob und wie weit das Salvarsan für die Mutter gefährlich ist, sei es unmittelbar, sei es mittelbar. Tatsache ist, daß Schwangerschaft und Menstruation eine gewisse Anfälligkeit gegenüber Salvarsanschäden darstellen. Ebenso sicher ist, daß die Gefahren des Salvarsan von der Dosis weitestgehend abhängig sind. Es ist daher notwendig, einerseits die Dosis richtig zu wählen, anderseits in voller Berücksichtigung des Ausnahmezustandes der Schwangerschaft auf jene Momente Rücksicht zu nehmen, welche erfahrungsgemäß zu Salvarsanschäden disponieren. Nach KLAFTEN beträgt die zulässige Höchstdosis von *Neosalvarsan* für Schwangere 0,3 g. Zuzugeben ist, daß bei zu großen Dosen sogar Todesfälle in der Schwangerschaft erfolgt sind, die meisten jedoch bei weit höheren, nämlich bei 0,6 bis 0,75 g, oder es war das Intervall zwischen den Dosen ein zu kurzes. In jedem Fall soll man auch eine einschleichende *Tastdosis von 0,15* verabreichen, die einen aufklärt, inwieweit das Salvarsan überhaupt verträglich ist. Wichtig ist, daß schwer organisch Kranke, Frauen mit Herzfehlern, Hochdruck, Mesaortitis, Leberstörungen, mit Nierenentzündung und Nephropathie, Grippekranke, Status thymicolymphaticus und schwer Tuberkulose gefährdet sind. Das sind Fälle von dauernder Unverträglichkeit gegenüber dem Salvarsan, im Gegensatz zu jenen Schwangeren, die durch die Schwangerschaft temporär überempfindlich sind gegenüber großen Salvarsandosen. Die Bildung von Eiweiß-Spaltprodukten im syphilitischen Organismus und die Schädigung der Kapillarendothelien sind in der Schwangerschaft leichter gegeben, um so mehr, als die Entgiftungsfähigkeit des Körpers durch Versagen der Leberfunktion, aber auch der endokrinen Drüsen (Schilddrüse), namentlich bei jugendlichen Erstgeschwängerten leidet. Man muß also betonen, daß Überdosierung und zu schematische Dosierung die Hauptursachen schwerer Zufälle bei Salvarsanbehandlung in der Schwangerschaft sind, muß aber gleichzeitig zugeben, daß eine gewisse Disposition zu Salvarsanschäden in der Schwangerschaft besteht, die sich sogar in epileptischen Anfällen und Encephalitis äußern können. Fälle von Encephalitis müssen nicht immer übel ausgehen. In solchen Fällen ist ein Aderlaß, allenfalls Lumbalpunktion angezeigt. Bei Kollaps gibt man 0,5 bis 1 ccm *Adrenalin* (1 : 1000). Angesichts dieser Tatsachen muß jede Schwangere vor der Salvarsanbehandlung von fachmännischer Seite genau untersucht sein. Fälle, die außerhalb der Schwangerschaft schon zu Salvarsanschäden neigen, wie die genannten schweren organischen Krankheiten, muß man in der Schwangerschaft unter allen Umständen ausnehmen. Sie vertragen auch kleine Dosen nicht. Jugendliche Gravide, die durch die Schwangerschaft belastet werden, und überdies syphilitisch sind, muß man sorgfältig beobachten. Die auf Salvarsanschäden beruhenden Exantheme und Symptome, wie Kopfschmerzen, Fieber, Schüttelfrost verbieten eine weitere Behandlung und werden durch 10$^0/_0$ Dextrose- und Afenilinjektionen bekämpft. Wer vor der Schwangerschaft Salvarsan nicht vertrug, verträgt es in der Schwangerschaft erst recht nicht. Große Vorsicht ist aber auch dort notwendig, wo die Schwangerschaft an sich den Körper sehr hernimmt, wie bei Geminis, Placenta praevia, Pyelitis, Ikterus. Hier kann das *Myosalvarsan (erste Gabe 0,15, zweite und dritte 0,3 g)* einspringen, wenngleich es nicht so wirksam ist wie die intravenöse Salvarsaninjektion. Wo Myosalvarsan nicht vertragen wird, gibt man peroral *Spirozid* jeden 2. Tag je 2 Tabletten von 0,25 g nüchtern vor der Mahlzeit, im ganzen 60 Tabletten, das ist 15 g Spirozid, hernach macht man eine Pause von mindestens 2 Wochen. In den letzten 8 Schwangerschaftswochen wird in jedem Falle die Behandlung wiederholt. Hauterscheinungen, Dermatitiden heißen auch diese Behandlung abbrechen.

In *allen* Fällen, ob sie nun Salvarsan vertragen oder nicht, wird gleichzeitig *Bismogenol* intraglutäal 20mal injiziert. Es wird *allein* verabreicht, wo Salvarsan gefährlich ist. Ein Wismutsaum an den Zähnen ist bei guter Mund- und Zahnpflege unbedenklich. Von einer Bi-Behandlung nimmt man nur bei dekompensierten Herzfehlern und schweren Nierenkrankheiten Abstand. Die *erste Injektion* besteht in *1 ccm*, die *weiteren 19 in 1¹/₂ ccm*. Nach der fünften Bismogenolinjektion wird die erste Salvarsandosis gegeben. Man vergesse nicht, fortlaufend wöchentliche Kontrolle des Harns auf Eiweiß und des Sedimentes auf Zylinder. Zylinder mahnen zur Vorsicht, ebenso schlechte Harnausscheidung. Von *Neosalvarsan* werden *16 Injektionen* gegeben zu *0,3*, wie gesagt, die erste Injektion zu *0,15*. Die Dauer der Kur beträgt 20 Wochen. Vor Beginn, im Verlauf und nach derselben werden Blutuntersuchungen gemacht. Wird die Behandlung in den ersten 8 Schwangerschaftswochen begonnen, dann schalten wir nach Abschluß der ersten Kur eine Pause von 4 Wochen ein, hierauf beginnt die zweite Kur. Beginnt die Behandlung erst nach dem 3. Schwangerschaftsmonat, dann muß ohne Einschaltung einer Pause durchbehandelt werden. Nach erreichter Dosis von *5 g Salvarsan* wird abwechselnd *0,1 bis 0,15* injiziert oder aber eine Nachkur mit *Bismogenol* angehängt. Je früher man behandelt, desto besser. Der Spätabort wird weitgehend vermieden, die Zahl der Frühgeburten herabgemindert, die Tragzeit verlängert.

Mit Nachdruck sei darauf hingewiesen, daß das Salvarsan nicht nur dem Kinde, sondern auch der Mutter zugute kommt. Durch die energische Behandlung ist der Verlauf des Wochenbettes ungleich günstiger als bei schlecht oder nicht behandelter Lues. In früheren Jahren, als wir noch nicht systematisch an der Klinik die Serumreaktionen anstellten, kamen wir in so manchen Fällen bei fieberhaftem Verlauf des Wochenbettes, Endometritis mit stechendem Lochialfluß und verhältnismäßig langer blutiger Sekretion erst durch die Anstellung der Wassermannschen Reaktion darauf, daß eine Lues vorliege, die wir ätiologisch für das gestörte Wochenbett anschuldigen mußten. Seit wir in der Schwangerschaft energisch behandeln, werden die Fälle der Endometritis puerperalis immer seltener, ein großer Vorteil für die Mütter, die durch die Behandlung gegenüber den Wundkeimen ungleich resistenter werden als ohne Behandlung.

Behandlung des Kindes. Bei unbehandelten oder mangelhaft behandelten Müttern ergibt sich für deren Kinder immer noch in 20% postnatale Syphilis. Sich selbst überlassen, sind die Lebensaussichten für sie sehr schlecht. Infolgedessen ist eine intensive Behandlung der Neugeborenen dringlich. An der PEHAMschen Klinik wurden mit dieser Intensivbehandlung nach ERICH MÜLLER und der Früh- und Präventivbehandlung nach KLAFTEN ausgezeichnete Ergebnisse erzielt. MÜLLERs Behandlung erstreckt sich auf 12 Wochen und besteht in einer kombinierten *Neosalvarsan*- und *Hg-Schmierkurbehandlung* des Neugeborenen. Die Schmierkur mit *Unguentum cinereum* 0,1 g pro Tag und Kilogramm Körpergewicht, wird im Verlauf des 12wöchentlichen Behandlungsprogramms in der 1. und 2., der 5. und 6., der 9. und 10. Woche durchgeführt. Die Neosalvarsanbehandlung, bestehend in der Gabe von 0,03 Neosalvarsan pro Kilogramm Körpergewicht, besteht in wöchentlich 2 Injektionen, in der 3., 4., 7., 8., 11. und 12. Woche; der Beginn der Salvarsanbehandlung sieht in der 1. Woche die halbe Dosis der späteren Gaben vor. Die an der Klinik PEHAM besonders beliebt gewesene *Bismogenol-Salvarsantherapie* wird 13 Wochen lang in der Weise verabreicht, daß in der 1. Woche 2 Injektionen, die 1. zu 0,1, die 2. zu 0,2 Bismogenol gegeben werden, und von der 2. bis zur 13. Woche die Dosis von 0,2 Bismogenol mit Neosalvarsan kombiniert wird. Die Neosalvarsandosis beträgt in der 2. und 13. Woche die Hälfte, sonst ist sie 0,03 pro Kilogramm Körpergewicht. Für ein Kind von rund 3300 g also macht die ganze Salvarsandosis 0,1, die halbe 0,05, die ganze Wismutdosis *0,2*, die halbe 0,1 pro Injektion aus. Auch die *Spirocid-* und *Protojoduretbehandlung* gibt gute Resultate; am einfachsten ist es, eine Vierteltablette *Spirocid à 0,25 g* mit *Protojoduret à 0,01* abwechselnd ½ Stunde vor dem Anlegen in Muttermilch oder Kamillentee zu geben. Auch in Fällen, wo das Kind ohne manifeste luetische Erscheinungen zur Welt kommt und auch der Nachweis von Spirochäten in der Nabelschnur oder der einer Endarteriitis derselben mißlingt und die Röntgenaufnahme der Knochen nichts Positives im Sinne von Osteochondritis oder Schattenbändern ergibt, ist eine solche Spirocidkur keine Polypragmasie und nur zu empfehlen, wie z. B. auch die Erfolge ED. MARTINS gezeigt haben.

Daß ein luetisches Kind bei seiner Mutter anzulegen ist, auch wenn sie keine Zeichen von Lues aufweist, ist nach unserem heutigen Wissen klar.

Selbstverständlich darf ein Kind mit kongenitaler Syphilis aber niemals einer gesunden Amme angelegt werden.

An dieser Stelle sei gleichzeitig angeführt, daß heutzutage jede Wöchnerin, die als Amme gehen will, unbedingt serologisch untersucht werden muß, um nicht etwa ein gesundes Kind zu gefährden.

Behandlung der Herzkrankheiten.

Herzfehler.

Man kann die Bedeutung der Herzfehler und ihre etwaigen Gefahren weder als praktischer Arzt, noch als Geburtshelfer richtig einschätzen, wenn man nicht die Eigentümlichkeiten des schwangeren Zustandes, soweit sie das Herzgefäßsystem betreffen, wenigstens einigermaßen kennt. Herzfehler in der Schwangerschaft beurteilen und behandeln ist eben ohne derartige Kenntnisse in fruchtbringender Weise nicht möglich. Darum seien die wichtigsten uns angehenden Punkte an dieser Stelle zusammengefaßt.

Schon die Tatsache, daß nur bei systematischer Untersuchung der

Schwangeren die Herzfehler in ihrer wahren Häufigkeit erfaßt werden, wo dies aber nicht geschieht, zum großen Teile — nach FELLNER in sechs Siebentel aller Fälle — unerkannt bleiben, muß für den Praktiker etwas unbedingt Tröstliches haben, d. h. nichts anderes, als daß nur ein ganz geringer Bruchteil aller Herzfehler in der Schwangerschaft überhaupt Beschwerden macht. Die wahre Zahl der Klappenfehler dürfte zwischen 2 und 4 bis $5^0/_0$ schwanken (W. FREY). Heute muß es als fraglos gelten, daß auch das gesunde Weib im Verlauf der Schwangerschaft in annähernd der Hälfte aller Fälle eine Herzvergrößerung erfährt. Hypertrophie und eine gewisse Herzdilatation infolge Vermehrung der gesamten Blutmenge gilt auch für das gesunde Herz und tritt in den ersten Schwangerschaftsmonaten auf. Dies bedeutet eine Mehrarbeit, welcher das gesunde Herz ohneweiters, der Klappenfehler, solange die Muskulatur noch leistungsfähig ist, ebenfalls anstandslos erträgt. Die Frauen mit Klappenfehlern neigen mehr zu starker Herzvergrößerung als die gesunden Schwangeren, während das Pulsvolumen gegenüber dem der normalen zurückbleibt, weil es den Blutzuwachs nicht restlos ins Gefäßsystem zu schleudern vermag. Die Arbeitsleistungen des Herzens sind in der Geburt besonders große. Sie entsprechen einer Marschleistung von rund 30 km Länge (STÄHLER). Der arterielle Druck steigt in der Eröffnungsperiode infolge Verschiebung des venösen Blutes und durch Zunahme der peripheren venösen Füllung. Herzen, die an der Grenze der Leistungsfähigkeit stehen, können schon die Eröffnungswehen nur mehr schwer verarbeiten, weil die Kontraktion der Ventrikel bei dem hohen Füllungsgrad des venösen Systems nicht mehr hinreicht. Während beim Blasensprung der arterielle Druck sinkt, die Füllung der venösen Gefäße des Bauches zunimmt und dadurch die zum Herzen zurückfließende Blutmenge sich verringert, wird bei den Preßwehen der intraabdominelle Druck verstärkt, der Widerstand im Splanchnikusgebiet erhöht und eine Verschiebung des venösen Blutes aus dem Bauch in das übrige Gefäßsystem bewirkt. Ein kritischer Augenblick ist die Austreibung der Frucht mit ihrer zwangsläufigen Überfüllung der Venen des Bauches infolge Absinkens des abdominellen Druckes. Der Puls in der Arteria radialis sinkt. Es ist der Moment des möglichen Choc obstetrical, des sogenannten Leerschlagens des Herzens, das nach FREY als die größte Gefahr für die Kontraktionskraft des Herzens betrachtet werden muß. Je rascher die Ausstoßung der Frucht erfolgt, um so stärker die Verminderung der Herzfüllung, ein Ereignis, das durch eine starke Blutung in der Nachgeburtsperiode noch besonders verschlechtert werden kann. Während bei gesunden Wöchnerinnen das Herz rasch zu seinen normalen Maßen zurückkehrt, bilden sich bei der Kranken Hypertrophie und Dilatation nur allmählich zurück, womit die langsame Erholung Herzkranker im Wochenbett auch anatomisch fundiert ist.

Der Arzt darf sich bei der Beurteilung Herzkranker im schwangeren Zustande von den neueren und neuesten Untersuchungsmethoden besondere

Aufschlüsse hinsichtlich seiner Anzeigestellung nicht erwarten. Aber auch von den klassischen Methoden der Untersuchung bei Herzkranken versagt die Perkussion. Das Röntgenverfahren darf trotz der typischen Bilder nicht in seiner Bedeutung überschätzt werden, weil die Lage und Gestaltsveränderung des Herzens in der Schwangerschaft die Größenverhältnisse nur schwierig zu beurteilen gestattet. Bekanntlich wird ja das Herz vom 7. bis 8. Monat ab durch die Empordrängung der Zwerchfellkuppen verlagert. Bei Mitralstenosen aber muß eine bedeutende Dilatation des linken Vorhofes als Zeichen einer schweren Stenose prognostisch ernst beurteilt werden. Die Elektrokardiographie deckt lediglich Störungen der Rhythmik auf, die bei Schwangeren auch durch toxische Myocardschäden entstehen können (WINKLER). So bleibt dann für den praktischen Arzt die Beurteilung des Gesamtbildes der Kranken bei objektiver Würdigung der Auskultationsbefunde am Herzen, des Verhaltens des Pulses und des genauesten Achtens auf etwaige Dekompensationserscheinungen das Rüstzeug für die Beurteilung des Falles. Weitaus am häufigsten haben wir es mit Mitralinsuffizienz zu tun. Nächstdem kommen Mitralstenosen, selten Aortenfehler, häufiger die *recht ernst* zu nehmenden *kombinierten Vitien* zur Beobachtung. Das systolische Geräusch über der Herzspitze und der betonte II. Pulmonalton zeigen die Mitralinsuffizienz an, das präsystolische Crescenso-Geräusch — an der Herzspitze am lautesten zu hören — die Mitralstenose mit ihrem gleichfalls akzentuierten II. Pulmonalton, das diastolische Geräusch über dem Sternum und das systolische Geräusch rechts über dem 2. Interkostalraum gestatten Aorteninsuffizienz von Stenose zu trennen. Der Pulsus celer wird sich bei der Aorteninsuffizienz immer finden. Akzidentelle Geräusche sind in der Schwangerschaft häufig und entstehen durch Lageveränderungen des Herzens der Hauptsache nach, wenn sie systolischen Charakter haben; sie sind als Gefäßgeräusche aufzufassen, wenn sie diastolisch sind. Bei Myokardschädigungen können Geräusche ganz fehlen. Die akute Myokarditis, deren Erkennung für uns sehr wichtig wäre, stößt leider auf die größten Schwierigkeiten. Man muß sich in solchen Fällen an die Zeichen der kardialen Stauung halten und an das Darniederliegen des Pulses, der frequent und klein gefunden wird. Gerade die hohe Pulsfrequenz kennzeichnet frische Entzündung im Myokard und an den Klappen. Die Anschauung, daß der maximale Blutdruck während der Schwangerschaft eine erhebliche Steigerung erfahre, kann man mit FREY nicht unterschreiben. Das gilt auch für herzkranke Schwangere. Die Druckverhältnisse sind in den einzelnen Phasen der Geburt, wie gesagt, Schwankungen unterworfen und bedeuten für das Herz die Notwendigkeit weitestgehender Anpassung. Nimmt man hinzu, daß die Zirkulation in den Venen eine erhebliche Steigerung erfährt und in den unteren Gliedmaßen mit der Zunahme des abdominellen Druckes gehemmt wird, so bekommt man ein Bild von der schwierig zu leistenden Herzarbeit. Sie gelingt dank der *Reservekraft* des Herzens (Fehlen von Dekompensation in der Anamnese, bzw. promptes Ansprechen des Herzmuskels auf Cardiaca) nach v. JASCHKE in rund 85 bis 90⁰/₀ der Fälle. Bei der gesunden Schwangeren ist die aspirierende Kraft des Thorax auf erhöhte Blutzirkulation nicht herabgesetzt Dagegen bedeutet eine Vermehrung der Blutmenge bei Fehlern des linken Herzens und Lungenstauung, also bei Mitralstenosen die Ursache für die relativ so bald auftretende Kurzatmigkeit und Zyanose (W. FREY).

Die Mehrzahl der Internisten und Geburtshelfer ist sich heute auf Grund der physiologischen Erkenntnisse über die Herzleistung in der Schwangerschaft darüber einig, daß es nicht angeht, einzelnen Herzfehlern in bezug auf die Prognose und demnach auch auf die Therapie sozusagen eine Ausnahmestellung einzuräumen. An der PEHAMschen Klinik kamen wir auf Grund der genauen Verfolgung von 266 Herzfehlern zu der Anschauung, daß der Mitralstenose eine solche Gefahr *nicht* innewohnt, daß es angezeigt wäre, bei jeder, auch der kompensierten Mitralstenose die Schwangerschaft abzubrechen. Gleichwohl ist es richtig, daß der rechte Ventrikel durch die Stauungslunge, die man gerade bei diesem Herzfehler in ihren höchsten Graden findet, besonders belastet ist. Somit ist es kein Zufall, wenn wir unter 17 Todesfällen 8 bei Mitralstenosen und 9 bei Mehrklappenfehlern (Aorta und Mitralis) fanden, keinen aber bei reiner Mitralinsuffizienz. Bei einem guten Zustand des Herzmuskels werden auch die vermehrten Hindernisse der Mitralstenose ausgeglichen. Finden sich aber frische oder auch nur frischere endokarditische Prozesse, so liegen hierin die Ursachen für die Gefahren, weil zwangsläufig der Herzmuskel toxisch geschädigt wird.

Erhöhte Pulsfrequenz, meist über 90, subfebrile Temperaturen, die rektal über 37 am Morgen und am Abend über 37,3 betragen, sind auf endokarditische Vorgänge verdächtig. Darüber darf freilich kein Zweifel herrschen, daß die Schwangerschaft das Rekurrieren einer Endokarditis begünstigt, die auch ausnahmsweise ohne Temperatur verlaufen kann oder mit so geringen Temperatursteigerungen, daß sie entgehen.[1] Wertvoll kann nach den Untersuchungen von FREY der Nachweis einer Anämie sein. Hämoglobinwerte unter $60^0/_0$ und Verringerung der Erythrozyten unter $4^1/_2$ Millionen können als Ausdruck der septischen Schädigung aufgefaßt werden. Freilich wird man die Diagnose der Endokarditis in praxi meist nur vermuten können, und diese Vermutung wird um so mehr Berechtigung haben, je kürzer die Infekte zurückliegen. Darum ist genaues Hinhorchen auf die Anamnese besonders wertvoll. Nebstdem muß man sorgfältigst auf die *Zeichen der Dekompensation* achten. Ausgesprochene Grade der Kreislaufschwäche sind unverkennbar, geringere können verkannt werden. Ödeme müssen als kardiale gegenüber renalen abgegrenzt werden. Besonders wichtig ist die Feststellung der Stauungsleber. Leberschmerz spontan und auf Druck, von den Kranken fälschlich als Magenschmerz (JAGIĆ) gedeutet, ist diagnostisch wertvoll. Klopfempfindlichkeit am Rippenbogen und in der Mittellinie sind auf diese Erscheinung zurückzuführen. Leichte Grade der Zyanose und der Dyspnoe bei ganz geringer körperlicher Anstrengung müssen schon Beachtung finden. Besonders wichtig ist die Beachtung einer Stauungsbronchitis, bei der es so leicht zu pneumonischen Herden kommen kann. Herzfehler bei Schwangeren mit Nephritis, Kyphoskoliose, Fettsucht höheren Grades sind besonders bedenklich. Sie pflegen früh zur Dekompensation zu neigen.

Nun zur eigentlichen Therapie.

---

[1] In Fällen plötzlichen Todes in Schwangerschaft oder Geburt ist nicht ganz selten eine verborgen gebliebene Endokarditis die Todesursache. Der Versuch, wenigstens die Frucht zu retten, kann je nach dem Stande der Geburtswege durch Schnitt oder durch Zange gemacht werden. TAPFER gelang es in AMREICHs Klinik in einem solchen Falle, das Kind durch Zange zu retten.

Gewisse Leitsätze in der Behandlung Herzkranker in der Schwangerschaft soll man auch bei kompensierten Vitien nicht außer acht lassen. Oberstes Prinzip der Behandlung ist *große Schonung* während der Schwangerschaft, mithin vollkommene Einschränkung körperlicher Arbeit. Dagegen sind regelmäßige Atemübungen sehr vorteilhaft, ebenso eine kunstgerechte Massage, die die Gymnastik ersetzt. Es wird in solchen Fällen die herzkranke Schwangere weit mehr zu ruhen haben als die gesunde Schwangere, und man kann mit FREY geregelte Liegekuren einschalten. Bei nervösen Erregungszuständen wirken am besten laue Bäder von 34 bis 35° C, allenfalls mit aromatischen Zusätzen, wie *Kamille, Fichte, Heublumen.* Auch der Herzkühler, gelegentlich kombiniert mit einem Halskühler, täglich durch 2mal 10 bis 20 Minuten angewendet, ist vorteilhaft. *Tinct. Valerianae* ist gegen die nervöse Unruhe ein recht brauchbares Medikament. Nach den Mahlzeiten ist Bettruhe oder zumindest Ruhe auf dem Sofa angezeigt. In der Nacht ist auch bei kompensierten Vitien Unterstützung des Oberkörpers durch einige Polster immer erwünscht. Recht wichtig ist es, die Ernährung so zu gestalten, daß die Patientin nahrhaft, dabei aber möglichst unbeschwerlich ernährt wird. Leicht verdauliche Speisen, häufiger am Tage gereicht, etwa alle 3 Stunden, sind am vorteilhaftesten. Von Fleischsorten Kalbfleisch, Geflügel, von Gemüsen die nichtblähenden, reichlich Kompott, dann besonders die Milchspeisen, Grieß und Reis in der Milch, Puddings, Suppen mit Eieinlagen, Hafer-, Gerstensuppe, Mehlsuppe. Mit der Flüssigkeitszufuhr spare man, auch wenn noch keine Ödeme bestehen. 1 Tasse schwarzer Kaffee nach dem Essen kann unbedenklich erlaubt werden, wenn die Patientin es gewöhnt ist. Auch 1 Glas Wein am Abend schadet nicht. Von größter Wichtigkeit ist die Gründlichkeit der Entleerung des Darms bei Herzkranken, ganz besonders aber bei Schwangeren. Ein Weinglas Bitterwasser oder 1 Kaffeelöffel *Bittersalz* morgens nüchtern in $^1/_4$ Liter warmen Wassers sind namentlich dort anzuwenden, wo Kongestionszustände bestehen. Auch *Kurella* am Abend 1 Kaffeelöffel ist gut. Gegen Blähungen verordne man *Aq. carminativa.*

Hochgradige Pulsbeschleunigung ist nicht nur objektiv von Bedeutung, sondern auch subjektiv für die Patientin sehr lästig; besonders quälend sind Arhythmien. Sie werden durch die WENCKEBACHschen Pillen auch bei Schwangeren gut beeinflußt:

<pre>
Rp. Fol. Digit. 3,0
     Chin. hydrochlor. 3,0
     Strychn. nitr. 0,01
     Mass. pill. q. s. ut. f. pill.
     Nr. XXX
D. S. 3mal 2 Pillen täglich.
</pre>

Schlaflosigkeit, auf die v. JASCHKE gebührend hinweist, ist bei dekompensierten Herzfehlern ein wichtiges Zeichen dieses Zustandes. Husten, und zwar trockener Husten, zeigt oft Stauungsbronchitis an. Es ist verfehlt, bei den ersten Zeichen der Dekompensation die Flinte ins Korn zu werfen und die Unterbrechung der Schwangerschaft vorzuschlagen. Zunächst muß man in jedem Falle das Herz therapeutisch zu beeinflussen versuchen. Erst dann kann man klar sehen, ob die Reservekraft des Herzens die Schwangerschaft weiter tragbar macht oder nicht. Absolute Bettruhe mit mehr minder stark erhöhtem Oberkörper leitet die Therapie ein, deren Wesen die Digitalisierung des Herzmuskels ist. Man gibt *Digitalis* mit oder ohne ein Diuretikum, wie *Euphyllin, Theocin, Coffein,* z. B.:

> Rp. Digital. titr. pulv. 0,1
>   (Euphyllin .... 0,3)
>   (Theocin. natr. acet. ...... 0,3)
>   M. f. pulv. D. tal. dos. Nr. X
> S. 4 Pulver täglich.

oder

> Rp. Infus. fol. Digit. titr. 0,8 bis 1,0
>   (Theobromin. natr. salicyl.   5,0)
>   Aqu. dest. ad 150,0
> D. S. 4mal täglich 1 Eßlöffel.

Man kontrolliert die Harnmenge, beachtet den Puls hinsichtlich seiner Frequenzabnahme und kann im allgemeinen damit rechnen, daß $1^1/_2$ bis 2 g Digitalis notwendig sind, bis der Puls auf etwa 70 bis 80 heruntergegangen ist. Bleibt er dauernd frequent, ist die Digitalismedikation hoffnungslos und der Fall kaum durchzubringen, ohne daß die Schwangerschaft unterbrochen wird. *Digitalis-Dispert-* oder *Exclud-Suppositorien* können in Fällen der Unverträglichkeit vom Magen das Digitalis per os gut ersetzen. In Fällen leichter Dekompensation ist es vorteilhaft, durch Wochen und Monate den Herzmuskel durch tägliche kleine Dosen von *Digitalis-* oder *Scillapräparaten* zu stärken. Man verordnet etwa 2mal täglich *0,1 Pulv. digitalis* oder gibt 40 bis 60 Tropfen der gereinigten Spezialpräparate, wie *Digalen, Digipurat usw.* Am besten schaltet man nach drei Tagen Digitalis wieder 3 Tage Pause ein. Auch Diuretin (Theobrominum natr. salicyl. à 0,3) wende man zeitweise, besonders bei Aortenfehlern, an. Bei Mitralstenosen Schwangerer macht man gerne prophylaktisch von 3mal 10 Tropfen *Digalen* usw. oder von *Digitalispulver à 0,05, Sacch. ad 0,5* durch Wochen hindurch Gebrauch. *Scillapräparate,* denen die kumulierende Wirkung fehlt, sind sehr wertvoll. Man verordnet *Scillaren* oder *Scillikardin* (3mal 20 Tropfen) oder

> Rp. Squam. pulv. Scill. 4,0
>   Pulv. et succ. Liq. q. s.
>   M. f. pill Nr. XX
> S. 3 bis 4 Pillen täglich.

Die intravenöse *Strophantintherapie* bei ausgesprochenem Nachlassen der Herzkraft muß vorsichtig gehandhabt werden, ist dafür aber sehr leistungsfähig. Man beginnt mit $^1/_4$ Ampulle, die man am besten mit 20 ccm Kochsalz oder $40^0/_0$iger Traubenzuckerlösung verdünnt und vorsichtig injiziert. Am nächsten Tag gibt man das doppelte, also $^1/_2$ mg, eine Dosis, bei der man noch in den nächsten Tagen bleiben kann. 1 Ampulle *Euphyllin*, welches mit eingespritzt wird, ziehen wir in schweren Fällen den Zäpfchen vor. Wird man zu einer herzkranken Schwangeren mit ausgesprochen kardialen Erscheinungen gerufen, so wird man nicht bloß mit der eben angeführten Therapie zum Ziele kommen, sondern auch noch gegen die Ödeme energisch vorgehen müssen. In solchen Fällen erweist sich zunächst das sofortige Einsetzen mit einer KARELLschen Milchkur vorteilhaft. Man gibt in den nächsten 3 Tagen 4mal am Tage 200 ccm Milch und fügt jeder Milchportion einen Zwieback zu. Zieht die Kranke Obsttage vor, so gibt man 1 kg Obst im Tag und schaltet später bei der liegenden Patientin 1 bis 2 Obsttage in der Woche ein. So kommt die Diurese meist in Gang.

Nun noch zu Maßnahmen in Fällen *akuter Herzschwäche unter der Geburt*, wie sie gerade für uns praktisch so wichtig sind. Für jede Geburt, mag auch das Vitium kompensiert sein, muß man die Spritze bereit haben. Der durch Digitalis vorbereitete Herzfehler wird zwar nicht in jedem Falle die Injektion nötig haben, trotzdem soll man Phiolen mit *Kampfer* und *Coffein*, allenfalls *Hexeton, Cardiazol, Coramin, Veritol* liegen haben. Im akuten Kollaps, bei dem Versagen des peripheren Kreislaufes, wie er nach Ausstoßung der Frucht sich ereignen kann, ist die intravenöse Injektion von $^1/_2$ mg Strophantin plus 1 mg Strychnin und 0,25 Coffein das beste Mittel, um aus dieser schweren Situation die Frau zu retten, nebst der Bandagierung des Abdomens, noch besser des Auflegens eines Sandsackes oder Schrotbeutels, wodurch die Verblutung in die Gefäße des Splanchnikus verhindert werden soll. Besteht außerdem eine atonische Nachblutung, so muß man Secale (Gynergen) spritzen. Dagegen sei man mit der venösen Verabfolgung von Hypophysenextrakt vorsichtig und gebe ihn eher in kleinen Dosen. Adrenalin vertragen Herzkranke nicht. Kommt man zu einem Fall mit ausgesprochenem Lungenödem, so ist die einzig richtige Behandlungsweise der sofortige kräftige Aderlaß (300 bis 400 ccm), der lebensrettend wirken kann. An ihn schließt man eine Infusion von 200 bis 300 ccm 25%ige Traubenzuckerlösung, wenn nötig, noch eine Strophantininjektion an. In den meisten Fällen wird aber der Geburtshelfer nicht zu einer so dringlichen und gefährlichen Situation gerufen, sondern er kennt seine schwangere Herzkranke von der Schwangerschaft her und ist deswegen auf alle Möglichkeiten vorbereitet. Er hat auch bereits einen Plan für die Geburtsleitung gemacht, der die Geburt per vias naturalis oder die operative Entbindung vorsieht. Auch bei nicht oder nur leicht dekompensierten Herzfehlern kürze man die Geburt per vias naturales in der letzten Phase durch eine Beckenausgangszange, allenfalls in Pudendusanästhesie, unbedingt ab, um die gewaltige Anstrengung der Preßwehen auszuschalten. Vor der Zangenentbindung gebe man unbedingt 2 ccm Ergotin, um einer Atonie vorzubeugen! Bei schwer dekompensierten Herzfehlern mute man der Kranken die Wehenarbeit überhaupt nicht zu, sondern entbinde durch Kaiserschnitt, den man in Lokalanästhesie, aber auch in Evipannarkose machen kann. Mit Äther sei man mit Rücksicht auf die Gefahr von Lungenkomplikationen vorsichtig. Die Lumbalanästhesie *kann* bei Herzkranken wegen der Blutdrucksenkung gefährlich werden (PREISSECKER), so vorteilhaft ihre Wirkung auf den Kontraktionszustand des Corpus uteri ist. Wenn man sie anwendet, so gebe man nur zwei Drittel der üblichen Dosis Percain oder man ersetze sie durch Sakralanästhesie. Bei *Mitralstenosen* hat es Verf. mehrmals erlebt, daß sie, zu Beginn der Geburt in scheinbar guter Verfassung, schon nach einigen Stunden Wehentätigkeit die bedrohlichsten Erscheinungen *akuter Herzschwäche* boten. Gerade für diesen Herzfehler wähle man besonders bei alten I.-Paris die Sectio! Die Mitralstenose ist eben, wie FREY ausführt, mit einer geringeren körperlichen Leistungsfähigkeit überhaupt verbunden, weil der linke Ventrikel infolge seiner schlechteren Füllung in vermindertem Maß, der rechte über Gebühr in Anspruch genommen wird.

Ist eine Herzkranke glücklich durch die Fährnisse der Schwangerschaft und die der Geburt hindurchgekommen, so ist sie deswegen noch nicht gefeit gegen Komplikationen des Wochenbetts, besonders die so deletäre Endocarditis, Thrombophlebitis, Embolie. Aus den mühevollen Nachforschungen von HAUPT wissen wir, daß unter 99 Todesfällen Herzkranker 7 in der Schwangerschaft, 9 in der Geburt und 83! im Wochenbett erfolgten. Größte Schonung, auf Wochen hinaus, bei strenger Bettruhe ist unter ärztlicher Aufsicht notwendig. Ist die Wöchnerin durch die Geburt nicht auffallend geschwächt, so kann sie ohne weiteres stillen.

Eine weitere sehr wichtige Frage ist die, ob man bei Zeichen der Dekompensation in den letzten Monaten der Schwangerschaft die Frühgeburt einleiten oder unter entsprechender Therapie lieber noch zuwarten solle. Besteht nicht eine ausgesprochene, nicht behebbare Insuffizienz des Herzmuskels, ist das Abwarten des natürlichen Schwangerschaftsendes deswegen weit vorteilhafter, weil die Einleitung der Frühgeburt, wie v. JASCHKE betont hat, keineswegs ein gleichgültiger Eingriff ist. Er erfordert übrigens große körperliche Anstrengung und ist zufolge des sich langen Hinziehens der Wehen manchmal geradezu erschöpfend, überdies hinsichtlich der Infektionsgefahren gar nicht gering zu schätzen. Die ausgesprochenen Zeichen der darniederliegenden Herzkraft, insbesondere faßbare Erscheinungen im Endokard oder im Myokard zwingen zur Stellungnahme bezüglich der Beseitigung der Schwangerschaft. Das kann dann in jedem Zeitpunkte der Schwangerschaft der Fall sein und immer wieder wird nur das klinische Bild die Entscheidung herbeiführen. Fälle von ausgesprochener Endokarditis werden wohl am besten unterbrochen. Diese ziemlich allgemeine Anschauung verdient aber auch noch eine wichtige Anmerkung: Der Zustand infolge der Endokarditis kann ein solcher sein, daß der operative Eingriff geradezu zur Todesursache wird, muß man doch damit rechnen, daß infektiöses Material von den Klappensegeln auf die frischen puerperalen Wunden vertragen wird und geradezu Pyämie erzeugend wirkt. Es ist also die Indikation „Unterbrechen infolge Endokarditis" leichter gesagt als getan. Verf. glaubt mit v. JASCHKE, daß man, wo dies angeht, zunächst noch warten soll, bis der Zustand der septischen Entzündung ein besserer geworden ist. Dann kann es geschehen, daß man entweder überhaupt nicht unterbrechen muß oder man unterbricht bei besserem Allgemeinzustand und mit größerer Aussicht auf Erhaltung des Lebens.

So hat Verf. einen Fall von Endokarditis infolge Mitralstenose und Insuffizienz mit konsekutiver Hemiplegie bei einer 6wöchentlichen Schwangerschaft solange beobachtet, bis die Temperaturen annähernd zur Norm zurückgekehrt waren und das Ei zweizeitig unter Anwendung des ausgezeichneten Metranoikters ohne jeden Schaden für die Frau — es war ein Zwillingsei — entfernt werden konnte.

Man darf sich niemals verhehlen, daß der operative Eingriff der Schwangerschaftsunterbrechung bei Herzfehlern höhere Gefahren in sich birgt. Das haben Verf. trübe Erfahrungen an der Klinik wiederholt gelehrt. Insbesondere erweist sich in solchen Fällen gelegentlich das Einlegen eines Laminariastiftes, die Metreuryse, also die zweizeitige Unterbrechung mit der möglichen Sekretstauung als infektionsbefördernd und gefährlich. Hier wird besser die vaginale Sectio in Anstaltsbehandlung gemacht. Dabei muß alles zur Beseitigung eines Kollapses parat sein.

Verf. hat bei einem Fall von dekompensiertem Vitium im 4. Monat der Schwangerschaft, in dem er durch vaginale Sectio unterbrach, unmittelbar nach der Entleerung des Uterus (Zwillinge) infolge der geänderten Kreislaufverhältnisse eine cardiale Insuffizienz von 24 Stunden Dauer in höchst bedrohlichem Maße gesehen, die nur mit Mühe zu beseitigen war.

In den ersten 10 Wochen der Schwangerschaft kann man wohl einzeitig ausräumen. Die künstliche Frühgeburt, deren Gefahren nicht gering sind, wird man womöglich bis zur Lebensfähigkeit des Kindes hinziehen und sie am raschesten ebenfalls durch abdominelle Schnittentbindung rasch und sauber mit der DÖRFLERschen Technik erledigen, der sich Verf. stets auch bei Frühgeburten Erstgebärender bedient, während bei Mehrgebärenden auch die vaginale Sectio sehr Gutes leistet.

Schließlich noch ein Wort zur Sterilisierung der Frau wegen Herzfehler. Die Tatsache, daß Frauen bei einer Gravidität ein Versagen der Herzkraft gezeigt haben, beweist noch nicht, daß es jedes Mal so sein muß. Fälle, wo spätere Schwangerschaften klaglos ausgetragen wurden, haben alle von uns erlebt. Dort, wo aber die Zeichen der Herzschwäche bei jeder Schwangerschaft deutlicher werden, vielleicht lebensbedrohlichen Charakter annehmen, wird man sich zur Sterilisierung wohl entschließen müssen. Es gibt also hier keine allgemein gültigen Regeln, sondern nur solche, die dem Einzelfalle angepaßt sind (vgl. auch die „Richtlinien"). Weit besser ist es, schwer herzkranken

Mädchen die Heirat zu verbieten als herzkranke Schwangere unterbrechen zu müssen oder durch Schwangerschaften gefährdet zu sehen. Dem Hausarzt kommt in dieser Hinsicht, ebenso wie den Eheberatungsstellen, eine bedeutungsvolle Aufgabe zu.

Cor kyphoscolioticum.

Vielfach beherrscht die Anschauung vom unheilvollen Einfluß einer Schwangerschaft auf eine Kyphoskoliose das Denken und Handeln der Ärzte. Trübe Erfahrungen, an einzelnen Fällen gewonnen, sind verallgemeinert worden und der alte Satz LEVRETs, daß Bucklige leicht gebären, ist vielfach vergessen. Geht man aber den Dingen auf den Grund, so sieht man, daß er für die größte Mehrzahl der Fälle von Geburten bei Buckligen nach wie vor zu Recht besteht.

Wenn die Kyphoskoliose an dieser Stelle in ihrer Bedeutung für Schwangerschaft, Geburt und Wochenbett abgehandelt wird, so geschieht es von dem Gesichtspunkt heraus, daß das Herz immer durch dieses Leiden in Mitleidenschaft gezogen wird. Wir wissen aber, daß wir die Kyphoskoliotische als Geburtshelfer nicht nur von der Kraft ihres Herzens her zu beurteilen haben, sondern daß wir den Beckenverhältnissen derartiger Frauen ganz besonders unser Augenmerk zuwenden müssen, wird doch bei krankhaftem Becken und Geburtserschwerung durch dieses gerade die Belastung des kyphoskoliotischen Herzens besonders ernst.

Die Verkrümmung der Wirbelsäule und die Verbildung des Brustkorbes verdrängen die Lunge und das Herz, führen zu Emphysem der Lunge einerseits, zu Atelektase anderseits in den komprimierten Abschnitten und vermehren so die Herzarbeit um ein beträchtliches, zumal Lunge und Thorax andauernd in Inspirationsstellung stehen, wodurch die Atmung oberflächlicher wird und der Hauptsache nach nur vom Zwerchfell besorgt wird. Diese Mehrarbeit des Herzens stellt an die Reservekraft so große Anforderungen, daß ihnen ein solches Herz schwerer gewachsen ist als ein gesundes, da es durch die andauernde Überlastung auch außerhalb des schwangeren Zustandes hypertrophisch und dilatiert ist. So wie beim Herzfehler, können auch die Blutdruckschwankungen unter der Geburt zum plötzlichen Erlahmen des Herzens führen und nach Abgang der Frucht eventuell das Leerpumpen des Herzens bedingen. Bedenkt man noch, daß manche der Kyphoskoliotischen als hypoplastische Wesen ein enges Gefäßsystem aufweisen, so versteht man, daß auch das periphere Gefäßsystem manchmal die Anpassungsfähigkeit an die schwankenden Stromwiderstände des Kreislaufes sehr zum Nachteil des Herzmuskels vermissen läßt. Dies ist die eine Seite des Problems, die andere aber liegt in den *Verhältnissen des Beckens*. Bekanntlich finden wir bei den tiefsitzenden Kyphosen das typische kyphotische Trichterbecken und bei tiefsitzenden Skoliosen und Kyphoskoliosen das schräg verengte Becken, während bei hohem Sitz der Deformität Becken-

anomalien fehlen, da die Kompensation in höheren Abschnitten der
Wirbelsäule und nicht im Becken erfolgt. Es kann aber geschehen,
daß trotz hochsitzender Kyphoskoliose eine Rachitis, die die Kyphoskoliose bedingt hat, auch auf das Becken ihrerseits abfärbend, ein
rachitisch plattes Becken erzeugt, und es kommt weiter vor, daß bei
hochsitzender Kyphoskoliose ein gleichmäßig allgemein verengtes
Becken, entsprechend dem hypoplastischen Körperbau des Individuums
überhaupt, sich findet. Darum muß der Geburtshelfer die Kyphoskoliotische besonders genau auch von Seite des Beckens werten;
dabei kann er sich auf die Erfahrung stützen, daß die schräg verengten Becken nur selten Schwierigkeiten unter der Geburt bieten,
daß auch die Trichterbecken bei reiner Kyphoskoliose meist nicht so
stark quer verengt sind, daß sie die Geburt per via naturales unmöglich machten. Er kann sich auch die weitere Erfahrung zugunsten
einer natürlichen Geburt zugute halten, daß Kyphoskoliotische zunächst zu Frühgeburten neigen, aber auch dann, wenn sie am normalen Ende niederkommen, gerade habituell nicht selten untergewich-
tige Kinder zur Welt bringen.

Es hieße die Augen absichtlich schließen, wollte man an Todesfällen, welche in der Schwangerschaft, ganz besonders aber bei Geburten und im Wochenbett sich bei Kyphoskoliotischen ereignen, vorübergehen (HEIDLER, KLAFTEN). Sie entstehen auf dem Boden des
Erlahmens des Herzmuskels, besonders dann, wenn es sich um
Frauen handelt, die in höheren Lebensaltern sind, bei alten Erstgebärenden, aber auch bei Mehr- und Vielgebärenden, wenn sie in
rasch aufeinander folgenden Geburten niederkamen, oder wenn gar
Attacken eitriger Bronchitis und pneumonischer Infiltration der Lunge
wiederholt dagewesen sind. Auch solche Fälle, bei denen außerhalb
des Puerperiums Dekompensationserscheinungen aufgetreten sind,
müssen prognostisch ernster gewertet werden. Geht man aber die
Todesfälle des Schrifttums näher durch, so muß man vielfach nicht
bloß im Bestehen der Kyphoskoliose mit ihren zwangsläufigen Folgen
auf das Herz, sondern auch in der Art der Geburtsleitung manche
Bedenken erblicken, die bei anderer Durchführung der Geburt vielleicht nicht zur Katastrophe geführt hätten. Was daher die Kyphoskoliose in Schwangerschaft und Geburt anlangt, wird folgendes als
Richtlinie etwa gelten dürfen:

Eine von vornherein pessimistische Beurteilung dieses Zustandes
ist fehlerhaft und durch die Ergebnisse neuerer Arbeiten nicht zu
halten. Eine regelrechte Atmungstherapie soll bei Kyphoskoliotischen
außerhalb der Schwangerschaft stets durchgeführt und während der
Schwangerschaft erst recht fortgesetzt werden. Sie vermag die Strom-
hindernisse wesentlich zu beeinflussen und Dekompensationserscheinungen vorzubeugen. Erkältungen, Durchnässungen sind
dringendst zu vermeiden. Die ersten Lungenerscheinungen sind vorbeugend durch dreiste Transpulmingaben bei strenger Bettruhe und
erhöhtem Oberkörper zu beseitigen. Digitalisierung des Herzmuskels

wird in den letzten Wochen der Schwangerschaft bei normalem Becken und fehlenden Dekompensationserscheinungen in Form periodischer Digitalisierung, wie wir sie beim Herzen beschrieben haben (s. S. 137), anzuraten sein. Bei Zeichen auch nur leichter Dekompensation sind *Digitalisinfus* oder als *Pulver* in der auf S. 137 geschilderten Weise angezeigt. Bettruhe, die über die Zeit der Dekompensation hinausreichen muß, ist nicht zu umgehen. Bei der Bettruhe hat man sorgfältigst darauf zu achten, daß der Buckel nicht aufliege und Dekubitalgeschwüre, die gefährlich werden können, vermieden werden. Seitenlagerung, Unterpolsterung des Buckels sind notwendig. Stuhlverstopfung muß durch *salinische Abführmittel* ebenso beseitigt werden, wie jede zu reichliche Nahrungsaufnahme, die zu verderblichem Zwerchfellhochstand führt, zu unterbleiben hat. Unter der Geburt selbst muß man, wenn auch selten, mit der Möglichkeit der akuten Insuffizienz des Herzens rechnen, wie sie bei den Herzkrankheiten (s. S. 138) erwähnt worden ist. Die Behandlung bleibt die gleiche. Während man beim Versagen des rechten Ventrikels und Lungenödem im Aderlaß und *Strophantus* die Mittel der Wahl hat, wird man bei der peripheren Gefäßlähmung mit *Coffein, Strychnin* und *Strophantin* (s. S. 138) über die Gefahr hinwegkommen.

Schwierigkeiten in der Austreibung infolge Spitzbauch oder Spitzhängebauch können mechanisch dadurch verhindert werden, daß der Spitzbauch hochgebunden wird, was ganz einfach durch Anlegen eines Leintuches geschieht, dessen Zügel am Kopfende des Bettes angebunden werden oder durch eine Laparotomiebinde. Dadurch kommt es zu einer gewissen Gleichrichtung der Fruchtachse mit der Längsachse des Uterus und damit der Wirbelsäule und so zu einer besseren Übertragung der Wehen. Mit Wehenmitteln selbst sei man sparsam und gebe sie nur in kleinen Dosen. *Adrenalin* vermeide man unbedingt. In Fällen leichterer Dekompensation wird man die Frau bis zum Ende der Schwangerschaft, das, wie gesagt, nicht selten verfrüht eintritt, meistens bringen. Die Geburt per vias naturales, allenfalls durch eine Beckenausgangszange beendigt, ist in solchen Fällen anzustreben und gibt gute Ergebnisse. In Fällen ausgesprochener Dekompensation, die trotz Behandlung bis gegen das Schwangerschaftsende andauert, ist die Schnittentbindung das Verfahren der Wahl. Hierbei tritt die Lokalanästhesie als ungemein wertvoll in ihre Rechte. Ist das Becken eng und von Seite desselben nach den ganzen Umständen des Falles mit Schwierigkeiten zu rechnen, weise man den Fall von vornherein der Schnittentbindung zu. Schwere gewaltsame Entbindungen, die lange Narkose fordern, die zu Zerreißungen der Weichteile führen, wirken sich gerade bei Kyphoskoliotischen höchst gefährlich aus. Mit der Sectio caesarea konkurriert unter Umständen erfolgreich die Einleitung der Frühgeburt, welche, durch Metreuryse ausgeführt, recht zufriedenstellende Ergebnisse zeitigt.

Wie die Dinge liegen, erweist sich die Unterbrechung der Schwangerschaft nur in den allerseltensten Fällen als notwendig, um das

Leben der Frau nicht zu gefährden. Krankheiten der Niere (Nephritis) könnten noch am ehesten uns vor eine solche Notwendigkeit stellen.

Behandlung der Magen- und Darmkrankheiten.
Ulcus ventriculi und duodeni.

Der mehrfach geäußerten Meinung von einem unheilvollen Einfluß der Schwangerschaft und des Wochenbettes auf ein bestehendes Ulcus im Sinne erhöhter Perforations- und Verblutungsgefahr stehen neben gegenteiligen Äußerungen vor allem die Untersuchungen von A. SZENES gegenüber, die er am Krankengute der EISELSBERG- und PEHAMschen Kliniken angestellt hat. Aus ihnen geht hervor, daß ulcuskranke Schwangere eine Besserung erfahren, eine Erscheinung, die SZENES mit der verminderten Salzsäureproduktion in der Schwangerschaft, der Beeinflussung der Lage besonders des ptotischen Magens durch den graviden Uterus und mit dem vermehrten Fettansatz erklärt. Etwaige Verschlimmerungen scheinen mit der Tonusverminderung der Bauchdeckenmuskulatur und in Ausnahmefällen auf die Aktivität des Ulcusleidens zurückzuführen sein. Nur tuberkulose Ulcuskranke zeigen in der Schwangerschaft eine hochgradige Verschlimmerung. Frauen, die niemals schwanger waren, kamen nach SZENES in einem früheren Durchschnittsalter zur Operation als solche, die ein- oder mehrmals geboren hatten, ein Verhalten, das eher für einen hemmenden Einfluß der Schwangerschaft auf das Ulcus ventriculi oder duodeni zu sprechen scheint. Jedenfalls gehören Magenperforationen, aber auch Hämatemesis in Schwangerschaft, Geburt und Wochenbett zu den größten Seltenheiten. Ulcuskranke haben auch keine besondere Neigung zu Hyperemesis, schon gar nicht solche, die eine Besserung ihres Zustandes in der Schwangerschaft erfahren. Wenn ein Ulcus ausnahmsweise in der Schwangerschaft perforiert, so kann die Perforation zufolge der geänderten anatomischen Verhältnisse mitten in die freie Bauchhöhle erfolgen. Tritt nicht in den ersten zwölf Stunden operative Hilfe ein, so ist die Lage geradezu trostlos. BIRCHER u. a. betonen, daß konservative wie radikale Eingriffe am Magen gut vertragen werden. Auf die rechtzeitige Erkennung kommt alles an.

Gegen eine möglichst kurze orientierende Röntgenuntersuchung ist bei begründetem Ulcusverdacht nichts einzuwenden. Die übliche Ulcusdiät wird auf den erhöhten Vitaminbedarf der Schwangeren an Vitamin C_1 und B_1 Rücksicht nehmen müssen. Bei erhöhten Beschwerden kann man eine *Larostidininjektionskur* (intramuskulär) machen. Belladonnapräparate und die die Magensäure bindenden Pulver (s. S. 17) finden sinngemäß Anwendung. Bei Blutungen, die auf *Gelatine, Calcium, Afenil, Kongorot usw.* nicht stehen, muß der Chirurg eingreifen.

Carcinoma ventriculi.

Beim Magenkarzinom der Schwangeren sind auch heute noch die Lebensaussichten geradezu trostlos. Das geht aus den älteren Mitteilungen von RUNGE, POLANO, LINDSTEDT und besonders aus der zusammenfassenden Darstellung dieses Gegenstandes von H. H. SCHMID hervor, der 46 Fälle von Magenkarzinom und Schwangerschaft gesammelt und nach allen Richtungen hin beleuchtet hat. Ein begünstigender Einfluß der Schwangerschaft auf das Auskeimen, das raschere Wachstum und die Metastasenbildung ist durchaus möglich, ja wahrscheinlich, doch liegen nicht alle Fälle gleich. Hinsichtlich des Einflusses des Magenkarzinoms auf die Gravidität hebt H. H. SCHMID hervor, daß es in zwei Drittel der Fälle zur Störung der Schwangerschaft kommt, wobei freilich auch jene Fälle mitgerechnet sind, in denen künstlich der Abortus oder die Frühgeburt eingeleitet worden ist. Ob man diese Verhältnisse beim Magenkarzinom der Schwangeren bessern kann, muß dahingestellt bleiben. 1924 mußte SCHMID resigniert bekennen, daß kein einziger Fall eines Magenkarzinoms in der Schwangerschaft geheilt worden ist. Alles kommt natürlich auf die frühzeitig Diagnose an, die gerade beim Magenkarzinom in der Schwangerschaft auf große, vielfach sogar auf unüberwindliche Schwierigkeiten zu stoßen scheint. Trotzdem muß man trachten, Magenbeschwerden, die mit der Gravidität in Zusammenhang stehen, von solchen zu trennen, die scheinbar oder tatsächlich unabhängig von der Gravidität sind. Die Magenbeschwerden der Graviden sind gewöhnlich unabhängig von der Nahrungsaufnahme, wechselhaft, launisch, zeigen nicht den auffallend dauernden Magendruck; das Erbrechen, das so wichtig ist, darf nicht gedankenlos in jedem Falle von Schwangerschaft auf Hyperemesis gedeutet werden, gar dann nicht, wenn es erst unverhältnismäßig spät eintritt und eine Pyelitis ausgeschlossen werden kann. Auffallende Kachexie, besonders aber die Magensteifung sind drohende Zeichen, die in der ersten Hälfte der Schwangerschaft nicht übersehen werden dürfen. Nachweis von Blut im Stuhl und in solchen Fällen Röntgenuntersuchung könnten vielleicht doch dazu führen, die Diagnose rechtzeitig zu sichern und die Frau der Operation zuzuführen. Auch in solchen Fällen wird man operieren, wo metastatische Ovarialkarzinome, Krukkenbergtumoren, mit dem Magenkarzinom vergesellschaftet sind. Freilich ist die Operation in den Fällen von SCHMID nur in etwa 13% möglich gewesen, allerdings Fälle, die aus älterer Zeit stammen. Ist ein Fall bei der Laparotomie als operabel erkannt und ist die Schwangerschaft in die zweite Hälfte vorgerückt, muß wohl die abdominelle Schnittentbindung der Operation am Magen vorangehen. Ist der Fall inoperabel, das Kind lebensfähig, wird auch hier anläßlich der Probelaparotomie die abdominelle Schnittentbindung am besten mit Absetzen des Uterus vorgenommen. Bei einem verlorenen Fall bleibt aber einzig und allein nur die Rücksicht auf das kindliche Leben maßgebend, welches nicht anzutasten ist. Metastatische Ovarialkarzinome sollen nicht hindern, den Versuch der Operation des Magentumors zu machen, wobei die Frage des Zeitpunktes, ob einzeitig, ob zweizeitig, von den Umständen, namentlich vom Zustande der Patientin abhängen wird.

Appendicitis.

Zu dieser ernsten Schwangerschaftskomplikation und der Verbesserung ihrer unerfreulichen Prognose haben seit Jahrzehnten Chirurgen und Gynäkologen in gemeinsamer Arbeit wertvolle Beiträge geliefert. Schon 1910 hat die Zahl der Fälle von Appendicitis und Gravidität, die in das Schrifttum übergegangen sind, die stattliche Höhe von 500 erreicht. Vieles ist geklärt worden, immer aber bleibt die Diagnose Appendicitis in der Schwangerschaft ein sehr ernstes Urteil. Freilich muß man, wenn man von Appendicitis in der

Schwangerschaft spricht, jene Fälle gesondert betrachten, die in die ersten Monate der Schwangerschaft fallen, weil in dieser Zeit der Einfluß der Schwangerschaft auf den Verlauf und die Ausbreitung des Prozesses kein wesentlich anderer ist als zu gewöhnlichen Zeiten und jene, die in spätere Monate der Gravidität oder ins Wochenbett fallen. Vom 4. Monat sind es die anatomischen Veränderungen im Bauchraum, die zu einer Höherdrängung des Coecums und damit der Appendix, zu einer Ausfüllung des Douglas und dadurch zum Fortfall des Schlammfanges der Bauchhöhle führen (Füth). Dazu kommt, wie Szenes ganz richtig bemerkt, eine Herabsetzung der Widerstandskraft des Peritoneums während der Schwangerschaft. Es sei aber hervorgehoben, daß der Hochstand des Coecums samt der Appendix keineswegs immer vorhanden ist, wie die Röntgenuntersuchungen Simons ergeben haben. Freilich hat Schumacher vom 5. Monate in allen seinen 70 Fällen eine weitgehende Verdrängung der Appendix nach aufwärts feststellen können. Da der schwangere Uterus ein unruhiges Organ darstellt, ist er zur Abkapselung bestehender Eiterherde natürlich ungeeignet und seinerseits wieder leicht unter dem Einfluß einer Infektion in Wehentätigkeit zu bringen. Durch diese aber wird die Infektion über die ganze Bauchhöhle leicht vertragen. Mit dem Coecum, das hinaufgeschoben wird, geht leider auch das Netz mit, welches für die Verklebung von Eiterherden eine so wichtige Rolle spielt.

Was die Häufigkeit der Appendicitis in der Schwangerschaft anbelangt, so dürfte sie mehr als $^1/_2$ bis $1^0/_{00}$ nicht überschreiten. Die schlechte Prognose der Appendicitis in der Schwangerschaft beruht nicht allein auf den genannten Umständen. Vielmehr spielt die so oft zu spät gestellte Diagnose eine wesentliche Rolle. Wenn im Kapitel der Pyelitis daraus hingewiesen wurde, daß so manche Frau unter der Diagnose Appendicitis appendektomiert wurde, indes eine Pyelitis vorlag, so muß an dieser Stelle betont werden, daß die Pyelitis differentialdiagnostisch von höchster Wichtigkeit ist und allenfalls nicht nur durch mikroskopische Untersuchung des Harns, sondern auch durch Zystoskopie und Ureterenkatheterismus geklärt werden muß, um sie allenfalls ausschließen zu können. Auch kommen in seltenen Fällen allerdings Pyelitis und Appendicitis gemeinsam vor (Jerlov). Stielgedrehte Ovarialkystome, Extrauteringraviditäten, Cholelithiasis können ebenfalls eine Appendicitis vortäuschen, ein Umstand, der aber insofern ohne wesentliche Bedeutung ist, als er ohnehin die Notwendigkeit zum Eingriff bietet. Es kommt also auf die richtige Diagnose an, für die die erhöhte Pulsfrequenz, die Druck- und Klopfempfindlichkeit der Ileocoecalgegend sowie die Hauthyperästhesie daselbst sehr wertvoll sind. Denkt der Praktiker überhaupt daran, daß eine Appendicitis vorliegen könne, so soll er die Hand von dem Falle lassen und ihn in Anstaltsbehandlung einweisen. Mit H. H. Schmid, G. A. Wagner, Puppel, Bircher, Schumacher u. a. steht Verf. auf dem Standpunkt, lieber einmal zu oft als einmal zu spät zu operieren. In Frühstadien ohne Perforation und ohne Abszeßbildung ist die Mortalität eine verhältnismäßig geringe und erhöht sich kaum gegenüber dem Zustande außer der Schwangerschaft. Nur durch die Frühoperation kann Peritonitis und Abszeßbildung vermieden werden. Da wir nie wissen, ob ein Fall, der sich auch leicht anläßt, zum Exsudat, zur Perforation und damit zur Frühgeburt neigt, müssen wir eben alles tun, um dieses Ereignis zu verhindern und das kann nur durch die frühzeitige Operation geschehen. Je jünger die Schwangerschaft, desto leichter die Diagnose und desto früher die Operation; damit aber bessert sich die Prognose ganz wesentlich — auch hinsichtlich der Erhaltungsmöglichkeit der Schwangerschaft. Erst im letzten Drittel derselben ergeben sich gehäufte Aborten bzw. Frühgeburten. Kommt es zum Abortus nach der Operation, so tritt er nach den Erfahrungen von ZUKSCHWERDT und DOLLÉ in $35{,}7\%$ am 1. Tage nach der Operation als unmittelbare Folge des Eingriffes und am 5. Tage in 44% auf — zur Zeit des Wiedereinsetzens der Darmtätigkeit und der Fortleitung von Erregungsimpulsen auf den Uterus. Später ist die Gefahr des Abortus nur mehr sehr gering. In H. H. SCHMIDS Statistik beträgt die Mortalität $24{,}2\%$. Auf leichte Appendicitisfälle, besser gesagt auf solche im Frühstadium operierte, kommt nach BIRCHER und JERLOV kein Todesfall. Bei lokalisierter Peritonitis erreicht die Mortalität trotz Operation noch $27{,}3\%$, bei diffuser Peritonitis in der Schwangerschaft sogar 80% gegenüber $62{,}7\%$ bei Nichtgraviden. Wer zuwartet, muß damit rechnen, daß 77% der Fälle zugrunde gehen.

Eine gewisse Uneinigkeit, die leicht verwirrend wirken kann, besteht hinsichtlich des Verhältnisses zur Gravidität. Unbestritten ist, daß bei der Operation im Frühstadium der Uterus ein Noli me tangere sein soll. Man wird alles tun, um ihn durch Corpus luteum-Hormon und Opiate, Eupaco, Papaverin (Rp. S. 151) im Ruhestadium zu erhalten und seine vielleicht in die Wege geleitete Sensibilisierung wieder aufzuheben. Die Hauptfrage geht nun dahin, was in jenen Fällen zu geschehen hat, in denen der Uterus an der Abgrenzung des Eiterherdes mitbeteiligt ist. Eine Gruppe von Gynäkologen hält auch dann die Belassung der Schwangerschaft für richtiger, werde doch dem einen Eingriff der Appendektomie und der Abszeßeröffnung nicht noch ein zweiter hinzugefügt. Die andere Lehre geht dahin, daß man in Fällen, in denen eine diffuse Peritonitis besteht, und in denen der Uterus sich bereits in Wehentätigkeit befindet, zunächst die Appendektomie ausführt und nach möglichst vollständiger Eiterentleerung und provisorischer Versorgung der Bauchwunde den Uterus durch vaginale Sectio mit frischen Gummihandschuhen und frischem Instrumentar entleert, nachher nochmals die Bauchhöhle besichtigt, den letzten Eiter entfernt und zur Drainage schreitet, ein Vorgehen, welches besonders von PANKOW, PUPPEL, FRÖMMEL und SCHMID befürwortet wird. SCHUMACHER verlangt die vaginale Sectio durch einen zweiten Operateur bereits dann, wenn die Wandungen des perityphlitischen Abszesses teilweise vom schwangeren Uterus oder den Adnexen gebildet werden, weil er die Gefahr des Weheneintrittes und damit die Zerreißung der Verwachsungen für zu groß hält. Bei diffuser Peritonitis rät er zur Ausspülung der Bauchhöhle mit Kochsalzlösung und verhält sich hinsichtlich der Drainage je nach der Art der Erreger. Bei Kolibazillen verschließt er die Bauchhöhle, nachdem er noch durch ein Drain 200 ccm Pregllösung eingegossen hat. Bei Streptokokken- oder Staphylokokkeninfektion läßt er aber die Bauchhöhle der ganzen Länge nach offen. Die Resultate SCHUMACHERS, der von 20 Frauen 19 mit Erfolg operierte, sind sehr beachtenswerte. In solchen Fällen ist das Eingießen von Peritonitisserum empfehlenswert. Ist einmal das Frühstadium einer Appendicitis in gravida übersehen worden und ein deutlicher Douglasabszeß vorhanden, genügt die hintere Kolpotomie und bringt rasch Heilung.

Bei der Operation im frühen Stadium der Schwangerschaft ist der Wechselschnitt als physiologischer, durch die Wehen kaum beeinflußbarer Schnitt gut, bei fortgeschrittener Gravidität aber schafft der pararektale Schnitt einen besseren Zugang (ZUKSCHWERDT und DOLLÉ).

Seltener als in der Gravidität kommt im *Wochenbett* der appendizitische Anfall vor, einfach deswegen, weil das Wochenbett kürzer dauert als die Gravidität. Er ist in diesem Zustande der Gestation besonders leicht verkennbar. Wie oft finden wir nicht im Wochenbett peritoneale Reizzustände, die meist auf Puerperalprozesse zurückzuführen sind, die aber auch einmal appendikaler Natur sein können. Wie leicht kann man im Wochenbett, wenn man nicht sehr darauf achtet, Koliken oder appendikale Schmerzen mit Nachwehen verwechseln, und wie schwierig ist erst die Differentialdiagnose zwischen akuter Appendicitis und Erkrankung der rechten Adnexa. Darum ist die Prognose im Wochenbett sehr schlecht. Nach SCHMIDS Zusammenstellung starben von 18 nicht operierten Frauen 13, von 4 operierten 3. Also auch hier Frühoperation, selbst um den Preis einer irrigen Annahme einer Appendicitis, wo einmal eine Erkrankung der rechten Adnexa vorliegt, und das um so mehr, als ein Probebauchschnitt eine Adnexentzündung auf dem Boden der durch den Bauchschnitt entstehenden Hyperämie durchaus nicht ungünstig beeinflußt.

In Fällen, in denen während der Schwangerschaft Beschwerden bestanden, die auf katarrhalische Appendicitis hindeuten, Beschwerden, die sich vielleicht in einer zweiter Schwangerschaft wiederholen, wird man wohl außerhalb der Schwangerschaft die Appendektomie machen.

Enteritis.

Darmkatarrhe kommen bei Schwangeren auf Grund von Diätfehlern namentlich zur Sommerszeit nicht selten zur Beobachtung. Sie können Wehen infolge der Darmtenesmen vortäuschen und vielleicht einmal einen wehenbereiten Uterus auch in Tätigkeit bringen. Ist eine Enteritis festgestellt, tut man auch bei der Schwangeren gut, den Darm gründlich durch 2 Eßlöffel *Rizinus* zu reinigen und erst ruhigzustellen, bis die Stühle ihren aashaften Geruch verloren haben. Jetzt gibt man 3mal täglich 1 Eßlöffel *Tierkohle* in Tee, Schleimsuppen und Zwieback. Rasche Besserung bringt auch eine Apfelkur mit frischen geschabten Äpfeln.

Unter dem Einfluß der Störung der Lebensnerven kommen in seltenen Fällen sogenannte idiopathische Schwangerschaftsdiarrhöen vor, die fast unstillbar werden können. Nach L. SEITZ gefährden sie das Leben aber nicht. Sie bevorzugen die erste Hälfte der Gravidität. Man versuche es mit *Belladonnapräparaten (Belladenal, Bellergal), Bismut. subgallic 0,5, Extract. Bellad. 0,02.* M. f. p. D. S. 3 Pulver täglich. Den Meteorismus bekämpfe man mit *Eucarbon, Tierkohle, Adsorganbolus.* Vgl. auch Colitis mucosa S. 87.

Bandwurmbeschwerden haben wir bei Schwangeren wiederholt, und wie es scheint, sogar unter dem Einfluß der labilen Magenverfassung auch besonders betont gefunden. Sehr starker Speichelfluß, vollkommene Appetitlosigkeit und tetanoide Zustände können auch in der Schwangerschaft einmal eine Bandwurmkur angezeigt erscheinen lassen. Das ungefährlichste Mittel ist das *Filmaron*, das in mehr als $1^{1}/_{2}$ Millionen Fällen angewendet, angeblich keinen ernsten Zufall erzeugt hat. Nachdem man am Abend ein mildes Abführmittel (z. B. den *Frauentee* [S. 39] oder *Aqua laxativa* 1 bis 2 Eßlöffel) gegeben hat, läßt man nach dem Frühstück (Tee mit Zwieback) 3 Kapseln Filmaron und 2 Stunden später 25 g *Magnesium sulfuricum* in 300 g Zuckerwasser gelöst nehmen. Wenn der Wurm nicht abgeht, schickt man ein Kochsalzklystier nach (v. MILTNER).

Krankheiten der Gallenwege.

Bekanntlich ist beim weiblichen Geschlecht die Gallensteinkrankheit 4- bis 5mal so häufig als beim Mann und das nicht zum geringsten Teil durch die Eigentümlichkeiten der Schwangerschaft, die die Entstehung der Gallensteine begünstigt. Dies ist zum Teil mechanisch durch die Raumbeengung durch die wachsende Gebärmutter, zum Teil aber durch die veränderte Säftemischung bedingt. Der Cholesteringehalt und auch der Bilirubingehalt des Blutes ist in der Schwangerschaft vermehrt, während der Gehalt an Cholesterin in der Galle selbst vermindert ist. Nach der Geburt wird das im Blute zurückgehaltene Cholesterin frei und zum großen Teil mit der Galle ausgeschieden. So finden wir gerade im Wochenbett so häufig die ersten Schmerzanfälle bei früher schmerzfreien Frauen auftreten. Wenn man noch hinzunimmt, daß nach SEITZ die Schwangerschaft auf dem Wege der Lebensnerven zu spastischen Zuständen der Gallenausführungswege führt — Zustände, die sich in Schmerzen in der Gallenblasengegend und im Magen äußern —, so versteht man, daß leicht Koliken entstehen können. Sie werden auch dadurch bewiesen, daß die von D'AMATO und GMELIN bei Schwangeren durchgeführte Cholezystographie in solchen Fällen kein Kontrastmittel im Röntgenbild erkennen läßt. Der von denselben Autoren mit der Duodenalsonde erhobene Befund von Eiweiß, viel Epithelien und Cholesterinkristallen spricht für eine Strombehinderung, vielleicht sogar für einen gewissen Stauungskatarrh, der das Entstehen von Gallensteinen leichter möglich macht. Gerade die spastischen Zustände können auch schon in früheren Monaten der Schwangerschaft unangenehm in Erscheinung treten. Wenn es auch schwierig ist, im Einzelfalle zwischen Entzündung der Gallenblase, Gallensteinen und Krampf der Gallenwege auf vegetativer Grundlage zu unterscheiden, das eine ist gewiß, daß in späteren Monaten der Schwangerschaft die Tastbarkeit der Gallenblase leichter wird und sich dadurch diagnostisch für uns einfacher stellt. Für die Praxis spielen weniger klassische Anfälle als vielmehr die Vorboten der Krankheit, welche den akuten Anfall einleiten und auch bei der chronischen Entzündung immer wieder im Vordergrunde stehen, die Hauptrolle. Dumpfes Gefühl im Magen, Rückenschmerzen, Schmerzen in der rechten Schulter, mangelnder Appetit, Brechneigung, besonders nach Diätfehlern, das sind so die Angaben, die von uns Geburtshelfern meistens rein schematisch als durch die Schwangerschaft bedingte Magenverstimmungen angesehen und nicht weiter beachtet werden. Doch sind sie so und so oft die übersehenen Vorboten eines akuten Anfalles, der noch in der Schwangerschaft oder im Wochenbett kommt. Es kann sich nun um eine Entzündung der Gallenblase handeln oder um einen mechanischen Verschluß des Ausführunsganges, seltener liegt Ikterus vor als Zeichen des Steinverschlusses. Wo es sich um Frauen handelt, die schon lange an Koliken leiden, gelingt es gelegentlich, die prall gespannte Gallenblase (Hydrops, Empyem) zu tasten, wie dies Verf. 2mal im Wochenbett sah.

Wie verhält sich nun der Geburtshelfer in derartigen Fällen?

Da erfahrungsgemäß die bei den meisten Frauen anzutreffende Obstipation in der Schwangerschaft meist noch vermehrt wird, muß man prophylaktisch gerade bei Frauen, die zu Gallenkoliken neigen, die größte Aufmerksamkeit auf den geregelten Stuhlgang lenken. So wird man so manchen Fall über die Gefahren der Cholelithiasis in der Schwangerschaft hinwegbringen. Verf. hat sich hinsichtlich der Vorschriften für den geregelten Stuhlgang gerade bei Frauen, die zu Cholelithiasis neigen, die regelmäßige Verordnung des Leubeschen *Pulvers*

Rp.   Natr. sulfur. sicc.
Natr. bicarbon., pulv. rad.
· Rhei, Eleosach. foeniculi aa 20,0
Extract. Belladonn. 0,5
S. 3mal täglich eine Messerspitze nach
den Hauptmahlzeiten in einem Löffel
Wasser.

sehr bewährt. Selbstverständlich ist ohne eine entsprechende Diät nicht auszukommen. Wesentlich ist, daß eine gemischte Kost gegeben wird, die die Gallenflut im Gange hält. Es soll auch nicht zu wenig gegessen werden. Häufige Nahrungsaufnahme kleiner Mengen, allenfalls auch einmal in der Nacht, am besten 1 Glas Milch und etwas Zwieback oder Keks sind anzuraten, alkalische Mineralwässer von Vorteil; jede kalte Speise und jede kalte Flüssigkeit wirkt sehr leicht Anfälle auslösend. Alles, was bläht, also alle Hefespeisen, frisches Obst, aber auch die blähenden Gemüse, wie Kohl, Kraut, Linsen, Erbsen, Bohnen, Gewürze, ferner Schweinefleisch, Selchwaren, Wild, Bratensauce sind ebenso verboten wie Gänsefett. Gute Butter und Öl können ohne weiteres genommen werden, auch Kalbfleisch und Huhn sind ebenso erlaubt wie die Kohlehydrate Kartoffeln, Grieß, Reis, Mehl, Sago usw. Dagegen sind die cholesterinreichen Eier, Hirn, Leber und Niere und schwarzer Kaffee nicht am Platze. Teemischungen, besonders *Pfefferminztee, Kamille*, werden gerne genommen. Bewährt hat sich die Vorschrift:

Rp. Herba Equiseti
Herba Absinthi
Folia Trifol. fibrini .... aa 30,0
S. Tee, morgens nüchtern und abends
vor dem Schlafengehen je 1 Tasse
(1 Teelöffel auf 1 Schale Wasser, durch
5 Minuten kochen lassen).

Nicht minder wichtig als eine richtige Diät sind regelmäßige Atemübungen, allenfalls verbunden mit Massage, besonders des Rippenbogens. Beides wirkt gallenfördernd (s. S. 31). Es ist klar, daß man einer Schwangeren und einer frisch entbundenen Wöchnerin eine Operation nur dann zumuten wird, wenn sie tatsächlich aus der Indicatio vitalis heraus gemacht werden muß. Ebenso einleuchtend aber ist es, daß man wegen der Schwangerschaft nicht einen Fall in einen verderblichen Zustand gleiten läßt, denn auch in der Schwangerschaft und im Wochenbett gibt eine unter günstigen Verhältnissen ausgeführte Operation immer noch gute Resultate. Beim ersten akuten Gallensteinanfall, aber auch beim Hydrops, wird man nicht gleich zum Messer greifen, sondern durch konservative Maßnahmen zum Ziele zu kommen suchen. Das gilt besonders für die zweite Hälfte der Gravidität, wo man nur aus zwingender Anzeige operieren wird. Solche Zustände können unter entsprechender Behandlung ganz abklingen. So gelang es ZUKSCHWERDT und DOLLÉ von 39 derartigen Fällen 24 ohne Operation durch die Schwangerschaft durchzubringen. Absolute Bettruhe, heiße Dunstumschläge mit Thermophor, in Ermangelung eines solchen heiße irdene Deckel, heiße Kamillenumschläge, Fasten, als Getränke heißer Kamillentee oder heiße Milch und schlimmstenfalls die *Morphiumspritze* (0,02) lassen den Anfall kupieren. *Eupaco*zäpfchen oder

Rp. Papaverin. hydrochlor. 0,04
Extract. Belladonn. 0,02
But. Cac. ad 2,0
M. f. suppos. an. S. 2 bis 3 Zäpfchen
täglich.

genügen für leichtere Fälle, bzw. werden zur Fortsetzung der Therapie verwendet. Sorgfältig achte man auf die Temperaturen und sei in Fällen, wo die Temperatur über 38⁰ C erreicht, rasch mit einem Konsilium mit einem Chirurgen zur Hand, denn liegt ein Empyem vor (Gefahr des Platzens!), sind Zeichen einer beginnenden Peritonitis da, so muß man operieren. Ist der Allgemeinzustand schlecht, so genügt die Anlegung einer Gallenfistel, ein einfacher Eingriff, der raschest Besserung bringt. Wir haben von den Chirurgen gelernt, daß bei gehäuften Anfällen, besonders im Beginne der Gravidität, ohne Bedenken und ohne wesentliche Gefährdung der Frau operiert werden kann, gar bei jungen kräftigen Frauen. Besteht Ikterus, und zwar Steinikterus, so soll man nie zu lange warten. Die Infektionsmöglichkeit, die davon ausgeht, und die Gefahren der Cholämie sind zu groß, als daß man sie heraufbeschwören sollte. Wartet man bei echtem Steinikterus länger als 8 Tage, kommt auch die Frucht in große Gefahr. Was nun die Frage anlangt, ob durch die Operation in der Gravidität die Frucht gefährdet werde, so muß man mit Schmieden sagen, daß in den ersten 5 Monaten die Gefahr der Schwangerschaftsunterbrechung durch die Operation gering ist. In den letzten 3 Monaten aber wird sie groß. Fast die Hälfte der Früchte geht vorzeitig ab, gar bei schweren, langdauernden Operationen, schlechter Narkose und großen Blutverlusten.

Der praktische Arzt wird auch häufig gefragt, ob nicht eine Cholezystektomie infolge der Bauchnarbe zu Hernienbildung und bei späteren Schwangerschaften zu Schwierigkeiten bei der Entbindung Veranlassung gibt. Der rechtsseitige Rippenbogenschnitt ist in dieser Hinsicht günstig.

H. H. Schmid betont, daß Frauen nach Cholezystektomie in späteren Schwangerschaften von der Krankheit verschont bleiben, während dies bei palliativen Eingriffen nicht als Regel gelten könne, doch hat Bernhard trotz Cholezystektomie in späteren Schwangerschaften Beschwerden und, wie Verf., auch Ikterus gesehen.

Die Schwangerschaftsunterbrechung kommt bei der Gallensteinkrankheit überhaupt nicht in Frage. Sie ist, wie H. H. Schmid in seiner Studie schon 1923 betont hat, entweder eine Scheinindikation oder ein Irrweg.

Pankreatitis in der Schwangerschaft zu diagnostizieren, ist mehr als eine Kunst, ist doch die Erkennung dieses Zustandes schon außerhalb dieser Zeit so unendlich schwierig. Treten bei einer gallenkranken Schwangeren plötzlich heftigste Schmerzen in der Oberbauchgegend ein, rufe man den Chirurgen, der vielleicht bei sofortiger Operation noch Hilfe bringen kann.

Toxischer Ikterus, akute gelbe Leberatrophie.

Schon bei der Besprechung der Hyperemesis ist auf die Bedeutung eines etwa auftretenden Ikterus verwiesen worden, der das unstillbare Erbrechen als besonders ernst zu nehmen zwingt. Der idiopathische Schwangerschaftsikterus kann aber auch ohne Hyperemesis auftreten und entweder stürmisch oder mehr schleichend verlaufen. Man weiß von Fällen von Schwangerschaftsikterus, die sich in jeder Gravidität bei derselben Frau wiederholen, ohne gefährliche Symptome zu machen (rezidivierender Schwangerschaftsikterus), und von anderen, die in den schrecklichen Zustand der akuten gelben Leberatrophie schließlich übergehen.

Für die Fragen der Therapie ergibt sich die Folgerung, jeden Fall von Ikterus in der Schwangerschaft mit Mißtrauen zu betrachten, sofern nicht wirklich ein blander katarrhalischer Ikterus, bzw. ein Steinverschluß (s. S. 152) vorliegt (L. Seitz). Unklare Fälle gehören in klinische Obhut, zumal der positive Ausfall der direkten van den Berghschen Bilirubinprobe im Verein mit Erbrechen, Benommenheit und zunehmender Gelbfärbung den Versuch der Lebensrettung durch Abbruch der Schwangerschaft dringlich macht. Bei einer ausgesprochenen akuten gelben Leberatrophie kommt man damit trotz *Traubenzucker*infusion und *Insulin*behandlung und *Dorylinjektion* (1 Ampulle) wohl immer zu spät.

In Fällen einfachen *katarrhalischen Ikterus* sei man in der Schwangerschaft, namentlich hinsichtlich der Diät, sehr sorgfältig, um die durch die Graviditätsumstellung ohnedie belastete Leber nicht noch mehr zu schädigen. Die Kost soll im wesentlichen aus Kohlehydraten bestehen, Fett und Fleischzufuhr muß sehr stark gedrosselt werden: Brot mit Marmelade, Honig, wenig Butter zum Frühstück, zu Mittag Suppen mit Teigeinlagen usw., Kompotte, nichtblähende Gemüse, Mehlspeisen, abends Milchspeisen, Kartoffelbrei, Brot, Kefirmilch. Dazu verabreiche man *Dextropur* 3 bis 4 Eßlöffel in Fruchtsäften. Die typische Karlsbader Kur mit *Mühlbrunn* haben wir auch bei derartigen Fällen in der Schwangerschaft immer ohne Schaden, sehr zum Nutzen der Kranken, machen lassen. Durch sie wird der Stuhlgang geregelt und die Gallensekretion gefördert.

In Krauls Fall von *Lebercirrhose* hatte die Schwangerschaft keinen verschlimmernden Einfluß, doch ist bei dieser Krankheit Verblutung aus den erweiterten Venen des Ösophagus unter der Geburt beobachtet.

Behandlung chirurgischer Krankheiten.
Bösartige extragenitale Geschwülste.

In die alte Auffassung von der unbedingt unheilvollen Bedeutung einer Schwangerschaft für ein Karzinom irgendeines Organs haben spätere Beobachter so manche Bresche geschlagen. Während man für das Uteruskarzinom (s. S. 196) heute geneigt ist, dem früher allgemein angenommenen ungünstigen Einfluß nicht durchwegs zuzustimmen, müssen wir an einem solchen bei anderen Krebsen, insbesondere beim Brustkrebs, beim Magenkrebs, beim Krebs des Darms, beim Krebs der Schilddrüse und der Thymus in der Schwangerschaft festhalten. Voraussetzung für eine brauchbare Beurteilung der einzelnen Fälle und für Verwertbarkeit von allgemeineren Gesichtspunkten aus ist es zu wissen, ob es sich um Fälle handelt, in denen zum bestehenden Karzinom eine Schwangerschaft hinzutritt oder um solche, in denen die Entwicklung des Karzinoms auf dem Boden der Schwangerschaft vor sich gegangen ist. Diese sind anders zu bewerten als jene, zeigen sie doch die Disposition der Kranken zum Karzinomwachstum. Jedenfalls geht aus den gesamten Fällen von Krebs und Schwangerschaft hervor, daß sowohl beim Uteruskarzinom, als auch beim Karzinom der Brust und des Rektums, um nur die wichtigsten zu nennen, jene Fälle häufiger sind, in welchen der Krebs im Anschluß an eine Gravidität sich entwickelt, als jene, wo er der Schwangerschaft vorausgeht, also eine Krebskranke schwanger wird. Es ist hier nicht der Ort, diese wichtige Erscheinung breit zu besprechen, Tatsache ist, daß die Schwangerschaft einen entscheidenden Einfluß auf die Entstehung des Karzinoms zu nehmen vermag, wofür auch so manche Parallelen im Stoffwechsel der Graviden und der Krebskranken sprechen. Für den unterschiedlichen Einfluß der Schwangerschaft auf Karzinome erscheint am wichtigsten die Erklärung WAGNERS, der, an die biologischen Ähnlichkeiten zwischen Schwangeren und Tumorkranken anknüpfend, annimmt, daß entweder durch Ausfall oder anderweitige Bindung von Schutzstoffen, welche die Tumoranlagen bis zum Eintritt der Schwangerschaft latent lassen, die Geschwülste in der Schwangerschaft wachsen oder daß eine Änderung in der Säftemischung eintritt, die dem Aufgehen der Geschwulstzellen günstig wird. Weil die Stoffwechselveränderungen in der Schwangerschaft aber keine einheitlichen sind, ist auch das Wachstum mancher Geschwülste in der Schwangerschaft kein einheitliches, manchmal langsam, manchmal schnell. Die offenkundig nicht so ungünstige Beeinflussung eines Uteruskarzinoms durch die Schwangerschaft kann mit WAGNER durch allenfalls vorhandene örtliche Schutzstoffe, mit A. MAYER durch die Erstarkung des Bindegewebes gegenüber dem Epithel erklärt werden.

Im allgemeinen wird der Praktiker Fälle von Karzinom welchen Organs immer bei Schwangeren von folgenden Gesichtspunkten zu betrachten haben: Zunächst ist das Karzinom operabel oder nicht; ist es operabel, kommt nur die sofortige Radikaloperation des Tumors in Frage. Ist das Karzinom inoperabel, gleichviel, welches Karzinom es ist, so können wir nur unser ganzes Streben auf die Erhaltung des Kindes richten und haben dasselbe möglichst schonend bei der Geburt zu entwickeln. Die Früchte zeigen übrigens meist trotz des konsumierenden Leidens der Mutter eine auffallend gute Entwicklung.

Hinsichtlich unserer Stellungnahme zu den wichtigsten extragenitalen Karzinomen sei noch folgendes bemerkt:

Selbst wenn es richtig sein sollte, daß Geburt und Stilltätigkeit einen gewissen Schutz vor *Mammakarzinom* bedeuten (LEHMANN), so ist damit noch nicht gesagt, daß eine Schwangerschaft einen günstigen Einfluß auf ein gleichzeitig bestehendes oder schon operiertes Mammakarzinom ausübt (ODERMATT). Es ergibt sich vielmehr ziemlich übereinstimmend aus den vorliegenden Berichten, daß die Gravidität eine Verschlimmerung des Karzinoms bewirkt. Während der Schwangerschaft ist das Wachstum beschleunigt, die Metastasenbildung erscheint begünstigt, sei es noch während der Tragzeit, sei es nach der Geburt. Eine Reihe von Chirurgen glaubt auch die Ergebnisse radikal operierter und nachbestrahlter Fälle im Sinne nicht zu erwartender Rezidive und Metastasen durch eine neue Schwangerschaft gefährdet, wovon nur beginnende Fälle eine Ausnahme machen sollen (ODERMATT). Tatsache ist, daß WOLFF unter 13 einschlägigen Fällen keinen länger als 10 Monate rezidivfrei sah, und von den schwangeren Mammakarzinom-

kranken der KIRSCHNERschen Klinik überlebte keine der 7 Frauen den
Zeitraum von 2 Jahren. Daß man beim operablen Karzinom der
Mamma an die Feststellung sofort die Operation anzuschließen hat, in
welchem Monate immer die Frau sich befindet, ist ebenso klar wie
unser Verhalten beim inoperablen Karzinom. Hier können wir nur
mehr das Leben des Kindes erhalten. Geteilt aber sind die Anschauungen darüber, ob man bei operablen Karzinomen nicht auch die Schwangerschaft abbrechen solle, bzw. bei einer eben Operierten eine neue
Schwangerschaft zu beseitigen habe, um den möglichen schlimmen
Einfluß auszuschalten. ODERMATT hält dies in fortgeschrittenen Fällen
von Brustkrebs für angezeigt, wenigstens bei Gravidität vor erreichter
Halbzeit. Denselben Standpunkt nehmen DOEDERLEIN und v. REDWITZ
ein. KIRSCHNER rät zur Unterbrechung, wenn nicht in längstens
4 Wochen ein lebensfähiges Kind zu erwarten ist. v. FRANQE hält —
wohl mit Recht — diese schwierige Frage nicht für allgemein bindend
zu beantworten, betrachtet die Unterbrechung immer als Ausnahmefall
und v. JASCHKE lehnt sie ab.

In einem einschlägigen Falle Verf.s entschied sich die Patientin selbst
für die Belassung ihrer Schwangerschaft. Sie war unmittelbar nach der
Operation des Brustkrebses — noch nicht prophylaktisch zu Ende bestrahlt —
zum 5. Male schwanger geworden und trug aus, obwohl der Chirurg mit
Rücksicht auf die mitentfernten karzinomatösen Axillardrüsen die Beseitigung
der Schwangerschaft dringend geraten hatte. Patientin ist zur Zeit, 2 Jahre
nach der Geburt, rezidivfrei.

Jedenfalls wird man Frauen, die wegen Mammakarzinoms vor
kurzem operiert worden sind, zur Konzeptionsverhütung raten.

Rektumkarzinom und Schwangerschaft sind keine ganz seltene,
aber auch keine häufige Kombination, jedenfalls seltener als Uteruskarzinom und Schwangerschaft. Bis jetzt sind rund 60 Fälle niedergelegt.

Häufiger tritt in einer schon bestehenden Schwangerschaft ein
Rektumkarzinom auf, als daß eine Frau mit Rektumkarzinom schwanger wird.

Dieser Umstand, weiter das jugendliche Alter der Karzinom-
trägerinnen und die an eigenen einwandfreien Beobachtungen erhärtete
Tatsache wiederholten Auftretens von primären (nicht metastatischen)
Darmkarzinomen bei ein und derselben Patientin, jedesmal während
einer Schwangerschaft, lassen es unzweifelhaft erscheinen, daß die
Gravidität eine gewisse Bereitschaft für das Rektumkarzinom zu
schaffen vermag. In dieser Hinsicht sind besonders erblich belastete
Frauen und solche mit Polyposis recti gefährdet.

Aus den Beobachtungen der HOCHENEGGschen Klinik geht weiter
hervor, daß die Schwangerschaft in einzelnen Fällen, namentlich bei
disponierten Personen zu rascherem Wachstum des Rektumkarzinoms
führen kann.

Eine besondere Bösartigkeit der Tumorzellen unter dem Einflusse
der Schwangerschaft läßt sich nicht erweisen.

Die Operabilität des Mastdarmkarzinoms im Zusammenhang mit

einer Schwangerschaft ist, soweit sich dies aus einer verhältnismäßig kleinen Zahl von Fällen ableiten läßt, eine auffallend hohe. Die primären Operationserfolge waren in den Fällen der Klinik HOCHENEGG ausgezeichnete, aber auch Dauerheilungen kamen zum mindesten im selben Ausmaß in Fällen von Rektumkarzinom und Schwangerschaft wie in Fällen von Rektumkarzinom ohne diese Kombination vor.

Bei operablen Fällen ist der sakrale Weg die Methode der Wahl. Die Unterbrechung der Schwangerschaft ist aus operationstechnischen Gründen nach dem 4. Monat der Schwangerschaft anzuraten. Die in der Geburtshilfe üblichen einfachen Methoden der Einleitung des Abortus, bzw. der Frühgeburt haben sich hierzu als durchaus brauchbar erwiesen. Werden bei operablem Rektumkarzinom am Ende der Schwangerschaft operative Entbindungen nötig, was keineswegs immer der Fall ist, so muß mit Rücksicht auf die Möglichkeit schwerer Verletzungen der Mutter besonders vorsichtig zu Werke gegangen werden.

In inoperablen Fällen dominiert das Leben des Kindes, das bis zum normalen Ende der Schwangerschaft zu erhalten ist. Der Ablauf der Geburt ist bei inoperablem Mastdarmkrebs hauptsächlich vom Sitz und der Ausbreitung des Tumors und der Größe des Kindes abhängig. Spontangeburten kommen auch hier vor, doch ist oft die Notwendigkeit geburtshilflicher Operationen oder gar der Schnittentbindung gegeben. Sie wird am besten in Form der PORROschen Absetzung des Uterus gemacht, um eine Infektion möglichst auszuschalten.

Bei unerträglichem Zustand der mit inoperablem Mastdarmkrebs behafteten Schwangeren kann eine Kolostomie überraschende Besserung bringen und lebensverlängernd wirken.

In Fällen von Rektumkarzinom, deren Entwicklung und Verlauf sichtlich mit der Gravidität zusammenhing, ist in der postoperativen Zeit die Verhütung der Schwangerschaft ein Gebot der Vorsicht.

Frauen aber, die nicht während einer Gravidität an Rektumkarzinom erkrankt und operiert worden sind, haben von späteren Schwangerschaften Gefahren hinsichtlich eines Rezidives nicht zu befürchten.

Die Prognose der Kombination von Schwangerschaft und Mastdarmkrebs wäre eine weit bessere, wenn alle Klagen schwangerer Frauen über Mastdarmbeschwerden von den Ärzten durch Rektaluntersuchung auf ihre Grundlage gewissenhaft geprüft würden.

Karzinome anderer Organe spielen ob ihrer Seltenheit praktisch nur eine geringe Rolle. Ein Schilddrüsenkarzinom, das ODERMATT beobachtete, war in der Schwangerschaft so rapide gewachsen, daß es inoperabel war. Es gelang, wenigstens das Kind durch Schnittentbindung zu retten. So wie Karzinome, zeigen auch *Sarkome* in der Schwangerschaft ein rasches, offenbar begünstigtes Wachstum. Ein Fall von Melanosarkom des Fußrückens brachte seine Trägerin binnen wenigen Monaten an Kachexie und Metastasen in Netz, Leber und Lymphdrüsen ad exitum. Die Frucht war abgestorben (eigene Beobachtung). Von einem Melanosarkom der Vulva in der Schwangerschaft berichtet LABHARDT. Auch Knochensarkome scheinen rasch zu wachsen. In einem eigenen Falle von Sarkom des Schädeldaches konnte durch örtliche Radiumbestrahlung das Tempo des Wachstums verzögert werden.

Gutartige extragenitale Geschwülste.

Im Zusammenhang mit der Schwangerschaft können Lipome und Fibrome des Retroperitonealraumes und des Mesenteriums praktisch wichtig werden, zumal sie durch rasches Wachstum raumbehindernd wirken können, aber nicht müssen. Es wurde wiederholt trotz Bestehens solcher Geschwülste die Schwangerschaft ausgetragen. Bei der Unsicherheit der Diagnose — die Verwechslung mit Ovarialgeschwülsten liegt nahe — wird man aber operieren.

ANTOINE entfernte bei einer 8 Monate schwangeren Frau ein $3^1/_2$ kg schweres Mesenterialfibrom, das, innig mit dem Ileum verwachsen, zu dessen Gangrän geführt hätte, weshalb die Darmresektion angeschlossen wurde. Die Frucht ging Tags darauf ab. Derselbe Autor erwähnt eines 25 kg schweren retroperitonealen Lipoms, das unter Erhaltung der 3monatlichen Schwangerschaft von PEAN operiert wurde, und zweier weiterer Fälle von großen Mesenterialfibromen, die sich ausschälen ließen, ohne daß Abortus eingetreten wäre. Diese zwei Fälle (von VUIC und BOVIN) betrafen aber junge Schwangerschaften, bei denen der Uterus nicht alteriert wird, weil er den Operationsbereich nicht stört. Bei Operation derartiger Geschwülste gegen Ende der Schwangerschaft ist die gleichzeitige Entleerung des Uterus durch Sectio vorteilhaft.

Andere gutartige Geschwülste an Stamm und Gliedmaßen, die die Schwangerschaft in keiner Weise beeinflussen, wird man während dieser Zeit *nicht* operativ angehen.

Ileus.

Daß es sich beim Ileus einzig und allein um die möglichst frühzeitige Erkennung dieses gefährlichen Zustandes handelt, ist so bekannt, daß es nicht ausführlich betont werden muß. Ebenso bekannt aber ist, daß die Schwierigkeiten einer möglichst frühzeitigen Diagnose des Ileus recht erhebliche sind, Beweis dessen, daß die chirurgische Statistik auch gegenwärtig noch eine Mortalität an Ileus von zirka 35 bis 40% verzeichnet. Bei dieser Sachlage darf es uns nicht wundernehmen, wenn der Ileus in Schwangerschaft, Geburt und Wochenbett eine gefürchtete Erscheinung darstellt, welche in älterer Zeit in mehr als der Hälfte der Fälle tödlich verlaufen ist. Es ist ein großes Verdienst LUDWIGS, im Jahre 1914 alle erreichbaren Fälle von Ileus in der Schwangerschaft übersichtlich zusammengestellt und auf die großen Gefahren der zu späten Erkenntnis dieser Krankheit hingewiesen zu haben. Dank dieser Mitteilung hat das Interesse für diese Schwangerschaftskomplikation allenthalben zugenommen, wie die seit 1914 im Schrifttum niedergelegten Mitteilungen beweisen. Während LUDWIG noch an 89 Fällen eine mütterliche Mortalität von 55% feststellen mußte, hat diese, wie aus der Arbeit von v. MIKULICZ-RADECKIS hervorgeht, beträchtlich abgenommen und ist auf etwa 39,4% gesunken. Mit Recht weist dieser Autor darauf hin, daß beim Ileus in graviditate aber auch die kindliche Mortalität eine erschreckend hohe ist (nach v. MIKULICZ-RADECKI 64,3%), gelingt es doch nur selten, die Schwangerschaft zu erhalten.

Alles kommt auf die Diagnose an. Darum wird man auf die Anamnese, die auf früher durchgemachte Entzündungen des Darms (Appendizitis) oder im Becken (fieberhafter Abort, Gonorrhoe) hinweist, schärfstens sein Augenmerk zu richten haben. Ganz besonders aber wird man bei Schwangeren, die irgendeine *Bauchhöhlenoperation* durchgemacht haben, die Symptome von Meteorismus, Erbrechen (Hyperemesis [NAUJOKS]), Darmstauung, Stuhl- und Windverhaltung äußerst kritisch betrachten müssen, trotzdem Obstipation und Meteorismus in der Schwangerschaft leider häufige, so und so oft ganz belanglose Vorkommnisse sind. Würden diese Zustände immer gebührend gewürdigt werden, da sie Ausdruck eines beginnenden Ileus sein können, mag er nun durch Stränge, Adhäsionen, Volvulus, Zwerchfellhernie, Invagination, Geschwülste oder auch nur abnorm gestaute Kotmassen (NÜRNBERGER) hervorgerufen sein, so würde die Prognose besser ausfallen. Schließlich kennen wir ja aus neuerer Zeit auch jene Fälle von echtem Schwangerschaftsileus, in denen auf dem Boden der durch die Schwangerschaft bedingten Darmatonie — dem Analogon zur Atonie und Weiterstellung des Ureters — der Druck des schwangeren Uterus allein den Ileus auslöst.

Mit HALTER muß man fordern, daß nur jene Fälle als echter Schwangerschaftsileus bezeichnet werden, bei denen durch die Öffnung der Bauchhöhle alle anderen möglichen Ursachen des Ileus ausgeschlossen werden können, so daß einzig und allein der gravide oder frisch entbundene Uterus die Kompression des Sigmas an der Linea innominata verschuldet hat. Zufolge der gemeinsamen Ätiologie von Schwangerschaftspyelitis und -ileus ist es kein Zufall, wenn gelegentlich einmal beide Zustände zusammen auftreten (SEITZ, v. MIKULICZ-RADECKI). Beim Überwiegen der Symptome von Seite des Nierenbeckens kann die Verkennung der Darmerscheinungen besonders verhängnisvoll werden. Wichtig ist zu wissen, daß drei kritische Phasen in der Gestationsperiode besonders zum Ileus disponieren: Erstens die Zeit, da der Uterus aus dem kleinen Becken aufgestiegen ist und die Darmverschiebungen besonders starke sind, was vom 5. bis zum 7. Monat gilt, zweitens am Ende der Schwangerschaft, wo die Darmschlingen durch das Vornabsinken des Uterus neuerlich Raum gewinnen und allenfalls mit dem Eintritt des Kopfes ins Becken und dem Beginn der Geburtsarbeit Abknickungen des Darms entstehen können. Schließlich im Wochenbett. Hier ist es die große Exkursionsfähigkeit der Därme bei der mehr minder erschlafften Bauchwand, welche den Ileus begünstigt. Besteht ein auch nur einigermaßen begründeter Verdacht auf Ileus, so mache man unbedingt von der *Röntgendiagnose* Gebrauch. In dringlichen Fällen genügt eine einfache Durchleuchtung, bzw. eine Aufnahme des Abdomens im Stehen oder der rechten Seite, ohne daß es eines Kontrastmittels per os oder per rectum bedarf. Wenn es auch nicht immer möglich ist, den Sitz des Ileus (im Dünn- oder Dickdarm) zu entscheiden, so beweisen im Falle des Ileus die so bezeichnenden *Sekretspiegel* in den meteoristischen Schlingen, daß ein Darmverschluß vorliegt; der Darminhalt staut sich nämlich oberhalb der Stenose, wird flüssig und bildet reichlich Gas, wodurch eben diese typischen Sekretspiegelbilder entstehen.

Mit Recht sagt BIRCHER, daß nicht der Bauch und der Meteorismus ein Zeichen für das Einschreiten sind, weil bei trommelförmig aufgetriebenem Bauch, Zyanose, weiten Nasenflügeln und längerer Wind- und Stuhlverhaltung die Operation zu spät kommt. Nach ihm kann schon die leichte Auftreibung bei frequentem Puls die Frage der Operationsanzeige aufkommen lassen, gar wenn ein hoher Einlauf erfolglos war. Bei Windverhaltung und Erbrechen muß man zum Messer greifen. Nur die Laparotomie kommt als das Verfahren der Wahl in Frage. Schwierig und nach Anschauung des Verf. dem Chirurgen anheimzustellen sind die Grenzen der Operation. Je kleiner der Eingriff, um so leichter wird er durchgestanden. So gelang es in drei eigenen Fällen von Bridenileus (2 in der Schwangerschaft, 1 im Wochenbett), durch bloße Durchtrennung der den Darm stenosierenden Stränge, alle 3 Frauen durchzubringen und die Früchte zu retten. Die grundsätzliche Anlegung einer Kotfistel ist nach ZUKSCHWERDT bedenklich, weil z. B. bei inneren Einklemmungen von dem geschädigten zurückgelassenen Darm schwerste Verwicklungen eintreten können, anderseits bei Fällen von Adhäsionsileus, die rechtzeitig angegangen worden sind, überflüssig und in Fällen echten Schwangerschaftsileus auch unwirksam (LEHMANN). Beim Volvulus wird man sich mit der Vorlagerung der gangränösen Darmschlingen so und so oft abfinden müssen, weil die Resektion nicht ausgehalten wird.

Beim mechanischen Ileus ist die Beseitigung der Gravidität nicht angezeigt, es sei denn, daß es sich um einen Fall nahe dem Ende der Schwangerschaft oder unter der Geburt handelt, wo man das Hindernis beheben und gleichzeitig durch Schnitt entbinden wird. Anders ist es beim echten Schwangerschaftsileus. Er ist nur durch Entleerung des Uterus zu beseitigen, denn nur sie hebt die Kompression des Darms durch den schwangeren Uterus auf und beseitigt die hormonale Atonie. Der echte Schwangerschaftsileus hat bei dieser Therapie eine bessere Prognose als alle anderen Ileusformen.

Wochenbettileus kommt häufiger bei Puerperalprozessen, denn beim normalen Wochenbett vor. Der Verschluß ist keineswegs immer ein kompletter, aber die Intoxikation, die von diesem paralytischen Ileus kommt, ist hochgefährlich. Bleibt der Versuch, durch hohe Einläufe Stuhl zu erzielen, im Verein mit der Verabreichung von *Pituitrin, Neohormonal, Prostigmin, Peristaltin*, Heißluft, ohne Erfolg, so kann hier eine Kotfistel die Frau noch allenfalls retten. Sogar das

einfache Anstechen des Darms und das Vernähen der entlastenden
Öffnungen hat schon zu Erfolg geführt (LATZKO u. a.). Ob man in
einem Fall von Ileus im Wochenbett ventrifixiert, wie dies HORNUNG
getan hat, hängt vom Einzelfalle ab. In Fällen, wo Tumoren (Ovarialkystome, Myome) die Ursache des Obturationsileus sind, wird man
diese Tumoren zu entfernen haben, ohne daß dabei die Schwangerschaft zugrunde gehen muß. Eingeklemmte Brüche als Ursache des
Ileus sind in den späteren Monaten der Schwangerschaft sehr selten,
bildet doch der Uterus vor den inneren Bruchpforten einen dichten
Verschluß. Eine Ausnahme macht nur die Zwerchfellhernie (s. unten).
Demnach bleibt in Fällen von Ileus und Schwangerschaft alles auf die
richtige, frühzeitige Diagnose gestellt. Bei Versagen der üblichen
internen Mittel muß sofort zur Operation geschritten werden, die in
Fällen von echtem Schwangerschaftsileus sehr gute Resultate (zirka
80$^0/_0$ Heilung), in Fällen von Ileus aus den genannten anderen Ursachen aber immer noch gegen 40$^0/_0$ Mortalität hat.

Hernien.

Wenn auch in der Schwangerschaft gelegentlich einmal die Einklemmung besonders eines inguinalen oder cruralen Bruches sogar
mit Ileus als Folgezustand vorkommt, so gilt doch die Erfahrung, daß
schon vom 4. bis 5. Monat der Schwangerschaft die Bruchpforten
durch den wachsenden Uterus gut abgedichtet werden. Eine Ausnahme macht die *Zwerchfellhernie*, die durch das Eindringen von
Organen der Bauchhöhle in den Brustraum unter dem Einfluß des
wachsenden Uterus höchst gefährlich wird. Nach ZUKSCHWERDT und
DOLLÉ ist der Zustand im Beginn der Schwangerschaft nicht ab-
weichend von den üblichen chirurgischen Regeln zu behandeln, von
der Mitte der Gravidität an kann die Therapie erst nach Entleerung
des Uterus und einer angemessenen Erholungszeit in Angriff genommen werden. LEXER und EYMER betonen, daß bei nicht radikal
heilbaren Zwerchfellhernien die Unfruchtbarmachung in Frage kommt.

Daß nach Ablauf einer Schwangerschaft bestehende Bruchpforten
weiter gefunden werden, ist infolge der Dehnung, Auflockerung und
stärkeren Gewebsdurchtränkung nichts ungewöhnliches. Findet man
in der Schwangerschaft eine deutliche Größenzunahme eines *Leisten-*
oder *Schenkelbruches*, so ist die Operation sehr zu erwägen und sie
wird bei eingetretener Inkarzeration zur sofortigen Notwendigkeit.
Lokalanästhesie ist der Allgemeinbetäubung entschieden vorzuziehen.
Bei Cruralhernien mit ihrem langen und engen Bruchkanal versäume
man schon gar nicht kostbare Zeit mit Taxisversuchen, um nicht bei
der Operation von einem brandigen Darm überrascht zu werden.

Daß man im Bruchsack einer Leisten- oder Schenkelhernie die
schwangere Gebärmutter findet, ist eine Seltenheit. Es ist bezeichnend,
daß solche Fälle häufiger bei doppelhörniger Gebärmutter — ein
Horn im Bruchsacke, das andere in der Bauchhöhle — vorkommen,

weil sich auch der Leistenbruch häufiger bei nicht vereinigten MÜLLERschen Fäden findet. Ob man, wenn nicht Abort eingetreten ist, die Schnittentleerung des Uterus mit oder ohne dessen Absetzung, bzw. bei doppeltem Horn die Resektion des betreffenden Hornes vornimmt, hängt von den Umständen des Falles ab, die auch die Entscheidung fordern, ob man an die Herniotomie die Radikaloperation anschließen kann oder nicht.

Die Schwangerschaft ist der Entstehung von *Nabel*brüchen günstig. Schon bestehende pflegen sich in der Schwangerschaft zu vergrößern, Inkarzeration ist dabei sehr selten. Eine Operation der Hernia umbilicalis ist im schwangeren Zustand nur bei Inkarzeration angezeigt. Ohne diese warte man die völlige Involution des Genitales ab, operiere also frühestens nach 2 Monaten, wenn nicht später. Die Fälle, die Verf. gesehen hat, in denen bei bestehender Schwangerschaft und nicht eingeklemmtem Nabelbruch operiert wurde, haben zum Rezidiv geführt, was bei der zunehmenden Weiterstellung der Bauchwand, den Vaskularisationsverhältnissen und den anderen Heilungsbedingungen in der Schwangerschaft überhaupt nicht wunder nimmt. Ebenso ist es mit Bauchwandbrüchen nach schlecht verheilten Laparotomien, die man ohne zwingende Not (Inkarzeration) nicht in der Schwangerschaft operieren soll.

Sehr große *Rektusdiastasen*, wie man sie bei Vielgebärenden mit rasch aufeinander folgenden Geburten, besonders infolge gänzlich mangelnder Schwangerschafts- und Wochenbettshygiene, oft genug noch bei bestehendem engen Becken mit Spitzhängebauch, abnormer Kleinheit, Kyphose findet, sind praktisch allenfalls folgenschwer. Es kann geschehen, daß der Uterus in späteren Monaten so vornüberhängt, daß sein Grund die Schoßfuge erreicht und die Portio ganz hochgezogen in der Ebene des Vorberges steht. Sogar Kolpaporrhexis ist vorgekommen! In solchen Fällen muß man während der Schwangerschaft ein Mieder tragen lassen, und unter der Geburt den Leib fest einschnüren, wozu sich zirkuläre Heftplasterverbände oder Gummibinden oder die FELSENREICHsche Wochenbettbinde, in Ermanglung solcher Behelfe ein Bettlaken eignen. Nur dann, wenn der Uterus in richtige Lage gebracht ist, können die Wehen die Frucht in Richtung des geringsten Widerstandes vorwärtsbefördern. Dieselbe Lage muß auch noch für die dritte Geburtsperiode erhalten werden, soll nicht Verhaltung der Nachgeburt eintreten. Sogar im Wochenbett kann es noch bei Nichtbeachtung des Zustandes zu Lochiometra kommen. Daß solche Frauen nach glücklich überstandener Geburt mit einer dem gebrochenen Frauenleib (SELLHEIM) angepaßten Leibbinde versehen werden müssen, bedarf keiner Betonung. Die Thalysiagurten leisten hierin erstaunlich viel.

Knochenbrüche.

Bei den leider so häufig gewordenen Verkehrsunfällen sind auch Knochenbrüche, die *schwangere* Frauen betreffen, nichts Seltenes.

Nicht nur Brüche der Gliedmaßen, Schädelbrüche, auch Beckenbrüche haben wir bei Schwangeren gesehen. Die Lehren der chirurgischen Frakturbehandlung finden im Zustand der Schwangerschaft ihr volle Anwendung, nur daß man auf die Eigentümlichkeit der biologischen Tatsachen Rücksicht nehmen muß. Wie die Wundheilung überhaupt vom Allgemeinzustand des Körpers abhängig ist, so gilt diese für den Sonderzustand der Schwangerschaft. Das große Vitaminbedürfnis der gesunden Schwangeren verlangt bei bestehenden Wunden der Weichteile (granulierende Wunden, Resorption von Blutergüssen) und erst recht bei Frakturen vitaminreiche Kost, wie Tierexperiment und Erfahrung lehren. Was in der Hygiene der Schwangerschaft über die vitaminreiche Kost ausgeführt ist, bedarf hier einer Unterstreichung. Butter, Eier, Obst, frisches Gemüse, Lebertran, eventuell mit kleineren *Phosphordosen* (S. 107), *Vigantol*, 3 mal täglich 20 Tropfen oder 3 Dragees unterstützen die Wundheilung. Aber die Frakturen in der Schwangerschaft verhalten sich mit Rücksicht auf den gesteigerten Kalkstoffwechsel ähnlich wie die Knochentuberkulosen. BIRCHER macht auf Grund seiner großen Erfahrung darauf aufmerksam, daß individuelle Verschiedenheit bezüglich der Heilungsneigung bestehen und daß der Zustand des endokrinen Systems wesentlich von Einfluß ist. Hypothyreosen geben besonders schlechte Ergebnisse. Man verordnet neben *Kalk* (s. S. 10) *Thyreoidin* 0,3 bis 0,5 pro die unter den üblichen Vorsichtsmaßregeln. Bei ganz schlechter Heilneigung und der Gefahr der Pseurarthrosenbildung gibt BIRCHER in Lokalanästhesie am Orte der Fraktur 1 bis 2 ccm $1^0/_0$*ige Osmiumsäure* und lobt den Erfolg. Auch der Röntgenreizbehandlung redet er das Wort, die man ohne Schädigung der Frucht, wenn die Fraktur beckenfern sitzt, wird durchführen können. Im übrigen ist es bemerkenswert, daß die Frakturen der oberen Gliedmaßen kaum, dagegen die der unteren die geänderten, verschlechterten Heilungsbedingungen zeigen. Entsteht während einer Schwangerschaft eine Beckenfraktur, so kann man gelegentlich in solchen Fällen, seltener bei hoher Oberschenkelfraktur. Abortus oder Frühgeburt eintreten sehen. Man trachte, die Ausstoßung der Frucht den Naturkräften zu überlassen, wenn sie nicht mehr haltbar ist. Wehenmittel unterstützen die Austreibung zweckmäßig.

Beckenbrüche bei nichtschwangeren Frauen jugendlichen Alters sollen den Chirurgen daran denken lassen, daß schlechte Heilung mit bedeutender Dislokation bei späterer Schwangerschaft den Kaiserschnitt nötig machen kann. Während die Brüche der Darmbeinteller hinsichtlich der Gebärfähigkeit von geringer Bedeutung sind, kann eine Fraktur der Schambeine und des Sitzbeines zu schwerer Difformität führen, wofür BREUS-KOLISKO schöne Illustrationen bringen. Inwieweit nach genauer Röntgenaufnahme die operative Vereinigung der Frakturstelle in Frage kommt, muß dem Chirurgen vorbehalten bleiben.

Über die Knochen- und Gelenkstuberkulose s. S. 126.

Andere chirurgische Krankheiten.

Verletzungen des Abdomens einer Schwangeren durch stumpfe Gewalt und durch spitze oder stumpfspitze Gegenstände (Pfählung) werden ebenso gelegentlich beobachtet wie Schußverletzungen. *Ein* Grundsatz muß unser Handeln beherrschen: unter keinen Umständen die Laparotomie zu versäumen, wenn auch nur die entfernte Möglichkeit einer Verletzung der inneren Organe des Bauches vorliegt. Da in den späteren Monaten der Schwangerschaft die große Gebärmutter die Därme gleichsam schützt, sind bei Verletzungen durch stumpfe Gewalt Darmzerreißungen nicht häufig. Verletzungen der Bauchdecken und des Uterus sind, wenn letztere nicht ins Cavum reichen, der Naht zugänglich. Bei penetrierender Uterusverletzung zieht BIRCHER die Entfernung der Frucht vor. Gelegentlich kann bei ausgedehnten Wunden die Absetzung des Uterus notwendig werden. Bei Schußverletzungen des schwangeren Abdomens ist die sofortige Laparotomie der einzig richtige Weg.

Eiterungen außerhalb der Bauchhöhle sind bei Schwangeren ebenso zu behandeln wie bei nichtschwangeren Kranken. Wie ZUKSCHWERDT und DOLLÉ hervorheben, pflegt in solchen Fällen, z. B. bei Pleuraempyem, Mastitis, Furunkel, Drüsenabszessen, Periproctitis u. a., die notwendige Operation den Fortgang der Schwangerschaft nicht zu stören.

Osteomyelitis ist glücklicherweise bei Schwangeren sehr selten, und zwar nur bei recht Jugendlichen zu beobachten. Ist Abszeßbildung nachgewiesen, was aus dem Verlauf und dem Röntgenbild hervorgeht, muß operativ vorgegangen werden. Ebenso hat man sich bei den ganz seltenen septischen Gelenkserkrankungen in der Schwangerschaft zu verhalten, deren geringe Heilungstendenz BIRCHER unterstreicht.

Varicen und ihre Komplikationen.

SEITZ hat recht, wenn er die an die Anforderungen der Schwangerschaft so wunderbar anpassungsfähige Frau in bezug auf das Venensystem als stiefmütterlich behandelt betrachtet, denn drei Viertel aller Frauen sind, wie aus einer Statistik KEHRERS hervorgeht, durch die Schwangerschaft mit Varicen belastet.

Über die Prophylaxe der Varicen, ganz besonders über die geradezu unumgänglich notwendige Gymnastik, die Massage und ein sonstiges den Stauungen entgegenwirkendes Verhalten auch in der Kleidung ist S. 18, 20, 27 das nötige ausgeführt.

Die *äußeren Varicen* an den unteren Gliedmaßen müssen schon in ihren Anfängen durch Bandagen mit elastischen Binden, noch besser durch Gummistrümpfe, die über das Knie hinausreichen, und durch Vermeidung längeren Stehens und Hochlagerung der Beine während der Nacht und in den Ruhepausen entlastet werden. Elastische Binden oder Strümpfe, welche scherenartig gewebt sind und keinen Gummistoff haben, sind den Binden mit Gummigewebe vorzuziehen, weil sie waschbar und nicht heiß sind, daher nicht zur Ausdünstung der Gewebe und zum Juckreiz führen, der sehr lästig ist. Der so naheliegenden Operation der Varicen durch Verödung oder durch andere eingreifende Verfahren soll man in der Schwangerschaft keinesfalls das Wort reden. Die enorme Belastung der Venen durch den Druck, die Änderung der Säftemischung des Blutes, hormonale Umstellungen und Gefäßwandveränderungen, wie sie die Schwangerschaft mit sich bringt, lassen in diesem Zustande derartige Eingriffe um so weniger wünschenswert erscheinen, als auch die Anfälligkeit zur Infektion eine größere ist.

Von den Komplikationen, die von den Varicen der unteren Gliedmaßen ausgehen, sind zunächst die Ulcera cruris zu erwähnen, die in der Schwangerschaft bei Vielgebärenden meistenteils beobachtet, eine besondere Crux darstellen. Ihre Behandlung kann während dieser Zeit nur dann einigermaßen Erfolg bringen, wenn die durch die Schwangerschaft noch vermehrte Stauung des Beines durch ständiges Faschen, bzw. durch Zinkleimverbände (s. unten) herabgemindert wird. Durch ein Fenster eines solchen Verbandes lassen sich Salben anwenden, von denen die lebertranhaltigen, wie *Unguentolan*, *Metuvit*, *Casalgin* Gutes leisten. Über das statische Beinödem bei Plattfuß und Varicen s. S. 20.

Thrombophlebitis.

Die Entzündung der Varicen ist in der Schwangerschaft nichts seltenes. Das gilt für die Phlebitis oberflächlicher Venen, aber auch für die tiefen Schenkel- und Beckenvenen. Tatsache ist, daß von jeder Phlebitis in der Schwangerschaft eine Embolie entstehen kannn, solche sind sogar von ganz oberflächlichen mit tödlichem Ausgange beobachtet worden!

Die Behandlung der Thrombophlebitis der tiefen Schenkel- und Beckenvenen erfordert zunächst neben Bettruhe Hochlagerung des Beines, und zwar am besten so, daß der Oberschenkel senkrecht in die Höhe, der Unterschenkel waagrecht liegt (KRAMER), wodurch der Abfluß des Blutes weit besser gewährleistet ist als bei der Streckstellung der Gliedmaße. Die Blutegelbehandlung im Beginn der Erkrankung stellt nicht nur ein ausgezeichnet schmerzlinderndes, sondern auch die Krankheitsdauer entschieden abkürzendes Verfahren dar, das nur wärmstens empfohlen werden kann. Man setzt 3 bis 4 Blutegel auf die nicht mit Benzin, sondern mit Wasser gereinigte, allenfalls mit Zuckerwasser bestrichene Haut des Oberschenkels entsprechend dem Verlauf der großen Gefäße aus einem Likörgläschen oder einer weithalsigen Flasche der Haut auf, ohne die Blutegel durch Pinzetten zu malträtieren. Bei tiefen Thrombosen, die über das Ligamentum Pouparti hinaufreichen, setzt man auch entlang dem Verlauf des Leistenbandes Blutegel. Nachblutung nach Abfallen derselben ist wegen der entgiftenden Wirkung durchaus erwünscht und gefahrlos, kann aber, wenn die Blutung zu großes Ausmaß annimmt, leicht durch Auflegen von *Stryphnongaze*, allenfalls durch den *Lapisstift* gestillt werden. Weitere Mittel, die Schwellung rascher zum Verschwinden zu bringen, sind *Ungt. Credé*, heiße *Alkoholumschläge* und das Einhüllen der Gliedmaße in einen fingerdick mit warmem *Senfmehl* bestrichenen Leinwandflecken, den man bis zur Rötung liegen läßt. Er erzeugt eine ausgezeichnete reaktive Hyperämie.

Die von ZICKGRAF anempfohlenen Umschläge mit *Wurmfarnrindenabkochung* hat Verf. in vielen Fällen angewendet und kann die schmerzlindernde Wirkung dieser freilich die Wäsche verschmutzenden Umschläge nur bestätigen. 120 g grob gestoßene *Wurmfarnrinde* werden 2 Stunden mit 1 Liter Wasser gekocht und mit der Abkochung einer ähnlichen Droge, *Solidago virga aurea* versetzt. Diese Mischung wird mit Wasser im Verhältnis 1 : 4 zu warmen Umschlägen verwendet.

Was die *Kompressionsbehandlung* der Thrombophlebitis anlangt, so darf man die Verhältnisse, wie sie sich bei der Schwangeren, ganz besonders aber bei der Wöchnerin darbieten, nicht ohne weiteres mit denen vergleichen, die bei Männern und Frauen außerhalb der Gestation vorliegen! Vor allem kann man der Kompressionsbehandlung der Thrombophlebitis *mit* ehebaldigem Aufstehen *weder* bei *Schwangeren, geschweige denn* bei *Wöchnerinnen* das Wort reden. Gerade bei der Wöchnerin ist ja die Thrombophlebitis nur ganz ausnahmsweise eine aseptische Thrombose. In der überwiegenden Mehrzahl der Fälle handelt es sich um den Ausdruck septischer Vorgänge, die an sich eine lange Bettruhe notwendig machen (s. S. 403 f.). Richtig ist, daß bei der Thrombophlebitis in der *Schwangerschaft* der *Zinkleimverband* durchaus Anwendung finden kann, wenn nach dessen Anlegen die Frau noch etwa 14 Tage das Bett hütet. Der Druckverband wirkt entzündungswidrig und hilft den Thrombus fixieren, wozu Voraussetzung ist, daß der Verband über die höchste Stelle des Thrombus hinaufreiche. Aber auch Fälle, die über das Ligamentum Pouparti hinausgehen, dürfen einen solchen Zinkleimverband angelegt bekommen unter der Voraussetzung, daß sie entsprechend lange Bettruhe einhalten. Die Zinkleimmischung besteht aus: *Zink oxyd. 150,0, Gelatine 150,0 Glyzerin 250,0, Calcium hydrox. 20,0, Aqua destill. ad 1000,0.* In dieses Gemisch werden 8 cm breite, 10 m lange Mullbinden eingetaucht und modellierend angelegt. Nach Abschluß des Verbandes wird derselbe mit dem Pinsel noch einmal mit dem Zinkleimgemisch überstrichen. Während des Liegens des Zinkleimverbandes ist die orale Gabe von *Proveinase Midy* 3mal täglich 1 Tablette sehr vorteilhaft, welches Präparat auch für Varicenträgerinnen empfehlenswert ist, wenn die Varicen in der Schwangerschaft das Gefühl der Schwere und Völle und des Juckreizes erzeugen. Es muß aber Wochen hindurch gegeben werden, da es nur symptomatisch wirkt. Zirka 14 Tage nach dem Zinkleimverband kann die Schwangere aufstehen, ohne daß eine tödliche Embolie zu befürchten wäre, wie denn überhaupt tödliche Embolien fast immer nach unerkannt gebliebenen

Thrombosen sich ereignen, so daß jede Hilfe so gut wie immer in diesen Fällen vergeblich ist.

Eine wichtige Frage ist die der *Geburtsleitung* bei bestehender Thrombophlebitis. Die Ansichten darüber sind geteilt. Eine Reihe von Geburtshelfern sieht in der tiefen Thrombophlebitis die Anzeige zur Sectio caesarea (SAHLER, ISBRUCH), von der Erwägung ausgehend, daß das Geburtstrauma Thromben mobilisieren und zur Embolie führen kann. Daß die Dinge in praxi aber nicht so gefährlich liegen, beweisen Verf. Beobachtungen, der in 4 Fällen tiefer Schenkel- bzw. Beckenvenenthrombose in der Schwangerschaft und 3 Fällen oberflächlicher Schwangerschaftsthrombose jedesmal die Geburt den Naturkräften überließ, ohne auch nur eine einzige Embolie erlebt zu haben! Wird bei der Sectio caesarea auch die Patientin des Pressens enthoben, fallen die aktiven Bewegungen der Beine weg, so kann doch die im Beginn der Narkose einsetzende Blutdrucksteigerung und das Arbeiten am Uterus ebenso einen Thrombus lockern oder loslösen. Das kann auch nach der Sectio um so leichter geschehen, wenn sie mit stärkerem Blutverlust oder gar Infektion verbunden war. In ganz frischen Fällen von schwerster Thrombophlebitis, gar in solchen, wo die Thrombose der Beckenvenen infolge des Ödems zum Geburtshindernis wird, wird man die Sectio caesarea gewiß anwenden, wie dies in dem von VIDAKOVIC mitgeteilten Fall notwendig wurde. Man wird es auch dann tun, wenn von der Geburt per vias naturales, ganz abgesehen von der Thrombose, Schwierigkeiten zu erwarten sind, wie bei alten Erstgebärenden, geringgradiger Beckenveränderung, großem Kind usw., ohne deswegen auch sicher die Embolie vermeiden zu können. Für die Mehrzahl der Fälle aber läßt sich der Standpunkt, die Geburt den Naturkräften zu überlassen, auf Grund der günstigen Erfahrungen Verf. durchaus vertreten.

Varicöse Blutungen.

Eine weitere schwere Komplikation der Varicen stellen *Blutungen* dar. Platzen von Varixknoten am *Unter-* oder *Oberschenkel* muß allenfalls die Schwangere bei sehr stark verdünnter Haut gewärtigen und auch imstande sein, durch das Auflegen eines reinen Wäschestückes und ähnliches auf die blutende Stelle so lange die Blutung zu stillen, bis ärztliche Hilfe zur Stelle ist. Genügt die Kompression nicht, muß die Umstechung ober- und unterhalb der blutenden Stelle vorgenommen werden. Das ist leicht, so weit es sich um Varicen an den Gliedmaßen und an der äußeren Scham handelt. Varicen an der *Vulva* ligiere man niemals, sondern behandle sie mit Umstechung ober- und unterhalb des blutenden Knotens und lege keine Klemmen an, die in dem zunderartigen Gewebe ausreißen.

Varicen der *Scheide* und der *Portio* können zu geradezu lebensgefährlichen, ja tödlichen Blutungen führen. Sie sind auf dieselbe Weise zu behandeln, allenfalls kann es notwendig werden, eine Bluttransfusion zu machen, um den Blutverlust zu ersetzen. Als Notverfahren kommt auch die Scheidentamponade mit *Stryphnongaze* in Betracht. Die Sterblichkeit derartiger Fälle ist dann keine geringe, wenn die Hilfe erst spät kommt, weil die Blutung in wenigen Minuten zu enormen Blutverlusten führt. Doch sind, wie STOECKEL hervorhebt, auch nach wiederholten Blutungen die Frauen rasch wieder am Damm. Es kann auch die Geburt später spontan erfolgen, ohne daß eine neuerliche Blutung einsetzen muß, wenn zwischen der letzten Blutung und der Geburt einige Zeit verstrichen ist.

Ganz besonders unheimlich sind Blutungen aus *inneren Varicen,* wie sie am Uterus, seinen Anhängen und am Ligamentum latum vorkommen, und sich gelegentlich auch in der Kapsel von Myomen finden. Entweder kommt es nach dem Platzen eines solchen Varixknotens rasch zu den Zeichen einer inneren Blutung, oder aber es verläuft die Blutung schubweise, weil sie durch Thrombenbildung gedrosselt, wenn auch nicht zum Stehen gebracht wird. Daß sie erkannt wird, ist leider nur ganz ausnahmsweise der Fall (von 11 Fällen von intraabdomineller Blutung aus geplatzten Varicen, die SELBACHER und KERNAU zusammenstellten, wurde nur bei einem einzigen die richtige Diagnose gestellt). Nur die rechtzeitige Laparotomie mit gleichzeitiger Schnittentbindung kann allenfalls die Frau noch retten, zu der man sich eben meist, wenn überhaupt, zu spät entschließt. Vielleicht, daß der Hinweis PAYRs, in Fällen von Verdacht einer intraabdominellen Blutung grundsätzlich die Patientin längere Zeit auf die Seite zu lagern, um auch einen kleineren Bluterguß durch Perkussion sicherer nachzuweisen (10 Minuten Seitenlagerung), derartige tragische Fälle eher erkennen läßt.

Eine recht seltene Erscheinung sind *Scheidenhämatome* in der *Schwangerschaft,* die, ohne daß Varicen vorliegen, durch Bersten von Kapillaren infolge der Schwangerschaftsstauung entstehen und nach SCHULZE besonders zur Zeit auftreten, wo der Kopf über dem Becken steht. Durch Druck kann die Scheidenschleimhaut über dem Hämatom platzen (Infektionsgefahr). Bei kleineren Hämatomen, die sich allmählich resorbieren, kann man wohl zuwarten, bei größeren spaltet man ihren Überzug und räumt das Blut aus. Über Hämatome der Vulva s. S. 345.

Hämorrhoiden.

Je schlaffer angeborenerweise die Gewebsfaser der Frau und je weniger dieser Neigung in der Schwangerschaft durch S. 27 ff. aufgezeigten Maßnahmen entgegengearbeitet wird, um so leichter findet man in der Schwangerschaft Hämorrhoiden. Manchmal bereits bald nach der Konzeption, in der Mehrzahl der Fälle gegen Ende der Schwangerschaft. Haben sie sich einmal ausgebildet, pflegen sie in späteren Graviditäten nicht selten sich von neuem zu rühren und sich sogar zu verschlechtern.

Gegen die leichteren Beschwerden, wie das so lästige, den Schlaf beeinträchtigende Jucken, kämpft man zunächst durch eine leichte Diät an, wie sie ohnedies allein der Schwangeren zuträglich ist.

Grobes Brot, Hülsenfrüchte, Kohl, Karfiol, und die Gemüse mit grober Zellulosefaser sind ebenso zu meiden, wie alle scharfen Gewürze, Pfeffer, Paprika, deren Genuß am Abend mit der Sicherheit eines Experimentes den Juckreiz auslöst. Auch grobfaseriges Fleisch ist nicht vorteilhaft. Obenan steht die Sorge für täglichen breiigen Stuhl, dem man nötigenfalls durch die S. 39 angegebenen Abführmittel nachhelfen muß, wenn die Diät und der Obstgenuß im Verein mit der Bewegung und Gymnastik nicht fruchten. Daneben vergesse man nicht, auf die S. 29 angeführten Afterübungen, welche die Kntoen entleeren. Das Hämorrhoidenpulver der F. M. B.

> Rp. Fol. Sennae pulv.
> Magnes. ustae
> Sacchar. pulv.
> Sulfuris depurati
> Tartari depurati .... aa 10,0
> M. D. S. 3mal täglich 1 gestrichener
> Teelöffel.

ist ein ebenso wohlfeiles, wie die Blähungen gutbeeinflußendes Mittel. Nach dem Stuhlgang muß der After mit Watte, allenfalls mit Zellstoff feucht abgewischt und am besten dann mit warmer Kamillenlösung berieselt werden. Auftragen von *Ichthyol, Cehasol*salbe nach der Analtoilette, oder eines der zahllosen anämisierenden und schmerzlindernden Spezialpräparate in Salben oder Suppositorienform. (*Posterisan, Anusol, Bismolangleitsalbe, Philonin, Percainalsalbe, Rectaminsuppositorien, Anästheformsupp., Supp. hämorrh. F. M. B., Nohäsa, Hädensa*). Vor der Nachtruhe pinsele man die juckende Analpartie mit *2 bis 3⁰/₀ Aqua carbolisata* oder *3⁰/₀ Karbolglyzerin* oder mit *Oleum Rusci*, das man mit einem Pinsel aufträgt, den man auskochen kann.

Entzündungen, Blutungen, Schleimabgänge können sich in der Schwangerschaft noch lästiger bemerkbar machen als sonst. Trotzdem ist bei diesen Zuständen in der Schwangerschaft die sonst so wohltätige operative Behandlung *nicht* angezeigt, auch die Verödungsbehandlung ist nicht ratsam, wenn die Beschwerden einigermaßen erträglich sind und nicht eine schwere Blutung zum Eingriff zwingt. Leichtere Blutungen beherrscht man durch Einspritzung von 10 ccm 5⁰/₀ Calc. chlorat. cryst.-Lösung ins gereinigte Rektum. Man kann bei Schwangeren im letzten Drittel der Zeit Entzündungen von Hämorrhoiden finden, die infolge des einhergehenden Ödems alles übertreffen, was man außerhalb der Schwangerschaft sieht. Bettruhe mit erhöhtem Fußende, Umschläge mit eiskalter oder ganz heißer essigsaurer Tonerde im Verein mit Belladonnazäpfchen, gemischt mit einem Anästheticum (aber wegen der erhöhten Resorptionsgefahr nicht dem reinen Kokain),versuche man:

> Rp. Extr. Belladonn. 0,2
> Tutocain. hydrochlor. 0,25
> Codein. hydrochlor. 0,3
> Butyr. Cac. q. s. ut f. suppos. X.
> S. Bei Schmerzen eingefettet einführen.

Werden trotzdem die Schmerzen nicht behoben, vielleicht noch ärger, dann helfe man nicht vorübergehend durch ein schädliches Alkaloid, sondern durch einen *Blutegel.* Die Wirkung kann geradezu zauberhaft sein. Man verlasse aber die Patientin nicht, bevor der Egel abgefallen ist, weil in diesem hyperämischen Gebiet eine Nachblutung entstehen kann, die dem Laien unheimlich vorkommt. Man richte sich etwas *Stryphnongaze* oder auch *Eisenchloridwatte,* allenfalls den *Lapisstift* vor.

Unter der Geburt können sich Hämorrhoidenknoten unter dem andrängenden Schädel gewaltig vergrößern und sogar platzen, doch pflegt die Blutung post partum zu stehen. Im Wochenbett schwellen sie gern mächtig an und thrombosieren und schmerzen heftig. Die obengenannnten Mittel finden sinngemäß auch im Wochenbett Anwendung. Besondere Vorsicht ist bei Einläufen geboten, die, wenn überhaupt, sehr zart und nur mit gut eingefettetem Darmrohr gemacht werden dürfen.

Den ersten Stuhlgang erzeuge man in solchen Fällen mit 1 Eßlöffel Rizinusöl, das immer vertragen wird, wenn es nur richtig kachiert, mit Zitrone oder schwarzem Kaffee oder einem kleinsten Stück eines Pfefferkorns oder mit einer Orangenschale gegeben wird.

Auch die Behandlung von Fissuren im chirurgischen Sinne — also die Dehnunng nach RECAMIER — verschiebe man wie die Operation der Hämorrhoiden auf die Zeit nach dem Abstillen, dringe aber darauf, daß dann gesunde Verhältnisse dauernd hergestellt werden.

Behandlung der Krankheiten des uropoetischen Systems.

Nephritis.

An dieser Stelle sei der Nierenkrankheiten im eigentlichen Sinne gedacht, während die Nephrosen, die zu den Toxikosen gehören, dortselbst S. 60 abgehandelt sind. Bei der Häufigkeit der *akuten Nephritis,* die im Gefolge akuter Infektionskrankheiten, aber auch durch Gifte entstehen kann, darf es uns nicht wundernehmen, wenn gelegentlich eine Schwangere von einer solchen Krankheit befallen wird. Das ist entschieden häufiger, als daß eine Nephritikerin schwanger wird. Es kann ja auch nicht geleugnet werden, daß die Nieren der Schwangeren eher für die verschiedenen Noxen empfänglich sind, seien es nun Infektionen, seien es fertige Gifte (Abortiva!) und nicht zuletzt gegenüber aszendierenden, urinogenen Infektionen, wie sie bei Zystitis und Pyelitis gerade in der Schwangerschaft sich leicht ereignen. Auch für manche Fälle von lymphogener oder hämatogener metastatischer, akuter Nephritis kann die Schwangerschaft den Boden vorbereiten. Bacterium coli, aber auch Staphylokokken oder Mischinfektion können die Ursache sein. Schließlich sei nicht vergessen, daß Durchnässungen und Erkältungen jedenfalls zumindest eine unterstützende Ursache für

den Ausbruch so mancher Nephritis auch in der Schwangerschaft
sind. Es würde den Rahmen dieses Buches überschreiten, die Differentialdiagnose der Nephropathie gegenüber der Nephritis abzugrenzen.
Das Wesentliche hierzu ist S. 60 ausgeführt. Da die Nephritis die
Komplikationen einer Schwangerschaft bedeutet und nicht umgekehrt
die Schwangerschaft die Komplikation einer Nephritis, so kann die
Therapie nur in der Behandlung der Nephritis bestehen. Mit SEITZ,
E. SACHS u. a. ist die Anzeige zur Unterbrechung der Schwangerschaft bei der akuten Nephritis wohl kaum gerechtfertigt. Die Behandlung der Nephritis in der Schwangerschaft bleibt am besten in
ein und derselben Hand, weil auf diese Weise am leichtesten in Hinsicht auf die Nephritis *und* die Schwangerschaft für die Patientin gesorgt werden kann. Ätiologische Therapie kommt höchstens in Fällen
von Malaria und Syphilis in Frage, in Fällen von Vergiftungen durch
fertige Gifte (z. B. Teer, Kantharidenpflaster, Terpentinöl, Salicyl-
säure) durch Weglassung dieser Reize. Bei tonsillogener Nephritis
halten wir die Exstirpation der Tonsillen in der Schwangerschaft für
nicht berechtigt. Der Krankheitsprozeß kann aufflammen, eine stärkere
Hämaturie kann entstehen, schwere lokale Blutungen, aber auch
Abortus könnten einsetzen. So beschränkt sich die Therapie auf andauernde Bettruhe, die wir am besten bis zum Aufhören der Eiweiß-
ausscheidung einhalten, Verbot der Fleischnahrung und Ersatz derselben durch eine möglichst kochsalzarme, anfänglich sogar kochsalz-
freie Kost. Diese besteht am zweckmäßigsten in kleinen Mahlzeiten,
am besten in Form von Grieß, Reis, Weizen, Früchten, Himbeeren
und Trauben, Äpfel, Birnen, Fruchtsäften, reichlicher Zuckerzufuhr,
Gerste, Haferschleim, Suppen, Milchspeisen, Kartoffelpüree. Semmel,
Brot (salzfrei) können ohne weiteres gegeben werden. Die früher
so beliebt gewesenen Milchkuren sind, soll die Kranke nicht schwer
an Kalorien herunterkommen, wegen der notwendigen großen Milchmengen gerade in der Schwangerschaft nicht angezeigt. Mehr wie
1 Liter Milch am Tag als Beikost werde nicht gegeben. *Sanatogen,
Ovomaltine* und andere Nährpräparate werden zweckmäßig der Milch
zugesetzt.[1] Bedarf es eines Diuretikums bei darniederliegender Ausscheidung, kann man *Euphyllin, Diuretin* oder *Liquor. Kalii acetici*

<pre>
    Rp. Kalii acetici 15,0
         Aqu. dest. 170,0
         Syr. Rubi Idaei 30,0
    M. D. S. 2stündlich 1 Eßlöffel.
</pre>

oder *Coffein*, am besten als Suppositorien

<pre>
    Rp. Coffeini natriosalicylici 0,2
         Olei Cacao 2,0
         M. f. suppos.
         D. tal. suppos. Nr. XV.
    S. 3 Stuhlzäpfchen täglich.
</pre>

---

[1] Vgl. die ausführlichen Diätvorschriften bei Nephropathie S. 61 ff.

verordnen. Sorge für gute Darmentleerung ist unbedingt notwendig. Am besten eignet sich, gerade bei Nierenkrankheiten, der wasserentziehende Weinstein in Oblaten

> Rp. Kal. bitartarici (Kal. hydro-
> tartarici 25,0
> Elaeosacchari Menthae pip. 5,0
> M. f. pulv.
> Da ad scatulam.
> S. 3mal täglich 1 Teelöffel.

Gegen Bäder von 32 bis 35⁰ C ist auch bei Schwangeren nichts einzuwenden. Schwitzprozeduren sind nicht angezeigt. Mit dieser Therapie kommt man wohl in allen Fällen zum Ziele, zumal sie weitestgehend die durch die Schwangerschaft überdies noch belastete Niere entlastet. Bestehen heftige Schmerzen in der Nierengegend, wird am besten ein Thermophor oder ein heißer Sandsack aufgelegt. Das gegen Nierenblutungen in der Therapie seit altersher gebräuchliche Secale wird man in der Schwangerschaft weglassen und eher durch Kalkpräparate und *Vitamin C₁* (Redoxon, Cebion, Cantan) ersetzen.

Die *chronische Nephritis* wird durch die Schwangerschaft, besonders im höheren Alter, fast immer verschlimmert. Solche Frauen sollen nicht konzipieren. Wird aber eine junge Frau mit blander chronischer Nephritis — klaglose Tätigkeit des Kreislaufes, gute Nierenfunktion, fehlende Ödeme — schwanger, so kann der weitere Einfluß der Gravidität in gemeinsamer Beobachtung des Internisten und des Gynäkologen bei sorgfältiger Allgemein- und Diätbehandlung zunächst abgewartet werden. Die allgemeinen Maßnahmen bestehen in Vermeidung aller Umstände, die ein akutes Stadium des chronischen Entzündungsprozesses bewirken könnten. Besonders in der Vermeidung von Durchnässung und Erkältung: Woll- und Flanellwäsche, warmes Schuhwerk, eine Flanellbinde um die Lenden sind nicht zu umgehen. Wo es angeht, ist gleichmäßig warmes, trockenes Klima feuchten Klimaten vorzuziehen. Trockenfrottierungen der gesamten Körperhaut sind entschieden besser als kalte Abreibungen, die Nephritikerinnen schaden. Ein tägliches Bad von 32 bis 35⁰ C ohne Nachschwitzen ist anzuraten. Körperbewegungen dürfen nur in geringem Ausmaß gestattet werden. Häufigere und kleine Mahlzeiten sind notwendig, soll die Nephritiskranke, die schwanger ist, ihren Körperbestand bewahren, anderseits ihre Nieren weitgehend entlasten. Wie schon erwähnt, ist alleinige Milchdiät verfehlt. Neben 1 Liter Milch braucht der Körper noch etwa 30 g Eiweiß und 350 g Kohlehydrate. Letztere sind teilweise durch Fett ersetzbar. Wie schon bei der Nephropathie und akuten Nephritis (s. S. 63) ausgeführt, muß die Diät salzarm sein und bei Zeiten der Verschlimmerung sogar salzfrei gestaltet werden. Wenn während dieser Zeit Bettruhe eingeschaltet wird, kann man auch in der Schwangerschaft solche Verschlimmerungen schwinden sehen und das Körpergewicht bei folgender Diät erhalten:

Von Fleischsorten gebe man höchstens 150 g roh gewogen, und

zwar Geflügelfleisch, Kalbfleisch, allenfalls Kaninchen, auch Lamm-
fleisch. Gelee und Aspik werden gern genommen. Wildpret, alle
Wurst- und Räucherwaren verbiete man, ebenso wie Hirn, Leber,
Milz und Niere. Gesottenes Rindfleisch ist nicht schädlicher als das
gebratene Weißfleisch. Von den Gemüsen sind Salate mit viel Öl und
wenig Essig oder besser mit Zitronensaft zubereitet, ferner Karfiol,
Erbsen, Kohlrüben, Kartoffel ohne weiteres erlaubt. Erbsen, Linsen,
Tomaten, Rettich, Zwiebel, Sellerie und Knoblauch eher zu vermeiden.
Mit Reis, Gerste und Grieß und den Teigwaren, ebenso wie mit Brot,
gleichgültig, ob schwarz oder weiß, besonders mit dem stuhlbefördern-
den Graham- und Simonsbrot wird der Nahrungbedarf günstig gedeckt. Obst und Kompotte gestalten die Nahrung abwechslungsreich,
auch Trauben mit ihrer abführenden Wirkung in größeren Mengen
sind ohne weiteres erlaubt. Alkohol in jeder Form verbieten wir,
dünner Milchkaffee und Tee mit Milch sind ebenso erlaubt wie Fruchtsäfte. Es wäre unrichtig, wollte man verschweigen, daß Fälle vorkommen, in denen trotz dieser Diät und Behandlung die Erscheinungen der Niereninsuffizienz auftreten. Ihnen ist um so schwerer beizukommen, als im schwangeren Zustande gewisse Maßnahmen, die freilich streng individualisierend bei chronischer Nephritis außerhalb der
Schwangerschaft erlaubt und wirksam sein können, sich verbieten,
wie stärkere Diaphorese, welche in der Schwangerschaft viel leichter
Urämie erzeugen kann als außerhalb derselben, und Verwendung der
Drastica, die sich von vornherein bei Schwangeren verbieten. Freilich wird es in einzelnen Fällen auch bei Schwangeren gelingen,
drohende Urämie durch Venae sectio (300 ccm) zu beseitigen und
durch größtmögliche Ausschaltung der Eiweißkörper, also durch
Hungertage (s. S. 61) den Zustand zu bessern. Erst allmählich wird
man Mehlspeisdiät, ferner Kartoffel, Reis, Obst, Zucker, Gemüse zu-
legen. Ist die Schwangerschaft eine sehr schwere Schädigung für die
Kranke, so erlebt man in einem hohen Prozentsatz der Fälle intrauterinen Fruchttod. Es wehrt sich also die Natur gegen die Fortdauer
der Schwangerschaft, wenn sie mit der Belastung der Nieren nicht vereinbar ist. Man sieht in solchen Fällen geradezu schlagartig eine
Besserung des Symptomenbildes durch den Fruchttod. Ödeme schwinden, der Blutdruck sinkt, die Albuminurie geht zurück, Kopfschmerzen, Brechreiz hören auf. Verf. hält es nicht für notwendig, zur
operativen Entfernung der Frucht zu schreiten, da sie, wenn einmal
abgestorben, über kürzere oder längere Zeit von der Natur schonender entfernt wird als durch intrauterine Eingriffe. Bös sind die Fälle,
die mit Herzklappenfehlern kompliziert sind und diejenigen, bei denen
der Augenhintergrund die Zeichen der Retinitis albuminurica zeigt.
Beide sind von der drohenden oder von der bereits eingetretenen Urämie bedroht. In Fällen von Herzinsuffizienz bei Nephritis muß man
unterbrechen, weil akute Lebensgefahr vorliegt. Die Veränderungen
des Augenhintergrundes sind in der Schwangerschaft nicht so schwer
zu bewerten als außerhalb derselben, aber immerhin muß man mit

WINTER und NAUJOKS zugeben, daß sie mehr Bedeutung haben als die bei Nephropathie. Es ist sehr schwierig, im Einzelfalle zu entscheiden, ob die Retinitis Ausdruck einer Nephropathie ist bei bestehender Nephritis — solche Mischformen kommen vor — oder ob sie wirklich nur durch die chronische Nephritis erzeugt ist. Die urämische Amaurose und die Abhebung der Netzhaut verlangen wohl immer die Unterbrechung der Schwangerschaft. Bei Retinitis infolge Nephropathie verlangt E. v. HEIMANN dann die Unterbrechung, wenn der Herd in der Netzhautmitte, also in der Stelle des schärfsten Sehens, sitzt (s. auch S. 192).

Schließlich sei noch hervorgehoben, daß Kinder nephritischer Mütter, auch wenn sie lebend geboren werden, gar nicht selten unterentwickelt sind. Man kann in dieser Hinsicht bei sicher bekanntem Konzeptionstermin gelegentlich bedeutende Untergewichtigkeit bei normalem oder kaum gemindertem Längenwachstum trotz normaler Tragdauer finden. Dieses Vorkommnis ist ein Ausdruck der mangelhaften plazentaren Ernährung der Frucht. Nach Verf.s Erfahrungen sind diese untergewichtigen Früchte aber keineswegs lebensschwach und holen bei Brustnahrung rasch das Defizit auf. Was die künstliche Unterbrechung anlangt, so wird man in späteren Monaten der Schwangerschaft schon mit dem Öffnen der Fruchtblase und Wehenmitteln ohne blutdrucksteigernde Komponente (Orasthin, Myopitiugan usw., S. 271), allenfalls der Metreuryse zum Ziele kommen. Bei dringendster Notwendigkeit des Eingreifens wird man die vaginale Sectio vorziehen. Frauen mit chronischer Nephritis, die geboren haben, wird man von weiteren Schwangerschaften vorsichtigerweise abraten. Das Stillen ist bei chronischer Nepritis erlaubt, wenn der Ernährungszustand gut ist.

Bei der chronischen Nephritis muß man ebenso wie in schweren Fällen von Nephropathie mit der Möglichkeit einer *vorzeitigen Lösung* des regelrecht sitzenden Fruchtkuchens rechnen. Dies womöglich zu verhüten, ist Aufgabe der allgemeinen diätetischen und medikamentösen Maßnahmen, die im vorangehenden bei Nephropathie und Nephritis geschildert wurden. Das Krankheitsbild selbst wird, da es von der Blutung und der daraus sich allenfalls ergebenden Lebensgefahr beherrscht wird, im Kapitel der Geburtsblutungen (S. 325) abgehandelt. An dieser Stelle *sei aber mit Nachdruck betont*, daß die Möglichkeit einer vorzeitigen Lösung selbst dann, wenn sie bereits einmal in einer früheren Schwangerschaft eingetreten ist, niemals den Grund zu einer sozusagen prophylaktischen Unterbrechung der Schwangerschaft geben kann.

Nierenverlagerung, Einnierigkeit.[1]

Über Schwangerschaft und Geburt bei Nierenverlagerung und Nierendefekt können wir uns kurz fassen. Wandernieren bedingen so

---

[1] Das große Gebiet der urologischen Krankheiten kann nur in den wichtigsten Punkten zusammengefaßt werden. Darum sei auf das Standardwerk

gut wie niemals eine Störung der Schwangerschaft. Für Hebung des Allgemeinzustandes (reichliche Ernährung, Liegekuren, gutes Mieder) wird bei Asthenischen, die derartige Beschwerden haben, von vornherein Vorsorge zu treffen sein. Dystopie der Niere kann ein mechanisches, nach dem Grade der Raumbeengung durch Zange, Wendung oder Schnittentbindung umgehbares Geburtshindernis bilden, wenn sie den Beckeneingang durch ihre Lage verlegt und auf diese Weise den Eintritt des vorliegenden Kindesteiles erschwert. Immerhin war unter den 29 von ZANGEMEISTER gesammelten Fällen nur 3mal operatives Eingreifen erforderlich. Eine *dystope Einzelniere*, die krank wird, macht die sofortige Unterbrechung nötig (FUCHS).

Bei der Häufigkeit der Nierenleiden und den Fortschritten der Nierenchirurgie ist es nicht verwunderlich, daß wir bereits über eine große Anzahl *einnieriger Frauen* Kenntnis haben, die Schwangerschaft, Geburt und Wochenbett durchgestanden haben. Die Sammelstatistik MATTHEWS, die 265 Geburten bei 241 nephrektomierten Frauen umfaßt und auf 250 normale Geburten mit nur 15 Komplikationen, darunter 2 Todesfällen, hinweist, gibt für diesen Zustand tröstliche Ausblicke. Vollends tut dies der Fall von MARX, der in der Gravidität nephrektomieren mußte, die Geburt am normalen Ende erfolgen sah und 2 Jahre später eine normale Geburt bei der gesunden Frau erlebte. Demnach ergibt sich, daß die Einnierigen unter der Voraussetzung, daß die zurückgebliebene Niere gesund ist, der Schwangerschaftsbelastung ohne weiteres gewachsen sind. Wie verhält es sich bei einer einzigen, aber kranken Niere? Bei Tuberkulose (s. diese) bleibt nur die Beseitigung der Schwangerschaft übrig. Bei Pyelitis und Nephrolithiasis (S. 179) wird man natürlich die größte Aufmerksamkeit auf allfällige Verschlimmerungen zu richten haben, um nicht durch zu späte Unterbrechung unwiederbringlichen Schaden hervorzurufen. Ein Unikum ist in dieser Hinsicht aber der Fall LATZKOS, eine Frau betreffend, die trotz Nephrektomie der einen und Nephrotomie der anderen Niere zwei Schwangerschaften ausgetragen, glatt geboren hat und gesund geblieben ist.

Nierentuberkulose.

Was die *Tuberkulose* der Nieren anlangt, so kann bei erkannter einseitiger Nierentuberkulose nur die Nephrektomie in Frage kommen. Sie allein beseitigt den kranken Herd, nach dessen Entfernung die Schwangerschaft ungestört ihren Fortgang nimmt und die Funktion der verlorengegangenen Niere durch die gesunde aufgeholt wird. Bei doppelseitiger Tuberkulose — solche Fälle gehören zu den größten Raritäten — wird man trachten, durch Unterbrechung der Schwangerschaft das Tempo der Erkrankung zu hemmen, doch sind die Aussichten keineswegs gute. Das ganze Rüstzeug der Therapie, insbeson-

---

STOECKELs, Handbuch der gynäkologischen Urologie in 3 Bänden, Berlin, Julius Springer, 1938, verwiesen.

dere die Heliotherapie, Klimatotherapie (Ägypten) wird hier neben symptomatischen Maßnahmen gegen die Schmerzen und Tenesmen in Frage kommen. Es darf nicht unerwähnt bleiben, daß bei einseitiger Nierentuberkulose neben Fällen von Verschlimmerung einer bestehenden Nierentuberkulose durch die Schwangerschaft auch solche bekannt geworden sind, wo mehrere Graviditäten keineswegs zum Fortschreiten des Prozesses führten. Hingewiesen sei noch darauf, daß meist relativ spät die Diagnose gemacht wird, weil Blasenkatarrh, leichte Tenesmen und trüber Harn zunächst durch lange Zeit als harmlos angesehen werden, bis erst die genaue urologische und bakterioskopische Untersuchung einschließlich des Tierexperimentes die wahre Ursache klärt. STOECKEL betont, daß einer wegen Nierentuberkulose operierten Frau erst nach 3 Jahren der Schwangerschaftskonsens erteilt werden soll.

Pyelitis gravidarum.

Die Pyelitis wird vom praktischen Arzt nicht ganz selten verkannt, vom Chirurgen ebenfalls gelegentlich falsch gedeutet, und doch ist sie nicht schwer zu erkennen. Jede plötzliche Erkrankung in der Schwangerschaft, die mit Fieber beginnt, allenfalls von einem Schüttelfrost und immer von manchmal recht heftigen Schmerzen in der Lende, besonders in der rechten, begleitet ist, muß den dringendsten Verdacht auf Pyelitis erwecken. Erwiesen wird sie durch die Harnuntersuchung, die einen trüben, alkalisch, manchmal schon faulig riechenden Harn zutage fördert, der massenhaft in Ballen zusammengeklebte Leukozyten enthält und im Grampräparat fast immer das Bacterium koli eindeutig, geradezu in Reinkultur, erkennen läßt. Ohne Harnuntersuchung keine Pyelitisdiagnose, aber auch keine voreilige Appendektomie! Dies wird entschieden von nicht geburtshilflich geschulten Ärzten bei gesunder Appendix auf Grund der falschen Diagnose gemacht, kann aber und muß durch die Harnuntersuchung vermieden werden. Die Fälle sind selten, wo der Schmerz in der Nierengegend noch nicht lokalisiert und Eiter im Urin noch nicht nachweisbar ist und deswegen die Verwechslung mit einer Appendizitis eher naheliegt. Auch Cholelithiasis und Cholecystitis, gelegentlich einmal eine basale Pneumonie rechts kommen bekanntlich differentialdiagnostisch in Frage. Die Pyelitis gravidarum ist das klassische Beispiel dafür, daß durch die Fortschritte der Therapie die Indikationen zur Unterbrechung der Schwangerschaft immer mehr und mehr abgebaut werden können. Einstmals in schweren Fällen nur durch Unterbrechung der Schwangerschaft aus geradezu vitaler Indikation heilbar gewesen, gehört heute die Pyelitis zu jenen Krankheiten, die in der Mehrzahl der Fälle in den Wirkungsbereich des praktischen Arztes fallen und eine dankbare Aufgabe in der Behandlung bei Erhaltung der Schwangerschaft darstellen. Seltene Ausnahmen bestätigen diese Regel. Für eine erfolgreiche Therapie muß das pathologische

Geschehen bei der Pyelitis in der Schwangerschaft dem Arzte klar sein. Harnstauung *und* Infektion erzeugen die Krankheit. Die Harnstauung entsteht durch die in der Schwangerschaft, besonders in deren zweiter Hälfte stets zu findende Weiterstellung und Atonie der Ureteren, die den Urin nur träg in die Blase befördert, welche selbst infolge Nachlassens des Tonus mehr Harn faßt. Schon vor dem Kriege hat WEIBEL mit den damals noch primitiveren Mitteln der urologischen Diagnostik in fast 50% der Fälle chromocystoskopierter und katheterisierter Schwangeren ausgesprochene Harnstauung in den Ureteren gefunden. Außer den spindelförmigen Auftreibungen des Ureters durch Stauung finden sich beim Sondieren der Ureteren Schwangerer sehr häufig noch Hindernisse, die wir heute mit den neueren Mitteln der Diagnostik als jene Schlängelungen auffassen müssen, wie sie von verschiedenen Autoren SCHUMACHER, KAMNIKER u. a. im Pyelogramm dargestellt worden sind. Die Ureteren sind dem Druck der wachsenden Gebärmutter ausgesetzt, stärker rechts als links, an jener Stelle, wo der Harnleiter die Linea terminalis überschreitet. So kommt es zur Harnstauung im Nierenbecken und Harnleiter. In diesem gestauten Harn finden die Keime einen guten Nährboden. Sie können durch eine Zystitis hinaufwandern, sie können aber auch durch die Darmwand durchwandern; das ist in der Schwangerschaft infolge der chronischen Obstipation und Atonie der Dickdarmwand ganz leicht möglich. Von der Darmwand kommen sie in die Blutbahn oder lymphogen in die Niere. Wie gesagt, sind es fast immer Kolibazillen, die die Pyelitis erzeugen. Bei Blasenentzündung zeigt die Zystoskopie den entsprechenden Blasenbefund. Wir müssen uns darüber klar sein, daß wir die Harnstauung als den *einen* Faktor der Krankheit zu beheben haben und daß die restlose Beseitigung der Infektion uns in der Schwangerschaft nicht möglich ist. Daß absolute Bettruhe selbstverständlich ist, bedarf keiner Betonung und daß es in leichteren Fällen gelingt, durch Lagerung der Kranken auf die gesunde Seite und Verabreichung bestimmter Medikamente neben Durchspülung des uropoetischen Systems die Stauung zu beheben, ist bekannt. Damit sinkt auch das Fieber. Gegen die Schmerzen gibt man warme Lendenwickel, allenfalls auch Spasmolytica, *Belladonna, Belladenal, Bellafolin, Eupaverin, Eupaco.* Dann beginnt man sofort mit der gründlichsten Entleerung des Darms. Sie ist deswegen so wichtig, weil der atonische Darm zu besserer Tätigkeit angeregt und für Keime undurchlässig wird. Man muß täglich zwei hohe Einläufe machen, wie dies STOECKEL vorschlägt, am besten mit mehreren Litern warmen *Kamillentees,* dem man zweckmäßig 2 Eßlöffel *Speisesoda* oder etwas *Seife* zusetzt. Von Abführmitteln empfehlen sich bei Pyelitis am besten Verbindungen *vegetabilischer* und *mineralischer Purgantien*

    Rp. Rad. Rhei pulv. 10,0
        Tartarus depur. 20,0
        M. f. pulv.
    D. S. Abends 1 Kaffeelöffel in Oblaten.

oder

Rp. Rhei in pulv. 20,0
Natr. sulfur. 10,0
Natr. bicarbonic. 5,0
M. D. S. Abends 1 Messerspitze bis
1 Kaffeelöffel in 1 Glas warmen Was-
sers zu nehmen (ORTNER).

Dann trachtet man die alkalische Reaktion des Harns ins Sauere umzusetzen, weil in diesem sauren Medium die Kolibazillen schlechter fortkommen. Man gibt 3mal täglich 20 Tropfen *verdünnte Salzsäure* oder verordnet das wirksamste Säuerungsmittel des Harns:

Rp. Ammon. chlorat. 6,0
Syr. simpl. 30,0
Aqu. ad 150,0
S. 3stündlich 1 Eßlöffel.

Reizt der Salmiak zum Brechen, so verordnet man ihn in Kapseln nach folgender Vorschrift:

Rp. Ammon. chlorat. 1,0
Hexamethylentetramin. 0,5
Ad capsulas amylaceas.
D. tal. d. XXI.
S. Am 1. und 2. Tag je 6, am 3. Tag
9 Kapseln.

Patientin ist darauf aufmerksam zu machen, daß während der Säuerungsperiode der Harn infolge der Phosphaturie schlechter aussieht, und daß am 3. Tage, namentlich nachts, durch den Formaldehyd enthaltenden, konzentrierten Harn Blasenkrämpfe auftreten können. Diese werden durch *Papaverin-* und *Belladonnasuppositorien* am besten behoben. Neuestens wird mit Erfolg auch in mittelschweren Fällen die *Mandelsäuretherapie*, z. B. mit *Mancitrop* (3mal 2 Teelöffel im Tag), empfohlen.

Säuert man den Harn an, muß man die Flüssigkeitszufuhr einschränken. Man gibt nicht mehr als insgesamt 600 g pro Tag, zirka 3 Tassen Flüssigkeit und verordnet eine saure Kost, bestehend aus Fleisch, Fisch, Käse, Fett, Eiern, Brot und Mehl, Reis, Haferflocken; Semmeln und Keks sind gestattet. Nur im sauren Harn ist auch unser wichtigstes Harndesinfiziens, das *Urotropin*, wirksam. Man gibt in leichteren Fällen per os 4 g *Urotropin* zu 4 Pulver à 1 g oder 3 Pulver einer *Mischung* von *Salol* und *Urotropin*

Rp. Saloli (Phenyl. salicyl.) .. 10,0
Hexamethylentetramin. 5,0
M. f. pulv. Div. in doses Nr. XXX.
S. 3 Pulver täglich.

Vielfach kommt man aber ohne die venöse *Cylotropininjektion* nicht aus, die man täglich zu 5 ccm, allenfalls zu 10 ccm macht. Sind die Venen nicht mehr durchgängig oder überhaupt schlecht entwickelt, kann man sich des für intramuskuläre Injektionen entsprechend hergestellten Cylotropins bedienen. Es ist besser als das Urotropin in der 40%igen Lösung, weil es weniger Harndrang erzeugt. Nachdem man 3 Tage lang diese saure Diät eingehalten hat, läßt man den Harn ins Alkalische umschlagen. Man verordnet Obstdiät und alle Arten von Gemüse, Kartoffelpüree, Milchspeisen und gibt *Natrium bicarbonicum* oder 3mal täglich 1 Kaffeelöffel

> Rp. Natr. bicarbon.
> Magnes. ust.
> Natr. citr. .... aa 15,0

Gleichzeitig schwemmt man die Niere kräftig aus, indem man 2 Liter Lindenblütentee pro Tag trinken läßt oder Fruchtsäfte, Blasentee, Preblauer, Wildunger, Fachinger, aber auch gewöhnliches Wasser gibt. Führt die angeführte Behandlung nicht zum Ziele, so versuche man es noch nach Alkalisierung des Harns mit täglicher Injektion von *Tonephin* und *Pituitrin*, um den Tonus des Ureters zu erhöhen. Nach HOFBAUER ist eine vorzeitige Schwangerschaftsunterbrechung trotz Pituitringaben nicht zu erwarten. Das gilt auch nach den Erfahrungen von NAUJOKS von der regelmäßigen Injektion von 1 bis 2 Ampullen *Tonephin muskulär*, jenes Anteiles des Hypophysenhormons, das auf die glatte Muskulatur des Darms und der Gefäße stark einwirkt.

In Fällen von Zystopyelitis, also ausgesprochener Aszension der Infektion von der Blase her, ist die *örtliche Behandlung* der Blase und der Scheide insofern sehr wirksam, als sie die Keime wesentlich vermindert. Da man bei Kolipyelitis immer reichlich Kolibakterien auch in der Scheide findet, sind systematische Vaginalspülungen mit $^1/_2\%$ Acid. lactic. empfehlenswert. Die Blasenspülung kann dem Praktiker ohne weiteres überlassen werden. Sie besteht in Reinigung der Blase mit nichtätzenden Spülmitteln, wie *3%iger Borsäure, hellroter Hypermanganlösung, physiologischer Kochsalzlösung*. Nach Fortspülung des Detritus spülen wir mit *Trypaflavin* oder *Rivanol* 1 : 1000 oder *Argentum-nitricumlösung* 1 : 4000, mit dessen Konzentration wir auf 1 : 1000 steigen. Ein Depot von 5 bis 10 ccm des *Agoleum*, einer kolloidalen Silberlösung nach PLESCHNER, nach der Blasenspülung ist recht vorteilhaft. Hat man auch hier noch nicht Erfolg, ist die Lokalbehandlung der Niere dann nicht mehr zu umgehen, wenn die Injektion von größeren Mengen von *Amphotropin* nicht hilft. Man gibt intravenös in Abständen von 2 bis 3 Tagen 20 bis 40 bis 60 ccm Amphotropin, bei schwächlichen Personen die Hälfte. Hat man jetzt keinen Erfolg, muß der Urologe den *Ureterenkatheterismus* durchführen. Die an den Ureterenkatheterismus angeschlossene Lokalbehandlung durch Nierenbeckenspülung stellt einen ungeheuren Fortschritt in der Therapie dar, den wir STOECKEL danken. Es genügt, den Uretherkatheter etwa 20 ccm hoch vorzuschieben und solange liegen zu lassen, bis der gestaute Harn abgeflossen ist und wieder rhythmisch tropft. Jetzt spritzt man ganz zart *5 ccm 3%/₀ Acid. boric.* oder *3 ccm 1%/₀₀ Arg. nitric.-Lösung* durch den Katheter und verfolgt die Klärung des abtropfenden Harns. Mit einem Schlage kann man in der größten Mehrzahl aller Fälle die Harnstauung und damit das Fieber beseitigen, die Gravidität bleibt aber erhalten; wie gesagt, die Bakteriurie können wir nicht beseitigen, besteht sie doch nicht selten seit Kindheit.

Um den Erfolg einer medikamentösen Behandlung zu sichern, kann man es mit BUCURA und NAUJOKS mit der Vakzinetherapie versuchen. NAUJOKS schlägt 6 bis 7, in Abständen von 2 bis 4 Tagen zu wiederholende Injektionen von Eigenvakzine vor, die 10 bis 50 Millionen Keime in jeder (muskulären) Injektion enthalten. Auch *Coli-Yatrenvakzine* kann in derselben Weise benützt werden.

Jene Pyelitiden, die durch Mischinfektionen entstehen, können die Frau durch ausgesprochene Urosepsis an den Rand des Grabes bringen. Gegenüber der Kolipyelitis sind sie durch ein Methylenblaupräparat als solche leicht zu erkennen. Alkalisierung des Harns ist nicht erfolgreich, die erwähnte saure Diät besser. Ein Versuch mit *Neosalvarsan,* das man am 1., 4. und 7. Tag zu je 0,15 streng venös spritzt, ist angebracht. Einfacher für den Praktiker ist in leichteren Fällen die Behandlung mit *Spirocid,* das man durch 5 Tage hindurch zu 2 Tabletten à 0,25 morgens nüchtern und 1 Tablette 2 Stunden vor dem Abendessen gibt. Man kann es übrigens auch bei Koliinfektionen ebenso wie das Salvarsan versuchen; dann gibt man es aber während der Alkaliperiode.

Pyelitiden, welche mit Ikterus, Lebersymptomen, bedenklicher Verminderung der Harnmenge bei erhöhtem Reststickstoff, Leucin und Thyrosin einhergehen, die sogenannten *graviditäts-toxischen Pyelitiden* PHILIPPS, sind *ungesäumt zu unterbrechen.* Auch bei uroseptischen Pyelitiden unklarer Umgrenzung oder anscheinender Doppelseitigkeit erscheint die schnelle Unterbrechung erforderlich. Bleibt die Besserung aus, steht man vor der Frage nach einer chirurgischen Behandlung der Nieren (Dekapsulation, Nephrotomie, Nephrektomie der schlechteren Niere). Bei den ganz schweren Pyelitiden der erwähnten Art ist auch das Leben der Frucht, die in 25 bis 30%/₀ vorzeitig abgeht, ernst bedroht, so daß mit einem zu langen Zuwarten auch keineswegs immer dem kindlichen Leben gedient ist.

Diese Fälle können gelegentlich besonders dann hochgefährlich werden, wenn man sie erst unter der Geburt unter dem Bild einer unklaren Spesis sieht und durch schwere Zufälle bei der Entbindung, Narkosetod, akutes Versagen des Kreislaufes einen erschütternden und unerwarteten Ausgang nehmen.

Steinkrankheit der Harnwege wird bei Schwangeren sehr selten beobachtet. Blasensteine, die sogar zum Geburtshindernis werden können, werden intravesikal mit dem Litotryptor beseitigt. Ist dies nicht möglich, tritt die Sectio alta in ihre Rechte, während der vaginale Blasenschnitt nicht ratsam ist. Uretersteine werden medikamentös

(Eupaco, Glyzerinkur), im schlimmsten Falle chirurgisch aus dem Harnleiter entfernt. Nierensteine werden kaum jemals in der Schwangerschaft die Operation erfordern. Gewöhnlich läßt sie sich bis nach der Geburt verschieben.

Bei *beiderseitigen Zystennieren* tritt OTTOW[1] für die Unterbrechung der Schwangerschaft dann ein, wenn sie bereits im Beginn der Gravidität festgestellt werden, weil sich der Grad der Belastung nur unsicher beurteilen läßt.

Zystitis.

Die Zystitis ist in der Schwangerschaft selten, häufiger unter der Geburt, am gewöhnlichsten im Wochenbett zu finden. Es ist ganz überflüssig, schwangere Frauen, die über keinerlei Beschwerden von seiten des Harntraktes klagen, bei der Schwangerenuntersuchung zu katheterisieren, geschieht es doch nur zu leicht, daß trotz sauberer Technik eine Zystitis *ankatheterisiert* wird. Die Hyperämie der Harnröhre, die Auflockerung der Schleimhäute derselben, ein mangelhafter Sphinkterverschluß infolge der veränderten Verlaufsrichtung der Urethra sind es, welche den sonst so guten Schutz gegen aszendierende Infektionen in der Schwangerschaft vermindern. Darum nochmals die Warnung, ohne Not kein Katheterismus, schon gar nicht in der Schwangerschaft. Dasselbe gilt von der Harnretention im Wochenbett, deren Behebung mit dem Katheter leicht, aber nicht selten von Zystitis begleitet ist. Der Satz muß herausgestellt werden, den STOECKEL ausspricht, Gebärende und Wöchnerinnen, die nicht katheterisiert zu werden brauchen, bekommen keine Zystitis, und weiters der, daß die Vermeidung des Katheterismus als Zystitisprophylaxe ebenso wichtig ist, wie die Vermeidung der inneren Untersuchung als Puerperalfieberprophylaxe. Wie man den Katheterismus im Wochenbett am besten umgeht, ist S. 352 gesagt.

Was die Behandlung der Zystitis anlangt, so ist sie bei der Schwangeren und Wöchnerin in nichts von der üblichen Zystitisbehandlung zu unterscheiden. Bettruhe kann im akuten Stadium nicht umgangen werden. Örtliche Behandlung ist zunächst zu unterlassen. Wärme in Form von feuchtwarmen Umschlägen, am besten mit Kamillen, wirkt immer gut. Reizlose Kost, leichte Mehlspeisen, Milchspeisen, Kompotte schonen die Blase und verhüten Tenesmen. Besonders reichliche Durchspülung der Blase bei der akuten Zystitis erzeugt ständigen Größenwechsel, häufiges Harnen und damit viel Schmerzen. Darum folge man dem Rate STOECKELS und lasse nicht zuviel an Flüssigkeit geben, namentlich abends, damit die Nachtruhe nicht zu sehr durch Harndrang gestört werde. Man lasse die bekannten wirksamen Teemischungen vormittags und nachmittags trinken. Solche sind Fol. *Uvae ursi* und *herb. herniar.* aa, oder

---

[1] Schwangerschaftsunterbrechung aus urologischer Indikation, Leipzig, 1939.

Rp. Herb. Equiseti
  Fol. Uvae urs.
  Herb. Menth. pip. ...... aa 15,0
M. D. S. 1 Kaffeelöffel 5 Minuten mit
  ¹/₄ Liter Wasser abkochen.

Harnantiseptica unterstützen die Behandlung. Das Mischpulver *Urotropin-Salol*, *Myrmalid* 3mal täglich 0,5, *Helmitol*, das ausgezeichnet kalmierende *Uromed* können von Spezialpräparaten empfohlen werden. Gutes leistet bei puerperaler Zystitis auch das *Pyridium*, von dem man am besten 2 Tabletten täglich durch längere Zeit gibt. Sein hoher Preis verbietet, es in ausgedehntem Maße anzuwenden. Besteht gleichzeitig Nephropathie und Leberschädigung, ist es unbedingt zu vermeiden (BAUEREISEN). Bei Mischinfektionen mit Staphylokokken ist 3mal 1 *Ulirontablette* zu empfehlen.

Bei heftigen Blasenschmerzen gibt man *Belladonna*

Rp. Extract. Belladonn. 0,1
  Natr. salicyl. 5,0
  Sir. simpl. 10,0
  Aqu. dest. ad 100,0
M. D. S. 3mal täglich 1 Eßlöffel
  (STRASSMANN).

oder in Zäpfchen mit Papaverin

Rp. Papaverin. hydrochlor. 0,04
  Extract. Belladonn. 0,02
  Pyramidon 0,2
  Butyr. Cac. qu. s. ut f. supp.
  anal.
D. t. d. Nr. VI.

Wichtig ist für die Urotropintherapie, daß dieses Medikament im alkalischen Harn nicht, aber im sauren Harn wirksam ist, weshalb wir trachten müssen, den Harn anzusäuern. Das nötige ist im Kapitel Pyelitis ausgeführt. An dieser Stelle sei nur noch hervorgehoben, daß alkalisch-salinische Wässer, wie Preblauer usw., wenn sie gleichzeitig mit Urotropin verabreicht werden, nicht am Platze sind, weil sie die Urotropinwirkung nur herabmindern. Im schwangeren Zustande ist auch Durchnässung und Erkältung für die Blase weit gefährlicher als zu gewöhnlichen Zeiten. Darum sind solche Vorkommnisse durch gutes Schuhwerk und warme Kleidung tunlichst hintanzuhalten, kann doch die Erkältung und Durchnässung zweifelsohne den Boden für die Aszension der Keime vorbereiten und urinogene Infektionen vermitteln. Bei der äußerst schmerzhaften, akuten hämorrhagischen Erkältungszystitis ist alkalische Diät ohne Lokalbehandlung und 3mal je Tag 1 Teelöffel der Mischung

Rp. Magnes. ust.
  Natr. bicarbonic.
  Natr. citric. .... aa 15,0

das zielsicherste Behandlungsverfahren.

Fisteln und Verletzungen der Harnorgane.

Die Zahl der Fisteln — meist sind es Blasen-Scheidenfisteln, die durch die Geburt entstehen — wird immer seltener. Die bessere Hygiene der Menschen und die damit seltener werdende Rachitis vermindert die Zahl der hochgradig engen Becken, die der Hauptsache nach infolge langdauernder Geburt durch Drucknekrose nach Sequestration des Gewebes im Wochenbett zur Blasen-Scheidenfistel führen. Die bessere Verarztung und die Fortschritte der Schnittentbindung haben aber auch dazu geführt, daß in Fällen hochgradig engen Beckens gefährliche Zangen- und zerstückelnde Operationen immer seltener werden. Damit ist die Gelegenheit zu Verletzungen der Blase, die sofort nach ihrer Setzung zur Fistel führen, auch seltener. Wenn der Arzt bei der Klage unwillkürlichen Harnabganges die Blase spült, kann er ohne weiteres feststellen, ob eine Incontinentia urinae infolge Sphinkterschwäche vorliegt, wenn der Harn durch die Harnröhre zurückfließt oder eine Blasen-Scheidenfistel, wenn er sich in seiner Gänze durch die Scheide entleert. Schließlich ermöglicht diese Untersuchung für den seltenen Fall, daß die Spülflüssigkeit in der Blase bleibt und trotzdem Harnträufeln erfolgt, die Diagnose eine Ureterfistel. Ist eine solche Fistel festgestellt, so soll der praktische Arzt bei der puerperalen Genese derselben nicht mutlos sein und sie nicht a priori für spontan unheilbar halten. So manche Blasenfisteln schließen sich, wenn sie nicht zu groß sind, bei der Rückbildung des puerperalen Gewebes zur Norm. Solange Lochialsekret besteht und das Gewebe hyperämisch und zerreißlich ist, ist an eine Operation nicht zu denken. Frühestens im 4. Monat nach der Geburt wird man an den Fistelverschluß schreiten. Der praktische Arzt kann die Wege für die Behandlung dadurch vorbereiten, daß er fleißig die Blase spült und die Zystitis entsprechend behandelt. Im Frühwochenbett ist die Einlegung eines Dauerkatheters mit exakter Durchspülung desselben immerhin zu versuchen, weil sie die Blase entlastet. Auch stundenweise, ja dauernde Bauchlage ist zu empfehlen. Seit wir den Dauerkatheter von Bosch haben, ist die Einführung und das Wechseln dieses ungemein sinnreich konstruierten Instrumentes für den praktischen Arzt ein leichtes. Von Verätzungen der Fistelöffnung ist eine Heilung nicht zu erwarten. Die Fisteloperation setzt Erfahrung und technisches Geschick voraus, welcher Methode man immer sich bedient. Die Implantation der Harnleiter in den Darm nach Coffey-Majo soll nach Verf. Erachten bei Blasenfisteln das allerletzte Auskunftsmittel sein.

Schließlich muß darauf hingewiesen werden, daß eine Frau, die das Unglück hatte, unter der Geburt eine Blasenfistel zu erleiden — so etwas ist in seltenen Fällen auch durch Blasensteine vorgekommen, die in die Blase hineingepreßt wurden und deren Wände durchrieben haben — ein zweites Mal den Gefahren einer Geburt per vias naturales nicht ausgesetzt werden soll. War die Fistel auch klein, man kann nicht wissen, ob die Narbe nicht doch unter dem andrängenden vorliegenden Kindesteil einreißt. Darum muß man für solche Fälle den Kaiserschnitt vorschlagen.

In Fällen von Implantation der Harnleiter ins Rektum nach der Methode von Coffey-Mayo, die wegen anders nicht zu operierender Fistel gemacht wurde, tritt Ottow für die möglichst frühzeitige Unterbrechung der Schwangerschaft ein, weil die Schwangerschaft bei dem Zustand der implantierten Harnleiter schwere Gefahren für das Leben der Frau heraufbeschwören kann. Ganz anders ist es bei Bestehen geheilter Ureterfisteln. Eine Gefährdung durch den natürlichen Geburtsvorgang ist nicht zu erwarten, so daß man eine Geburt per vias naturales ablaufen lassen kann.

Senkungen der Scheidenwände mit gleichzeitiger Zystokele infolge vorangegangener Geburten bewirken in den ersten Monaten der Schwangerschaft stark gesteigerten Harndrang und werden den Frauen recht lästig. Eine eigentliche Therapie kommt aber nicht in Frage, weil mit dem Hinaufrücken des Uterus die Scheidenwände und mit ihr die Zystokele in die Höhe gezogen werden und dadurch der Harndrang wieder geringer wird. Operationen während der Schwangerschaft sind abzulehnen. Unter der Geburt sieht man eine größere Zystokele nicht selten dem vorrückenden Kopf einige Zeit lang ein Hindernis bereiten. Geduld, stärkere Mithilfe durch die Bauchpresse und allenfalls vorsichtiges Zurückschieben der vorgewölbten Scheidenwand beseitigt so gut wie immer dieses Hindernis (s. S. 214).

Behandlung der wichtigsten Geistes- und Nervenkrankheiten.

Geisteskrankheiten.

Am häufigsten kommen Fälle von manisch-depressivem Irresein und solche von Schizophrenie bei Schwangeren zur Beobachtung. Findet sich einmal manisch-depressives Irresein bei einer Schwangeren, so kann der Gravidität weder mit Sicherheit eine auslösende Bedeutung zugemessen werden, noch pflegt sie zu einer Verschlimmerung oder Verlängerung der Krankheitsdauer zu führen (Bumke). Anstaltsbehandlung allein kommt schon wegen der Selbstmordgefahr in der melancholischen Phase in Frage. Auch bei der akuten *Amentia* ist sie aus denselben Gründen und wegen der allenfalls notwendigen künstlichen Ernährung nicht zu umgehen. Es ist ein Unglück vor allem für die Nachkommenschaft, wenn eine Schizophrene schwanger wird — daher das Gesetz zur Verhütung erbkranken Nachwuchses. Eine Gefahr für das Leben aber entsteht nicht, auch eine Verschlechterung des Zustandes ist nicht zu erwarten. Darum besteht, wie Bumke in den Stadlerschen „Richtlinien" ausführt, schon lange Einigkeit unter den Psychiatern Deutschlands darüber, daß selbst bei ausgesprochenen Geisteskrankheiten die Anzeige zur Unterbrechung der Schwangerschaft so gut wie niemals gegeben ist.

Schizophrene und Manisch-depressive können dem Arzt unter der Geburt durch Verwirrtheit, Katatonie und Aufregungszustände schwer zu schaffen machen. Es gelingt aber durch Schlafmittel und Narkotika einerseits und medikamentöse Geburtsbeschleunigung anderseits dieser Schwierigkeiten Herr zu werden. Notwendig werdende operative Eingriffe müssen immer in Vollbetäubung gemacht werden, auch wenn sie noch so einfach sind. Solchen Frauen drohen durch das häufige Berühren des Genitals mit den eigenen Händen und das Herumschmieren Puerperalinfektionen, die gelegentlich erst im Wochenbett durch Vertragen des Lochialsekretes gesetzt werden.

Wie hat man sich in Fällen von *Epilepsie* zu verhalten, die, von der Sterilisierung nicht erfaßt, schwanger geworden sind? Nicht jeder Morbus sacer wird durch die Gravidität verschlimmert, wenn auch Häufungen der Anfälle vorkommen können. So und so oft bleibt der Zustand unverändert und ausnahmsweise geschieht es auch, daß die Anfälle in der Schwangerschaft seltener werden oder gar aussetzen.

So konnte Verf. einen Fall genuiner Epilepsie beobachten, der vor der Schwangerschaft mindestens einmal im Monat, meist an die Menses gebunden, Anfälle hatte. Während der Schwangerschaft hörten sie völlig auf.

Fälle, die in den Status epilepticus hineingleiten, sind meist verloren, kommt man doch nach dem maßgebenden Urteil v. WAGNER-JAUREGGS mit der Unterbrechung zu spät.

Ist der Fall nahe dem Ende der Schwangerschaft, wird man durch Schnittentbindung wenigstens das Kind zu retten, den Zustand selbst durch einen Aderlaß von 300 ccm und Infusion von 50 ccm *50%iger Traubenzuckerlösung* zu bessern trachten. FRISCH nimmt an, daß dadurch eine Entquellung des Nervengewebes entstehe und auf dem so vorbereiteten Boden *Luminal, Chloralhydrat* (s. S. 71, 46) usw. besser angreife.

Die Aufgabe des Arztes bei der Behandlung epileptischer Schwangerer liegt in hygienisch-diätetischer Hinsicht und medikamentöser Vorsorge. Neben viel Aufenthalt im Freien, Vermeidung zu großer körperlicher und schwerer geistiger Beschäftigung, neben Wegräumen aller Ursachen zu seelischen Konflikten wird gerade die Ernährung besonders zu berücksichtigen sein. Die Bedürfnisse der epileptischen Kranken treffen sich da mit den Anschauungen bezüglich der besten Ernährung der Schwangeren. Kochsalzarme, laktovegetabilische Diät unter Ausschluß der Genußmittel Wein, Bier, Schnaps, Tee, Kaffee, ist das wesentliche. Wichtig ist, daß gerade in der Schwangerschaft bei Epileptikerinnen auf die Darmtätigkeit gesehen werde, so daß täglich Stuhl erfolgt, nötigenfalls einmal in der Woche mindestens eine gründliche Entleerung durch Abführmittel durchgeführt werde. Daneben kann man der *Bromsalze* nicht entbehren, die gerade bei kochsalzarmer Diät ausgezeichnetes leisten. Das ERLENMAYERsche Gemisch Rp. S. 80, die *Brombrausesalze,* das *Sedobrol,* das *Brosedan,* das *Belladenal*, das *Coffeminal*, *Lubrocal* u. a., ferner das *Epicon* (3mal täglich 25 Tropfen) sind bewährt. Da wir unseren Schwangeren gerne *Calcium* geben, um die Erregbarkeit des Nervensystems herabzusetzen, ist auch die Calciumtherapie in Form von *Bromcalcium*

> Rp. Calcii bromati 10,0
> Aqu. dest. ad 300,0

dreimal täglich 1 Eßlöffel durch 6 Tage, am 7. Tage eine Pause, durch 3 Wochen zu nehmen, wertvoll.

Recht gut ist es auch, neben den Brompräparaten das *Luminal* vorrätig zu haben; am besten verteilt man es über den Tag in Form der Luminaletten, von denen man 6 und mehr gibt.

Was die *funktionellen* Störungen anlangt, die von der bekannten Verstimmung der Schwangeren in fließenden Übergängen bis zu schweren psychopathischen Zuständen, die in Selbstmorddrohungen gipfeln können, anlangt, so kann unseres Erachtens nach die Behandlung nur in liebevollem Eingehen auf die oft unvernünftigen Motive der Ablehnung des Kindes, in Wegräumung von Vorurteilen, in vorübergehender Anstaltsaufnahme, die mit intensiver Beschäftigung mit der Kranken verbunden sein muß, bestehen. Wo körperliche Schwäche vorliegt, wird man durch Ernährung, Mast- und Liegekuren den somatischen Zustand bessern und mit der Fortdauer der Schwangerschaft auch so und so oft eine Umkehr des Empfindens erleben. Die alte CHROBAKsche Erfahrung, daß mit dem Spüren der Kindesbewegungen bei so vielen Frauen, die sich ablehnend bisher ihrer Leibesfrucht gegenüber verhielten, die Einstellung eine andere wird, besteht denn doch zu recht. Selbstmorddrohungen soll man als Drohungen auffassen und kann durch sie sich niemals zur Fruchttötung bewogen fühlen. Scheint die Gefahr eines Selbstmordes in ernste Nähe gerückt, bleibt die Anstaltsbehandlung der richtige Ausweg.

Hirn- und Rückenmarkskrankheiten.

Daß *Hypophysen-* und *Hypophysengangsgeschwülste* durch die Schwangerschaft eine Wachstumsförderung erfahren können, muß als erwiesen gelten, vielleicht ist es auch mit den sehr bösartigen *Kleinzellen-* und *Spindelzellentumoren* so. *Meningeome* bleiben dagegen durch die Schwangerschaft unbeeinflußt und bei *Gliomen* ist ihr Einfluß zweifelhaft (SCHÖNBAUER).

Daß man bei Hypophysengeschwülsten, wenn sie rasch wachsen und zu Sehstörung bis zur Erblindung führen, unterbrechen muß, ergibt sich aus den Erfahrungen der Hirnchirurgen und Augenärzte (vgl. auch S. 193).

Im allgemeinen aber wird man, da ein Hirntumor eine Komplikation einer Schwangerschaft ist und nicht umgekehrt, auch im schwangeren Zustande auf die Operation dringen müssen. Ist der Fall inoperabel und verloren, so wird man wenigstens die Frucht zu retten trachten. Die Art der Entbindung wird von den Umständen des Falles abhängen. In Fällen von inoperablen und offensichtlich verlorenen Hirntumoren ist auch der Kaiserschnitt wiederholt mit Erfolg an der Sterbenden ausgeführt worden (bei Gliom, Sarkom).

Die *Halbseitenlähmungen* in der Schwangerschaft sind ein schreckliches Ereignis, welches häufiger Frauen nach den Dreißigerjahren betrifft, ein Alter, in dem Gefäßveränderungen auch bei Frauen nichts seltenes sind. Lues, Atherom, chronische Nephritis und Eklampsie sind ätiologisch anzuschuldigen, gelegentlich ist aber keine dieser Ursachen deutlich ausgesprochen. Fast immer befällt die Apoplexie die Schwangere meist in der zweiten Hälfte der Schwangerschaft, gelegentlich auch unter der Geburt. Dieses Ereignis ist besonders tragisch, führt es doch in kurzer Zeit meist zum Tode der Mutter infolge Ausbreitung der Blutungen auf lebenswichtige Zentren. Sofortige Entbindung — Sectio in agone — kann wenigstens das Kind noch retten. Bei den Apoplexien in der Schwangerschaft sieht man eine lebensbedrohliche Erscheinung für die Mutter nicht. Damit entfällt auch die Indikation zur Schwangerschaftsunterbrechung. Mit der Prognose sei man nicht zu pessimistisch, da auch in kurzer Zeit vollständige Heilungen beobachtet worden sind. Anderweitige Lähmungen, die sich an eklamptische Anfälle anschließen, können Halbseitenlähmungen sein, aber auch Herderkrankungen, Facialislähmung, Aphasie, Hemianopsie kommen vor. Beruhen sie nur auf Ödem des Gehirns, sind sie restlos eines Rückganges fähig. Ist Blutung ihre Ursache, unterscheiden sie sich in nichts in ihrem Verlauf und in ihrer Vorhersage von den anderen blutigen Lähmungen. Rasch tödlich werdende Fälle kommen bei umfänglichen Blutungen, z. B. in die Seitenventrikel oder die Pons vor. Kleinste Aneurysmen der Hirngefäße an der Hirnbasis sind etwa gelegentlich Ursache einer tödlichen Blutung. Apoplexie durch Hirnembolie und Thrombose der Hirngefäße sind der Hauptsache nach infektiöser Natur. Endokarditis, septische Prozesse im Wochenbett, besonders nach schweren, mit großen Blutverlusten verbundenen Geburten sind die Hauptursache. Bekanntlich sehen wir in der Schwangerschaft rekurrierende Endokarditiden, weil Nachschübe der Endokartitis nichts seltenes sind. Aber auch frische Endokarditiden in der Schwangerschaft und im Wochenbett können diese Zustände hervorrufen (s. auch S. 135 ff.). Gelegentlich wird nach Phlegmasia alba dolens durch Loslösung eines Thrombus eine Hirnembolie dann ausgelöst, wenn ein offenes Septum vorhanden ist. Die Prognose ist ernst. Dort wo es sich um schwere Endokarditiden handelt, geradezu infaust. Die Frauen sterben an ihrem Grundleiden. In leichteren Fällen kann man sogar vollständige Ausheilung sehen. Eine Gefährdung der Frucht ergibt sich nicht.

Zu den zentralen Schwangerschaftslähmungen gehört auch die *Myasthenia gravis*, die, wenn auch selten, in der Schwangerschaft doch beobachtet worden ist. Nach SIEMERLING ist die Unterbrechung nur ein zweifelhaftes Heilmittel, dagegen die Verhütung von Kindersegen, mit Rücksicht darauf, daß Geburt und Stillgeschäft schlechter zu wirken scheinen wie Schwangerschaft selbst, wichtig.

Hinsichtlich der *Encephalitis* und ihrer Beziehungen zur Gravidität sind die Akten nicht geschlossen. Die Fälle, in denen ein akute Encephalitis durch eine Schwangerschaft verschlimmert wurde, scheinen jene zu überwiegen, in denen die Schwangerschaft ohne Einfluß auf den Verlauf der Encephalitis war. Wenn es richtig ist, daß akute Encephalitiden, die während der Schwangerschaft auftreten, sich wesentlich verschlimmern und daß bei chronischen dasselbe der Fall ist, kann man der Frage der Unterbrechung der Schwangerschaft nähertreten, wenn die Therapie, die man immer einleiten soll, versagt. Freilich ist sie nicht dankbar. Strenge Bettruhe, Fernhalten von Aufregungen und Reizen, blande Diät, Lumbalpunktion mit und ohne intralumbale Injektion von 25 ccm *Grippeserum*, sind die Grundlagen derselben. Eine Eisblase auf den Kopf, allenfalls zwei Blutegel je rechts und links an die Schläfen, laue Bäder von 25 bis 30⁰ C sind vorteilhaft. Große Sorgfalt in der Beobachtung etwaiger Harnverhaltung ist gerade in der Schwangerschaft notwendig. Katheterismus nur unter peinlichster Asepsis, die Gefahr des Decubitus ist groß. Ein Wasserkissen, Lageveränderungen, Abwaschen des Rückens und des Kreuzes mit $^1/_2^0/_0 igem$ *Salicylspiritus*, Trockentupfen und Trockenpudern sind notwendig. Bei gehäuftem Vorkommen von Encephalitis lethargica ist bei der großen Gefahr, die diese Krankheit bringt, die Entfernung von Schwangeren aus infizierten Familien angebracht, wenngleich man nicht weiß, ob eine unmittelbare Kontagiosität besteht. Jedenfalls kann die Desinfektion des Nasen-Rachenraumes durch Spülungen mit antiseptischen Wässern versucht werden. Ob man es in Fällen von Schwangerschaft bei Encephalitis lethargica mit dem *Fixationsabszeß* versuchen soll, bleibe dahingestellt, immerhin hat dieses Verfahren unter 19 Fällen NETTERS 17mal Heilung gebracht, die allerdings bei 2 Schwangeren ausblieb. *Urotropin* in dreisten Gaben ist in seiner Wirkung zweifelhaft, besser $2^0/_0$ *Trypaflavinlösung* i. v. mehrmals 10 bis 20 ccm. Ohne die Beruhigungs- und Schlafmittel, wie *Brom, Luminal,* kommt man nicht aus. Zur Kräftigung ist Arsen vorteilhaft.

In den wenigen Fällen von *Parkinsonismus*, die Verf. bei Schwangeren gesehen hat, konnte nach Angabe der Patientinnen — sie waren erst gegen Ende der Schwangerschaft in die Behandlung gekommen — und nach der eigenen Beobachtung eine wesentliche Verschlimmerung nicht beobachtet werden. Diese Kranken sind im allgemeinen suggestiv gut beeinflußbar, so daß kleine Dosen von Beruhigungsmitteln immerhin einiges leisten. *Belladonnapräparate, Novatropin,* 3 Tabletten am Tag durch 4 Tage, dann 4 Tage Pause, etwas Luminal oder Luminaletten, Abasin und täglich warme Bäder, der Lichtbogen und der Thermophor können über die Schwangerschaftszeit hinweghelfen.

Es ist allgemein bekannt, daß die Geburt bei *Tabes dorsalis* zufolge der Natur des Leidens weniger schmerzhaft zu sein pflegt als bei gesunden Frauen. Verschlechterungen einer Tabes durch die Schwangerschaft gehören jedenfalls nicht zum typischen Bild des Vorkommens. Auf Blasenstörungen sei man aber gelegentlich gefaßt und vermeide alles, was das Aufkommen einer Zystitis und Pyelitis bewirken kann. Muß katheterisiert werden, spüle man jedesmal die Blase mit Borlösung nach, gebe grundsätzlich Urotropin und Salol (Rp. S. 177), sorge auch für eine entsprechende Hautpflege, um trophische Störungen der Haut zu vermeiden. Eine Unterbrechung der Schwangerschaft kommt bei Tabes nur in Frage, wenn das Leben der Mutter durch schwere Krisen und Marasmus bedroht ist (BUMKE).

Recht schwierig kann im Einzelfall die Stellungnahme des Arztes bei *multipler Sklerose* sein. Daß aber allgemeine Verschlechterung durch die Schwangerschaft entstehen soll, wie vielfach berichtet wird, ist durch eine pessimistische Brille gesehen. Nach den großen Erfahrungen WAGNER-JAUREGGS ist eine Verschlimmerung nur bei solchen Fällen zu erwarten, deren Beginn mit dem Anfang der Schwangerschaft zusammenfällt. Er sah in solchen Fällen Verschlimmerung bei Fortbestehen, aber noch für lange Zeit erträgliches Dasein bei Beseitigung der Schwangerschaft. Die Frühgeburt kommt im Interesse des Kindes in jenen seltenen Fällen in Frage, wo die Mutter vom Tode durch Pyämie infolge Decubitus und Schluckpneumonie bedroht ist. Freilich wird man der Schwangeren mit multipler Sklerose über die schweren Monate symptomatisch hinwegzuhelfen trachten. Gegen *Fibrolysininjektionen* (1 ccm intramuskulär jeden 2. Tag, etwa 10 Injektionen) ist auch bei der Schwangeren nichts einzuwenden. Gelegentlich lassen doch die Spasmen nach. Lauwarme Bäder und Packungen sind auch in der Schwangerschaft nur günstig, *Arsenkuren* sind empfehlenswert:

Rp. Tripherin 10,0
    Natr. cacodyl.
    Extract. nuc. vom. .... aa 0,25
    M. f. p. Nr. 100.
D. S. 4stündlich 1 Pille.

Abreibungen mit Franzbranntwein, leichte Massage der Muskulatur auch in der Schwangerschaft nur erwünscht.

Hier muß der akuten Myelitis gedacht werden, die auf dem Boden von Entzündung im Wochenbett, besonders nach schweren Blutverlusten entstehen kann, ferner der in der Gravidität entstehenden Myelitis, die zu kleinsten Herden im Rückenmark führt. Mit SIEMERLING wird man für die Unterbrechung der Schwangerschaft eintreten müssen, weil der Fortbestand der Schwangerschaft die Krankheit ungünstig beeinflußt, ohne daß das Leben der Frucht gesichert ist.

Bei den trostlosen Fällen von *Querschnittläsion* des Rückenmarks mit völliger Paraplegie ist eine aufsteigende Zystopyelitis meist trotz allen Bemühens unausbleiblich. Unter der (schmerzlosen) Geburt wird meist die operative Beendigung mangels der Bauchpressentätigkeit nötig.

Krankheiten der peripheren Nerven.

Die Behandlung der *traumatischen Neuritis* ist eine recht undankbare Aufgabe. Sie zu verhüten, ist die Kunst des Geburtshelfers, was freilich nicht immer gelingt. Der Nervus ischiadicus ist durch seinen Lauf über die Linea inominata der Gefahr des Druckes am meisten ausgesetzt. Darum können langdauernde Geburten, besonders solche mit Mißverhältnis zwischen Kopf und Becken, ebenso wie gewaltsame Zangenentbindungen zur Lähmung des Nervus ischiadicus meist im Sinne einer Peroneuslähmung führen. Ist die Lähmung mehr ausgebreitet, zunächst den ganzen Hüftnerv betreffend, so geht sie doch gewöhnlich zurück und bleibt auf den Peroneus, auf den am meisten geschädigten Ast beschränkt. Schonende Entbindung, besonders in jenen Fällen, die bei früheren Geburten Schmerzen in den Beinen hatten und ein geschwächtes Nervensystem zeigen, ist dringend notwendig. Freilich kommen auch gelegentlich solche Nervenlähmungen bei rasch verlaufenden Geburten, die ohne Kunsthilfe vor sich gehen, vor. Häufiger als Nervenlähmungen in diesem Gebiet sind die bloßen Nervenschmerzen, die sich so und so oft nach Geburten finden. Die Behandlung echter traumatischer Ischias nach der Geburt ist nicht leicht. Bettruhe, Unterstützung des gelagerten Beines in der Kniekehle, Abführkuren mit Bitterwasser, mit der Vitamin B_1 enthaltenden *Bierhefe* (s. S. 39), Schwitzpackungen mit dem Heißluftapparat, laktovegetabilische Ernährung, unterstützt durch zusätzliche Gaben von Vitamin B_1 (S. 106), sind die Leitsätze der Behandlung. Ist es mit der Kranken besser geworden, soll sie trotzdem nicht aufstehen, bevor sie im Liegen nicht schmerzfrei geworden ist. Dann tritt jene Behandlung in ihre Rechte, wie sie den Spezialärzten obliegt, also neben Bäderbehandlung (Moor-, Thermal-Halbbäder, Duschen), Elektrotherapie usw. LANGEsche Injektionsbehandlung wird auch in Frage kommen.

Polyneuritis puerperalis et gravidarum. Es mag sein, daß bei der Polyneuritis in der Schwangerschaft das toxische Moment im Verein mit Vitamin B_1-Defizit im Vordergrunde steht, zumal schwere Fälle solcher Polyneuritis auffallend häufig im Verein mit Hyperemesis gefunden werden. Immerhin kann diese Krankheit auch auf dem Boden von Influenza und Angina auftreten, während die puerperale Polyneuritis wohl nur infektiösen Ursprungs ist und einen Ausdruck der septischen Erkrankung darstellen dürfte. Neben der klassischen Form gibt es auch eine häufiger auf den Plexus lumbalis beschränkte, die von HAUCH als Neuritis puerperalis lumbalis peracuta beschrieben ist, und nach etwa 14tägiger Dauer verschwindet, wie sie gekommen ist. Die klassische Form, welche generalisiert ist, tritt meist als Nachkrankheit der puerperalen Infektion auf und ist auch als rezidivierende Polyneuritis bei Schwangerschaften beschrieben. Glücklicherweise ist die Vorhersage der Krankheit nicht ungünstig. Bestehenbleiben der Lähmungen in der ursprünglichen Stärke gehört zu den Ausnahmen. Die Polyneuritis gravidarum ist günstiger als die im Wochenbett. Die Schwangerschaftsunterbrechung kommt für die Polyneuritis gravidarum nicht in Frage, es sei denn, daß sie das Leben durch Übergreifen auf den Vagus und Phrenicus bedroht oder die Nervi optici betrifft. Es steht zu erwarten, daß wir in der Vitamin B_1-Therapie ein zuverlässiges Mittel zur Behandlung auch schwerster Fälle haben. Man muß nach den Erfahrungen von HILDEBRANDT und OTTO allerdings bis zum Schwinden der Symptome *Vitamin B_1* geben, zuerst z. B. i. v. 2 mg *Betabion,* dann 10 mg *Betabion forte,* allenfalls zusammen mit Vitamin C_1 (vgl. auch S. 113). Daneben ist gründlichste Reinigung des Darms durch hohe Einläufe nötig. Schwitzprozeduren sind erlaubt. Heiße Einpackungen in wollene Decken, wo Heißluftapparate mangeln, können auch bei der Schwangeren bei Kühlung des Kopfes und des Herzens gegeben werden. Da die Krankheit länger dauert, muß der Verhütung des Decubitus volles Augenmerk geschenkt werden. Umwicklung der Ellenbogen, Wasserkissen und Wattekränze für die Fersen sind nicht zu umgehen. Die Ernährung sei kalorienreich, enthalte die Vitamine B_1 und C_1 (S. 11). Alkohol und zuckerreiche Nahrung lasse man fort. Gegen die Schmerzen kommen die Antineuralgica, wie sie unten angeführt werden, in Frage. Energischer kann die Therapie dann sein, wenn es sich um Polyneuritis puerperalis handelt. 6 Wochen post partum kann mit der Bäderbehandlung begonnen werden, welche die ersten kleinen Bewegungen im Bade erlaubt. Auch mit passiven Bewegungen und Massage kann man jetzt kommen, ebenso die elektrische Behandlung einleiten. Wildbäder, Solbäder und Schwefelbäder sind in der Rekonvaleszenz empfehlenswert.

Myalgien und Neuralgien. Weit häufiger als ausgesprochene Neuritiden sind myalgische und neuralgische Zustände in der Schwangerschaft und im Wochenbett. Die Abgrenzung zwischen Myalgien und Neuralgien, die auch dem Fachmann oft schwer, manchmal ganz unmöglich wird, sei um so weniger hier angeschnitten, als die Behandlung im wesentlichen auf dasselbe hinausläuft. In der Schwangerschaft sind es wohl Stoffwechselvorgänge, die zu Myalgien und Neuralgien führen und durch eine gesunde Lebensweise, insbesondere aber durch geregelte Darmtätigkeit und längere *Calciumgaben* (Rp. S. 10), vitaminreiche Kost meist der Behebung fähig sind, so daß sie symptomatischer Maßnahmen weniger bedürfen. Lästig werden die namentlich in den letzten 3 Monaten der Schwangerschaft, besonders in der allerletzten Zeit, auftretenden Acroparästhesien in den Fingerspitzen. weniger in den Zehen. Sie erzeugen das bekannte Gefühl des Pelzigseins, des Juckens und der Schwere. Heiße Vollbäder und wechselwarme Handbäder sind von Erfolg, wobei man am besten so vorgeht, daß man 2 Schüsseln bereitstellt, eine mit Wasser von 37⁰ C, eine mit Leitungswasser und die Hand 5 Minuten in das kalte und für 30 Sekunden in das warme Wasser steckt und dieses Vorgehen 5mal nacheinander wiederholt. Dabei ist der erwähnten Calciumtherapie nicht zu entraten. Auch Massage der Hände und besonders der Füße, letztere mit Franzbranntwein, ist gut. Bei Myalgien, namentlich solchen der Kreuzgegend, und Neuralgien dieser Partien, kann auch trotz bestehender Schwangerschaft trockene Wärme, die besser als feuchte ist, also Thermophor und der Lichtbogen, verwendet werden. Aufspritzen von *Panacain* auf die Kreuzgegend soll auffallend schmerzlindernd wirken. Auch in diesen Fällen ist sorgfältigste Beachtung geregelter Stuhltätigkeit notwendig. Manchmal bessern sich diese Zustände durch Einschaltung salzfreier Tage, die ohnehin im Sinne unserer Ödemprophylaxe sind. Recht lästig können Neuralgien im Nervus trigeminus werden. Sind Erkrankungen der Zähne auszuschließen, denke man an Stoffwechselstörungen und Vitaminmangel (B_1), ebenso aber daran, daß hartnäckiger Stuhlverstopfung keine geringe Rolle bei diesem Leiden zukommt. Führt die Vitaminbehandlung (s. S. 106) nicht zum Ziel, kann man gezwungen sein, durch Kopfschwitzbäder und *Salicylpräparate* (4 g Natrium salicylicum), durch eines der gebräuchlichen Präparate, wie *Eumed, Adolorin, Treupeltabletten, Veramon, Gelonida antineuralgica, Saridon, Cibalgin, Gardan, Antipyrin, Pyramidon, Lactophenin, Migränin* die Schmerzen symptomatisch zu beeinflussen. *Trigemin* (Tabletten zu 0,5 g, 4 Stück täglich) soll man versuchen, in hartnäckigen Fällen *Aconitin* und *Colchicin*

> Rp. Natr. salicyl. 0,5
>   Natr. bromat. 2,5
>   Aconitin. (MERCK oder GEHE) 0,0001
>   M. f. pulv.
>   D. tal. Nr. XX.
> S. 2- bis 3mal täglich ¹/₂ bis 1 Pulver.

oder

> Rp. Tct. Colchici
>   Tct. Gelsemii .... aa 5,0
> M. D. S. 3mal täglich 10 bis 15 Tropfen.

Über die fälschlich zunächst als Neuralgien und Myalgien, manchmal als hysterische Zustände gewerteten Schmerzen, Ermüdungssymptome und Zittererscheinungen bei osteomalacischen Frauen ist S. 107 das Nötige der Behandlung ausgeführt.

Anhang. Augen- und Ohrenkrankheiten.

Augenkrankheiten.

Während bei den meisten Komplikationen der Schwangerschaft durch innere, chirurgische und schließlich auch Nervenkrankheiten der Arzt und Geburtshelfer hinsichtlich ihrer Bedeutung für die Schwangere ein selbständiges Urteil hat, ist dies weit weniger bei Krankheiten der Sinnesorgane der Fall. An sich sind sie nicht häufig und überdies einem Sonderfache zugehörig, in welches der Praktiker und Geburtshelfer verhältnismäßig weniger Einblick hat. Es ist daher notwendig, daß der Vollarzt sich in diesen Belangen mehr als sonst auf das Urteil des Augen- oder Ohrenarztes stützen muß. Hinsichtlich der Augenkrankheiten muß der Satz gelten, daß die meisten derselben, die dem Geburtshelfer offenbar werden, zunächst Ausdruck eines schweren Allgemeinzustandes und erst in zweiter Linie Augenkrankheiten im engeren Sinne des Wortes sind (KNÜSEL). In selteneren Fällen sind die Augensymptome allein da und zwingen zufolge der eminenten Wichtigkeit dieses Organs zur Stellungnahme. Von den Augenkrankheiten, die durch die Schwangerschaft bedingt sind, ist die wichtigste zunächst die Retinitis albuminurica. Es ist hier nicht der Ort, darauf einzugehen, ob und wann auch bei der so häufigen Nephropathie Retinitis vorkommt; soviel ist gewiß, daß sie natürlich ungleich häufiger bei chronischer Nephritis sich findet. Meist lag schon vor Beginn der Schwangerschaft eine chronische Nephritis vor. So und so oft ist auch einer chronischen Nephritis eine Schwangerschaftsniere aufgepfropft, jedenfalls ist, bevor entscheidende Maßnahmen getroffen werden, die Differentialdiagnose zwischen Nephritis und Nephropathie unbedingt anzustellen (Sediment, Herzbefund, Reststickstoff!). Die Prognose der Schwangerschaftsretinitis ist hinsichtlich des Lebens besser als die außerhalb der Schwangerschaft, hinsichtlich der Sehschärfe bei nicht zu langer Dauer der Augenhintergrundsveränderungen nicht ungünstig. Besonders dort, wo eine Schwangerschaftsniere die Ursache abgibt, kann man mit einer weitgehenden Wiederherstellung des Sehvermögens rechnen. Die Sehstörungen bei der Eklampsie können bekanntlich vom Flimmern und Nebelsehen bis zur Amaurose vorkommen. Bekanntlich sind die Eklampsien mit Amaurose prognostisch nicht ungünstiger als ohne eine solche. Ist der Augenhintergrund normal — und er ist es bei unkomplizierten Eklampsiefällen —, so kehrt auch die Sehkraft wieder restlos zurück. Nach Anschauung des Verf. tut man am besten, wenn man sich bei der Retinitis albuminurica mit SEITZ auf den Standpunkt stellt, zunächst alles zu tun, um die Nephropathie diätetisch zu behandeln. In so manchen Fällen kann die Schwangerschaft wenigstens bis zur Lebensfähigkeit des Kindes gebracht werden. Wenn freilich Netzhautablösung auftritt oder der Prozeß unaufhaltsam fortschreitet, wird man die Frühgeburt einleiten, wozu schon in derartigen Fällen die Allgemeinerscheinungen drängen. Das gilt besonders für die Retinitis albuminurica bei echter Nephritis. Bei Nephropathie muß eine Retinitis in einer neuen Schwangerschaft nicht wiederkehren.

Die seltenen Fälle von Neuritis des Nervus opticus, bei denen Lues und multiple Sklerose ausgeschlossen werden können, sollen nach Berichten des Schrifttums durch Unterbrechen der Schwangerschaft nicht ungünstig beeinflußt werden. Bei Fällen von Neuritis retrobulbaris auf dem Boden von Schwangerschaftstoxikosen, multipler Sklerose oder akuten, z. B. von den Nebenhöhlen oder den Zähnen ausgehenden Infektionen, sind Heilungen trotz Fortbestandes der Schwangerschaft beobachtet, allerdings auch Verschlimmerung bis zur Erblindung.

Atrophia nervi optici durch Druck von Hypophysen- und Hypophysenganggeschwülsten oder Sklerose der Carotis (Röntgen!) ist nach den „Richtlinien" (F. Salzer) eine Indikation zum Abbruch der Schwangerschaft. Dagegen ist die durchaus nicht seltene, durch die vergrößerte Schwangerschaftshypophyse entstehende Hemianopsie kein Grund zur Beseitigung der Leibesfrucht.

Auch aktive beiderseitige tuberkulöse Uveitis, besonders die mit Glaskörpertrübung einhergehende, gibt die Indikation ab. Die ganz seltenen Fälle von schwerer deletärer doppelseitiger Myopie mit Maculablutungen und Neigung zur Netzhautablösung machen, ebenso wie die Netzhautablösung an sich, nach F. Salzer die Interruptio gravididatis notwendig.

Über die Hämeralopie — eine Avitaminose — siehe diesen Abschnitt S. 109.

Ohrenkrankheiten.

Von den *Ohren*krankheiten interessieren den Geburtshelfer die Otosklerose und nebst dieser die Otitis media. Die Otosklerose, welche an sich beim Weibe häufiger vorkommt als beim Mann und direkt von Vater oder Mutter vielfach auf die Nachkommenschaft vererbt wird, muß von dem Gesichtspunkte aus betrachtet werden, daß es sich um eine im allgemeinen unaufhaltsam zur Verschlimmerung neigende Krankheit handelt — auch ohne Hinzutreten einer Gravidität. Darum ist die Stellungnahme der Ohrenärzte eine verschiedene, zum Teil der Unterbrechung gegenüber ablehnende. Wenn aber schon im Beginne der Schwangerschaft eine schwere Beeinträchtigung der Hörfähigkeit namentlich unter Hinzutreten von Labyrinthsymptomen sich bemerkbar macht, ist doch nach den „Richtlinien" (H. Neumayer) die Unterbrechung der Schwangerschaft angezeigt. Das gilt besonders auch für jene Fälle, die durch endokrine Störungen (wie Basedow, Tetanie usw.) oder Toxikosen (Hyperemesis) kompliziert sind, ferner für jene, die in früheren Schwangerschaften eine hereditäre Disposition für Geistes- oder Nervenkrankheiten neben der Otosklerose gezeigt haben.

Aufgabe des Hausarztes ist es, bei Otosklerose auf die Vererblichkeit des Leidens auf die Nachkommenschaft und die Gefährdung des Gehörs durch die Gravidität nachdrücklich hinzuweisen.

Hinsichtlich der Otitis media ist bekannt, daß Verschlimmerungen des Leidens durch die Schwangerschaft vorkommen können. Es wäre denkbar, daß die Auflockerung der Gewebe und ihre Hyperämie eine schon bestehende Eiterung verbreiten hilft. Plomke allerdings, der hierin die größten Erfahrungen hat, sieht den Beweis einer Mittelohreiterung durch die Schwangerschaft nicht als erbracht an. Mit der Indikationsstellung zur Radikaloperation muß man nach Alexander und Plomke in der Gravidität vorsichtiger sein, aber sie bei Dringlichkeit immer machen. Eine Schwangerschaftsunterbrechung ist abzulehnen, handelt es sich doch um einen örtlich begrenzten Prozeß, eine Komplikation der Schwangerschaft und nicht umgekehrt um eine Krankheit, die durch die Schwangerschaft kompliziert wird. Richtig ist, daß bei Otitis media suppurativa die Möglichkeit einer Sepsis im Wochenbett gegeben ist. Ebenso könnte aber auch bei einer Schwangerschaftsunterbrechung eine Infektion der Genitalwege entstehen (H. NEUMAYER).

Behandlung der gynäkologischen Krankheiten.

Myom.

Daß Myome bei Schwangeren nicht gerade häufig sind, erklärt sich daraus, daß diese Geschwülste öfter im 4. und 5. Lebensjahrzehnt, also in den Jahren stark herabgeminderter Fruchtbarkeit, und viel seltener im 2. und 3. Dezennium auftreten, wenngleich die Zunahme der alten Erstgebärenden auch die Zahl der myomkranken Schwangeren erhöht hat (auf etwa $0,6\%$ nach G. K. F. SCHULTZE). SCHAUTA fand in Wien vor dem Kriege unter 110.000 geburtshilflich und gynäkologischen Kranken nur 86 Myome, darunter 36 unter Nußgröße. PIERSON aber verzeichnete 1927 unter 30.836 Schwangeren 191 Myome von klinischer Bedeutung, von denen 15% im kleinen Becken lagen (letztere mit einer mütterlichen Sterblichkeit von $3,3\%$ und einer kindlichen von $30,6\%$). Damit man sich im Einzelfall einem Myom in der Schwangerschaft gegenüber richtig verhalte, muß man um die hauptsächlichsten Veränderungen, von denen Myome in diesem Zustand betroffen werden können, wissen. Da ist zunächst das unverhältnismäßig rasche Wachstum, hauptsächlich infolge der besseren Gefäßversorgung, ferner die mit der Vermehrung und Erweiterung der Blut- und Lymphgefäße untrennbar verknüpfte ödematöse Auf, lösung, ja Erweichung der Myome. Sie ist deswegen wichtig, weil sie zu teigiger Beschaffenheit, ja Verformbarkeit der Geschwülste führen kann. Dadurch kann ein scheinbar zunächst unüberbrückbares Hindernis für den vorliegenden Kindesteil beseitigt werden. Von größter Wichtigkeit sind die Ortsveränderungen, die Myome in der Schwangerschaft erfahren, indem sie mit dem größer werdenden Uterus in die Höhe steigen. Man muß wissen, daß Cervixmyome als im kleinen Becken gelegene Geschwülste, die zunächst als späteres Geburtshindernis imponieren können, sehr oft in der zweiten Hälfte der Schwangerschaft, manchmal auch freilich erst unter der Geburt über die Linea terminalis ins große Becken aufwandern und dadurch mit einem Schlage den Weg ins Becken freigeben. Waren dies günstige Umstände, so ist die Möglichkeit einer Myomnekrose, allenfalls sogar einer Vereiterung in der Schwangerschaft und ganz besonders die im Wochenbett auf dem Boden von Ernährungsstörungen recht bedeutungsvoll und darf nicht übersehen werden. Die bekannten örtlichen und allgemeinen Zeichen der Myomnekrose müssen streng beachtet werden. Auch die Achsendrehung des Uterus myomatosus findet infolge der Auflockerung der Cervix günstige Vorbedingungen. Achsendrehung gestielter Myome ist durch Änderung im gegenseitigen Lageverhältnis zwischen Uterus und Myom verständlich. Der Uterus wächst in die Höhe, das Myom kann daran gehindert sein, wodurch es bei den beschränkten Raumverhältnissen zur Stieldrehung kommen kann. Das Bild heftiger Bauchfellreizung kann in der Annahme einer Peritonitis zur Operation zwingen, die bei subserösen Myomen in der bloßen Abtragung des stielgedrehten Tumors, bei Stieldrehung des myomatösen Uterus aber in der Absetzung der Gebärmutter besteht. Daß Abortus bei bestehendem Myom häufiger erfolgt, ist bekannt und namentlich dann zu erwarten, wenn die Eieinbettung gerade über einem submukösen Tumor erfolgt. Placenta praevia bei Myom kommt namentlich bei Erstgebärenden vor und kann damit erklärt werden, daß größere Abschnitte des Korpus vom Myom eingenommen sind. Blutungen in der Schwangerschaft bei Myom sind auf die seltenen Fällen submuköser Myome und Sitz des Eies in der Nähe desselben zu beziehen, und pflegen mit Abort zu endigen. Recht schwer kann das Bild werden, wenn ein retrocervikales Myom ins kleine Becken eingeklemmt ist und alle Symptome, wie sie der Retroflexio uteri incarcerati eigen, nachahmt. Nur die Entfernung des Myoms per laparotomiam kann die Sache zum Guten wenden, wenn nicht vorher Abort eingetreten ist. Für den Arzt dreht sich die Beratung und Behandlung darum, behandlungsbedürftige Myome in der Schwangerschaft und solche in der Geburt richtig einzuschätzen.

In der Schwangerschaft kann Stieldrehung, Nekrose und Vereiterung die Indikation zur Operation abgeben. Die im Schrifttum oft angeführte Indikation „Operation wegen Schmerzen mit Ausschälung des Myoms" wird unseres Erachtens nach zu oft gestellt. Die Schmerzen, welche offenbar auf der zunehmenden Spannung des Peritonealüberzuges der wachsenden Myome entstehen und gewiß sehr quälend werden können, lassen sich durch feuchte Wärme, Bettruhe und besonders durch *Spasmolytica (Belladonna, Belladonna-Papaverin, Eupaco, Novatropin, Cibalgin* und die verschiedenen *Antineuralgica* (s. S. 191), recht gut beeinflussen. So kann man manchen Fall bis zum Ende der Tragzeit ohne Operation hinbringen, oder wenigstens bis zur Lebensfähigkeit des Kindes. Wer vor raschem Wachstum der Myome sich fürchtet und schon im Beginne der Schwangerschaft bei tiefsitzenden Myomen operieren zu müssen glaubt, wird natürlich so und so oft Erfolg haben, so und so oft aber auch wider Wunsch und Willen die Schwangerschaft zerstören, manchmal sogar den graviden Uterus absetzen müssen! Hat man bei jüngerer Schwangerschaft konservativ operiert, ist es nach Siegmund vorteilhaft, schon vor der Operation und besonders nachher täglich *2 K. E. Corpus luteum-Hormon* neben *Opiaten* oder *Papaverin* zu geben.

Ändert ein Myom im kleinen Becken unter *der Geburt* seine Stellung nicht, ist gar die Blase gesprungen, so soll man mit der Hoffnung auf eine etwa noch eintretende Verschiebung des Myoms durch die Naturkräfte nicht kostbare Zeit verlieren, sondern durch Schnitt entbinden. Ob man den Uterus wird erhalten können, z. B. wo ein einziger subseröser Knoten besteht oder ein günstig gelegenes intramurales Myom, entscheidet sich einzig und allein erst nach Eröffnung der Bauchhöhle. Jedenfalls ist es ganz verfehlt, der Kranken vor der Operation bindende Zusagen hinsichtlich der Erhaltung des Uterus zu machen.

Üble Zufälle in der *Nachgeburtsperiode* kommen vor — Atonie, partielle Lösung, Adhärenz des Fruchtkuchens auf dem Myom oder Verlegung des Cavum uteri durch die Geschwulst. Sofort nach der Geburt gibt man *Pituitrin* und *Sekale* und leitet die Nachgeburtsperiode so schonend als möglich. Bleibt nur die manuelle Plazentalösung übrig, so kann der dabei erhobene Tastbefund die Totalexstirpation des Uterus ratsam oder sogar notwendig machen. Verf. verlor einen Fall von adhärenter Plazenta über dem Myom nach der manuellen Lösung an Sepsis, weil sich die Frau der dringend geratenen Exstirpation des Uterus widersetzt hatte.

Bekanntermaßen sind die Ernährungsstörungen der Myome im *Wochenbett* und damit die Nekrosegefahr groß. Submuköse Myome können besonders leicht vereitern, aber auch intramurale sind auf dem Wege der Blut- und Lymphbahn Infektionen ausgesetzt. Bei Zeichen der Nekrose und Infektion bleibt nichts übrig als die Operation, die freilich nicht ungefährlich ist. Wo es geht, wird man den vaginalen Weg einschlagen. So und so oft aber bleibt das Myom von den Wochenbettvorgängen ganz unberührt und verkleinert sich überraschend schnell. Frauen mit Myomen aber bedürfen unbedingt einer sehr sorgfältigen Wochenbettsbeobachtung, vor allem einer über das übliche Maß hinausgehenden Bettruhe. Die Involutionsvorgänge soll man nach Anschauung des Verf. durch irgendwelche Uterustonika nicht beeinflussen. Bei der schlechten Gefäßversorgung der Myome, den ausgedehnten retraktiven Faserverschiebungen im Wochenbett können diese Medikamente besonders in größeren Gaben die ohnedies mangelhafte Gefäßversorgung so stören, daß Nekrosen entstehen.

Gelegentlich macht ein Myoma submucosum, das unerkannt geblieben ist, im Wochenbett plötzlich eine schwere Blutung, ganz nach Art der, wie wir sie beim zurückgebliebenen Plazentarrest sehen. Ergibt die Austastung nicht einen solchen, sondern ein submuköses Myom, so ist die vaginale Totalexstirpation des Uterus das zweckmäßigste.

Kollumkarzinom.

Das Karzinom des Collum uteri kommt bei schwangeren Frauen des gereifteren Alters, am häufigsten zwischen dem 30. und 40. Jahr, in rund 3 bis 5⁰/₀₀ der klinischen Beobachtungen vor.

Zweifellos entwickeln sich unter dem Einfluß der Schwangerschaft häufiger Krebse, als daß krebskranke Frauen schwanger werden. Über eine gewisse Anfälligkeit für das Karzinomwachstum in der Schwangerschaft kommt man nicht hinweg. Im Einzelfall ist freilich die Frage, ob zuerst das Karzinom oder die Schwangerschaft bestand, schwierig zu lösen, ja manchmal nicht zu entscheiden. Es ist nicht von der Hand zu weisen, daß, wie dies A. MAYER und G. A. WAGNER sehr wahrscheinlich gemacht haben, gerade beim Uteruskarzinom der Einfluß der Schwangerschaft kein ungünstiger ist, während bei anderen bösartigen Geschwülsten die Schwangerschaft das Wachstum dieser Karzinome zu beschleunigen scheint (s. S. 153). Daß im Wochenbett aber das Karzinom ungemein rasch fortschreitet, steht außer Zweifel (v. FRANQUE, A. MAYER). Die Neubildung wird gequetscht, der schwankende Blutdruck kann zur mikroskopischen Aussaat in die weit klaffenden Lymphbahnen und so zur rascheren Ausbreitung des Karzinoms führen. Frauen mit Gebärmutterhalskrebs können leichter — in bis 30% — abortieren, weil durch Übergreifen des Krebses auf den benachbarten Körper Störungen in der Gefäßversorgung sowie entzündliche Schleimhautveränderungen entstehen können, und der untere Eipol nicht selten freiliegt. Alles kommt auf die rechtzeitige und richtige Diagnose an, welche sich auch bei Schwangeren auf Kontaktblutungen und fleischwasserähnlichen Ausfluß in den Frühstadien gründet. Ist die Diagnose allenfalls durch Probeexzision gesichert, so kann sie beim operablen Karzinom nur in der Entfernung des Uterus durch die erweiterten Methoden, gleichviel in welchem Monate der Schwangerschaft sich die Frauen befinden, bestehen. Die Operabilität ist hoch und übertrifft beträchtlich jene außerhalb der Schwangerschaft. (Wir hatten an der PEHAMschen Klinik 100% Operabilität.) Die Operation ist durch die Auflockerung der Schichten technisch leichter als zu gewöhnlichen Zeiten, wenngleich sie blutreicher ist. Dauerheilung und Prognose ist nicht ungünstiger beim Karzinom der Schwangeren als beim Karzinom der Nichtschwangeren. Dauerheilungen sind besonders in der ersten Schwangerschaftshälfte in einem hohen Prozentsatz der Fälle bekannt, kommen aber auch in der zweiten Hälfte der Schwangerschaft vor. Bei WEIBEL verhielt sich die Zahl der Geheilten in der ersten Schwangerschaftshälfte zu der in der zweiten wie 4 : 1.

Beim inoperablen Karzinom ist die Therapie von der Rücksicht auf das Kind geleitet, da die Mutter verloren ist. Am besten bewährt sich die Kaiserschnittoperation mit anschließender PORROscher Absetzung des Uterus. Dadurch geht man den Gefahren der Peritonitis am ehesten aus dem Weg und schafft den Müttern noch ein einigermaßen erträgliches Dasein. R. HANSEN rät, in unmittelbarem Anschluß an die Absetzung des Korpus das Radium von obenher in den karzinomatösen Stumpf zu legen und darüber das Peritoneum zu schließen, ein Vorgehen, das übersichtlich und wirksamer scheint als die vaginale Einführung. Der Autor tritt, wie PANKOW, im übrigen beim inoperablen Karzinom in jedem Stadium der Schwangerschaft für die Korpusamputation mit nachfolgender Radium-Röntgenbehandlung ein, da auch in inoperablen Fällen die Bestrahlung noch soviel leiste, daß man die Lebensfähigkeit der Frucht nicht abwarten könne.

Wird der praktische Arzt zu einem Falle von Karzinom unter der Geburt gerufen, so ist es gewöhnlich der Geburtsstillstand, der seine Berufung veranlaßt. In der Tat kann das starre, undehnsame Rohr des Gebärmutterhalses zu allen schweren Zufällen, welche aus der mangelnden Dehnbarkeit desselben sich ergeben, vom vorzeitigen Blasensprung angefangen bis zum Geburtsstillstand und zur Uterusruptur führen. Der Arzt lasse sich nicht auf irgendwelche Entbindungsmaßnahmen per vias naturales ein, sondern schaffe die Frau, will er sie nicht im Hause an Verblutung oder Uterusruptur verlieren, in die Anstalt. Nur in Fällen weniger weit vorgeschrittenen Karzinoms ist eine Entbindung per vias naturales möglich. Immer ist das Wochenbett von der Sepsisgefahr infolge des keimhaltigen Tumors beherrscht. In Fällen natürlicher Geburt müßte dann im Frühwochenbett die Radikaloperation bzw. die Bestrahlung durchgeführt werden.

Eine Zeitlang schien es, als würden die Fortschritte der Strahlentherapie das Ideal, Heilung des Karzinoms bei Erhaltung der Schwangerschaft und Geburtsmöglichkeit per vias naturales, verwirklichen. Vereinzelte Fälle, in denen es gelang, das Karzinom durch Radium zu beseitigen, die Schwangerschaft zum Ende zu bringen und natürlich zu beendigen, stehen aber solchen gegenüber, in denen zwar das Karzinom wesentlich gebessert wurde, dabei aber das starre Cervixrohr unter der Geburt zu den oben erwähnten Gefahren für Mutter und Kind geführt hat und überdies Rezidive nicht lange auf sich warten ließen. Da die Röntgenbehandlung wegen der Fruchtschädigung — bis 70$^0/_0$ Mißbildungen — ausscheidet und eine ausreichende intracervikale Radiumbehandlung ebenfalls die Frucht nach BAER in 40$^0/_0$ hinsichtlich Mißbildungen gefährdet, eine vaginale allein aber vermöge ihrer geringen Reichweite nicht genügt, ist es wieder um diese Behandlung des Uteruskarzinoms bei Schwangeren mit Recht still geworden.

Eierstocksgeschwülste.

Geschwülste des Eierstockes sind bei Schwangeren und Gebärenden seltener als Myome zu finden. Mehr als die Hälfte sind Kystome, ein Drittel Dermoide. Bösartige Tumoren sind die Ausnahme. So viel ist gewiß, daß die Erkennung einer Eierstocksgeschwulst in der *Schwangerschaft* ungesäumt die Entfernung per laparotomiam unbedingt erheischt. Handelt es sich, wie in der größten Mehrzahl der Fälle, um eine offenbar *gutartige* Geschwulst, so ist in den ersten 2 Monaten der Schwangerschaft nach der Ovariotomie der Abortus zu befürchten, wenn das Corpus luteum graviditalis mit der Geschwulst mitentfernt werden muß. Man tut gut, das 2- bis 3malige Ausbleiben der Periode abzuwarten, bis man operiert, wenn nicht Zwang früher eintritt. Im übrigen hat sich in einigen Fällen gezeigt, daß schon nach wenigen Wochen Tragzeit die Entfernung des Corpus luteum nicht von Abort begleitet war. Hat man ihn zu befürchten, stelle man den

Uterus durch 3mal 0,04 *Papaverin* ruhig und spritze die 1. Woche täglich 5 mg *Proluton*. Freilich geschieht es in der Mehrzahl der Fälle, besonders in ländlichen Bezirken, daß erst unter der Geburt der Arzt infolge regelwidriger Lage oder, was noch schlimmer ist, Stillstandes der Geburt nach vorzeitigem Blasensprung, Hochstand des äußeren Muttermundes und Unklarheit über den ganzen Fall von der Hebamme zugezogen wird. Man findet entweder eine große, selbst übermannskopfgroße Geschwulst in der großen Bauchhöhle, die eine abnorme Fruchtlage erzeugt haben kann, aber nicht muß, oder den DOUGLASschen Raum durch einen Tumor verlegt. Die kleine bis mittlere Geschwulst, die im kleinen Becken eingekeilt ist, stellt die gefährlichere Lage dar, denn große Tumoren haben zufolge ihres Umfanges im kleinen Becken nicht Platz. Sie wirken raumbeengend, allenfalls lageverändernd. Der Praktiker muß wissen, daß die Entbindung an einem Tumor im kleinen Becken vorbei wegen der Möglichkeit des Platzens höchst gefährlich, mit zirka 30% Sterblichkeit der Mütter belastet und darum zu verwerfen ist. Wenn es auch gelingen kann, gelegentlich einmal eine Geschwulst in Knie-Ellenbogenlage oder in Beckenhochlage aus dem kleinen Becken zu dislozieren, so muß es doch zur Regel gemacht werden, solche Fälle sofort in eine Anstalt einzuweisen, wo in der Mehrzahl derselben durch Laparotomie die Sache zu einem guten Ende für Mutter und Kind durch Ovariotomie mit gleichzeitigem Kaiserschnitt am Ende der Schwangerschaft geführt werden kann. In ganz verfahrenen Fällen, bei weiter Entfernung von einem Krankenhaus, könnte bei zystischen Tumoren die Punktion der Zyste vom hinteren Scheidengewölbe her mit Entbindung per vias naturales in Frage kommen, ohne daß damit alle Lebensgefahr gebannt ist, weil es immer noch zur Peritonitis kommen kann. Auch die hintere Kolpotomie ist als Notoperation mit nachfolgender Punktion der Zyste und Einnähen des Sackes in die Kolpotomiewunde gemacht worden. Wenn man bedenkt, daß bei Eierstocksgeschwülsten, wenn sie bei Schwangeren vorkommen, auch die Gefahr der Stieldrehung größer ist und daß auch im Wochenbett die Stieldrehung besonders leicht erfolgt, daß auch die Vereiterung naheliegt, so wird man die Dringlichkeit der Operation in jenem Augenblicke, in dem der Fall geklärt ist, ohne weiteres begreifen. Noch eine Warnung: Eierstocksgeschwülste sind nicht kompressibel. Auch die Dermoide, die gerade in der Schwangerschaft häufig beobachtet werden, sind trotz ihres breiigen Inhaltes nicht so kompressibel, daß sie, wenn sie im kleinen Becken liegen, nicht durch den vorrückenden oder operativ vorbeigezogenen Kindesteil platzen könnten. Geschieht das, so erzeugt der sich auf das Bauchfell ergießende Dermoidinhalt Peritonitis. Darum forciere man derartige Dinge nicht und hüte sich auch vor der Verabreichung von Wehenmitteln.

Bei bösartigen Tumoren (Karzinom, Sarkom) hängt das Vorgehen vom Befund bei der Laparotomie ab. In inoperablen Fällen wird man sich mit der Sectio und Korpusamputation begnügen müssen, allenfalls wird man die Hauptmassen der Ovarialtumoren mitentfernen. Bei operablen auch je nach der Lage des Falles beide Eierstöcke entfernen müssen.

Entzündliche, nichtgonorrhoische Krankheiten der unteren Geschlechtswege (äußere Scham, Scheide, Cervix).

Die physiologische Auflockerung und Hyperämie von Cervix und Scheide führt bekanntlich auch bei gesunden Schwangeren zu vermehrter, häufig recht lästig empfundener Sekretion. Kommen Schädlichkeiten der verschiedensten Art hinzu, so sind schwere Vulvitiden und lästige Scheidenkatarrhe die Folge. Ganz abgesehen von Vulvitiden und Kolpitiden auf Grundlage eines Diabetes und anderer Stoffwechselstörungen, verursacht mangelhafte Hautpflege und Unreinlichkeit, namentlich bei dickleibigen Frauen und Unsauberkeit bei der Kohabitation, häufig Vulvitis. Chronische Cervikalkatarrhe, die sich durch vermehrte Sekretion in der Schwangerschaft auszeichnen, führen ihrerseits wieder oft zu starkem Fluor und in dessen Folge zu Vulvitis. Manchmal sind es auch Würmer, namentlich Oxyuren, aber auch Ungeziefer, welche zur Entzündung der äußeren Scham mit mehr minder heftigem Juckreiz Veranlassung geben, ebenso Soor und Trichomonaden.

Erster Grundsatz ist Reinlichkeit. Waschungen mit Wasser sind aber, besteht einmal eine Vulvitis, wenig empfehlenswert. Weit besser ist es, die schmerzhafte Entzündung durch Sitzbäder mit *Kamillen-* oder *Käsepappeltee* (2mal täglich körperwarm, 15 bis 20 Minuten Dauer) zu behandeln. Auch lauwarme Sitzbäder auf dem Bidet, denen man 1 Eßlöffel *Borax* oder *Speisesoda* zusetzt, sind zu empfehlen. Dort, wo eine schmetterlingsflügelförmige, intertriginöse Entzündung besteht, ist das Pinseln dieser Partien mit *5%iger Argentum nitricum-Lösung* sehr wirksam. Sind die ersten Erscheinungen abgeklungen, sorge die Frau durch täglich zweimaliges Einpudern der entzündlich gewesenen Scham mit *Vasenol-Körperpuder* oder *Lenicet*-Puder oder mit einem *Zinkoxyd-Menthol-Puder* (s. S. 85) für die Erhaltung des Zustandes. Auch Sitzbäder mit *Eichenrinde* können gelegentlich auf den Juckreiz mildernd wirken. Gerade dieser kann sich auch bei Schwangeren äußerst qualvoll auswirken. Man trachte, wenn man Zuckerkrankheit ausscheiden konnte, die vorhin genannten anderen Ursachen des Juckreizes mit und ohne Vulvitis zu ermitteln. Auch in der Schwangerschaft kommt Juckreiz auf neurogener Ursache vor. Die Behandlung ist recht schwer. Zu häufige Waschungen, namentlich solche mit „reinem" Wasser sind, wie erwähnt, nicht vorteilhaft, besser eine einmalige morgendliche Reinigung mit *Karbol-* oder *Teerseife. Weizenkleiebäder* sind neben den *Kamillen-* und *Käsepappelbädern* bewährt, ebenso die Benützung der erwähnten Puder, von denen auch das *5%ige Bortalcumpuder* Gutes leistet. Eine Pinselung der Scham mit *10% Lapislösung* nach ihrer Waschung mit *1‰ Su-*

blimatlösung hilft oft. Nachts, wo der Juckreiz immer stärker ist, sind manchmal kühlende Salben notwendig. Als solche seien empfohlen:

> Rp.   Anaesthesin 5,0
>   Vaselin ad 50,0
>   M. f. ungt.
> D. S. Zum Gebrauch beim Jucken.

> Rp.   Tumenol. 2,0
>   Anaesthesin. 0,5
>   Acid. boric. 1,0
>   Zinc. oxyd. 6,0
>   Ungt. lenient. 30,0
>   M. f. ungt. sterilisat.
> D. S. Morgens und abends auftragen.

Manchmal kann man auch Schlafmittel nicht entbehren. Man verordne etwa 2mal wöchentlich *Pyramidon-Medinalzäpfchen:*

> Rp.   Pyramidon.
>   Medinal. .... aa 0,3
>   But. Cac. ad 2,0
>   M. f. suppos. an
>   D. tal. dos. Nr. VI.
> S. Abends 1 Zäpfchen eingefettet in
>   den Mastdarm einführen.

oder eine halbe *Evipan-* und eine *Phanodormtablette.* Das Betupfen der juckenden Stellen mit *2%igem Karbolwasser* mittels eines Watteträgers soll man in hartnäckigen Fällen vor dem Schlafengehen immer anraten. Wiederholt hatte Verf. bei offenbar neurogenen Prutitis vulvae auch in der Schwangerschaft mit größeren Dosen von *Bellergal* (3mal 2 Tabletten im Tag) Erfolg. Wo Hämorrhoiden und Fissuren die Ursache des Pruritus und der Vulvitis sind, leistet die *Pantocainsalbe* (1- bis 2%ig) und *Percainalsalbe* Gutes (vgl. auch Hämorrhoiden S. 167).

Was die Entzündungen der *Scheide* anlangt, so soll an dieser Stelle nur der *unspezifischen*, nichtgonorrhoischen gedacht werden. Auch hier gilt größte Reinlichkeit als besonders bindend. Ist die Schleimhaut hochgradig samtartig geschwollen und besteht ein ausgesprochener eitriger Ausfluß, bewährt sich auch das *Lapisbad* nach MENGE in der 2%igen Lösung als souveränes Mittel. Es wird vom Arzte im Trelatspekulum selbst verabreicht und nach 8 Tagen, wenn nötig, wiederholt, während für die Zwischenzeit der Kranken Kupferspülungen (Rp. S. 207) oder in leichteren Fällen *Kamillenspülungen* verordnet werden. Auch Spülungen mit *Chlorzink* oder *Zinksulfat*, wie sie beim gonorrhoischen Katarrh gegeben werden (S. 207), sind neben sorgfältiger Pflege der äußeren Scham mit den genannten Pudern notwendig. Eine Fortsetzung der Behandlung im Sinne von 0,5% *Milchsäurespülungen* ist schon mit Rücksicht auf die Wiederherstellung einer normalen Scheidenflora sehr angebracht, lehrt doch die Erfahrung, daß diese normale Scheidenflora ein wesentliches

Hemmnis für etwaige Puerperalprozesse bedeutet. Wenn auch gegen eine Behandlung des Scheidenkatarrhs mit Globuli vaginales und Stäbchen nichts einzuwenden ist, so ist eine Tampontherapie, welche als Fremdkörper eher reizend wirkt, in der Schwangerschaft nicht zu empfehlen. Von den *Spumanpräparaten* sind die mit *Argentum nitricum*, die mit *Acidum lacticum*, mit *Ichthyol* und *Zincum sulfuricum*, von denen man 2- bis 3mal wöchentlich 1 Stäbchen abends tief in die Scheide einführen läßt, empfehlenswert. Auch die *Thiosept-Globuli*, *Lacteolkugeln* und *Granugenol-Vaginalkapseln* sind ebenso wie die *Tampovaganpräparate* mit $5^0/_0$igem *Acidum lacticum*, mit *Acidum salycilicum* und mit 3- bis $10^0/_0$igem *Ichthyol* gangbar.

Von den spezifischen Entzündungen der Scheide ist vor allem der *Soor*, der meist nur Schwangere befällt, und immer eine Vulvitis erzeugt, behandlungsbedürftig. Nach einer sorgfältigen Reinigung der Scheide mit einem in $1^0/_{00}$*ige Sublimatlösung* getauchten Tampon spült man eigenhändig die Scheide mit $1^0/_{00}$iger Sublimatlösung und läßt die Kranke selbst Spülungen mit $3^0/_0$*iger Borsäurelösung* täglich morgens machen. Die Borsäure verschreibt man:

Rp. Acid. boric. pulv. 30,0
Dent. tal. d. Nr. X.
S. 1 Päckchen in 1 Liter heißen Was-
sers lösen und abkühlen lassen.

Man kann auch durch Pinselung der Scheide mit $10^0/_0$iger *Pyoctaninlösung*, die allerdings die Wäsche stark beschmutzt, der Krankheit gut beikommen.

Der schaumige Fluor, der bei *Trichomonadenkolpitis* entsteht, führt in der Schwangerschaft zu besonders heftigem Juckreiz und Vulvitis. Schwangere, welche Trichomonaden in ihrer Scheide beherbergen, sind sehr häufig auch Trägerinnen anderer pathogener Keime und damit im Wochenbett gefährdet. Daher ist die Behandlung der Trichomonadenkolpitis dringlich. HOEHNE hat nach gründlicher Reinigung der Scheide im Rinnenspekulum mit $1^0/_0$*iger Sublimatlösung* die Bepinselung der ganzen Scheidenwand und des Vorhofs mit $10^0/_0$*igem Borglyzerin* als wirksames Verfahren gefunden, das freilich durch Wochen jeden 2. Tag wiederholt werden muß. Seit wir in dem Devegan ein besonders brauchbares Mittel gegen Trichomonaden haben, ist diese einfachere Therapie vorzuziehen. Nach Austupfen der Scheide oder Spülung derselben wird in das vordere und hintere Scheidengewölbe je 1 *Devegantablette* eingeführt. Nach dieser erstmaligen, durch den Arzt am besten durchzuführenden Behandlung behandelt sich die Patientin selbst, indem sie, ohne eine Spülung zu machen, täglich abends zwei derartige Tabletten in die Scheide einführt. Am Morgen wird das an der äußeren Scham anhaftende eingetrocknete Sekret abgewaschen. Häufig ist gerade bei Schwangeren eine mehrwöchentliche Behandlung notwendig, die STOECKEL mit der Einführung von *Choleval-Vaginaltabletten* kombiniert. Nach den Erfahrungen von ROEDECURT sind auch die *Yatren-105-Pillen*, die für die orale Behandlung der Amöbendysenterie gebraucht werden, auch bei Trichomonadenkolpitis, freilich erst nach längerer Anwendung, sehr wirksam. Nach E. Winter beseitigen Spülungen mit $1^0/_{00}$ *Chinosol* im Verein mit Einführen einer *Chinovagintablette* in die Scheide in wenigen Tagen die Trichomonaden. Auch fortgesetzte Spülungen mit *25%iger warmer NaCl-Lösung* sollen Erfolg haben.

Zahllose kleine Knötchen der Scheidenschleimhaut, die dieselbe gleich einem Reibeisen rauh machen, und mit starkem eitrigen Fluor einhergehen, sind unter dem Namen der *Colpitis granularis* bei Schwangeren bekannt. Mögen sie auch oft auf Gonorrhoe verdächtig sein, so steckt keineswegs immer eine solche dahinter. So lange die Schwanschaft dauert, ist die Behandlung nicht dankbar. Zur Behebung der starken Sekretion eignen sich am besten die Mengeschen *Lapisbäder* im Verein mit *Kupferspülungen* oder die $^1/_2^0/_0$ige *Milchsäure* (1 Teelöffel auf 1 Liter Wasser).

Die *Colpitis cystica*, die durch massenhafte, gashaltige Bläschen ausgezeichnet ist, ist ein unschuldiger, im Wochenbett von selbst verschwindender Zustand, dessen Behandlung in der Annahme einer endokrinen Störung mit *Hypophysenhinterlappenextrakt* weder erfolgreich, noch nötig ist.

Cervikalkatarrhe zeichnen sich bei Schwangeren durch starke, recht lästige Sekretion aus. Ihre Behandlung in der Schwangerschaft beschränke sich am besten nur auf reinigende, schleimlösende Spülungen, von welchem die mit warmer Sodalösung (1 Eßlöffel auf 1 Liter warmen Wassers) am empfehlenswertesten sind. Örtliche Behandlung eines Cervikalkatarrhs ist nicht zu empfehlen, weil doch durch Manipulationen an der Cervix Störungen der Schwangerschaft entstehen könnten.

Wenn auch *Erosionen* als Begleiterscheinungen heftiger Cervikalkatarrhe unter dem Einfluß der Schwangerschaft schlechter werden können, so ist auch bei diesen kaum je die Notwendigkeit einer örtlichen Behandlung gegeben. Dort, wo der Fluor besonders lästig ist und vielleicht Blutungen auftreten (s. S. 219), kann die einmalige vorsichtigste Ätzung der Erosion mit einem in 10- bis 20%ige *Lapislösung* getauchten Watteträger oder eine einmalige Ätzung der erodierten Partie mit dem *Lapisstift* empfehlenswert sein. Sonst beschränke man sich auf Spülungen, von denen sich auch in der Schwangerschaft solche mit *Holzessig* und *Karbolzusatz*

> Rp. Acid. carbol. crystall. 4,0
> Acet. pyrolignos. crud. ad 200,0
> S. 1 Eßlöffel auf 1 Liter warmen
> Wassers.

am besten bewähren.

Die im Gefolge von Cervikalkatarrhen entstehenden *Polypen* können in der Schwangerschaft nicht nur decidual reagieren, sondern auch auffallend rasch wachsen. (Verf. sah einen durchaus gutartigen Polypen, der binnen kurzem die Größe eines kleinen Handtellers erreicht hatte.) Solche Polypen werden einfach mit der Kornzange abgedreht, aber *nicht* abgeschnitten, weil bei letzterem Vorgehen, gar in der Schwangerschaft, heftige Blutungen entstehen können. Beim bloßen Abdrehen erlebt man solche, auch bei Schwangerschaft, kaum.

Gonorrhoe.

Wenn wir die Beziehungen zwischen Schwangerschaft und Gonorrhoe erörtern, so müssen wir zweierlei trennen: Die Gonorrhoe, welche eine Schwangere befällt und die Schwangerschaft, welche bei einer erwiesenermaßen gonorrhoisch Infizierten eintritt. Freilich werden sich nach Ablauf des Gestationsprozesses, bzw. im Wochenbett beide Möglichkeiten in derselben Weise äußern können. Zunächst ist es zweifellos, daß die Infektion mit Gonorrhoe im Verlauf der Schwangerschaft anders verläuft, und zwar eindringlicher, symptomreicher als außerhalb derselben. Schon die allbekannte Tatsache, daß wie im Kindes- und Greisenalter das durch die Schwangerschaft aufgelockerte, saftdurchströmte hyperämische Epithel der Scheide dem Gonokokkus nicht Einhalt zu bieten vermag und schwere Kolpitis und in deren Gefolge besonders heftige Entzündung des Scheidenvorhofes und der Scham erzeugt, unterscheidet die Gonorrhoe in der Schwangerschaft von der des erwachsenen Weibes außerhalb dieser Zeit. Auch die Uretritis kann quälender verlaufen, ganz besonders aber ist der Schleimabgang und die Ausbildung von leicht blutenden Erosionen auf dem Boden der gonorrhoischen Cervicitis in der Schwangerschaft auffällig. Kann man bei akuter Urethritis und akuter Vaginitis meist den Schluß auf Infektion intra graviditatem ziehen, so ist dies bei der Cervicitis deswegen schwer, ja unmöglich, weil latente Cervicitiden, vor der Schwangerschaft aquiriert, in derselben offenbar werden können. Eine ganz besondere Bewandtnis hat es mit der Gonorrhoe der Adnexe und ihrer Beziehung zur Schwangerschaft. Gleichzeitiger Bestand von Schwangerschaft und Salpingitis gonorrhoica sind selten. Eine schwerere beiderseitige Salpingitis schließt die Schwangerschaft aus. Leichtere Prozesse, vielleicht auch solche, wo von einer vor der Schwangerschaft aquirierten Gonorrhoe kleine Herde in den Tuben zurückgeblieben sind, werden erfahrungsgemäß durch die Vorgänge der Schwangerschaft, die eine Steigerung der Immunprozesse bedeuten, gebessert. Schwere Prozesse, gar solche, wo eine Mischinfektion besteht, können sich aber verschlimmern (vgl. S. 210). Daran ist unbedingt festzuhalten, daß während der Schwangerschaft eine in derselben aquirierte Cervixgonorrhoe wenigstens nach dem ersten Drittel der Schwangerschaft bis zum Wochenbett nicht aszendiert, weil dann die Decidua parietalis und capsularis bakteriendicht verklebt sind. Es ist aber mit MARTIUS auch noch darauf hinzuweisen, daß selbst in den ersten Monaten der Schwangerschaft die Wandverdickung der Cervix und die stärkere Drüsensekretion einer Aszension der Gonokokken hinderlich sind.

Aborte, die bei Frauen entstehen, welche eine Gonorrhoe des Endometriums mitgemacht haben, können, müssen aber nicht auf dem Boden der Endometritis decidualis gonorrhoica entstanden sein. Aus den Befunden SCHROEDERS geht denn doch hervor, daß die Endometritis ein passagere Krankheit ist, die mit dem Niederbruch der oberen Schleimhautschichten in einem, häufiger in zwei menstruellen Zyklen verschwindet. Wenn aber Herde kranken Endometriums zurückbleiben, kann wohl ein Abortus auf der Basis einer solchen Endometritis ebenso entstehen, wie man auch die Möglichkeit eines vorzeitigen Blasensprunges zugeben muß, entweder durch Verdünnung des unteren Eipoles oder durch entzündliche Verklebungen desselben mit der Isthmusschleimhaut (BUCURA).

Wie schon erwähnt, kann die Aszension im Wochenbett, sei es nach Abort, sei es nach Geburt, die Folge sowohl einer vor der Schwangerschaft als auch in derselben aquirierten Gonorrhoe sein. Sie ist häufiger als man glaubt, und zwar deswegen, weil die Gonorrhoe des Corpus uteri, das wenige Tage post partum mit den im Genitalschlauch befindlichen Gonokokken besiedelt wird, gar nicht selten ganz symptomlos verläuft. Die Sekretstauungen, die Pump- und Saugbewegungen und Uteruskontraktionen sind es, welche Symptome machen können; weil aber Sekretstauungen im Wochenbett infolge der anatomischen Verhältnisse der Gebärmutter und Cervix seltener sind, ist auch die Uterusgonorrhoe symptomarm. Auch fieberlose Wochenbetten kommen in der Hälfte der Fälle vor, leichtere Temperatursteigerungen in etwa einem Viertel. Nach BODNAR zeigten die gonorrhoischen Wöchnerinnen der Klinik PEHAM in $10^0/_0$ hohes Fieber. An der Frankfurter Klinik kam es in $19{,}8^0/_0$ der intra graviditatem Krankgewordenen und in $7{,}4^0/_0$ der ante graviditatem infizierten Frauen im Wochenbett zur Aszension. Man soll an der seit jeher in hoher Geltung stehenden Tatsache, daß Spätfieber die Gonorrhoe im Wochenbett beweise, nicht als einer unverbrüchlichen Wahrheit festhalten, vielmehr den Gonokokkennachweis anstreben, der der alleinige Beweis ist. Richtig ist, daß Fiebersteigerungen nach dem 10. Tag im Gegensatz zu den Infektionen mit den Wundkeimen bei Gonorrhoe häufiger sind. Das Bild der gonorrhoischen Adnexentzündung und Pelveoperitonitis kann sehr übel aussehen, ja bedrohlich werden. In den meisten Fällen aber verläuft es doch wesentlich milder als die septische Infektion, wenn nicht eine Mischinfektion da ist. Diese können sehr schwer sein und sogar bis zur diffusen Peritonitis mit tödlichem Ausgang führen. Viel typischer ist das Bild unscheinbarer Störungen im Wochenbett. Langsame Rückbildung des Uterus, nicht schwindenwollender Wochenfluß, Müdigkeit, subfebrile Temperaturen, Schmerzen in den Adnexgegenden, die die Frauen und Hebammen auf schwache Mutterbänder zurückführen (eine sehr beliebte Erklärung!), starke Schmerzen bei den ersten Menstruationen, auch Blutungen, zusätzliche Blutungen im Sinne SCHROEDERS und bleibende Sterilität, die berüchtigte Einkindsterilität NOEGGERATHS auf dem Boden der Endo-

salpingitis adhäsiva. Etwa 20°/₀ der sterilen Frauen sind es dadurch
geworden. Damit wird Volk und Familie in empfindlicher Weise betroffen (G. A. WAGNER). Bedenkt man noch die möglichen Folgen
für das Kind, die Gefahr einer Erblindung, so sieht man, welche
ernste Krankheit die Gonorrhoe nicht zuletzt in ihrer Bedeutung für
die Gestationsvorgänge ist.

Eine in der Schwangerschaft aquirierte Gonorrhoe ist, wie gesagt,
immer eine solche der unteren Geschlechtswege, die sich zufolge der
Schwangerschaftsauflockerung und Hyperämie durch besonders heftigen Fluor mit seinen Folgeerscheinungen auswirkt. In den akuten
Stadien ist eine örtliche Behandlung nicht angezeigt. Oberstes Gebot
ist peinlichste Reinlichkeit mit Vernichtung der hoch eiterhaltigen Sekrete. Heiße Sitzbäder mit Zusatz von 1 Pastille *Hydrarg. oxycyanat.*
oder Hypermangan von hellroter Farbe sind nicht zu umgehen und
müssen 2- bis 3mal täglich gemacht werden. Bei ganz akuter Vulvitis
und Urethritis ist Bettruhe sehr empfehlenswert, ebenso kühlende Umschläge auf die Vulva mit *Aqua Plumbi, Borwasser 3°/₀* (Rp. S. 202),
essigsaurer Tonerde, bei Ekzema intertriginosum Pinselungen mit
2- bis 5°/₀igem *Argentum nitricum*, Trocknen des Genitales nur mit
Watte, die sofort verbrannt wird, Einstauben mit kühlenden Pudern,
sei es mit *Zinkoxydtalkumpuder*

> Rp. Zinc. oxydat. 20,0
>   Talc. venet. 80,0
> D. S. Äußerlich zum Einstauben.

oder mit den käuflichen *Vasenol-, Lenicet- Kamillosan*pudern usw.
Dort, wo das Sekret so stark fließt, daß jede Berührung schmerzhaft,
das Gehen ganz unmöglich ist, sind Berieselungen mit *Kamillen-* oder
Käsepappeltee auffallend schmerzlindernd. Eine örtliche Behandlung
der Urethritis gonorrhoica kommt in der Schwangerschaft, wenn überhaupt, nur in jener Form in Frage, die am meisten schonend ist, und
das ist die mit der NEISSERschen Tripperspritze. Man spritzt 10 ccm
¹/₂°/₀iges *Protargol* oder *Albargin* langsam und vorsichtig durch die auf
die Harnröhrenmündung aufgepreßte Olive so ein, daß die Urethralschleimhaut allseits berieselt wird, die Flüssigkeit aber nicht in die
Blase gelangt. Die Behandlung mit Stäbchen, mit Watte umwickelten
Sonden usw. ist in der Schwangerschaft schon deswegen nicht angezeigt, weil Verletzungen der blutreichen Schleimhaut noch leichter als
außerhalb der Schwangerschaft entstehen und zu Mischinfektion,
ja sogar zu Paraurethritis führen können. Auch die Behandlung
einer Cystitis colli durch örtliche Maßnahmen ist in der Schwangerschaft nicht ratsam, vielmehr die bei der Besprechung der Zystitis
S. 180 skizzierte Behandlung von oben her zu empfehlen.

Eine akute *Bartholinitis* wird man auch in der Schwangerschaft
inzidieren müssen; wenn dies noch geraume Zeit vor dem Schwangerschaftsende geschieht, pflegt die Wunde auszuheilen, besonders dann,
wenn der Schnitt so geführt war, daß er den ampulär ausgeweiteten

Gang mitgetroffen hat. Drainage der Inzisionsöffnung, Sitzbäder mit *Hypermangan* sind ebenso wie außerhalb der Schwangerschaft zur Ausheilung der Wunde nötig.

Die Gonorrhoe der *Scheide* ist es, die die Frauen sehr häufig erst zum Arzte führt, weil das unverhältnismäßig reichliche, gelblich-grüne Sekret auch gleichgültige Patientinnen bedenklich stimmt. Was wir gegen die gonorrhoische Vagitinitis tun, ist, seien wir ehrlich, im Wesen nicht mehr als eine symptomatische Behandlung. Sie läuft auf Spülungen hinaus, von denen sich Verf. am besten die Spülung mit *Kupfersulfat-, Zinksulfat-* oder *Chlorzinklösung*

> Rp. Cupr. (Zinci) sulfur. pulverisat 50,0
> D. S. 1 Teelöffel auf 1 Liter Wasser.

> Rp. Zinc. chlorat.
> Aqu. dest. .... aa 100,0
> D. S. 1 Eßlöffel auf 1 Liter Wasser.

immer noch am besten bewährt hat. Auch Spülungen mit $^1/_2^0/_0$iger *Milchsäure* oder mit

> Rp. Ichthyol. 50,0
> Glycerin. 150,0
> Aqu. dest. 50,0
> D. S. 3 Eßlöffel auf 1 Liter Wasser.

können abwechselnd mit den obigen Mitteln gebraucht werden, daneben immer noch das *Hypermangan*, der *Liquor Burowi* zehnfach verdünnt und *Salicylresorcin* in folgender Zusammensetzung:

> Rp. Acid. salicyl. 2,0
> Resorcin. 5,0
> Aqu. dest. ad 200,0
> D. S. 1 Eßlöffel auf 1 Liter Wasser.

Man kann auch Scheidenkugeln und Scheidenstäbchen, wie S. 202 angeführt, zur Selbstbehandlung verordnen.

Die große Frage, die nicht eindeutig entschieden ist, ist die, ob man die *Cervixgonorrhoe* der Schwangeren örtlich behandeln soll oder nicht. Manche lehnen sie ab, darunter der vielerfahrene BUCURA, andere wieder halten sie für angezeigt. Verf. selbst rät nicht zur Behandlung, es sei denn durch sehr erfahrene Ärzte, weil der untere Eipol verletzt und der Blasensprung hervorgerufen werden kann. Gelangt man mit dem Medikament zu hoch, kann man Wehen und Abortus auslösen. STOECKEL hat mit Erfolg bis zum letzten Schwangerschaftsmonat $5^0/_0$ige *Ichtharganstäbchen* verwendet, ASCH bricht die Behandlung mit $2^0/_0$iger *Argentum-nitricumsalbe*, die er mit breitgebohrter Spritze und stumpfer Kanüle in den Cervikalkanal spritzt, in der zweiten Hälfte der Schwangerschaft ab. Seitdem es GAUSS gelungen ist, bei einer Schwangeren durch einen 4tägigen *Ulironstoß* zu je 3mal 2 Tabletten im Tage eine Gonorrhoe restlos auszuheilen (wie die Sekretabstriche nach Provokation und der Wochenbettsverlauf bewiesen), wird diese Therapie *immer* versucht, und wenn sie sich weiter bewährt, der örtlichen Behandlung *unbedingt* vorgezogen werden müssen. Auch HILDE D. MÜLLER berichtet über Erfolge dieser Behandlung (3- bis 4mal täglich je 2 Tabletten à 0,5 g) bei Schwangeren und Wöchnerinnen.

Von allgemeinen Behandlungen kommt die Vakzinetherapie während der Schwangerschaft nicht in Frage. Würde es sich um eine Gonorrhoe handeln, die durch Adnexentzündung kompliziert ist, vielleicht auch durch Endometriumherde, könnte durch die Vakzinetherapie die Schwangerschaft vernichtet werden. Handelt es sich aber um eine in der Schwangerschaft entstandene Gonorrhoe, so ist es immer eine offene Gonorrhoe, weil ja das Schwangerschaftsprodukt die Aszension verhindert, und bei offener Gonorrhoe als Oberflächenerkrankung ist die Vakzinetherapie zwecklos. Die von BUCURA in den letzten 6 bis 8 Wochen der Schwangerschaft bei positiven MÜLLER-OPPENHEIM-Befunden eingeleitete Vakzinetherapie empfiehlt Verf. deswegen nicht, weil eine in den letzten Wochen der Schwangerschaft etwa eintretende Frühgeburt dem Arzt und dem Verfahren angelastet wird. Über die *Eigenblutinjektionen*, 5 bis 10 ccm in die Glutealmuskulatur, bei quälendem Fluor infolge Vaginitis, Vestibulitis in der Schwangerschaft und Schmerzen auf dem Boden alter gonorrhoischer Adnexentzündung, welche BUCURA empfiehlt, fehlen Verf. Erfahrungen.

Die eine Gonorrhoe in der Schwangerschaft so häufig begleitenden *spitzen Kondylome* erreichen niemals außerhalb der Gravidität eine solche Ausbildung wie jetzt, wo das Genitale unter einer enormen serösen Durchtränkung und Hyperämie steht. Die Abtragung mit dem scharfen Löffel und die Blutstillung mit dem Paquelin sollen immer, und zwar möglichst früh gemacht werden, damit diese gefährlichen Brutstätten der Infektion noch möglichst lange vor dem Eintritt der Geburt beseitigt werden, sollen sie nicht Quelle einer schweren Wochenbettinfektion sein. Ganz große, spitze Kondylome haben wir auch wiederholt mit bestem Erfolg mit örtlicher Radiumbehandlung in mehreren Sitzungen beseitigt. Röntgenfachärzte betonen, daß bei *tangentialer* Anwendung von Röntgenstrahlen Schäden in bezug auf die Frucht nicht entstehen sollen.

Was die Behandlung der Gonorrhoe im *Wochenbett* anlangt, wird nach Verf. Erachten dieselbe viel zu schematisch behandelt. Es wird fast allgemein reichlichst und lange Secale gegeben, um den Uterus so rasch als möglich rückzubilden. Warum, so lautet die logisch berechtigte Frage, vermeidet jeder Gynäkologe ängstlich bei einer gonorrhoisch infizierten Frau außerhalb der Schwangerschaft während der Periode, mag sie noch so stark sein, alle Mittel, die den Uterus zur Zusammenziehung anregen? Einfach deswegen, weil man, und mit vollem Recht, die Kontraktionen der Gebärmutter und damit rückläufige Sekretbewegungen nach den Tuben zu fürchtet. Wenn auch die Abflußverhältnisse im Wochenbett bessere sind, so ist doch jedes Kontraktionsmittel geeignet, solche rückläufige Sekretverschiebungen zu erzeugen und damit erst recht die Aszension zu begünstigen. Infolgedessen gibt Verf. grundsätzlich im Wochenbett nur in den ersten 3 Tagen, solange das Cavum noch keimfrei ist, *Secale*, vom 4. Wochenbettstage aber Medikamente, die den Uterus erschlaffen und den Sekretabfluß nach der natürlichen Öffnung zu begünstigen; in erster Linie *Papaverin*

Rp. Papaverini hydrochlor. 0,04
Sacch. albi ad 1,0
M. f. pulv. D. tal. dos. Nr. X.
S. Bis 3 Pulver täglich.

Natürlich wird man nach den neuesten Erfahrungen auch vom *Uliron*stoß Gebrauch machen, ihn allenfalls nach der gebotenen Pause von 8 Tagen wiederholen.

Das Um und Auf der Wochenbettsbehandlung ist trotzdem die möglichst lange Bettruhe, die 4 Wochen und noch länger notwendig werden kann. Scheidenspülungen soll man nicht vor der 4. Woche und da nur aus niedriger Fallhöhe, etwa 70 cm, machen, zumal ihr Wert ein durchaus problematischer ist. Sind einmal 7 Wochen verflossen, dann kann man zu Beginn der 8. Woche mit der Vakzinebehandlung beginnen, ebenso wird man auch die örtliche Cervixbehandlung nach 8 Wochen dann durchführen, wenn sie nach dem Befunde nottut. Kommt es durch die Aszension zu dem Bilde der Adnexentzündung mit mehr minder ausgesprochener deutlicher Pelveoperitonitis, dann sind jene konservativen Maßnahmen am Platze, die bei Puerperalfieber durch die septischen Wundkeime S. 393 geschildert sind.

Die ganz selten an uns herantretende Frage, wie man sich im Fall einer notwendigen Schwangerschaftsunterbrechung bei Gonorrhoe zu verhalten habe, wird verschiedentlich beantwortet. Nach Verf.s Anschauung sind derartige Fälle besondere Raritäten und daher allgemein gültig kaum zu beantworten. Sicher ist, daß man sich eine Frau, die eine Gonorrhoe hat und bei der die Schwangerschaft aus anderen Gründen beseitigt werden soll, nach dem Punkte wird genauestens ansehen müssen, ob der Fortbestand der Schwanschaft wirklich eine *Lebensgefahr* bedeutet, denn nur dann ist die Frage diskutabel. Auch die Aszension kann gefährlich werden, und man wird diese Möglichkeit nur in Kauf nehmen, wenn der Fortbestand der Schwangerschaft mit dem Leben unvereinbar wäre. BUCURA rät, wenn möglich, zur prophylaktischen Gabe von Gonokokkenserum vor der Unterbrechung und nach Ausräumung des Uterus, die besonders zart, vielleicht am besten chirurgisch, zu erfolgen hat. Er gibt Vakzine, wenn die akuten Erscheinungen einer Aszension abklingen, ohne auf die positive Serumreaktion zu warten. Die Erfolge sind nach ihm außerordentlich günstige, die Tiefengonorrhoe heilt aus, doch darf nicht vergessen werden, eine etwa noch bestehende Oberflächengonorrhoe örtlich zu behandeln, um nicht eine Reaszension und Reinfektion des Genitales zu erzeugen.

Daß man bei erwiesener Gonorrhoe der Mutter der CREDÉschen Augenprophylaxe *unmittelbar* nach der Geburt des Kopfes das sorgfältigste Augenmerk zuzuwenden hat, bedarf wohl keiner besonderen Betonung, fanden doch SPIEGLER und HARTUNG bei Gonorrhoe der Mutter in 3,8% der Neugeborenen die Ophthalmoblenorrhoe. Es ist in solchen Fällen auch zweckmäßig, bei neugeborenen Mädchen einige

Tropfen der Argentum-aceticumlösung auch in das Vestibulum vaginae zu tropfen, weil derartige Infektionen nicht ganz selten sind.

Entzündungen der Adnexa.

Die Annnahme einer Entzündung der Adnexa bei bestehender Schwangerschaft wird von praktischen Ärzten zu häufig gemacht. Meist ist sie irrig und beruht auf der Verkennung eines zystischen oder deszendierten und größeren Ovars oder — was bedeutungsvoll ist — einer Extrauteringravidität.

Ein echte Adnexentzündung ist ein sehr seltenes Ereignis bei Schwangeren, denn die Kranken mit beidseitigen Adnextumoren werden nur ausnahmsweise uterin schwanger, weil eben die Eileiter unwegsam geworden sind. Das ist schon leichter möglich bei ausgesprochen einseitiger (meist septischer) Entzündung. Am ehesten ist nach H. H. Schmid eine Schwangerschaft in leichten, ausheilenden Fällen von Salpingitis denkbar, Fälle, die sich zufolge der geringen Symptome und Befunde aber meist unserer Kenntnis entziehen. Akute Infektionen, besonders Grippe, Typhus u. a. können metastatisch eitrige Salpingitis und Ovarialabszeß bei Schwangeren erzeugen (Martius, Henkel). Daß eine in der Gravidität akquierierte Cervixgonorrhoe in die Tuben aszendieren und einen Adnextumor während der Schwangerschaft erzeugen würde, ist mit unseren Vorstellungen kaum vereinbar (s. Gonorrhoe S. 204).

Das Wesentliche ist, daß eine *nichteitrige* Entzündung der Adnexa und daß Narben und Schwielen des parametranen Gewebes unter dem Einfluß der Schwangerschaftsumstellung sich im allgemeinen wesentlich zu bessern pflegen, denn man kann sich, wie Schmid sagt, keine idealere hyperämisierende Vorrichtung denken als die Schwangerschaft. Ganz anders aber die *eitrige Entzündung.* Auf sie kann die Schwangerschaft einen höchst unheilvollen Einfluß üben. Durch die wachsende Größe des unruhigen Uterus, ganz besonders aber durch die Wehen bei Abort oder am Ende der Gravidität, kann der gedehnte und gezerrte Eitersack — die Eitertube oder der Ovarialabszeß — platzen. Eine meist tödliche Peritonitis ist die Folge. Das ist um so weniger verwunderlich, als die Diagnose eines solchen Zustandes in der Schwangerschaft ungemein schwer, wenn nicht unmöglich ist und wenn überhaupt, so nur vermutungsweise — und da meist erst bei den bereits bestehenden Symptomen der Bauchfellentzündung gemacht wird.

Was die Therapie im besonderen anlangt, so wäre bei der Annahme einer Adnexentzündung die Einleitung des Abortus das gefährlichste, was man tun könnte. Hat man wegen peritonitischer Symptome begründeten Verdacht auf eine eitrige Adnexentzündung, so kommt nur die *sofortige* Laparotomie mit Entfernung des Eiersackes in Frage. Dabei kann es leicht zum Abortus kommen. Wertheim betont, daß bei weit fortgeschrittener Schwangerschaft aus technischen Gründen die vorherige Entleerung des Uterus notwendig werden kann, um an den Eiterherd heranzukommen, ja daß bei schwersten Verwachsungen des Tumors mit dem Uterus auch gelegentlich die Totalexstirpation nicht zu umgehen ist. Bei Eiterherden, die dem Scheidengewölbe ganz dicht anliegen, ist auch die Inzision von der Scheide her ein dankbares Verfahren. Das gilt auch für derartige Fälle im Wochenbett, besonders Ovarialabszesse.

Das Platzen alter Eitersäcke im Wochenbett wird leider meist als frische Puerperalinfektion gedeutet und der richtige Augenblick für die Operation — die Entfernung der Eitertube — verabsäumt. Bei ganz schlechtem Allgemeinzustand und Unzugänglichkeit des Eiterherdes von der Scheide her, kann noch allenfalls die Laparotomieinzision mit Auslegen der offenbleibenden Wunde ohne Entfernung der Adnexa in Frage kommen (PEHAM und KEITLER).

Lageveränderungen.

Retroflexio uteri gravidi.

Es ist bekannt, daß die Retroflexio uteri eine Sterilitätsursache sein kann und daß eine Suspension des retroflektierten Uterus nach einer der bekannten Methoden (DOLÉRIS, GILLIAMS, ALEXANDER-ADAMS usw.) in einem erklecklichen Perzentsatz der Fälle Schwangerschaft ermöglicht. Aber auch bei bestehender Retroflexion sehen wir Schwängerung so und so oft ohne weiteres eintreten. Darum ist es verfehlt, bei der Beratung einer jungen Frau, bei der eine Retroflexion besteht, von vornherein die Chancen der Schwangerschaft schlecht zu bewerten. Der Bestand einer Schwangerschaft bei einer Retroflexion ist nun tatsächlich etwas gefährdet. Es ist ein großes Verdienst von CHROBAK, die Lehre von der Retroflexion und Retroversion des graviden Uterus genauen Studien unterzogen und Richtsätze für die Behandlung aufgestellt zu haben. Unseres Erachtens nach tut man weitaus am besten, eine Retroflexion eines schwangeren Uterus zwar ad notam zu nehmen, aber aus dieser Tatsache zunächst keinerlei korrigierende Konsequenz zu ziehen. Seitdem uns CHROBAK gelehrt hat, daß in der größten Mehrzahl der Fälle mit dem Wachstum des Uterus durch spontane Kontraktionen der Gebärmutter vornehmlich in den Schichten der vorderen Wand die Aufrichtung erfolgt, sind wir berechtigt, auf diese Aufrichtung zu warten. Kommen wir derselben künstlich zuvor, indem wir nach dem Aufrichtungsmanöver die nun in richtiger Stellung befindliche Gebärmutter durch Pessare fixieren, so erleben wir gelegentlich unter dem Einfluß der bimanuellen Aufrichtung den Eintritt einer Fehlgeburt. Wir erleben ihn leichter als wir ihn sehen, wenn wir nichts machen. Obwohl wir also wissen, daß die retroflektierte Gebärmutter eher zum Abortus neigt, richten wir dieselbe nicht auf, wenn uns nicht Symptome einer beginnenden Inkarzeration dazu zwingen. Wenn wir einer Frau mit Retroflexion und Gravidität auftragen, daß sie bei Zeichen von Harnverhaltung uns sofort aufsuche und überhaupt unsere Hilfe sofort in Anspruch nehme, wenn sie irgendwelche Störungen im Bauch verspürt, werden wir nichts versäumen. Durch wiederholte Bestellung der Patientin in die Sprechstunde können wir die Selbstaufrichtung kontrollieren.

Die wenigsten Ärzte unterscheiden streng zwischen Retro*flexio* uteri gravidi und Retro*versio* uteri gravidi und dennoch ist, wie CHROBAK dies dargetan hat, gerade der Unterschied von wesentlichster Bedeutung. Freilich ist die Retroversion weit seltener als die Retroflexion. Dafür aber ist sie, wenn es zur Inkarzeration kommt und das ist erst in der 15. bis 20. Woche der Fall, weit ernster zu werten als die Retroflexio, weil bei ausgesprochener Retroversio eine Selbstaufrichtung gar nie erfolgt und weil die Beseitigung der Inkarzerationserscheinungen bei der Retroversio schwierig ist und gefährlich werden kann. Bei der Retroflexio treten die Harnbeschwerden meist schon um die 12. Schwangerschaftswoche auf und die ausgesprochene Inkarzeration ereignet sich gewöhnlich zwischen der 12. und 16. Woche. Wir werden daher bei Retroversion, deren Aufrichtung in späteren Monaten ungemein schwierig ist oder gar nicht mehr gelingt, die Aufrichtung dann machen, wenn wir sie erkannt haben und die nun normal gelagerte Gebärmutter durch ein Pessar von HODGE oder ein solches von THOMAS in ihrer Lage erhalten. Narkose ist sehr vorteilhaft, ja nach Erachten des Verf. das einzig richtige bei diesem Verfahren; hierzu eignet sich ein kurzer Evipanrausch ausgezeichnet.

Nehmen wir aber an, daß wir uns einem Falle von Inkarzeration der schwangeren Gebärmutter gegenübersehen, so werden wir zunächst an dem so charakteristischen Symptom der Ischuria paradoxa den Ernst der Lage mit einem Schlage erkennen. Katheterismus mit einem *weichen*, am besten männlichen Harnröhrenkatheter mit etappenweisem Ablassen des Harns ist die Methode der Wahl. Man läßt zunächst nur $^1/_4$ Liter ab, nach einer halben Stunde einen weiteren $^1/_4$ Liter, nach einer weiteren Wartezeit von 1 Stunde wieder $^1/_4$ Liter usw. fort, um nicht eine schwere *Blasenblutung* ex vacuo zu erzeugen, deren Stillung die größten Schwierigkeiten machen kann. Ist es dazu gekommen, was heutzutage sehr selten ist, trachtet man durch Spülen der Blase mit *eisgekühlter Kochsalz-* oder *3%iger Borlösung*, der man 10 Tropfen *Adrenalin 1 : 1000* auf je 100 ccm zusetzt, die Blutung zu stillen. Auch eine Spülung der Blase mit destilliertem Wasser unter Zusatz von 40 ccm einer *5%igen Stryphnonlösung* auf 1 Liter oder Spülungen derselben mit *Argentum nitricum* 1 : 500, allenfalls mit *1- bis 2%iger Tanninlösung* oder endlich mit *Liquor Ferr. sesquichlorat 0,25 bis 1 auf 100* werden vorgenommen.

Ein Eisbeutel auf die Blase und eine intramuskuläre *Gelatineinjektion* können noch ein übriges tun. Erst nach ihrer völligen Entleerung mache man möglichst vorsichtig das Aufrichtungsmanöver, immer in Narkose. Am besten benützt man die halbe Hand, geht mit derselben in die Beckenbucht und hebt die Gebärmutter von dort heraus, um sie der äußeren Hand zu übergeben. Nach dem Aufwachen aus der Narkose ist Bauchlage anzuempfehlen. Ein sehr gutes Verfahren ist die Einführung eines Kolpeurynters in die Scheide bei Knie-Ellenbogenlage der Patientin und Auffüllung desselben mit Wasser. Dieses genügt und *muß* genügen, da eine entsprechende Quecksilbermenge nur selten zur Verfügung steht! UNTERBERGER hat übrigens gezeigt, daß die bloße Beckenhochlagerung — durch 10 bis 15 Minuten in extremster Steilheit angewendet — die Retroflexio beseitigt. Auch im Privathause läßt sich die Beckenhochlagerung durch Unterschieben von 2 Sesseln unter einen viereckigen Tisch improvisieren. Es ist das schonendste, auch ohne Narkose durchzuführende Verfahren und sehr zu empfehlen. Verf. hat wiederholt ohne jede Narkose durch bloßes Einlegen eines Kolpeurynters und Auffüllen desselben, ohne daß die Frau es gleichsam merkte, die Aufrichtung bewerkstelligt und bei fortgeschrittener Schwangerschaft den einmal antevertierten Uterus nach einigen Tagen Bettruhe mit Bevorzugung der Bauchlage auch nicht immer durch Pessare zu fixieren gehabt. Gibt man ein Pessar, soll es mindestens 6 Wochen liegen bleiben. Handelt es sich aber um einen Fall, in dem Verwachsungen die Aufrichtung, durch welche Methode immer, unmöglich machen, so ist die Operation, und zwar die Lösung der Adhäsionen mit nachfolgender Suspension des Uterus nach einer der bekannten Methoden das die Schwangerschaft erhaltende Verfahren, welches die Ausbildung der gefährlichen partiellen Inkarzeration des Uterus (s. diese) verhindert.

Besonderes Augenmerk müssen wir auf jene seltenen Fälle von Retroflexion des Uterus und Inkarzeration desselben wenden, die so vernachlässigt sind, daß eine schwere nekrotisierende Blasenentzündung bereits Platz gegriffen hat und die Gefahr der Blasenzerreißung vor der Tür steht. Während die beginnende Harnzersetzung durch Dauerkatheterismus noch beseitigt und nach einigen Tagen der Uterus vorsichtig aufgerichtet werden kann, ist dies bei der Cystitis dissecans gangraenescens STOECKEL nicht mehr möglich. Blutig jauchiger Urin, Abgang von Fetzen aus der Blasenschleimhaut kündigen dieses unheilvolle Ereignis an. Hier sind Aufrichtungsmanöver gefährlich. Es bleibt nichts übrig, als den Uterus zu entleeren. Gelingt es — und bei Retroflexio uteri ist dies meist der Fall —, die Portio zu erreichen, so wird die bloße Eröffnung der Eiblase die Spannung so vermindern, daß die Gefahr der Blasengangrän rasch schwindet. Die Frucht wird dann von selbst ausgestoßen. Anders aber ist es bei der Retroversio uteri gravidi incarcerati. Da kann es geschehen, daß man auch in Narkose den hoch hinter der Symphyse stehenden Muttermund nicht erreicht. Ihn mit Gewalt herunterziehen zu wollen, könnte die Ruptur der Blase bedeuten, infolgedessen ist die Entleerung des Uterus durch einen Schnitt vom hinteren Scheidengewölbe her und Ausräumung seines Inhaltes durch Hysterotomia posterior das gegebene Verfahren. Unter den Verhältnissen der Landpraxis könnte man über das Lebensbedrohliche der Situation auch durch Punktion der Gebärmutter mit größerer Nadel und Ablassung des Fruchtwassers vom hinteren Scheidengewölbe her hinwegkommen (CHROBAK).

Schließlich sei noch in Einklang mit BUCURA verwiesen, daß nur bei sicherer Diagnose Retroflexio uteri gravidi die Aufrichtungsmanöver gemacht werden dürfen. Verwechslungen, namentlich mit Extrauteringravidität, kommen vor und Verf. erinnert sich eines Falles monatelangen Krankenlagers und schwerster bedrohlicher pelveoperitonitischer Symptome bei einer Frau mit Extrauteringravidität, bei der gewaltsame Aufrichtungsversuche gemacht worden waren.

In den seltenen Fällen von *Retroflexio uteri partialis* erfolgt die zunehmende Ausdehnung des Fruchthalters ganz auf Kosten der sich allmählich immer mehr verdünnenden Vorderwand, während die hintere, breit im Douglas durch Verwachsungen fixierte Wand an der Vergrößerung des Uterus nur unwesentlich teilnehmen kann. Hochstand der Portio und eine Vorwölbung, von der hinteren Scheidenwand her zu tasten, kennzeichnen dieses Krankheitsbild, das, am Ende der Schwangerschaft verkannt, zu Uterusruptur führen kann, weil die hochstehende Cervix sich in die Achse des Wehendruckes nicht einstellen und der Sporn in der hinteren Cervixwand entsprechend der Knickung sich nicht zurückziehen kann. Die beste Behandlung ist der Kaiserschnitt, dem Verf. wegen schwerster Verwachsungen seines Falles die Korpusamputation angeschlossen hat.

Bei geringeren Graden kann auch die Reposition versucht werden.

Scheiden- und Gebärmuttervorfall.

Meist steht der glatten Geburt bei *Descensus* der Scheidenwände nichts im Wege, im Gegenteil, der defekte Beckenboden kann sie sogar recht leicht machen. Es kommt aber vor, daß eine starke Senkung der vorderen Scheidenwand, die eine Zystokele mitinbegreift, das Tieferrücken und den Austritt des Kopfes erschwert, weil sich die Blasenhernie gleichsam einklemmt. Man kann gezwungen sein, die vordere Scheidenwand hinter den Kopf zurückzustreifen, allenfalls beide Scheidenwände in Knie-Ellenbogenlage zu reponieren, will man nicht etwa ein Aufplatzen der Scheidenwände riskieren, was vorkommen kann.

Beim echten *Totalprolaps*, bei dem der Uterus, als Ganzes vor der Vulva liegend, das Heimatrecht im Becken verloren hat, gehört eine Schwangerschaft zur Ausnahme. Solche Fälle endigen, sollten sie schwanger werden, durch Spontanabort. Was als Totalprolaps des schwangeren Uterus angesprochen wird, ist gewöhnlich eine deszendierte Gebärmutter mit hochgradiger Elongatio colli, das vor der Schamspalte liegt. Das Korpus liegt im Becken, wenn nicht darüber. Der anfangs recht lästige Zustand des vorgefallenen Mutterhalses findet mit der Fortdauer der Schwangerschaft eine Scheinheilung, weil der wachsende Uterus über der Beckeneingangsebene verharrt, wenn er sie einmal in seinem Durchmesser übertrifft. Die Frauen fühlen sich besser, besonders bei Einhaltung von viel Bettruhe, die sehr zu empfehlen ist. Schon aus Gründen der Infektionsgefahr und zwecks Vermeidung von Dekubitalgeschwüren verordne man, solange die Portio in der Schamspalte oder gar vor ihr steht, ein SCHATZsches Schalen- oder ein MEYERsches Ringpessar. Die Scheide muß mindestens einmal im Tage mit *Hypermanganlösung, Kamillentee, Kamillosan*, 1 Eßlöffel auf 1 Liter Wasser, bei starker Sekretion mit *Cuprum sulfuricum*-Lösung (1 Teelöffel auf 1 Liter warmen Wassers) gespült werden. Kontrolle des Ringes durch den Arzt ist alle 14 Tage bis 3 Wochen geboten. Cave schmale, in die Scheidenwand sich einbohrende Ringe, desgleichen solche, welche die Cervix einschnüren könnten! Hat sich die elongierte Cervix in die Scheide dauernd zurückgezogen, so pflegt ihre Eöffnung durch die Wehen glatt vor sich zu gehen. Verbleibt sie aber einmal vor der Ebene der Vulva, so kann die Lage allenfalls durch Ödembildung, Rigidität, vorzeitigen Blasensprung und ganz besonders durch die Infektionsgefahr gefährlich werden. Trotz strenger Asepsis kommen sogar ohne innere Untersuchung tödliche Infektionen vor. Daß in solchen Fällen auch die Aussichten für die Frucht keine guten sind, hat SEITZ gezeigt (28 bis 30% Sterblichkeit). Bei schlecht erweiterungsfähiger Cervix kann unblutige und blutige Erweiterung (durch Metreuryse oder Diszission) notwendig werden, Eingriffe, die in einem mit der Außenwelt in ständiger Berührung befindlichen Gewebe natürlich gefährlich sind. Freilich erlebt man heutzutage nur selten derartige Fälle, weil der Prolapsus im nichtschwangeren Zustand meist operativ beseitigt wird.

Schwangerschaft im interponierten Uterus.

Die Interposition ist für Prolapsträgerinnen in jungen Jahren kein Normalverfahren, weil sie die Sterilisierung nötig macht. Sie läßt sich durch Scheidendammplastik einerseits und durch Suspension des Uterus, z. B. nach DOLÉRIS, anderseits ersetzen. Fälle von Schwangerschaft im interponierten Uterus — sei es, daß die Sterilisierung wegen des klimaxnahen Alters unterblieb, sei es, daß die Tuben wieder wegsam wurden — pflegen mit ernsten Störungen wie bei Vaginofixation einherzugehen. Der Uterus wölbt sich immer mehr gegen die Scheide vor und Harnverhaltung tritt ein. Wenn es auch vorkommt, daß der Uterus, sich aus dem Interpostionsbette befreiend, bis gegen das Ende der Schwangerschaft die Frucht beherbergt, so treten doch gewöhnlich frühzeitig solche Beschwerden auf, daß eingegriffen werden muß. Der einfachste Weg ist die Entleerung des Uterus durch Spaltung seiner vorderen, leicht zugänglichen, nur von der Scheide bedeckten Wand; löst man ihn vollends aus, kann man die Tuben exzidieren und den Uterus wieder versenken. Man kann aber auch das Cavum uteri auf atmokaustischem Wege später veröden (WEIBEL). Eine andere Möglichkeit besteht in der vaginalen Totalexstirpation des graviden interponierten Uterus, die freilich um den Preis des Interpositionseffektes erkauft wird und eine gründliche Plastik notwendig machen würde. Uterus- und damit graviditätserhaltend ging HOFMEIER in einem Falle vor, indem er den Uterus per laparotomiam aus seinem Bett befreite, ein Vorgehen, das WERTHEIM selbst als schwierig bezeichnet, ohne daß es das Fortbestehen der Schwangerschaft garantiert, während das Rezidiv nach der Geburt zu erwarten steht.

Exspektativ könnte man sich nach WERTHEIM nur verhalten, wenn keine stürmischen Blasenerscheinungen vorhanden sind, was als Zeichen der beginnenden Retraktion des Uteruskörpers gegen die Bauchhöhle gedeutet werden kann. Die Entbindung würde durch abdominelle Sectio zu erfolgen haben.

Uterusmißbildungen.

Schwangerschaft und Geburt bei *verdoppelter Gebärmutterhöhle* mit *gedoppelter Vagina* (Uterus didelphys seu separatus cum vagina duplice) sieht man in Anstalten wiederholt nicht nur bei Erstgebärenden, sondern auch bei Mehrgebärenden, die von der bestehenden Abwegigkeit keinerlei Kenntnis haben. Das ist Beweises genug, daß Schwangerschaft und Geburt in derartigen Fällen meist völlig glatt verlaufen. Auch Zwillinge, je einer in einer Hälfte gelegen, kommen vor, die zu verschiedenen Zeiten geboren werden können. Ebenso wird Fortdauer der Menstruation bei Bestand einer Schwangerschaft in einer Hälfte beobachtet. Abgang der dezidual umgewandelten Schleimhaut der nichtschwangeren Hälfte kann nachträglich bei Übersehen dieser Abwegigkeit auf sie hinweisen. Der Abgang erfolgt gewöhnlich um den 4. Tag herum. Da die beiden Uterushälften gegeneinander beweglich sind, kann die Rückwärtslagerung der nichtgraviden Portion ausnahmsweise zum Geburtshindernis werden, doch ist häufiger die nichtgravide Hälfte gegen den Darmbeinteller zu verlagert. Reposition der etwa im Becken liegenden Hälfte und, wenn nötig, Zangenentwicklung der Frucht kann das Hindernis beseitigen, wenn ausnahmsweise die Geburt nicht spontan erfolgt.

Eine *gedoppelte Scheide* sollte bei einem im kleinen Becken fühlbaren Tumor an die Möglichkeit einer zweiten, retrovertiert gelegenen, nichtschwangeren Uterushälfte denken lassen. Das Scheidenseptum selbst weicht dem vordringenden Kopf meist seitlich aus. Wo es aber einmal dem vorrückenden Kindesteil hindernd im Wege steht, beseitigt man es nach Anlegen von Klemmen mit der Schere und ersetzt die Klemmen durch Catgutumstechungen. Beim *Uterus bicornis* mit oder ohne doppelte Cervixhöhle pflegt mit dem Fortschreiten der Gravidität die nichtschwangere Hälfte in die Höhe zu steigen, so daß von dieser Geburtsschwierigkeiten kaum zu erwarten sind. In der oft mangelhaften Entwicklung der Muskulatur und in dem Vorhandensein eines größeren oder kleineren Septums liegen die schon erwähnten Möglichkeiten der Fehl- und Frühgeburt und der nicht seltenen Wehenschwäche und etwaiger Lösungsschwierigkeiten des Fruchtkuchens, wenn er fest auf dem Septum haftet. Im allgemeinen kann man aber für die Mehrzahl der Fälle, sind sie zum normalen Schwangerschaftsende gekommen, mit einer glatten Geburt rechnen. Auf Enge der Scheide, besonders bei Duplicitas derselben, achte man und begegne ihr durch eine entsprechend große Episiotomie. Wo Bilokularität offensichtlich die Ursache habitueller Früh- oder Fehlgeburten ist, rate man zur STRASSMANNschen Operation, allenfalls auch bei Sterilität ohne jeden anderen erkennbaren Grund, bevor die

Frau über die Jahre der größten Fertilität hinaus ist. Durch die Vereinigung der beiden Uterushälften wird mehr Platz geschaffen und die Eihaftung begünstigt. Bei einfachem Septum kann man auch vaginal vorgehen, während in anderen Fällen (Uterus didelphys, bicornis) der Weg per laparotomiam der übersichtlichere ist.

Während bei *Uterus unicornis* die Schwangerschaft und die Geburt — letztere fast immer in Längslage — ohne Schwierigkeiten erfolgt, mag auch die Wehentätigkeit infolge angeborener Schwäche der Muskulatur unausgiebig sein, bedarf der Fall einer Schwangerschaft bei Uterus bicornis im *rudimentären* Nebenhorn der Erörterung. Die Schwangerschaft dieses Hornes kommt bei fehlender Verbindung mit dem normalen Horn entweder durch äußere Ei- oder Samenüberwanderung zustande. Infolge der mangelhaft entwickelten Muskulatur ist Aufbruch des Hornes zwischen dem 2. und 5. Monat die Regel, längerer Schwangerschaftbestand die Ausnahme. Die Schwierigkeiten der Diagnose liegen auf der Hand und die immer wieder gegebene Regel, aus dem lateral vom Fruchtsack verlaufenden Lig. rotundum die Anomalie gegenüber der Extrauteringravidität abzugrenzen, ist eine mehr akademische, denn praktisch erfüllbare Forderung. Eher kann die Fleischbrücke zwischen Hornrudiment und normalem Horn darauf führen. Die Therapie, auf die der Arzt durch die Zeichen zunehmender Anämie geführt werden muß, besteht in der Laparotomie mit Entfernung des rudimentären Hornes. Besteht eine Schwangerschaft im normalen Horn bei Vorhandensein eines rudimentären Nebenhornes und macht dieses der normalen Entbindung Schwierigkeiten, ist bei der meist herrschenden Unklarheit die Schnittentbindung mit nachfolgender Entfernung des Nebenhornes der Entbindung mit Zange und Reposition wohl vorzuziehen.

Behandlung der Störungen der Eientwicklung.

Abortus.

Hinsichtlich der Behandlung der Fehlgeburt soll nur auf die wichtigsten Punkte hingewiesen werden. Der größte Fehler, den der Arzt bei der Behandlung der Fehlgeburt machen kann, ist der, daß er in Unkenntnis der durch die fortschreitende Schwangerschaft geänderten anatomischen Verhältnisse des Uterus und des Eies jeden Abortus nach *einem* Schema behandeln will. Unerläßlich für eine rationelle Therapie des Abortus ist es, zu wissen, daß der Abortus bis zur 10. bis 12. Woche mit Blutungen beginnt und unter Blutungen deswegen verläuft, weil das Ei als ganzes mit seinen Zotten in den Nährboden der Decidua eintaucht und daher seine Lösung allseits, also auch am unteren Eipol, Blutungen erzeugen muß, während von der 12. Woche an die Bildung der Plazenta einerseits und die Entwicklung der Frucht anderseits zunächst zum Ausschlüpfen des Fötus Veranlassung gibt, so daß der Abortus zweizeitig erfolgen kann. Je weiter fortgeschritten die Schwangerschaft ist, um so deutlicher die Nachahmung der natürlichen Verhältnisse der Geburt im kleinen. Wehentätigkeit mit geringer Blutung, Verkürzung des Halskanals, Stellung einer Fruchtblase, die einreißt, Ausschlüpfen des Fötus und Nachfolgen der Plazenta oder Zurückbleiben derselben, die entfernt werden muß. Es spielt also in den ersten 2 Monaten der Schwangerschaft die Frucht als Geburtsobjekt so gut als wie keine Rolle, die Plazenta ist noch nicht ausgebildet. Im 3. Monat haben wir Frucht und Plazenta als gesonderte Gebilde in der Behandlung in Rechnung zu stellen. Während in den ersten Wochen der Schwangerschaft das Schwangerschaftsprodukt ein weiches und dabei von einem verhältnismäßig dicken Muskelmantel umgebenes Gebilde ist, wird später der Uterus verhältnismäßig dünn, die Plazenta haftet fest, ist durch enorme Blutgefäße mit dem Uterus in Verbindung und die Frucht selbst stellt einen zwar weichen, aber immerhin als Geburtsobjekt in Betracht kommenden Körper dar.

Für die Behandlung der Fehlgeburt ist die Dauer der Schwangerschaft nur unter einer Voraussetzung gleichgültig, nämlich unter der, daß es sich um eine *drohende Fehlgeburt* handelt. Bekanntlich kommt für ihre Behandlung einzig und allein das Zuwarten in Frage. Man beschränke die Untersuchung auf das Mindestmaß und befleißige sich dabei der größtmöglichsten Zartheit bei der Betastung. Es genügt, die Größe der Gebärmutter, ihre Stellung und das Verhalten des Halskanals, bzw. des Muttermundes durch sanftes Zufühlen ermittelt zu haben. Der geschlossene oder der kaum geöffnete Muttermund gestattet immer noch die Hoffnung auf die Erhaltung des Schwangerschaftsprodukts. Absolute Bettruhe ist das erste Gebot, sodann die Ruhigstellung der Gebärmutter, die durch *Spasmolytica* und *hormonal* erzielt wird. Man verordnet *Tinctura Opii* 3mal täglich 8 bis 10 Tropfen oder 3mal täglich 0,03 bis 0,04 *Papaverin hydrochlor.* oder eine Mischung von

Rp. Extract. Belladonn. 0,02
     Papaverin. hydrochlor. 0,03
       oder Codein. hydrochlor. 0,02
     But. Cac. ad 2,0
     M. f. suppos.
S. 1 bis 2 Zäpfchen täglich.

oder

Rp. Extract. Viburni prunifol. 100,0
D. S. 3mal täglich 1 Teelöffel.

Je früher man mit der hormonalen Beruhigung der wehenbereiten Uterusmuskulatur beginnt, um so besser. Man spritzt mindestens 3mal wöchentlich *2 KE. Corpus luteum-Hormon* und breche diese Behandlung nicht vor völligem Aufhören der Blutung ab. Wenn man auch nicht jeden Abortus imminens aufhält, so sieht man immerhin gerade bei hypoplastischen Frauen Erfolge. Bei solchen tut man gut, die Corpus luteum-Therapie aber über längere Zeit — bis zur Vollfunktion der Plazenta — zu erstrecken.

A. Mayer hat bei drohendem Abort ohne Fieber und ohne stärkere Blutung mit der i. v. Injektion von 20 ccm *Schwangerenserum* die Fehlgeburt 14mal unter 20 Fällen aufhalten können. Das von jungen Schwangerschaften gewonnene Serum ist besonders empfehlenswert. Man kann es auch mit dem gebrauchsfertigen *Homoseran* versuchen. Die Behandlung bleibt sich, wie gesagt, für alle Stadien der Schwangerschaft bei dem drohenden Abortus gleich. In allen Fällen muß man auch eine stärkere Obstipation vorsichtig bekämpfen, die freilich durch die genannten Medikamente leicht gefördert wird. Man vermeide grundsätzlich starke Abführmittel und gebe lieber einen Kamilleneinlauf. Wenn man bedenkt, daß zirka 15% der drohenden Fehlgeburten aufhaltsam sind, so leistet man bei sorgfältiger Beachtung der gebotenen Notwendigkeiten viel gutes. Unerläßlich ist möglichst lange Bettruhe. Es darf überhaupt kein Blut mehr abgehen, bevor man die Patientin aus dem Bett läßt. Auch das Gefühl der Schwere und der Völle, welches so häufig eine Fehlgeburt einleitet, darf nicht mehr vorhanden sein, geschweige denn Krämpfe. Im übrigen ist durchaus nicht jede Blutung in einer Schwangerschaft in einer drohenden Fehlgeburt begründet. Manchmal ist es eine Erosion, die besonders um die Zeit der fälligen Periode zu leichten Blutungen führt, gar wenn sie mechanisch irritiert wird, z. B. durch Spülung, Kohabitation. In anderen Fällen ist es die bis heute nicht geklärte, um die Zeit der fälligen Periode auftretende dünne, wässerige Blutung, die mit dem Fortbestand einer Schwangerschaft durchaus nicht unvereinbar ist, selbst wenn sie sich mehrmals wiederholten sollte. In seltenen Fällen sind es Polypen, in noch selteneren Varixknoten oder gar Karzinome der Cervix, welche bei bestehender Schwangerschaft bluten, ohne daß die Eihaftung gestört ist. Nur eine Untersuchung kann die Dinge klären. Ein Abortus imminens *führt niemals* zu einer schweren Blutung. Derartige Behauptungen sind unwahr. Demnach zwingt der Abortus imminens niemals eine aktive Therapie auf.

Daß eine Fehlgeburt *im Gange* ist, erkennt man an der zunehmenden Erweiterung des Muttermundes und der Verkürzung des Halsteiles, an der stärker werdenden Blutung in frühen Wochen der Schwangerschaft, an der rhythmisch werdenden Wehentätigkeit bei weiter fortgeschrittener Gravidität. Der uralte Erfahrungssatz, daß eine von der Natur erzeugte Fehlgeburt auch durch die Naturkräfte zu Ende geht, in der Mehrzahl der Fälle wenigstens, kann den jungen Ärzten nicht laut genug wiederholt werden. Trotzdem soll nicht geleugnet werden, daß das Eingreifen geboten, ja notwendig sein kann. Man muß aber wissen, wann man einzugreifen hat und wie man dabei vorgehen muß. Hier muß man sich mit allem Nachdruck darauf besinnen, in welchem Monat die Schwangerschaft steht, denn nur in den ersten 3 Monaten der Schwangerschaft ist die Blutung das führende Symptom, welches uns das aktive Vorgehen aufnötigen kann. Vom 3. Monat angefangen sind, wie erwähnt, die Vorgänge durchaus ähnlich der der Geburt und demnach ist unter allen Umständen wenigstens der Abgang der Frucht den Naturkräften zu überlassen. In den ersten Monaten ist die Erledigung der blutenden Fehlgeburt durch die möglichst große stumpfe Curette wohl das schonendste Verfahren, wenn man auch hier nicht die Ausräumung mit dem Finger vorzieht, die freilich Narkose erfordert. Auch in den ersten Monaten der Schwangerschaft ist möglichst weite Durchgängigkeit des Halskanals anzustreben, weil sie die Ausräumung ungefährlich und vor allem sicherer hinsichtlich der Vollständigkeit der Entfernung des Eies macht. Es ist nun einmal so, daß vor der Durchgängigkeit, die die Naturkräfte besorgt, die Blutung bei dem in Gang befindlichen Abortus nur ausnahmsweise eine abundante ist. In solchen Fällen, in denen die Blutung stark ist, ist der Halskanal meist bereits für den Finger durchgängig oder so weit eröffnet, daß er spielend leicht mit einigen Hegarstiften bis zu dieser Durchgängigkeit gebracht werden kann. In der bekannten Weise wird die breiteste stumpfe Curette gebraucht, indem sie vorsichtig bis an den Fundus geführt und erst im Herabstreichen mit etwas Kraft gehandhabt wird. Die Curettenzüge müssen sich decken, damit nicht Inseln stehen bleiben, die die Blutung unterhalten. Recht vorteilhaft ist es, bei liegender Curette *intravenös 5 V. E. Pituisan* zu injizieren. Dadurch gewinnt der Uterus deutlichst an Tonus und namentlich für den Anfänger ist die Gefahr der Verletzung wesentlich herabgemindert. Wer Narkose zur Hand hat, räume getrost mit dem Finger aus und wer dabei nicht bohrt, wird mit dem Finger kaum weniger schonend verfahren als mit dem Instrument, dabei aber wird er den Vorteil haben, daß er die richtige Vorstellung vom Cavum uteri und von der Beschaffenheit der rauhen Plazentastelle bekommt, kurz, daß er den Uterus ganz anders kennen lernt als der, der nur Instrumente benützt. Hat die Schwangerschaft etwa 2 bis $2^{1}/_{2}$ Monate gedauert, und wird der Arzt wegen stärkerer Blutung gerufen, so trifft er in diesem Falle selten den Zustand des Abortus im Gange an. Viel häufiger den des *unvollständigen* Abortes. Der Fötus ist ausgeschlüpft, meist unbemerkt abgegangen und nur die Plazenta oder Teile derselben sind zurückgeblieben. In diesem Falle ist die Situation insofern leicht, als die genügende Durchgängigkeit des Halskanals da ist, um die Plazenta mit dem Finger oder mit Instrumenten zu entfernen. Ist die Schwangerschaft mehr als 3 Monate, so dauern die Wehen gewöhnlich so lange und der Vorgang ist so ähnlich der einer Geburt, daß der Arzt gewöhnlich früher zu Rate gezogen wird, bevor noch die Frucht abgegangen ist. Dann sieht er sich dem im Gang befindlichen Abortus gegenüber und in diesen Stadien hüte er sich, die Frucht instrumentell oder digital zu entfernen. Hier unterstütze er die Naturkräfte durch Wehenmittel. Verf. zieht in diesen Fällen den Hypophysenhinterlappen-Präparaten die *Gynergentherapie* nach der vorherigen Sensibilisierung des Uterus durch *Chinin* vor. 4mal 0,25 *Chinin. hydrochlor.* oder 4mal 0,1 *Chinin Weil*, oder *4Ho-Chinetten*, 4 Tabletten *Cardiazol-Chinin* in $^{1}/_{2}$stündigen Abständen sind die erste Medikation, der eine

Spritze *Gynergen* (¹/₂ ccm) folgt. In der Mehrzahl der Fälle sieht man auf dieses Verfahren prompt Abgang der Frucht und oft auch der Nachgeburt. Bleibt sie zurück, ist ihre digitale Lösung in Narkose oder die Entfernung der gelösten Plazenta ein ungefährliches Verfahren. Während die Wehenmittel bei Abortus im Gange Ausgezeichnetes leisten, *versagen sie bei Plazentaresten*. Sie müssen eben entfernt werden.

Wie man aus dem bisher Gesagten entnimmt, sind bei den spontan in Gang gekommenen Aborten die Fälle, die nach der Abortuszange verlangen, selten. Entweder handelt es sich um ganz junge Schwangerschaften, in denen die stumpfe Curette das einfachste Instrument ist oder um Fälle weit fortgeschrittener Schwangerschaften, in denen die Ausstoßung durch die Naturkräfte das gegebene Verfahren darstellt. Bei geöffnetem Halskanal bietet sich das intakte Ei, welches bereits gelöst, spielend durch die Abortuszange entfernt werden kann, in den Fällen von Spontanabort nur selten dem Untersucher dar. Hingegen hat man bei der künstlichen Unterbrechung der Schwangerschaft so und so oft hierzu die Gelegenheit, wovon noch die Rede sein wird.

Eine schwere Blutung macht die Entscheidung, was beim Abortus zu geschehen hat, nicht schwer. Man muß eingreifen, selbst dann, wenn die Frau fiebert. Es sind sogar Fälle von Verblutungstod bei Abortus beobachtet. Wenn aber die Blutung gering ist und die Frau fiebert, steht der Arzt vor der Aufgabe, sich für eine konservative oder aktive Abortusbehandlung zu entscheiden. Verf. hält es müßig, einen längeren Exkurs über das Kapitel des fieberhaften Aborts deswegen abzuführen, weil die Dinge viel zu schwierig liegen, um in wenigen Sätzen skizziert werden zu können. Die bakteriologische Lösung des Abortusproblems muß für die Praxis als gescheitert gelten. Entscheidend für das Verhalten des Arztes ist der klinische Blick, der unterscheidet, ob ein fieberhafter Abort deswegen fiebert, weil ein faulendes Ei bei offenem Halskanal das Fieber unterhält oder bei geschlossenem Halskanal Keime, die in den Uterus gebracht worden sind oder ob gar eine Infektion besteht, die über die Grenze des Uterus hinausgegriffen hat. Mit DÖDERLEIN steht Verf. auf dem Standpunkt, daß ein faulendes, im offenen Muttermund liegendes Ei unbedingt zu entfernen ist, denn es ist die Ursache des Fiebers. Das sind die Fälle, wo zuerst die Wehen einsetzen und dann das Ei nach Öffnung des Muttermundes oder während derselben mit Keimen besiedelt wurde. Anders jene, wo bei geschlossenem Muttermund Fieber, Druckempfindlichkeit der Gebärmutter, ihrer Kanten oder gar bereits ihrer Umgebung besteht. Ein schneller Puls, stärkere Druckempfindlichkeit des Bauches sind bei geschlossenem Halskanal ein Zeichen für die bestehende nicht ovuläre, sondern intrauterine (meist kriminelle) Infektion, vielleicht für einen Fall, der zum septischen Abortus neigt. Der geschlossene Muttermund würde die Erweiterung des Halskanals notwendig machen und die Erweiterung desselben ist in einem solchen Falle entschieden gefährlich. Sie ist aber auch gar nicht notwendig, weil, um es noch einmal zu sagen, in solchen Fällen schwere Blutungen nicht bestehen. Ist der Puls langsam geworden, der Uterus nicht mehr druckempfindlich und die Temperatur nicht höher wie 37,2, 37,3, worüber manchmal 3, manchmal 5, vielleicht auch mehr Tage vergehen, ist gegen eine vorsichtige Ausräumung mit einer stumpfen Curette nach entsprechender zarter Dilatation nichts einzuwenden. Von den echt septischen Aborten mit den Erscheinungen von Peritonitis, parametranem Exsudat, soll hier nicht die Rede sein, denn sie gehören in das Kapitel des Puerperalprozesses. Sie sind örtlich ein Noli me tangere!

Wenn von den unbestrittenen *Verletzungsgefahren* bei der Behandlung der Fehlgeburt soviel gesprochen und geschrieben wird, so wird dabei ein Punkt geflissentlich zu wenig in den Vordergrund gerückt und das ist der, daß diese Verletzungen in der überwiegenden Mehrzahl aller Fälle sich nicht bei der Behandlung der natürlichen Fehlgeburt ereignen, sondern immer und immer wieder bei der Einleitung bzw. Vollendung des künstlichen Aborts durch die Hand des Arztes. Die Verletzungen, die sich hier ereignen, geschehen entweder bei der Eröffnung der Gebärmutter oder bei der Ausräumung. Bei der Eröffnung der Gebärmutter meist durch die Dilatationsinstrumente, die Hegarstifte, die entweder in falscher Richtung gebohrt werden, weil der Arzt es verabsäumt hat, die Lage der Gebärmutter festzustellen, was eine Grundbedingung ist, oder sie ereignen sich dadurch, daß ungebührlicherweise die Stifte brüsk bis zum Fundus geschoben werden, wo sie nichts zu suchen haben und den Fundus durchbohren. Beides Fehler, die unbedingt vermeidbar sind. In den Fällen, in denen tatsächlich aus Gründen einer Lebensgefährdung oder wegen eines schweren Schadens an der Gesundheit die Schwangerschaft beseitigt werden muß, ist hastiges Vorgehen weder notwendig, noch irgendwie zu begründen. Es muß daran festgehalten werden, daß die zweizeitige Eröffnung des Halskanals immer wünschenswert, vom 3. Monat an geradezu notwendig ist, wozu sich entweder die Laminariastifte, Jodoformgaze oder nach Verf. Erfahrungen sehr gut der SCHATZ-HÖHNEsche Metranoikter und für spätere Monate der Metreurynter eignen. Es muß weiter daran festgehalten werden, daß vom 3. Monat an die digitale Lösung des Eies allein vor Weiterungen schützt, während man in den ersten 8 bis 10 Wochen das ganze Schwangerschaftsprodukt mit der stumpfen Curette entfernen kann. Hat man bei Fällen im Beginn des 3. Monates das Ei digital gelöst, so kann man das gelöste Ei mit der Abortuszange schonend entfernen und durch drehende Bewegung das gesamte Ei samt seinen Anhängen sogar in toto zum Abgang bringen. Dann ist die Abortuszange nicht schlecht, sondern sogar sehr vorteilhaft. Sie muß aber geschlossen und sorgfältig tastend bis zum Fundus geführt und darf erst dann geöffnet werden, bis sie vom Fundus portiowärts etwas zurückgezogen ist.

Jede andere Anwendung der Abortuszange ist und bleibt vom Übel, und sie wird zu einem gefährlichen Instrument, wenn sie bei ungenügend erweitertem Halskanal benützt wird, wenn man sie dazu mißbraucht, die haftende Plazenta stückweise ausreißen zu wollen, wenn man nach Zerstückelung der Frucht nach dem im Uteruscavum schwimmenden Kopf fischt, ein Vorgehen, welches eine Unsumme von Gefahren in sich beherbergt, vom Anzwicken der Uteruswand über die Perforation derselben bis zu den wüstesten Verletzungen der Organe der Bauchhöhle. Mit dem Aufhören der Abtreibungen durch Ärzte, welche im Dunkel und in Hast arbeiten mußten, werden diese Verletzungen um so seltener, weil dann die Gebote, die erörtert wurden, berücksichtigt werden können. Wenn ein Abortus von 4 Monaten beispielsweise von der Natur aus entstanden ist, wenn Wehen einsetzen, der Halskanal sich verkürzt und die Blase springt, wer braucht in einem solchen Falle mit Instrumenten nach der Frucht oder nach der Plazenta zu greifen? Das mußte der Abtreiber tun, der verbrecherischerweise einen Abortus im 4. Monat anging. Dabei geschehen die schrecklichen Verletzungen, von denen die Rede war. Die *seltenen* Fälle von *notwendiger* Schwangerschaftsunterbrechung lassen sich in voller Ruhe und unter den genannten Vorsichtsmaßregeln in den meisten Fällen ohne Verletzung erledigen. Geschieht ausnahmsweise eine solche, wozu in erster Linie Mißachtung der Notwendigkeit einer genügenden Dilatation und sodann Erlahmen der unbedingt notwendigen gespannten Aufmerksamkeit während der Operation gehört, so muß der Arzt alles tun, um die Folgen der Verletzung, soweit es geht, wettzumachen. Eine Sonde, eine Curette, die über ihre Länge beträchtlich in die Tiefe eindringt, zeigen die gemachte Uterusperforation an. Bei Vorziehen von Bauchhöhleninhalt wird sie leider zur Evidenz klar. Sofortiges Abbrechen der Ausräumung und unmittelbar angeschlossene Laparotomie können allein allenfalls die Verletzte retten. Jedes Zögern erhöht die Gefahr, die entweder in der Verblutung oder in der unweigerlich kommenden Peritonitis besteht. Man mache es sich zur Regel, in Fällen von Perforation auf Angaben, daß nur Sondierungsinstrumente benützt wurden, nicht so viel Gewicht zu legen, als daß man sich durch diese Angaben in der Wahl der Behandlung oder auch nur des Operationsweges bestimmen ließe. Man hat es erlebt, daß angeblich bei bloßer Benützung von Hegarstiften bei der angeschlossenen Laparotomie der Dickdarm zerfetzt gefunden wurde! Solche Angaben sind unverläßlich, manchmal bewußt, manchmal unbewußt unrichtig. Die einzig richtige Folgerung daraus ist: laparotomieren, Inspektion und Versorgung der Wunden, wie es der einzelne Fall notwendig macht. Verf. glaubte früher der Exstirpation der durchbohrten Gebärmutter grundsätzlich das Wort reden zu sollen. Es scheint aber, daß FROMMOLT mit seinen Schlüssen recht hat, die dahingehen, daß die Prognose der Uterusperforation nicht so sehr von der Art der Versorgung der Perforation, als vielmehr von der Dauer ihres Bestehens und damit von dem größeren oder geringeren

Ausmaß der Infektion abhängig ist. Je rascher nach der Verletzung operiert wird, um so eher kommt die Patientin durch, gleichviel, ob der Uterus abgesetzt oder durch Naht versorgt worden ist. Und es ist denn doch ein großes Glück, wenn es gelingt, einer jungen Frau das Gebärorgan zu erhalten. Kann man dies tun, ist die Verletzung nicht so ausgedehnt, nicht so sehr unterwühlt, so muß man freilich das Cavum uteri mit der Curette von oben her entleeren,[1] die Wundränder exzidieren, sorgfältig nähen und mit Peritoneum decken. Leider gibt es auch Fälle, wo trotz raschester Hilfe nach der Uterusperforation selbst die Exstirpation der Gebärmutter nicht vor dem Tode feit. Es ist eben die Uterusperforation ein hochgefährliches Ereignis. Liegenlassen einer Verletzten in der Hoffnung, die Wunde werde sich von selbst schließen und das ganze Ereignis werde unbemerkt vor sich gehen, ist grobe Fahrlässigkeit und rächt sich an der armen Patientin, aber mit Recht auch am Arzt. Es kommt an der schwangeren Gebärmutter so gut wie immer zur peritonealen Infektion, die, sind einmal die geringsten Zeichen der Peritonitis da, durch eine jetzt einsetzende Operation nicht mehr aufzuhalten ist. Wer eine Fehlgeburt einleiten mußte, um das Leben einer Patientin zu retten oder um sie vor schwerem gesundheitlichen Schaden zu bewahren und dabei perforiert, wird immer den Mut haben können, eine Verletzung zuzugeben und für ihre rechtzeitige Versorgung mit allen Mittel einzustehen. Nur wer befürchten muß, als das dazustehen, was er ist, nämlich als ein Abtreiber, kann auf die unglückliche Idee kommen, die Verletzung verschweigen zu wollen.

In den seltenen Fällen von *missed abortion*, der verhaltenen Fehlgeburt, haben die alten Geburtshelfer nur durch Ausräumung eingegriffen, wenn Blutung oder Infektion des Inhaltes des Fruchthalters dazu zwang. Sich nach diesen Regeln zu halten, ist auch heute kein Fehler. Chinin und Gynergen, allenfalls Hypophysenhinterlappenextrakt können den Abgang erleichtern.

Jede Fehlgeburt erfordert eine entsprechende Schonung, auch wenn sie spontan einsetzte und fieberfrei verlief. Vorzeitige Aufnahme der gewohnten Beschäftigung ist oft Schuld an entzündlichen Veränderungen des inneren Genitalapparates, manchmal an späterer Sterilität. Bettruhe von mindestens 5 Tagen, besser einer Woche, kann nur nützlich sein, desgleichen jene Secaleprophylaxe, wie sie im Kapitel Wochenbett (S. 351) geschildert ist. Die Wiederaufnahme des Geschlechtsverkehrs soll nicht vor Ablauf der ersten Periode nach dem Abortus erfolgen. Über Endometritis post ab. s. S. 384.

Abortus habitualis.

Die Behandlung dieses Zustandes ist wegen der Schwierigkeit, die Ursachen des habituellen Abortus im Einzelfalle aufzudecken, auch heute noch keineswegs immer erfolgreich. Ganz abgesehen davon, daß die Ursachen im Ei liegen können und in diesem Falle nur durch die

---

[1] Oder kann es bei offener Bauchhöhle durch einen Assistenten von unten her ausräumen lassen (A. MAYER).

genaue Untersuchung der Frucht und ihrer Anhänge, besonders der Plazenta, erkannt werden, sind auch die in der Mutter gelegenen Ursachen mannigfaltiger Art und liegen keineswegs immer klar zutage. Örtliche Genitalstörungen, wie Retroflexio uteri mit und ohne Verwachsungen, Doppelbildungen der Gebärmutter ausgesprochener Art oder nur in Andeutung, alte Cervixrisse, Entzündungen der Adnexa u. a. sind der Erkenntnis als Ursache des habituellen Abortus und zum Teil auch der Behandlung zugänglich. Bei Retroflexio uteri wird man mangels aller anderen Ursachen die Suspension des Uterus, bei Doppelbildungen allenfalls die STRASSMANNsche Operation, die in der Beseitigung des Septum besteht, bei alten Cervixrissen deren Anfrischung und Naht anraten, bei Entzündungen der Adnexa durch Badekuren den Zustand zu bessern trachten.

Wo die Ursache in Infektionskrankheiten wie Lues liegt, ist die Beeinflussung verhältnismäßig leicht, schwerer ist sie schon bei Krankheiten der Nieren, des Gefäßsystems und bei Hypoplasie.[1]

Eine nicht zu unterschätzende Rolle in der Ursache der habituellen Fehlgeburt spielen die *Blutdrüsen*. Unter diesen wieder ist es die Schilddrüse, welche für die Regelung des Stoffwechsels von so grundlegender Bedeutung ist. Darum sind ursächliche Beziehungen zwischen kranker Schilddrüse und habitueller Fehlgeburt etwas selbstverständliches. Besteht eine unterwertig arbeitende Schilddrüse, so ist, wie die praktische Erfahrung lehrt, die Jod-Eisenbehandlung beim habituellen Abortus (LOHMER, SAENGER, NOVAK) oft erfolgreich. Man verordnet entweder *Jodtropontabletten à 0,0005* je Woche oder

Rp. Kalii jodati 0,05
Aqua dest. ad 100,0

und gibt in der 1. Woche der Schwangerschaft 15 Tropfen, später durch viele Monate 10 Tropfen pro Tag. Wesentlich ist, daß man auch Eisen verabreiche, entweder in Form einer BLAUDschen *Pille* täglich, oder 3mal täglich eines Teelöffels *Ferrum carbonicum saccharatum*, oder in Form der *Ferrostabiltabletten* (2 im Tage). Statt Jod kann man mit Vorteil *Thyreoidea sicca* à 0,1, 2- bis 3mal je Woche in den ersten 3 Monaten der Schwangerschaft geben. Als Speisesalz verwende man *Vollsalz.* Es ist aber in diesem Zusammenhange ausdrücklichst darauf hinzuweisen, daß durchaus nicht jeder auf dem Boden einer Blutdrüsenstörung beruhende Abort auch auf einer Hypothyreose fußt. Gerade das Gegenteil kann der Fall sein, denn wir sehen gerade auch bei Hyperthyreosen eine gewisse Neigung zur habituellen Ausstoßung der Frucht. Das gilt von ausgesprochenem Basedow, aber auch von larvierten Formen. Bei den untrennbaren Zusammenhängen zwischen der Tätigkeit der Schilddrüse und der des Eierstockes ist die Möglichkeit, daß eine kranke Schilddrüse zu Fehlleistungen des Ovariums, des Corpus luteum und der Plazenta führt, durchaus denkbar. Darum

---

[1] Bei ihr ist der einmalige Abort in der ersten Schwangerschaft häufiger, denn ihr hormonaler Einfluß läßt den Uterus in die richtige, für das Austragen nötige Größe hineinwachsen.

liegt es nahe, in Fällen habituellen Abortus auf dem Boden innersekretorischer Störungen zunächst einmal womöglich außerhalb der Schwangerschaft durch *Untersuchung* des *Grundumsatzes* festzustellen, ob eine Hyper- oder Hypofunktion der Schilddrüse vorliegt. In ersterem Falle wird man Jod meiden, in letzterem Jod oder Thyreoidin verordnen. Bei der Wichtigkeit eines geregelten Mineralstoffwechsels gebe man grundsätzlich in derartigen Fällen vom Beginn der Schwangerschaft an *Calcium* und *Phosphor*, am besten in Form des RISSMANNschen Pulvers. Bei Strumektomierten unterstütze man die Kalktherapie durch Injektion von *Parathyreoidea*, bzw. durch Gaben dieses Hormons per os. Auf diese Weise erhält man den Mineralstoffwechsel auf normaler Höhe und schont das vegetative Nervensystem. Bei dem Zusammenspiel zwischen Schilddrüse und Ovar, bzw. Corpus luteum, ist die Corpus luteum-Therapie auch in solchen Fällen wünschenswert. In einer Reihe anderer ist vielleicht überhaupt nur eine vorzeitige Rückbildung des Corpus luteum Ursache des habituellen Abortus. In derartigen Fällen injiziert man vom Beginn des 2. Monates zweimal in der Woche 2 K. E. *Proluton*, eine Dosis, die man nach CLAUBERG zur Zeit der besonderen Wehenbereitschaft der Gebärmutter, also an den fälligen Menstruationsterminen, auf das *Doppelte* erhöhen kann. Man glaube aber nicht, daß eine grundsätzlich und in jedem Fall von habituellem Abort eingeleitete Corpus luteum-Therapie auch jedesmal erfolgreich ist. Sie kann es schon deswegen nicht sein, weil dort, wo grobanatomische Ursachen oder Infektionen für die habituelle Fehlgeburt nicht gefunden werden, die Annahme der Insuffizienz des Corpus luteum eben nur eine Annahme ist, die in einzelnen Fällen zutrifft, in anderen aber nicht zu Recht besteht. Die in älterer Zeit in jedem Falle von habituellem Abortus streng durchgeführte, manchmal auf Monate hinaus erstreckte Liegebehandlung ist in Fällen endokriner Ursache habitueller Fehlgeburt nicht imstande, derartige Aborten aufzuhalten und eine unnütze Belastung der Patientin. Schonung und viel Ruhe kommt in Fällen von Fehllage der Gebärmutter, bei alten Cervixrissen, hypoplastischem Uterus, myomatöser Gebärmutter sehr wohl in Frage; in derartigen Fällen ist auch mit krampflösenden Mitteln, namentlich mit *Papaverin* (Rp. s. S. 209) nicht zu sparen. Es kommt hier auch das Coitusverbot vordringlich in Frage. Jüngst hat KNEER aus A. MAYERS Klinik über die Behandlung der habituellen Aborte mit *Schwangerenserum* berichtet, die an 27 Fällen systematisch durchgeführt wurden, und zwar gibt er alle 4 Wochen bis einschließlich des 9. Schwangerschaftsmonats zur Zeit der fälligen Periodenblutung 20 ccm i. v. Die Erfolge sind vielversprechende. P. JUNG gelang es, durch 3 bis 4 intramuskuläre Injektionen von 10 ccm *Schwangerenblut* in Abständen von 3 bis 4 Wochen habituelle Fehl- und Frühgeburten aufzuhalten.

Ist es schon in Fällen ausgesprochener endokriner Störung schwer, den richtigen therapeutischen Weg zu gehen, so gilt dies noch mehr in jenen Fällen, in denen eine minderwertige Erbanlage oder ein Vitaminmangel vorliegt, ohne daß man den Dingen auf den Grund kommt. Man versuche es jedenfalls in solchen unklaren Fällen mit einer Kost, die an Vitamin A bis C, D und dem Fortpflanzungsvitamin E gesättigt ist. Man kann auch durch Gaben von *Lebertran* oder *Sanostol*, *Omnival*, *Priovit*, *Tetravitol*, durch Zusatz von *Redoxon* oder *Cebion*, (1 bis 2 Tabletten im Tag) und durch Verordnung des Vitamin E (*E-Vidrat* kaffeelöffelweise) oder *Vitemonta* (3mal täglich 2 Dragées), *Vitamin E-Perlen*, *Evion-Kapseln*, *Calcium-Resorpta mit Vitamin E* dem habituellen Abortus beizukommen versuchen. Freilich wird man auch in diesen Fällen vor Enttäuschungen nicht bewahrt bleiben, weil die Dinge komplizierter liegen als es den Anschein hat. VOGT empfiehlt für derartige Fälle mit der Kur schon im 2. Monat einzusetzen und neben den genannten Vitaminpräparaten auch das Corpus luteum (in schweren Fällen 12 Injektionen *Lutren* oder *Proluton*, in leichteren 5 *Luteoglandol* oder *Luteogantabletten* im Tag) nicht zu vergessen. Die Vitamin E-Kur soll 20 Tage dauern und allenfalls nach 2 bis 3 Wochen Pause wiederholt werden.

Blasenmole, Chorioepitheliom.

Wenn in einem Falle von Schwangerschaft das Uteruswachstum in keinem Verhältnis zur errechneten Schwangerschaftsdauer steht, der Uterus vielmehr auffallend groß ist und Blutungen mit wässerig blutigem Ausfluß abwechseln, wenn gar Erscheinungen einer Schwangerschaftstoxikose, vornehmlich Erbrechen und Albuminurie den Fall begleiten, so liegt der Verdacht einer Blasenmole sehr nahe. Dann ist es für die Praxis unumgänglich notwendig, besonders auf die Abgänge zu achten und alles, was aus der Scheide entleert wird, zur Besichtigung für den Arzt bereitzuhalten. Wo die Verhältnisse es gestatten, kann man auch durch Untersuchung des Morgenharns auf vermehrtes gonadotropes Hormon die Diagnose sicherstellen, wenn nicht vorher Bläschen abgegangen sind.[1]

Bekanntlich gilt als Grundsatz der Behandlung der Blasenmole, ihre Ausstoßung durch die Naturkräfte abzuwarten und, wenn nötig, diese zu unterstützen. So berechtigt dieser Grundsatz ist, es kann die Blutung so langdauernd und dabei so profuß werden, daß man zu aktiverem Vorgehen gezwungen ist. Es kann sein, daß trotz Tam-

---

[1] Die Harntitration nach ZONDEK gestaltet sich folgendermaßen: Man stellt sich 2 Stammlösungen des Morgenharns her, der nötigenfalls mit Essigsäure angesäuert und filtriert wird. Lösung I besteht aus 1 ccm Harn und 99 ccm Wasser, Lösung II aus 1 ccm Harn und 49 ccm Wasser. Von diesen Stammlösungen werden 10 infantilen Mäusen injiziert: Tier I: 4mal 0,05 und 2mal 0,1 von Lösung I (250.000 M. E.); Tier II: 4mal 0,1 und 2mal 0,05 von Lösung I (200.000 M. E.); Tier III: 6mal 0,1; Tier IV: 4mal 0,05 und 2mal 0,1 von Lösung II (125.000 M. E.); Tier V: 4mal 0,1 und 2mal 0,5; Tier VI: 6mal 0,1; Tier VII: 5mal 0,1 und 1mal 0,25; Tier VIII: 6mal 0,15 (55.550 M. E.); Tier IX: 6mal 0,2; Tier X: 6mal 0,3. Die Diagnose ist hinsichtlich einer Mole, bzw. eines Chorioepithelioms sicher, wenn die Schwangerschaftsreaktion durch 0,005 ccm Harn ausgelöst wird (NÜRNBERGER).

ponade der Cervix mit und ohne fester Ausstopfung des gesamten Scheidengewölbes durch Wattekugeln oder Gaze der Abgang der Blasenmole ausbleibt und daß die Blutung zum Eingreifen zwingt, und zwar bei einem Stand der weichen Geburtswege, welche die Einführung eines Fingers noch nicht ermöglichen. Diese höchst unangenehmen Fälle lassen sich so verhältnismäßig gut erledigen, daß man den Uterus unter konstanten *Pituitrin*- bzw. *Gynergengaben* hält, um einigermaßen die großen Gefahren einer instrumentellen Ausräumung zu bannen. Indem man große Gaben Pituitrin, 10 V. E. i. v., teils Gynergen ¹/₂ Amp. i. m. spritzt, gelingt es, den Tonus des Uterus halbwegs aufrechtzuerhalten und die weiche Wand so zur Kontraktion zu bringen, daß das Gefühl der Uferlosigkeit für das eindringende Instrument nicht aufkommt. So kann man auch am ehesten drohende Verblutung hintanhalten. Die hohen Gaben von Wehenmitteln gestatten auch manchmal den Abgang der Mole in toto oder beschleunigen die Ausstoßung etwa noch im Uterus befindlicher Blasen im Zusammenhang mit den bereits in die Scheide geborenen. Muß man Instrumente benützen, so ist eine breitmaulige Abortuszange, wie sie KERMAUNER angegeben hat, vorsichtig gehandhabt, brauchbar. Das Wesentliche ist, mit gespanntester Aufmerksamkeit eine etwa notwendig werdende Ausräumung zu machen und auch nicht einen Augenblick auf die Gefahren der Verletzung der Gebärmutter zu vergessen, anderseits über einer starken Blutung nicht den Kopf zu verlieren. So erinnert sich Verf. eines Falles von Blasenmole bei einer Größe des Uterus, die dem 7. Graviditätsmonat entsprach, bei der es in kleinfingerdickem Strahle bei erhaltenem Cervikalkanal, der nicht einmal für einen Finger durchgängig war, blutete. Eine über eine Stunde dauernde Ausräumung in dem ständig unter Gynergenwirkung gehaltenen Uterus beendigte glücklich diesen schwierigen Fall. Wo der Halskanal entsprechend durchgängig ist, wird man nach Abgang der Mole vorsichtig antasten. War er von vornherein für den Finger durchgängig, wird man die instrumentelle Ausräumung durch die mit dem Finger ersetzen. Längere Bettruhe nach Abgang der Blasenmole ist notwendig, ebenso Untersuchung des Harns auf ZONDEK-ASCHHEIMsche Reaktion. Ihr negativer Ausfall einige Wochen nach vollständigem Abgang und ihr dauerndes Negativbleiben enthebt uns der Notwendigkeit einer Probeabrasio, es sei denn, daß unregelmäßige Blutungen einsetzen. Sie sind es, die den Verdacht des Chorioepithelioms nahelegen.

Das *Chorioepitheliom* sieht man, und das ist tröstlich, eigentlich äußerst selten. Die Angaben HINSELMANNS, denen zufolge erst auf über 20.000 Geburten ein Chorioepitheliom kommt, entsprechen unseren Wiener Erfahrungen. Darüber aber herrscht kein Zweifel, daß in mehr als der Hälfte der Fälle dem Chorioepitheliom eine Blasenmole vorangeht. Ist durch mikroskopische Untersuchung und die hormonale Diagnose, die nicht zu umgehen ist, der Fall als solches festgestellt, so gilt es zu entscheiden, ob es sich um einen operablen oder inoperablen Fall handelt. Operable Fälle führt man am besten der Totalexstirpation zu, die in 50 bis 73% der Fälle Heilung bringt. Mit Rücksicht auf die Erfahrungen vom Rückgang von Metastasen nach Entfernung des Primärtumors kann man, wenn der Fall nicht zu schlecht liegt, auch bei bestehenden Metastasen die Exstirpation des Uterus und der Adnexe vornehmen. Obwohl grundsätzlich Anhänger der vaginalen Methoden bei der Uterusexstirpation, hält Verf. beim Chorioepitheliom den abdominellen Weg für den richtigen, weil man die großen Venen präventiv beim abdominellen Wege abbinden und daher die Vertragung von Geschwulstmaterial vermeiden kann. Nur gänzlich inoperable Fälle führt Verf. der Strahlenbehandlung zu. Es kann nicht verschwiegen werden, daß auch die Strahlenbehandlung gute Erfolge aufzuweisen hat. Wintz hat mit 80 bis 90% der H. E. D. durch alleinige Röntgenbehandlung von 11 Fällen 8 geheilt. Über die intrauterine Radiumbehandlung (1400 mgh Radium nach Gál — 3600 mgh nach Beach) fehlen Verf. Erfahrungen. Richtig ist, daß in Fällen elender Allgemeinverfassung und schwerer Metastasen die Bestrahlung der Operation mit Rücksicht auf ihre doch nicht geringen primären Operationsgefahren überlegen ist.

Frühgeburt.

Daß man in Fällen von Frühgeburt, ganz besonders nach habitueller, alles daran setzen soll, um die Ursache zu ermitteln, bedarf keiner Betonung. Man kann allenfalls durch entsprechende Therapie, welche denselben ätiologischen Grundsätzen wie die der habituellen Fehlgeburt (s. S. 224) folgt, einer späteren Frühgeburt vorbeugen. Das gilt für Fälle von Lues, Nephropathie, Stoffwechselstörungen, Krankheiten der Blutdrüsen, Blutkrankheiten, aber auch für mechanisch bedingte Fälle, z. B. Hypoplasie, Uterus septus, Myom u. a. Gerade in letzteren Fällen kann eine Austastung der Gebärmutter anläßlich einer notwendig werdenden Plazentalösung Licht über die sonst dunkle Ätiologie bringen. Auch die genaue Besichtigung der Frucht unterlasse man nicht, kann sie doch in sich die Quellen des vorzeitigen Abganges tragen.

Für die Geburtsleitung einer Frühgeburt gilt unverrückbar der Satz, sie den Naturkräften zur Ausstoßung zu überlassen. Schon der Spätabort verhält sich im kleinen hinsichtlich des Geburtsablaufes wie die Geburt im großen und darum ist es ebenso mit der Frühgeburt. Blutung begleitet den Vorgang nur in pathologischen Fällen, wie Placenta praevia und vorzeitige Lösung, für deren Behandlung mutatis mutandis die dort gegebenen Grundsätze Anwendung auch bei Frühgeburt finden. Ist die Frühgeburt (lebend oder tot) geboren, was auch in Form des Ei en bloc, also die Frucht in den unversehrten Eihäuten mit Plazenta geschehen kann, ist eine besonders genaue Besichtigung der Plazenta notwendig, da in früheren Monaten der Schwangerschaft Schwierigkeiten der Lösung mit Retention von

Eiteilen eher vorkommt. Ist die Plazentalösung notwendig, so führe man sie immer mit der Hand, nie mit Instrumenten aus. Zuwarten und Wehenmittelgaben — bei Spätaborten *Chinin* in Verbindung mit *Gynergen* — entheben uns nicht selten der nicht gleichgültigen Plazentalösung.

Solange eine Frühgeburt im Gange und deren Herztöne hörbar sind, soll man keinesfalls über ihre Lebensaussichten von vornherein den Stab brechen, weil man nicht ganz selten hinsichtlich ihrer Größe und ihrer Lebenszähigkeit freudige Überraschungen erlebt! Darum hüte man sich auch, zur Beschleunigung der Geburt Wehenmittel in *dreisten* Gaben zu spritzen, und unterschreite eher die üblichen Dosen, um die vielleicht doch an sich weniger widerstandsfähige Frucht nicht weiter zu schädigen. Ist im Verlauf einer Frühgeburt eine entbindende Operation vonnöten, befleißige man sich besonderer Zartheit, um die Frucht, namentlich den Schädel, nicht zu schädigen, denn gerade für das Schädeltrauma ist die Frühgeburt besonders anfällig. Ist eine Frühgeburt lebend entwickelt worden, so geschehe sofort alles, um ihr Weiterleben zu sichern, vor allem vergesse man trotz Sorge um die eben entbundene Mutter nicht, sie sofort in dicke Wattehüllen zu packen, um eine nicht mehr gut zu machende Abkühlung zu vermeiden. Sachverständige weitere Pflege, am besten in Anstaltsbehandlung, versteht sich von selbst.

Übertragung.

Der Begriff der Übertragung der Frucht wird verschieden gefaßt. Umschreibt man ihn so, daß man alle jene Fälle einbezieht, in denen die Geburt auch nur einige Tage später als 280 Tage nach dem 1. Tag der letzten Periode erfolgt, so wird man eine unverhältnismäßig hohe Zahl (10 bis 19%) von Geburten finden, in denen die Schwangerschaftsdauer scheinbar oder wirklich überschritten ist. Es kann aber keinem Zweifel unterliegen, daß auch Fälle von scheinbarer oder auch wirklicher Übertragung wenige Tage über das errechnete Ende praktisch so gut wie *bedeutungslos* sind, die sogenannte habituelle Übertragung ausgenommen (siehe später). Darum ist es viel richtiger, nur jene Fälle als Übertragung oder als echte Spätgeburt zu bezeichnen, die 3 Wochen nach dem errechneten Geburtstermin, id est 300 Tage und später nach dem ersten Tag der letzten Regel oder 285 bis 290 Tage nach der vermutlichen Konzeption niedergekommen sind. Diese Fälle sind nicht nur in biologischer Hinsicht merkwürdig, sie sind auch klinisch von großer Wichtigkeit und können gelegentlich auch forensisch den Geburtshelfer beschäftigen. So faßt v. Jaschke den Begriff der Übertragung auf, und Ruge II und Nürnberger verstehen aus rein praktischen Erwägungen heraus entsprechend der deutschen Gesetzesfassung über die Empfängniszeit unter Spätgeburten die Fälle mit einer Empfängniszeit von mehr als 302 Tagen. Demnach wird man dem Ereignis der echten Spätgeburt nicht oft gegenüberstehen.

Sie ist nicht häufiger als 2% nach SIEGEL und ZWEIFEL und sinkt nach R. KÖHLER auf 0,65% mit einer errechneten Schwangerschaftsdauer von mehr als 311 Tagen post menstruationem.

Zählt man unter die verlängerte Schwangerschaft aber jene Fälle mit einer Tragdauer von 285 Tagen und darüber, wie dies FRIGYESI getan hat, so beträgt die Zahl dieser (scheinbar echten) Übertragungen schon 4,83%. Echte Spätgeburten darf man bei aller Anerkennung des Vorkommens solcher nur dann gelten lassen, wenn sie auch ernstester Kritik standhalten.

Trotz unserer wohlgesicherten Kenntnisse in der Frage des Ovulationstermins und der kurzen Lebensdauer des Ovulums sowie der wohl auf kaum mehr als 48 Stunden beschränkten Befruchtungsfähigkeit der Samenfäden dürfen wir an der Tatsache doch nicht vorübergehen, daß der Ovulationstermin sich nach einem späteren Zeitpunkt verschieben und mithin auch eine Kohabitation sogar unmittelbar vor der erwarteten Menstruation deswegen fruchtbar werden kann, weil eben der Follikelsprung aus mannigfaltigen Gründen heraus, wie körperliche Überanstrengung, intensiv betriebene Leibesübungen, seelische Erschütterung, Krankheit u. ä., verspätet erfolgt ist. Durch diese Möglichkeit erklären sich so manche Fälle scheinbarer Übertragung als Spätkonzeptionen. Bedenkt man noch, daß es auch bei regelmäßig menstruierten Frauen auf dem Boden von Umweltveränderungen, Krankheiten der verschiedensten Art, Schwächung und seelischen Insulten sogar zu länger dauernden Amenorrhoen kommen kann, mithin über den Zeitpunkt des Sprunges des befruchteten Follikels überhaupt kein Schluß möglich ist, so klären sich auf diese Weise weitere Fälle von Geburten auf, die sogar um ein Beträchtliches die NAEGELEsche Grenze überschreiten und doch keine Übertragungen sind. Seit die Frauen, der Anregung KNAUS' folgend, immer häufiger regelmäßige Aufzeichnungen über das Verhalten der Menstruation machen, sieht man, daß denn doch Schwankungen auch bei Frauen, die pünktlich „wie eine Uhr" zu sein pflegen, um einige Tage immer wieder vorkommen. Darum hält es Verf. für durchaus angebracht, in Würdigung dieser Tatsache für einen verspäteten Geburtseintritt um 7 bis etwa 10 Tage solche Unregelmäßigkeiten der Zyklusphasen in erster Linie verantwortlich zu machen (v. MIKULICZ-RADECKI).

Wie ist es angesichts dieser Sachlage überhaupt möglich, die Diagnose auf Übertragung einer Frucht zu stellen? Die subjektiven Angaben können, wie wir gesehen haben, trügen. Immerhin wird man sie gewissenhaft prüfen. Das gilt nicht nur für die Angabe des ersten Tages der letzten Menstruation und ihres Typus,[1] sondern ganz besonders für etwaige Mitteilungen über die vermutliche Konzeption, gar bei einmaliger Kohabitation. Von weiteren subjektiven Angaben kann man das erste Erbrechen, wenn es bekannt ist, insoweit vorsichtig für

---

[1] Nach KNAUS muß man das Maximum und Minimum der Jahresschwankungen zu ermitteln trachten und spricht dann z. B. von einem 23- bis 27tägigen oder 29- bis 33tätigen und nicht 4- oder 5wöchentlichen Zyklus.

die Berechnung der Schwangerschaftsdauer verwenden, als es nach
Füths Beobachtungen 5 bis 6 Wochen nach dem ersten Tag der zu-
letzt aufgetretenen Regelblutung in 69°/₀ der Fälle eintritt. Weitere
Aufmerksamkeit ist den Angaben über die ersten Kindesbewegungen,
sofern diese verzeichnet wurden, zu schenken, die freilich bei der
Mehrgebärenden weit schwerer verwertbar sind als bei der Erstge-
bärenden. Diese subjektiven Angaben heißt es nun mit dem objektiven
Befunde unvoreingenommen vergleichen. Die Untersuchung hat alle
Umstände zu prüfen, welche für das Schwangerschaftsende oder gar
für eine Tragzeit über dasselbe hinaus sprechen. Nicht bloß der Stand
des Gebärmuttergrundes, der größte Bauchumfang, das Verhalten des
Nabels, der Stand des Schädels, das Verhalten des Vaginalteils der
Portio, sondern ganz besonders die Größe des Kindes lassen in dieser
Hinsicht Anhaltspunkte für eine etwaige Übertragung zu. Die
Schätzung der Kindesgröße ist gewiß nicht leicht. Mit zunehmender
Erfahrung wird sie aber immer verläßlicher, zumal die Bestimmung
der Kindeslänge nach Ahlfeld ein recht brauchbares Mittel abgibt.
Auch die Beurteilung der Kopfgröße und sein Verhalten zum Becken
läßt bei einiger Erfahrung ein etwa bestehendes Mißverhältnis zwischen einem normalen Becken und einem übermäßig großen Kopf erkennen. Allenfalls kann ein Imperessionsversuch nach Müller eine
weitere Klärung bringen. Eine gute Übersicht über den Entwicklungs-
grad der Frucht liefert auch das Röntgenbild, welches übermäßig
große Früchte noch deutlicher erkennen läßt als die einfache Untersuchung.

Wenn sich zeigen sollte, daß bei übertragenen Früchten in der proxi-
malen Tibiaepiphyse ein Knochenkern mit einer gewissen Regelmäßigkeit auf-
findbar ist, wie dies v. Brücke in einem Falle auf Grund der Röntgeno-
gramme Ruckensteiners nachweisen konnte, so würde, vorausgesetzt die
jedesmalige Darstellbarkeit desselben, ein wertvoller Beweis für die Übertragung einer Frucht hierin zu erblicken sein. Nach den Untersuchungen
Ruckensteiners nämlich ist ein solcher Knochenkern bei der Geburt eines
reifen Kindes nur in 15 bis 20°/₀ als *kleinster* Punkt angelegt und entwickelt
sich rasch erst im 1. oder 2. Monat post partum. Demnach kann ein Knochenkern, der dem postfötalen Alter in seiner Größe entspricht, durch seine Nach-
weisbarkeit an der Frucht in utero die Übertragung beweisen und das sogar
in den seltenen Fällen von nicht übermäßig entwickelten übertragenen Kindern.

In der Mehrzahl aller Fälle von echter Übertragung ist aber doch
die Frucht unverhältnismäßig groß, also überentwickelt. Diese Tatsache ist es ja gewesen, von der v. Winckel seinerzeit ausging, als er
dem Problem der Spätgeburten nachforschte, indem er fand, daß von
den Frauen, die Kinder von 4000 g und mehr geboren hatten, 6mal
soviel eine verlängerte Schwangerschaftsdauer zeigten, als Frauen mit
geringergewichtigen Kindern. Es wäre aber unrichtig, wollte man
leugnen, daß auch normal große Kinder bei verlängerter Schwangerschaftsdauer geboren werden können. Ebenso sieht man auffallend
große, ja übermäßig große Kinder nach normal langer Tragzeit zur
Welt kommen. Diese Tatsachen lassen sich nur durch verschiedene
Wachstumskraft der Früchte erklären. Entweder die Kinder wachsen

zu langsam oder zu rasch. Besonders rasches Wachstum soll nach den Untersuchungen WAHLS Frauen mit 3wöchentlichem Menstruationstypus zukommen. In der häufiger vorkommenden Übergewichtigkeit der Frucht bei echter Spätgeburt liegt der Kern der Gefahren und damit der Angelpunkt der Therapie. Wie ZANGEMEISTER gezeigt hat, steigt mit dem zunehmenden Geburtsgewicht die Mortalität der Kinder rasch zu erschreckender Höhe. Kinder über 4500 g sind bei der Geburt bereits ernstlich gefährdet. Ihre Mortalität beträgt 10,5%, bei Kindern von 5000 bis 6000 g 20%, von 6000 bis 7000 g sogar 85% (RUPP). Die Entbindungsschwierigkeiten bei übergewichtigen Kindern zeigt die folgende Tabelle ZANGEMEISTERS, welche die Häufigkeit der geburtshilflichen Operationen bei normalgewichtigen Früchten der bei Kindern von über 4500 g gegenübergestellt:

	Im allgemeinen	Bei Kindern von 4500 g und darüber
	in Prozent	
Zange	2,7	6,4
Perforation, Dekapitation usw.	1,1	4,4
Extraktion, Manualhilfe	2,6	7,0
Wendung-Extraktion	2,7	4,0
Entbindende Operationen insgesamt	9,4	21,8

Mit der Operationsfrequenz steigt naturgemäß die Mortalität der Kinder und indirekt auch die Gefahr für die Mütter, namentlich durch lange Geburtsdauer und Weichteilschwierigkeiten. Somit ergibt sich allein schon aus der Tatsache der häufig vorkommenden Überentwicklung der Frucht bei echter Übertragung die eine Seite der Gefährdung bei echten Spätgeburten. Die andere liegt darin, daß übertragene Kinder eine gewisse Neigung zum plötzlichen intrauterinen Fruchttod haben. Das gilt nicht bloß für übergewichtige, sondern auch für die selteneren Fälle von normalgewichtigen Kindern. Merkwürdigerweise sterben, wie dies A. MAYER gezeigt hat, häufiger spätgeborene Knaben als Mädchen. Warum diese übertragenen Kinder in utero sterben, ist bis heute nicht eindeutig geklärt. Es ist ein großer Verdienst von FRIGYESI, bei übertragenen Früchten die Plazenten systematisch untersucht und gezeigt zu haben, daß Altersveränderungen der Plazenta in solchen Fällen ganz gewöhnlich vorliegen. Diese Befunde, die auch SELLHEIM und v. FRANQUÉ erhoben haben, sind wohl nur in der Richtung deutbar, daß eben eine solche Plazenta nicht mehr genügend Lebens- und Ernährungsbedingungen für die Frucht liefert, weshalb sie abstirbt. Das ist um so leichter der Fall, je mehr Nahrung sie bedarf. Es gibt aber auch Fälle echter Übertragung normalgewichtiger Kinder, bei denen nicht nur der Obduktionsbefund der Frucht völlig negativ ausfällt, sondern auch die Plazenta nichts Abwegiges aufweist. Die Ursache des Todes mag in angeborener Minderwertigkeit oder im gestörten Biochemismus der Plazenta (Eisen-Salzmangel, A. MAYER) liegen.

Der intrauterine Fruchttod bei Übertragung erfolgt in verschiedener Weise. Mit C. RUGE II kann man 3 Typen unterscheiden:

Der erste Typus verläuft unter dem Bilde der „Missed abortion". Am errechneten Geburtstermin setzen unausgiebige Wehen ein; mit und ohne Fruchtwasserbruch kommt es alsbald nach einigen Kindesbewegungen zum Tode der Frucht, worauf sie für Wochen und Monate retiniert bleibt.

Die zweite Möglichkeit, die beobachtet wird, ist die, daß am Schwangerschaftsende Wehen einsetzen, alsbald wieder aufhören, die Frucht aber erst beträchtliche Zeit später abstirbt.

Schließlich kommt es vor, daß um das Schwangerschaftsende die erwarteten Wehen überhaupt ausbleiben, die Frucht beträchtlich später stirbt und alsbald ausgestoßen wird.

Daß die übermäßige Fruchtgröße die *Indikation zum Eingreifen* darstellt, ergibt sich schon aus der Erfahrung von der Schwierigkeit der Geburt von Kindern mit einem Gewicht von 4500 g und darüber, die termingemäß zur Welt kommen. Übergewichtige und übertragene Kinder sind aber um so mehr gefährdet, als sie auch zum plötzlichen intrauterinen Tode neigen. Die weitere Frage aber lautet, ob man auch bei normalgewichtigen, aber offenbar sicher übertragenen Kindern eingreifen soll und wann dies zu geschehen hat. Der Entschluß ist höchst verantwortungsvoll. Einerseits läuft man Gefahr, durch das Zuwarten ein Kind zu verlieren, anderseits aber, da auch bei gewissenhafter Schätzung aller für die Übertragung sprechenden Umstände diesbezüglich Irrtümer vorkommen können, vor dem Termin einzugreifen. Verf. hält es so, daß er im allgemeinen bei einer Empfängniszeit von 290 Tagen post conceptionem und vom 300. Tag post menstruationem sich für die Einleitung bereithält. Ist die Frucht besonders groß, kann man sich schon etwas früher zur Einleitung der Geburt entscheiden. Ist sie normal groß, mag man bis zum 300. Tag p. m. bzw. 290. Tag p. c. zuwarten, wenn nicht Zeichen, die vielleicht die Gefährdung der Frucht anzeigen, bei genauer Beobachtung sich geltend machen, als da sind die besonders von HOLTERMANN erhobenen Extrasystolen der Frucht, Arrhythmien und die freilich subjektiven Äußerungen der Frau über die seltener werdenden Kindesbewegungen.

Jedenfalls ist dauernde Anstaltsbeobachtung solcher vermutlich echter Übertragungen vonnöten. Prämonitorische Symptome der drohenden Gefahr im Sinne HOLTERMANNS berechtigen uns gewiß, die Geburt einzuleiten. Aber auch HOLTERMANN kommt zu dem Schluß, daß bis 10 Tage nach Überschreitung des errechneten Geburtstermins die Gefahr des Fruchttodes nicht groß ist, wie dies auch statistisch FRIGYESI und KÖHLER bewiesen haben.

Sollte sich in weiteren Untersuchungen erweisen, daß Frauen mit 21tägigem Zyklus — der allerdings in reiner Form sehr selten ist — offenkundig in kurzer Zeit ein reifes Kind gebären, so wäre mit WAHL bei kurzfristigem Menstruationstypus besondere Vorsicht hinsichtlich einer Übertragung am Platze.

Die Art der Einleitung hängt in erster Linie davon ab, ob die

Frucht normal oder übermäßig entwickelt ist. Bei übermäßig großer Frucht, gar bei älteren Erstgebärenden, ist die Sectio caesarea angezeigt, unter der Voraussetzung, daß die Schätzung der Fruchtgröße eine richtige ist. In solchen Fällen ist die Geburt per vias naturales infolge der Schwierigkeit des Eintrittes des Kopfes, des langsamen Durchtritts durch das Becken und selbst nach der Geburt des Kopfes infolge des erschwerten Eintritts der Schultern eine für die Frucht vielfach nicht mehr tragbare Belastung. Bei den Versuchen, allenfalls durch Einhaken des Zeigefingers in die vordere und hintere Achselhöhle und Zug nach hinten und unten die Frucht zu entwickeln, geht sie trotz ausgiebiger Scheiden-Damminzision nur zu leicht zugrunde. Darum ist die schonende Sectio caesarea am Platze, die, wie NÜRNBERGER sehr richtig bemerkt, den großen Vorteil hat, daß man in Ruhe bis zum durchschnittlichen Schwangerschaftsende selbst bei übermäßiger Größe der Frucht abwarten kann. Bei normal entwickelter, nicht übermäßig großer Frucht ist die Unterscheidung zwischen vermutlicher Übertragung bei einer Erstgeschwängerten und Übertragung bei einer Mehrgeschwängerten mit vorangegangenem Kindestod infolge der Übertragung entscheidend für unseren Entschluß zum Handeln. Die *habituelle* Übertragung, die zweifelsohne vorkommt, zwingt uns, wenn sie sich zum zweiten oder gar zum dritten Male zu ereignen droht, am errechneten Geburtstermin die Geburt einzuleiten, gleichgültig, ob die Frucht nur normal entwickelt oder übermäßig groß ist. Handelt es sich aber um eine Erstgebärende mit einem Kind von gewöhnlicher Größe, hält Verf. die Einleitung der Geburt vor dem 300. Tage post menstruationem und dem 290. Tage post conceptionem nicht für notwendig, weil Irrtümer der Berechnung doch nicht ausgeschlossen werden können. Einen Hinweis, bei normal entwickeltem Kinde vor diesen Tagen einzugreifen, gibt nur das Verhalten der Herztöne vom 10. Tage nach dem errechneten Geburtstermin. Wer besonders ängstlich ist, kann auch etwas früher durch Medikamente die Geburt einzuleiten versuchen. Gelingt es nicht, so läßt man ruhig einige Tage verstreichen und wiederholt später die Einleitungskur. Meist klärt sich der Fall als fehlerhaft in der Berechnung auf und führt durch eine normale Geburt zu einem glücklichen Ende, denn der Apfel fällt vom Stamm, wenn er reif ist! Besteht aber die Gefahr des Absterbens um den Schwangerschaftstermin, wie bei der habituellen Übertragung, dann versuche man es mit der medikamentös-hormonalen Geburtseinleitung in Form der sogenannten STEINschen Kur:

   7 Uhr 2 Eßlöffel Ricinus,
   8 Uhr 0,25 Chinin,
   9 Uhr 0,25 Chinin,
10 Uhr 0,25 Chinin *und* 2 Teilstriche Pituitrin,
11 Uhr 0,25 Chinin *und* 2 Teilstriche Pituitrin,
12 Uhr 0,25 Chinin *und* 2 Teilstriche Pituitrin,
13 Uhr 0,25 Chinin *und* 2 Teilstriche Pituitrin,
15 Uhr 2 Teilstriche Pituitrin,
17 Uhr 2 Teilstriche Pituitrin.
19 Uhr 2 Teilstriche Pituitrin.

Diese Kur ist natürlich in verschiedenen Spielarten im Gebrauch. Das Wesentliche ist die Sensibilisierung des Uterus durch wiederholte größere oder kleinere *Chiningaben* (0,05 bis 0,1 bis 0,25), durch Übertragung des Darmreizes durch *Ricinusöl* auf den Uterus und Rhythmisierung und Verstärkung einsetzender leichter Wehen durch ein *Pituitrinpräparat*. Von wichtigem Einfluß ist dabei der nie zu verabsäumende warme Einlauf!

STOECKELS Schema lautet: 2 Eßlöffel Ricinus, Einlauf, heißes Bad, 3mal 0,3 Chinin innerhalb einer Stunde, Thymophysin oder Pituglandol (0,1 bis 0,5) ansteigend alle 20 Minuten 1 Spritze subkutan. Verf. gibt 2 Eßlöffel Ricinus und im Verlauf der nächsten 2 Stunden 4mal 0,05 bis 4mal 0,1 Chinin, nach 2 Stunden einen warmen Kamilleneinlauf ohne Seifenzusatz, hierauf 5 V. E. Thymophysin subkutan. Statt des Chinin per os kann man sich auch des Solvochin (muskulär) oder des Chinin-Calcium (4 ccm intramuskulär, nach 2 Stunden 2 ccm nach Bedarf usw.) bedienen. *Jede* der verschiedenen Arten der medikamentösen Geburtseinleitung führt zum Ziel — unter *einer* Voraussetzung, daß der Uterus *halbwegs wehenreif ist!* Im gegenteiligen Falle bleibt der Erfolg *meist* aus. Verf. kann daher die Mitteilungen über das so prompte jedesmalige Gelingen der STEINschen Kur, in welcher Form immer, nicht bestätigen.

Darum muß man beim Versagen der medikamentösen Einleitung eines der *sicher* zum Ziel führenden Verfahren anwenden.

Sowohl die Sprengung der Fruchtblase nach Erweiterung des Halskanals mit Hegarstiften, wie sie FRIGYESI übt, als das Einführen eines *kleinen* Metreurynters oder des ZWEIFELschen Bläschens oder der BAUMschen Blase bringen die Geburt in Gang und nötigenfalls unter weiterer vorsichtiger Verabreichung von Wehenmitteln zu Ende. Unternimmt man es, die Geburt durch Blasensprengung mit der Kugelzange einzuleiten, ist es vorteilhaft, einige Stunden mit der Verabreichung von Wehenmitteln zu warten, bis die Gebärmutter, auf das neue kleinere Volumen eingestellt, auf den Reiz der Wehenmittel anspricht. Dies ist kein Zeitverlust, sondern ein Gewinn. Ein großer Metreurynter soll zur Einleitung wegen der Möglichkeit der Abdrängung des vorliegenden Teiles aus dem Becken und dadurch des Vorfalls eines Teiles nicht verwendet werden.

Extrauteringravidität.

Mit der Diagnose Graviditas extrauterina ist auch der Weg der Therapie klar vorgezeichnet. Er heißt Operation. Daß im Falle der Ruptur des schwangeren Eileiters die sofortige Operation allein Hilfe bringen kann, steht außer Diskussion. Die bloße Entfernung des kranken Eileiters ist, wo es angeht, der Entfernung der Tube *und* des zugehörigen Ovars unbedingt vorzuziehen. Aber auch der erkrankte Tubar-*Abort* soll, um allen Weiterungen auszuweichen, operiert werden. Wie verhält es sich in jenen Fällen von Tubarabort, in denen deutlich der ganze Zustand sich bereits auf dem Wege der Rückbildung befindet? Alle Operateure haben im allgemeinen auch in diesen Fällen mit der Exstirpation der kranken Tube so gute Erfahrungen gemacht, daß das konservative Verfahren, das Zuwarten, die Ausnahme von der Regel darstellt. Immerhin mag es auch heute noch Fälle geben, wo wegen Allgemeinerkrankungen, beispielsweise einem schweren Herzfehler, Diabetes oder anderen Zuständen, das Zuwarten unter strengster ärztlicher Kontrolle wünschenswert sein kann. Wochenlange Bettruhe ist in solchen Fällen nicht zu umgehen, ebensowenig ständige periodische Untersuchung. Bleiben die Zeichen eines Nachschubes (neuerliche Koliken, Vergrößerung der Hämatokele) aus, kommt es auch nicht zur Vereiterung des Hämatokelsackes, so kann man mit zunehmender Besserung der Resorption, die freilich lange auf sich warten läßt, beschleunigen. Vorsichtiges Anheizen mit dem Heizbügel, Dunstumschläge, innere und äußere Diathermie, Bepinseln des Bauches mit *10%igem Ichthyolvasogen*, *5%igem Jodvasogen*, Auflegen einer *Ichthyol-* oder *Cehasolsalbe*

> Rp. Ammonii sulfoichthyolici .. 20,0
> Vaselini, Lanolini aa ad .. 100,0

allenfalls auch die Einführung von *Ichthyolglobuli* in die Scheide

> Rp. Ammonii sulfoichthyolici 0,2
> Butyr. cac. ad 2,0
> M. f. Globulis vagin.
> S. Abends einführen.

ist empfehlenswert.

Bei lange zurückliegenden Hämatokelen, die deutlich fluktuieren und vereitern, ist die hintere Kolpotomie mit breiter Drainage — Liegenlassen des Streifens und Drainrohrs durch 10 Tage — das gegebene Verfahren.

Daß man bei basiotropem Sitz der Extrauteringravidität und Entwicklung der Frucht in der Bauchhöhle nicht bis ins lebensfähige Alter zuwarten, sondern nach Feststellung der Diagnose, allenfalls unter Zuhilfenahme des Röntgenverfahrens operieren soll, ist heute eine allgemein gültige Anschauung. Die Gefahr, in der die Frau schwebt, ist denn doch zu groß, als daß man auf die Lebensfähigkeit einer Frucht warten sollte, die noch dazu mangels einer schützenden Hülle so und so oft mißbildet zur Welt kommt. Die Exstirpation des Fruchtsackes erfordert große operative Erfahrung, noch mehr die Entscheidung, ob sie überhaupt vorzunehmen oder nicht doch die alte Behandlung des Einnähens des Fruchtsackes in die Bauchdecken vorzuziehen ist. Das kann bei lebend entwickelter Frucht zufolge der Ausbreitung der Plazenta auf die Organe der Bauchhöhle und ihrer mächtigen Gefäßverbindungen sehr ratsam sein.

Bei rupturierter *interstitieller* Gravidität kann je nach dem Befunde die einfache Abtragung des Fruchtsackes, aber auch die Korpusamputation in Frage kommen. In einem Falle Verf.s wurde die Frau nach bloßer Resektion des Fruchtsackes wieder schwanger und gebar spontan ein 4 kg schweres Kind. Glatte III. Geburtsperiode. Allerdings war der resecierte Uterus sozusagen zu klein geworden, denn Wochen vor der Geburt war die Cervix völlig verstrichen und der Muttermund bequem durchgängig!

In der Bekämpfung der oft hochgradigen Anämie nimmt neben der Infusion von *Kochsalz-Ringer-Tutofusin*lösung die Reinfusion des Blutes einen wichtigen Platz ein. Am besten bewährt sich die Reinfusion des unverdünnten, in keiner Weise vorbehandelten Blutes nach KNAUS,[1] während die Verdünnung des Blutes mit Kochsalz (1 : 1) nach THIESS, der zuerst die Reinfusion gemacht hat, für die Blutkörperchen nicht gleichgültig ist. Auch eines Zusatzes von Natr. citric. bedarf es nicht, weil das in die Bauchhöhle ausgetretene Blut flüssig bleibt. Die Methode von KNAUS hat vor der Bluttransfusion mit Spenderblut den Vorteil der sofortigen Bereitschaft, Einfachheit und Billigkeit.

Intrauteriner Fruchttod.

Es ist hier nicht der Ort, die Ursachen des Absterbens der Frucht in der zweiten Hälfte der Schwangerschaft breit abzuhandeln. Da aber der Wiederholung eines so schmerzlichen Ereignisses, wenn überhaupt, nur durch richtige Erkenntnis der Ursache des Fruchttodes vorgebaut werden kann, sei nochmals daran erinnert, daß es am häufigsten die Syphilis, nächst dieser die Schwangerschaftsniere, bzw. eine durch die Schwangerschaft verschlimmerte Nierenentzündung ist. Auch Diabetes, überhaupt Krankheiten der Blutdrüsen und in einigem Abstand schwere Herz- und Lungenkrankheiten sind dafür verantwortlich. Ob und wie oft Vitamin- und Mineralstoffmangel ein oder das andere Mal für ein sonst unerklärliches Absterben einer Frucht verantwortlich ist oder nicht, bedarf noch weiterer Forschungen. Wie man sieht, sind es einerseits Krankheiten, die, wie die Lues, eine Nephropathie, Blutdrüsenstörungen, soweit einer Behandlung außerhalb der Schwangerschaft zugänglich sind, daß man trotz der mißglückten Geburt allenfalls eine weitere Schwangerschaft mit gutem Ausgang nach entsprechender und sorgfältig und geduldig durchgeführter Behandlung erhoffen kann, anderseits aber solche, daß wir die Wiederholung einer Schwangerschaft gar nicht wünschen, wie bei Diabetes, echter Nephritis, schweren Lungen- und Herzkrankheiten.

Was nun das Verhalten des Arztes in Fällen betrifft, in denen die Schwangere uns mit der Vermutung des Fruchttodes und der Frage aufsucht, was jetzt zu geschehen habe, so sei man trotz guter und offensichtlich auf exakter Beobachtung beruhender Angaben der Schwangeren über ihre merkwürdigen Wahrnehmungen vorsichtig und fälle dieses so schmerzliche Urteil nicht zu früh. Mehrfache Untersuchung und Beobachtung tut umso mehr not, als mit dem Zuwarten nur die Zeit der spontanen Ausstoßung der toten Frucht näherrückt! Stimmt mit den Angaben der Frau über das Aufhören der Kindesbewegungen meist nach sehr lebhafter Unruhe im Bauch kurz zuvor die Tatsache überein, daß der Uterus nicht mehr wächst, daß die

---

[1] Der Apparat wird von K. BROSCH, Graz, hergestellt.

Brüste Milch absondern — nach K. Schultze ein wichtiges Zeichen des Fruchttodes —, daß bei wiederholter und genauer Auskultation keine Herztöne mehr zu finden sind, dann besteht wohl kein Zweifel an dem Fruchttod. Heute kann man ihn mit großer Sicherheit auch röntgenologisch — Überlagerung der Schädelknochen nach Spalding-Horner — nachweisen, bzw. eine Mißbildung feststellen. Gewöhnlich ist es so, daß die Frau nach der Eröffnung, daß das Kind tot ist, mit größter Zähigkeit die Entfernung verlangt, offenbar in der Irrmeinung, es faule in ihrem Leib. Gelingt eine Entfernung auf die Gabe von Wehenmitteln, wenn an dem Fruchttode keinerlei Zweifel ist, so ist dagegen nichts einzuwenden. Wenn man aber mechanisch eingreift und um eines toten Kindes willen, das einige Tage später von selbst geboren worden wäre, ein Puerperalfieber entsteht, muß man die Berechtigung dieser Indikation sehr anzweifeln. Was ist es gar dann, wenn auf die vage Behauptung, es sind keine Herztöne mehr zu finden, eingegriffen und eine Frühgeburt, lebend aber lebensschwach entfernt wird? Darum warte man grundsätzlich die Spontanausstoßung einer abgestorbenen Frucht ab und beschleunige sie allenfalls durch Wehenmittel im Sinne der Geburtseinleitung (s. S. 235). Man darf nicht vergessen, daß, gerechnet vom Tage des Absterbens, nicht mehr als 8 bis 14 Tage vergehen, bis die Frucht gefahrlos für die Mutter abgeht. Ist der Muttermund bereits geöffnet, fühlt man vielleicht gar „Krepitieren" der Schädelknochen, was man in seltenen Fällen sogar über der Schoßfuge feststellen kann, dauert es höchstens Tage, manchmal nur Stunden bis zum Abgang der Frucht.

Mehrlingsschwangerschaft und Geburt.

Bei Zwillingsschwangerschaften sind die mannigfaltigen Schwangerschaftsbeschwerden sehr oft, wenn auch nicht immer, in verstärktem Ausmaß zu finden. Sie können es sein, die schon in frühen Monaten der Schwangerschaft den Verdacht auf Zwillinge nahelegen. Das gilt von dem Auftreten von Hyperemesis mit und ohne Ptyalismus, das zeigt sich bei früh einsetzenden Fällen von Nephrosen, von Schwangerschaftsdermatosen. Ist einerseits der innersekretorische Apparat so und so oft schwer belastet, so ist es anderseits die rein mechanische Mehrbeanspruchung des Körpers, die Symptome macht. Es mehren sich die Klagen über Kurzatmigkeit, Herzklopfen schon bei geringer körperlicher Anstrengung, dazu kommen Schwellungen der Beine, Krampfadern und eine geringere Bewegungsfähigkeit. Alle diese Zeichen beruhen auf dem Druck des unverhältnismäßig großen und rasch wachsenden Uterus. Man hüte sich aber, selbst bei erwiesener Zwillingsschwangerschaft, Ödeme an den unteren Extremitäten ohne genaue Harn- und Blutdruckuntersuchung einfach als mechanisch bedingt abzutun. Man könnte präeklamptische Zustände übersehen, die Zwillingsschwangere eher befallen.

Bei einer Frau mit Zwillingen tut in der Schwangerschaft besondere Betreuung not. Die periodischen Untersuchungen müssen häufiger als bei Einlingsschwangerschaft stattfinden. Die Diät muß schmiegsam zwischen einem größeren und doch nicht zu großen Nahrungsangebot gewählt sein. Besonderes Gewicht ist auf Mineralsalze und Vitamingehalt zu legen, und man tut gut, da und dort dem Vitaminbedarf nicht allein durch die Nahrung (s. S. 11), sondern auch durch Präparate nachzuhelfen. Auch die Mineralien, Kalk, Phosphor, Eisen wird man medikamentös ergänzen (s. S. 10).

Die Kleidung sei besonders luftig, die Hautpflege sehr sorgfältig. Voll- oder Brausebäder, wenigstens 3mal die Woche, sind wegen der Notwendigkeit einer besonders guten Hautatmung zu empfehlen. Wenn die Frauen mit Zwillingen auch schwer beweglich sind, sollen sie doch leichte Hausarbeiten verrichten und wo es angeht, auch entsprechende anderweitige körperliche Bewegung machen. Sie werden sonst besonders leicht fettleibig, ein Umstand, der die Schwangerschaft und Geburt keineswegs erleichtert. Systematisches Turnen wird oft schwer, Massage ist sehr empfehlenswert, vor allem eine solche der unteren Gliedmaßen wegen der besonderen Belastung der Venen. Zum mindesten aber ist die Einhaltung regelmäßiger Atemübungen (s. S. 28) dringend geboten und sollte vom Arzte ebenso streng beachtet werden, wie er die Anpassung eines guten Schwangerschaftsmieders mit querer Gurte überwachen soll. Nicht zuletzt muß der Arzt die oft bei Zwillingsmüttern bestehenden Bedenken und Ängste hinsichtlich der Entbindungsgefahren durch guten Zuspruch bannen. Der verständliche Hinweis darauf, daß die an sich kleineren Zwillingsfrüchte leichter zur Welt kommen werden als ein Einling, hat Verf. schon oft geholfen, die Frau mit Zuversicht zu stärken. Daß man gut daran tut, in Fällen vermuteter Zwillingsschwangerschaft diesen Verdacht entsprechend zu äußern, ist seit Bumms klassisch gewordenem Ausspruch, „von Zwillingen überrascht zu werden, ist für den Arzt oft, für die Eltern immer peinlich", zu bekannt, um des breiteren ausgeführt zu werden. Die Röntgenaufnahme ist durchaus nicht immer nötig, schon gar nicht dann, wenn der Arzt während der zweiten Hälfte der Schwangerschaft mehrfach Gelegenheit zur Überprüfung seiner Befunde hat.

Die Geburtsleitung muß sich stets der Tatsache bewußt sein, daß rund $90^0/_0$ aller Zwillingsgeburten durch die Naturkräfte erfolgen, wenn auch feststeht, daß alle 3 Geburtsperioden bei Zwillingen ihre Eigenheiten und bestimmte Neigungen zur Pathologie haben. Ihnen richtig zu begegnen, ist die Kunst des Geburtshelfers.

Man muß zunächst mit einem zögernden, schleppenden Verlauf der Eröffnung rechnen. Die Überdehnung des Uterus, der deswegen schwerer ins rhythmische Gefüge der Wehen kommt, ist daran schuld. Diese langsamere Eröffnung soll nicht mit schwerem Geschütz, sondern zunächst nur mit kleinen *Chinin*gaben (0,1 bis 0,25 g, 4 Pulver in 2 Stunden) und einem Thermophor, manchmal bei Versagen der Wärme mit einem Eisbeutel bekämpft werden. Solange der Cervikalkanal nicht verstrichen und der Muttermund nicht bequem für 2 Fingerbreiten durchgängig ist, gebe man keine Hypophysenpräparate. In diesem Stadium aber wirken sie meist höchst prompt *(5 VE. Thymophysin)*. Ist es etwa die zu feste Fruchtblase, so sprenge man sie unbedenklich, wenn der Muttermund dünnsäumig und für mindestens 3 Finger weit offen ist.

Ob man nach vollendeter Eröffnung einzugreifen hat oder nicht, hängt zunächst von der Fruchtlage ab. Wie erwähnt, sind rund $90^0/_0$ der Fälle Längslagen, und zwar entweder beide Früchte in Kopf- oder beide in Beckenlage, oder die eine in Kopf-, die andere in Steißlage. Die große Wahrscheinlichkeit der Spontangeburt gilt vor allem für jene $49^0/_0$, bei denen beide Früchte in Kopflage sich befinden. Aber auch bei Zwillingsgeburten, bei denen der erste in Kopf-, der zweite in Beckenlage sich befindet, ist für den zweiten selten die Notwendigkeit einer ausgiebigen Kunsthilfe gegeben, weil der erste Zwilling die

Weichteile völlig zum Verstreichen gebracht hat, so daß für die an sich kleinere Zwillingsfrucht gegenüber dem Einling die Manualhilfe oft überflüssig wird. Sieht der Geburtshelfer, daß die Austreibung bei guten Wehen und nicht zu großen Früchten leicht erfolgt, bedarf es auch nur ausnahmsweise einer Episiotomie, die leicht sekundär heilt, wenn sie etwa infolge Verzögerung der Geburt des zweiten Zwillings längere Zeit unversorgt bleibt oder gar infolge der Notwendigkeit eines weiteren Eingriffes mechanisch geschädigt und infiziert wird.

Ist der erste Zwilling spontan geboren worden, so beschäftigt den Geburtshelfer als nächstes die Frage, ob es mit dem zweiten ebenso ergehen wird oder nicht und sodann, wenn dies wahrscheinlich ist, wann die Geburt erfolgen wird. Im allgemeinen erfolgt die Geburt des zweiten Kindes etwa im Verlauf einer halben Stunde. Ausnahmen bestätigen diese Regel. Länger als etwa 2 Stunden untätig zuzuwarten, hält Verf. auch dann nicht für angebracht, wenn zur Zeit Mutter und Kind sich wohl fühlen. Es sind denn doch die offenen Geburtswege infektionsbereit und werden es mehr von Stunde zu Stunde. Zum anderen ist die Gefahr einer vielleicht auch nur teilweisen Plazentalösung und damit des Todes der noch in utero befindlichen Frucht zu groß, als daß man zu lange warten sollte. Gar dann, wenn die Plazenten räumlich getrennt inserieren und damit eine allenfalls recht tief sitzt, ist diese Möglichkeit nicht von der Hand zu weisen. Darum schreite man spätestens 2 Stunden nach der Geburt des ersten Zwillings zur Entbindung des zweiten. Bestand eine Querlage, so läßt sich durch äußere Handgriffe gerade beim zweiten Zwilling leicht eine Längslage herstellen, die nach Blasensprengung und Verabreichung eines Wehenmittels ((0,5 *Thymophysin usw.*) meist in Kürze glatt zu Ende geht. Oft genügt nach Sprengen der Blase (Achtung auf Vorfall kleiner Teile, Hand bleibt in den Geschlechtswegen so lange, bis der große Teil sicher den Beckeneingang abschließt) der KRISTELLERsche Handgriff, den man aber niemals gewaltsam ausführen darf.

Ist es aber notwendig, den ersten Zwilling operativ zu entbinden, dann soll man in diesem einzigen Akte *beide* Früchte entwickeln und nicht nach der Entwicklung der ersten die Geburt der zweiten den Naturkräften oder einem zweiten, wieder eine Narkose erheischenden Eingriff überlassen. Welche Art der Operation gewählt wird, hängt natürlich von der Fruchtlage und dem Stand der Geburt ab. Bei beweglichem Kopf und Kopflage wendet man, bei eingetretenem Kopf extrahiert man mit Zange, bei Beckenendlage extrahiert man entweder an den Füßen oder je nach dem Fortgeschrittensein der Geburt am Steiß, wenn man es nicht vorgezogen hat, zunächst ein Bein herabzuholen. Grundsätzlich muß man, bevor man den zweiten Zwilling entfernt, eine Spritze *Ergotin* intramuskulär geben. Bis der zweite Zwilling geboren ist, wirkt gewöhnlich bereits das Ergotin, das den Vorteil nachhaltiger weiterer Wirkung hat.

Die in den Lehrbüchern zu findenden Abbildungen von Kollision der beiden Zwillinge während des Durchtrittes durch das Becken sind gewiß eindrucksvoll; diese Fälle aber sind Seltenheiten. Treten beide Köpfe gleichzeitig ins Becken ein, so erfolgt doch meist die Geburt spontan, weil die Köpfe so klein sind, daß sie beide ins Becken gelangen können. Bleibt aber die Geburt in einem solchen Falle stillstehen, so holt man zuerst den einen, dann den anderen Zwilling mit der Zange. Gefährlicher ist die Lage, wenn der eine der beiden Zwillinge — in Steißlage befindlich — bereits teilweise geboren, mit seinem Kopf im Becken steht, und der Kopf des zweiten sich vor dem Kopf des ersten, teilweise geborenen, ins Becken gedrängt hat. Beide Früchte zu retten, ist wohl unmöglich. Man kann von Glück reden, wenn es gelingt, das zweite Kind durch Zange zu extrahieren. Darauf entwickelt man den Kopf der in Beckenendlage befindlichen Frucht. Damit wird die zuerst ins Becken eingetretene Frucht zur zweitentwickelten und die später eingetretene zur erstentwickelten. (Ob man in solchen Fällen den Kopf perforieren muß oder nicht, hängt vom Einzelfalle ab.) Ganz selten ereignet sich der gleichzeitige Eintritt beider in Beckenendlage befindlicher Früchte. Diese Kollision ist noch die harmloseste. Es gelingt, eine Frucht an der anderen vorbei an den Füßen zu entwickeln, nur muß man achthaben, daß man auch beide Füße *einer* Frucht und nicht etwa je einen von beiden faßt. Extraktion an einem Fuß schützt vor Verwechslung.

Daß nach der Geburt des ersten Zwillings nicht nur die Ausstoßung der zugehörigen Plazenta, sondern auch die des zweiten noch im Fruchthalter befindlichen Zwillings erfolgt, gehört zu den größten, aber auch gefährlichsten Seltenheiten. Diese kann man nur durch sofortige Extraktion der jeder Sauerstoffversorgung beraubten Frucht begegnen, wenn man nicht zu spät kommt. In diesem Fall ist ganz besondere Achtung auf die augenblicklich entleerte Gebärmutter geboten. Die Gefahr der *atonischen Blutung* ist überhaupt eine weitere mögliche Komplikation der Zwillingsschwangerschaft. Nicht nur wegen der Möglichkeit abnormer Geburtslagen, sondern ebensosehr wegen der Verblutungsgefahr hat die Hebamme bei Zwillingsgeburt den Arzt zuzuziehen. Er darf aber seine Aufgabe noch nicht erfüllt sehen, wenn die Früchte geboren sind, er muß vielmehr die III. Geburtsperiode unbedingt abwarten, will er nicht einmal seine Patientin in Gefahr bringen. Während es überflüssig ist, bei Einlingsschwangerschaft grundsätzlich nach Austritt der Frucht eine Wehengabe zu geben, soll dies spätestens nach oder noch sicherer schon während des Durchschneidens der zweiten Frucht geschehen. Eine Mischspritze von *5 V. E. Pituitrin* und $^1/_2$ ccm *Gynergen* sind ein ziemlich verläßliches Prophylacticum gegen eine Atonie. Aber auch *Pituitrin* und *Ergotin* ist meist ausreichend.

In Fällen solcher atonischer Blutungen bei Zwillingsgeburt kann es notwendig werden, das ganze Register der Blutstillungstherapie rasch und in richtiger Reihenfolge aufzuziehen, wie dies S. 333 f. geschildert ist. Eine intravenöse Gabe eines *Pituitrinpräparats*, allenfalls verstärkt durch $^1/_2$ ccm *Gynergen*, die manuelle Aortenkompression, die der mit Instrumenten, weil nicht immer vorhanden, vorzuziehen ist, läßt auch solche Blutungen nach Ausstoßung der Plazenta meist beherrschen, doch muß man gerade nach Zwillingsgeburt nicht zu früh sich zufrieden geben, weil der Uterus immer wieder schlaff werden kann. Ist einmal die akuteste Gefahr vorüber, sichere man den Kontraktionseffekt des Uterus durch einen Eisbeutel, den man, mit einem Handtuch bedeckt (Gefahr der Erfrierung der anämischen Haut), einige Stunden liegen läßt. Handelt es sich um Schwierigkeiten im Lösungsmechanismus der Plazenta, mache man keine halben Maßnahmen. Ist der Uterus nicht zur Ausstoßung der Plazenta zu bringen, obwohl er bei leerer Harnblase anmassiert und mit einem Wehenmittel vorbereitet ist, und versagt der Crede ohne oder gar mit Narkose, dann schreite man bei bestehender Blutung zur manuellen Lösung und verliere mit der Auffüllung des Fruchtkuchens nach GABASTOU nicht kostbare Zeit. Sie eignet sich gerade in solchen Fällen nur für eine durch *keinerlei* Blutung komplizierte Retentio placentae.

Daß nach der Geburt des 1. Zwillings die Nabelschnur zentralwärts wegen der Möglichkeit der Verblutung des 2. Zwillings bei Eineiigkeit vorzunehmen ist, bedarf keines besonderen Hinweises, zumal bei uns zu Lande in jedem Falle dieser Vorgang eingehalten wird.

Wichtig ist es, daß das Wochenbett der Zwillingsmutter besonders sorgfältig überwacht werde. Eine feste Gummibandagierung oder die mit der FELSENREICH-Binde ist nicht zu umgehen (s. S. 355). Längeres Wochenbettlager — etwa durch 14 Tage — selbstverständlich bei früh einsetzender und allmählich maßvoll gesteigerter Muskelarbeit (s. S. 356 f.) hat sich gegenüber dem Frühaufstehen gerade in solchen Fällen immer bezahlt gemacht. Es ist auch die Bettruhe als solche, die Zwillingsmütter besonders brauchen. Auch die Kost muß auf den erhöhten Nahrungsbedarf eingestellt werden, wenn es gilt 2 Früchte zu nähren, von denen dem schwächeren der Vorzug vor dem stärkeren in der Brustnahrung zu geben ist. Vitaminzusatz kann manchmal nicht entbehrt werden. Dieser ist auch für die meist schwächer entwickelten Früchte von großer Bedeutung. Im übrigen halte man den Zwillingsmüttern gegenüber, die begreiflicherweise um das Fortkommen ihrer Früchte sehr besorgt sind, daran fest, daß Früchte von 45 cm Länge und 2500 g Gewicht durchaus nicht schlechter daran sind als Einlinge von 50/3000 g. Daß der behandelnde Geburtshelfer sein größtes Augenmerk auf die Feststellung der Ein-, bzw. Zweieiigkeit richten wird, ist heute selbstverständlich.

Nach Zwillingsschwangerschaft ist eine längere Pause bis zu einer neuen Gravidität erwünscht und berechtigt.

Bemerkungen zur Leitung der normalen Geburt.

Der ganze Fragenkomplex, der die Geburtsleitung betrifft, wird hier mit voller Absicht nicht aufgerollt, denn das Buch wendet sich nur an Ärzte, die eine praktische geburtshilfliche Ausbildung erfahren haben und damit im wesentlichen über die Allgemeinfragen der Geburtsleitung überhaupt im Bilde sind. Hier sollen lediglich einige praktische Richtlinien über das zweckmäßige Verhalten des Arztes der normalen Kreißenden gegenüber angeführt werden.

Eröffnungs- und Austreibungsperiode.

So merkwürdig es klingt, die Tatsache, ob eine Frau tatsächlich in der Geburt ist oder ob die Wehen, die sie äußert, nur Schwangerschaftswehen sind, ist keineswegs immer leicht nach der einen oder der anderen Seite zu entscheiden. Voraussetzung dafür, daß die Geburt begonnen hat. sind faßbare anatomische Veränderungen im Weichteilbefunde. Hat daher eine Frau Wehenschmerzen, ist sie bei der ersten Geburt dann als gebärend zu bezeichnen, wenn der Scheidenteil der Gebärmutter verbraucht und der Muttermund zumindestens die Fingerkuppe einzulegen erlaubt oder für dieselbe durchgängig ist. Bei mehrgeschwängerten Frauen kann man dann behaupten, daß sie in der Geburt sind, wenn der Halskanal nicht mehr länger als 2 cm und der Muttermund für 2 Finger passierbar ist. Dies sind Grundregeln, an die man sich immer halten muß, weil sie kaum jemals eine Ausnahme erfahren. Wenn man dagegen, bei stehender Blase natürlich, Wehen als Geburtswehen nimmt, ohne daß sie zu den genannten anatomischen Befunden geführt haben, kann es sehr leicht geschehen, daß man eine primäre Wehenschwäche annimmt, wegen dieser vermeintlichen Wehenschwäche die verschiedensten Medikamente spritzt, die Kreißende und die Familie sehr beunruhigt, weil die Mittel vergeblich angewendet sind. Sie wirken eben deswegen nicht, weil die Frau gar nicht geburtsbereit ist. Auch jetzt kann man noch alles zum Guten wenden, wenn man den Fehler einsieht, den Geburtsalarm abbläst und wartet, bis die Geburt durch die Natur in Gang kommt. Wenn man aber den Uterus künstlich aufgepeitscht hat und immer weiter aufpeitscht, kann es geschehen, daß die Geburt ganz zögernd und unter sehr ungünstigem Auftakt beginnt und in ein ganz falsches Fahrwasser kommt. Darum halte man unbedingt an den genannten anatomischen Kriterien fest und bezeichne unter der Voraussetzung mehr minder regelmäßiger Wehen die Frauen nur bei den angeführten Weichteilbefunden als gebärend. Sollte man ausnahmsweise einmal im unklaren sein, kann man im übrigen auch durch eine Injektion von *2 bis 3 V. E. Thymophysin* darüber Klarheit gewinnen, ob es sich um echte Geburts- oder falsche Schwangerschaftswehen handelt, denn die Schwangerschaftswehen hören trotz der Injektion des Wehenmittels alsbald auf, indes die Geburtswehen durch den Einfluß des Thymophysins verstärkt und rhythmisch werden.

Ganz anders ist es natürlich, wenn trotz erhaltenem Halskanal die Blase bereits gesprungen ist. Sollte man im Zweifel darüber sein, ob die Blase steht oder nicht und die innere Untersuchung bei Anstrengung der Bauchpresse die Entscheidung, ob die Blase gesprungen ist oder nicht, nicht zulassen, mache man von der *Bromthymolprobe* (s. S. 267) Gebrauch. Die Frau mit gesprungener Blase ist, auch wenn sie keine Wehen hat, wie eine Gebärende zu betrachten; es sind jene Mittel anzuwenden, um die Geburt im Gang zu bringen, die S. 266 angeführt sind. Darum gilt auch die allererste Frage des Arztes dem Vorhanden- oder Gesprungensein der Blase.

Die Eröffnungsperiode ist nicht die Zeit, welche die ununterbrochene Anwesenheit des Arztes am Gebärbette erfordert, denn ist festgestellt, daß normale Verhältnisse vorliegen, genügt die Anwesenheit der Hebamme und die zeitweise Kontrolle des immer wieder am Gebärbette erscheinenden Arztes. Dieser hat sich durch seine Fragen davon überzeugt, daß durch einen Einlauf der Darm entleert und durch einstündiges Reichen der Schüssel für eine entsprechend leere Blase gesorgt worden ist. Mittlerweile ist durch die Hebamme die Kreißende im Bereiche der Scham entsprechend gereinigt und durch Kürzung der Schamhaare mit der Schere, was genügt, vorbereitet worden. Wenn der Arzt an das Gebärbett kommt, muß er sich, wenn er die Kreißende früher nicht kannte und in der Schwangerschaft niemals untersucht hat, restlos darüber klar werden, ob ein Normalfall vorliegt oder eine abwegige Geburt zu erwarten ist. Darüber ist natürlich gar kein Zweifel, daß man eine in rhythmischen Wehen befindliche Kreißende, bei der die äußere Untersuchung vollkommen normale Verhältnisse ergeben hat, ohne jede innere Untersuchung entbinden kann. Es ist sogar, in Anstalten wenigstens, die Geburtsleitung ohne innere Untersuchung geradezu ein Idealverfahren und 90 und mehr vom Hundert der Geburten lassen sich ohne jeden Schaden, sehr zum Nutzen für die Mutter, so leiten. Trotzdem muß aber an dieser Stelle bemerkt werden, daß man, übernimmt man eine Kreißende, in den Verhältnissen der Privatpraxis durchaus begreiflicherweise unbedingte Klarheit haben will, wie weit die Weichteilverhältnisse durch die Geburtsvorgänge fortgeschritten sind, kurz daß man eben doch innerlich untersucht. Unbeschadet der Tatsache, daß innerlich nicht untersuchte Frauen so gut wie niemals an Puerperalfieber erkranken, bedeutet es ein geringes Vertrauen in die eigene Asepsis, wenn man bei einer normalen Kreißenden die vaginale Untersuchung grundsätzlich wegen der Möglichkeit einer allfälligen Infektion ablehnt. Wer die entsprechende Heißwasser- Alkoholdesinfektion vornimmt, mit sterilen Gummihandschuhen nach entsprechender Reinigung der äußeren Scham zart untersucht, niemals bei nicht entsprechend eröffnetem Muttermund über die Muttermundsgrenzen hinausgeht, kann und soll es ruhig wagen, eine solche Untersuchung zur Zeit, wo er ans Gebärbett tritt, vorzunehmen. Ob er, normale Verhältnisse vorausgesetzt, noch ein zweites Mal innerlich untersuchen wird, hängt ganz von den Umständen des Falles ab. Im allgemeinen wird es auch nach dem Blasensprung bei sichtlichem Fortschritt der Geburt, gut bleibenden Herztönen und andauernd befriedigender Wehentätigkeit gar nicht mehr notwendig sein.

Soll man mit Rücksicht auf die Möglichkeit der Vermittlung einer Infektion durch die vaginale Untersuchung diese nicht besser durch die rektale Untersuchung ersetzen? Dazu möchte Verf. auf Grund seiner Erfahrungen denn doch betonen, daß eine einfache Überlegung uns sagen muß, die Geburtsleitung ist um so sicherer, je mehr sie über die Verhältnisse im Durchtrittsschlauche durch plastische Anschauung im klaren ist. Und nachdem einmal die Geburt per vias naturales durch die Scheide führt, so ist die vaginale Untersuchung geeigneter, alle Unklarheiten zu beseitigen als die rektale Untersuchung. Wenn man gewohnt ist, nur rektal zu untersuchen, bringt man es ganz gewiß zu einer ziemlich weitgehenden Fertigkeit in der Deutung der Befunde, wenn man auch eine Placenta prävia, das Vorliegen der Nabelschnur oder anderer kleiner Teile nicht sicher erkennen kann, und sich weiter mit der Feststellung der Achselhöhle beispielsweise schwer tut. Überdies beobachtet man, daß selbst bei großer Fertigkeit in der rektalen Untersuchung die Fertigkeit im vaginalen Untersuchen bei solchen Ärzten vermißt wird, und das ist ebenso bedauerlich, wie es folgenschwer sein kann. Infolge der geringeren Vertrautheit mit den vaginalen Befunden sind solche Ärzte dann häufig gezwungen, nicht etwa mit einem oder zwei Fingern zu untersuchen, sondern die bedürfen dazu vielfach der halben Hand, ein Vorgehen, welches, soll es nicht eine Qual für eine Frau sein, eigentlich nur in Narkose erlaubt ist. Daher hält Verf. nach wie vor daran fest, daß die gegebene Untersuchungsmethode, die von der Natur sozusagen angewiesene, die vaginale ist. Im selben Atemzug aber wird hinzugefügt, daß die rektale Untersuchung eine sehr willkommene, gänzlich ungefährliche, bei entsprechender Technik jedes Vertragen von Keimen ausschließende Methode darstellt. Will man einmal, nachdem man vaginal volle Klarheit gewonnen hat, aus irgendwelchen Gründen, wie sie die Fälle mit sich bringen, die Fortschritte der Geburt innerlich kontrollieren, so erweist sich die rektale Untersuchung als besonders geeignet. Ihre Domäne liegt in allen jenen Fällen, in denen eine Geburtsverzögerung auf dem Boden eines engen Beckens begründet ist, und hier wirkt sie geradezu segensreich, weil sie wiederholte Kontrollen ohne Gefährdung im Sinne der Infektionsvermittlung gestattet. Es zeigt sich auch, daß der Weg, den der Lernende nimmt, wenn er vaginal zu untersuchen gelehrt wird, geradezu von selbst zur Erlernung der rektalen Untersuchung führt, weil derjenige, der sich vaginal orientieren gelernt hat, spielend und von selbst die Deutung auch der rektalen Befunde findet. Umgekehrt ist es viel schwerer. Daher steht Verf. auf dem Standpunkt, die vaginale Untersuchungsmethode als die führende, die rektale als die ergänzende zu betrachten und durch sinngemäße Benützung beider Methoden die Vorteile beider auszunützen.

So lange die Blase steht, geht es dem Kinde und der Mutter gut. Eine Frucht, die bei stehender Blase abstirbt, stirbt ohne Verschulden der geburtsleitenden Person ab, es sei denn, daß es sich um eine reichlich übertragene Frucht handelt, deren möglichem Absterben man durch rechtzeitige Geburtseinleitung hätte begegnen müssen. Trotzdem wird man selbstverständlich auch in der Eröffnungsperiode die Herztöne kontrollieren und während der eigenen Abwesenheit die Kontrolle der Hebamme auftragen.

Eine nicht unwichtige Frage ist es, in welcher Stellung die Frau die Eröffnungsperiode mitmachen soll. Man kann dies, wieder normale Verhältnisse vorausgesetzt, d. h. bei Beziehungen des Kopfes zum Becken, dem Willen der Gebärenden vielfach überlassen. Manche Frauen pflegen die Wehen lieber stehend zu verarbeiten und in den Wehenpausen herumzugehen, während der Wehen sich irgendwo anzuhalten, andere wollen sitzen, andere wieder das Bett überhaupt nicht mehr verlassen. Wenn der Kopf mit einem mehr minder großen Segment ins Becken hineinragt, ist gegen ein Herumgehen der Kreißenden in der Eröffnungsperiode nichts einzuwenden. Ist die Blase gesprungen, gehört die Kreißende ins Bett, zumal man die Möglichkeit nicht bestreiten kann, daß beim Herumgehen und ständigem Lagewechsel vielleicht doch auch spontane Keimaszension begünstigt wird.

Die Erfahrung lehrt, daß die Eröffnungswehen durch ihren ausstrahlenden Schmerz gegen das Kreuz hin auch bei durchaus normalen Verhältnissen besonders schwer getragen werden. Wenn man auch die Frau in ihrem Jammer bedauern soll und sie niemals ob solcher Schmerzäußerungen irgendwie zurechtweisen darf, darf man doch anderseits aus falschem Mitgefühl heraus nichts unternehmen, was die Geburt verzögern oder die Wehen gar zum Stillstand bringen würde, wenn die Eröffnung programmäßig fortschreitet. Zuspruch, Ermunterung, Stützen des Kreuzes, eventuell Einreiben der Kreuzgegend, Sorge für weitere Entleerung der Blase, Lagewechsel und die Versicherung, daß die Geburt vorwärtsgehe, müssen genügen, über diese Zeitspanne hinwegzuhelfen. Unter dem Eindruck der so schmerzhaften Wehen läßt sich mancher Arzt verleiten, die gewiß dringliche Frage der Kreißenden, wann denn endlich die Geburt zu Ende sein werde, diesen Zeitpunkt zu prophezeien. Nichts ist schlechter als das. Selbst wenn man auf Grund vieler Erfahrung die Geburtsdauer richtig einschätzen zu können meint, soll man sich hüten, die Stunde zu nennen; irrt man sich nämlich, und man irrt sich um so leichter, je weniger Erfahrung man hat, so sieht man, wie Frauen, die sich an diese Angabe seelisch geradezu anklammern, einfach nicht mehr den Willen aufbringen, die Wehen durchzustehen oder gar sie mitzuverarbeiten, wenn der angesagte Zeitpunkt überschritten ist. Solche Prophezeiungen sind es, die dann den Arzt gar nicht so selten verleiten, um endlich dem Jammer ein Ende zu machen, vorzeitig zu entbindenden Maßnahmen zu schreiten, deren Ausgang mangels der erfüllten Bedingungen von vornherein ein ungünstiger ist.

Wenn man in der Eröffnungsperiode die gewiß heftigen Schmerzen — nur die beim Durchschneiden des Schädels durch die Vulva sind ärger — ohne Gefährdung der Kreißenden lindern kann, ist gegen eine solche Linderung nichts einzuwenden, im Gegenteil, sie ist nur zu befürworten. Namentlich bei einer gewissen Rigidität der Cervix, besonders nach vorzeitigem Blasensprung, aber auch bei Äußerung über unerträgliche Eröffnungsschmerzen ist die Anwendung von Präparaten, die die Entfaltung der Cervix erleichtern, vielleicht beschleunigen, und die Schmerzen direkt und indirekt abkürzen, durchaus erwünscht. Die *Belladonna-Exclud-* oder *Dispert-Zäpfchen*, die *Eupaverin-*, die *Eupaco-* oder *Papaverin*-Suppositorien, entsprechend 0,04 *Papaverin hydrochloricum*, erfüllen mehr minder diesen Zweck. Allerdings erwarte man von ihnen nicht zu viel! Der Vergleich des Muttermundes mit der Iris, der auf diese Mittel gleichsam aufgehe wie die Pupille, scheint Verf. reichlich euphemistisch! Ebenso sicher aber ist, daß keinesfalls durch diese Mittel ein Schaden gestiftet wird, weshalb ihrer Anwendung, auch in der physiologischen Geburt, durchaus nichts entgegensteht.

Hat die Blase ihre Schuldigkeit getan, die Weichteile bis zur Glattstellung erweitert, ist also der Muttermund verstrichen, tritt die Kreißende in die 2. Phase der Geburt ein. Ist die Blase gesprungen, oder wurde sie aus den S. 272 genannten Gründen zwecks Beschleunigung der Geburt gesprengt, hat nunmehr die Kreißende Bettruhe einzuhalten. Liegen die Dinge so, und sind die Herztöne normal frequent, hat man keinerlei Notwendigkeiten, weiter innerlich zu untersuchen. Ist aber dem Arzt nicht alles klar, ist er insbesondere über den Stand des Kopfes nicht im reinen, dann soll er nach dem Blasensprung eine innerliche Untersuchung wieder vornehmen, allenfalls, wenn er sich durch die rektale Untersuchung volle Aufklärung erhofft, eine rektale Untersuchung durchführen.

An dieser Stelle müssen einige Bemerkungen über *die Beurteilung des Standes des Kopfes unter der Geburt* gemacht werden. Die richtige Beurteilung der Stellung des Kopfes zum Becken ist das Alpha und Omega der Geburtsleitung überhaupt. Die Verkennung des richtigen Standes des vorliegenden Teiles und aus einer solchen Verkennung abgeleitete operative Eingriffe führen zu den übelsten Ereignissen, die Mutter *und* Kind treffen können. Wer gut äußerlich untersuchen gelernt hat, ist imstande, das Verhalten des Kopfes zum Becken auch durch die äußere Untersuchung sozusagen einwandfrei zu klären. Sollte noch die kleinste Unklarheit bestehen, wird sie sich dadurch beseitigen lassen, daß zu der sorgfältigst vorgenommenen äußeren Untersuchung die ergänzende innere kommt. Ganz abzulehnen ist es, *ohne* genaue äußere Untersuchung bloß innerlich zu untersuchen und sich vielleicht nach der vaginalen Untersuchung sagen zu müssen, daß nicht restlos Klarheit geschaffen wurde. Man mache sich es daher zur unausweichlichen Pflicht, erst nach vollständiger und genauester äußerer Untersuchung, nach möglichst restloser Klärung des Standes des vorliegenden Teiles, der Stellung des Rückens und der Auffindung der Herztöne die innerliche Untersuchung vorzunehmen. Es werden absichtlich an dieser Stelle die diagnostischen Punkte übergangen, die lehrbuchmäßig bei der innerlichen Untersuchung zu erörtern sind. Hier wird nur auf das Um und Auf, auf die Stellung des Kopfes zum Becken, eingegangen. Die verschiedenen Möglichkeiten der Stellung des vorliegenden Teiles zum Becken sind die folgenden:

a) Der Kopf steht hoch und beweglich über der Beckeneingangsebene, welche hinten vom Promontorium, seitlich von der unbenannten Linie und vorn vom oberen Rand der Schambeine bzw. der Schoßfuge begrenzt wird. Der gleichmäßig harte, runde Kopf tanzt wie ein Ball im Wasser zwischen den untersuchenden Fingern hin und her, zeigt also das Phänomen des Ballotements. Er ist als Ganzes über dem Beckeneingang fühlbar und läßt den geübten Untersucher sogar die Entscheidung treffen, auf welcher Seite sich die stärker gewölbte Stirn und auf welcher sich das flachere Hinterhaupt findet. Diesem äußeren, durch den ersten LEOPOLDschen Handgriff der typischen geburtshilflichen Untersuchung zu erhebenden Befund entspricht bei der inneren Untersuchung die Möglichkeit, das Becken ganz austasten zu können, weil es noch leer ist. Es kann also der Zeige- bzw. Mittelfinger an den Vorberg herankommen und vorn die ganze hintere Schoßfugenfläche abtasten.

b) Der Kopf ragt mit einem kleineren Segment ins Becken hinein, ein Zustand, der sich aus dem Stande a) über die Zwischenstufe des auf dem Beckeneingangstehens entwickelt hat. Ein Kopf, der mit einem Segment ins Becken hineinragt, tanzt nicht mehr wie ein Ball im Wasser hin und her, weil er ja zum kleinen Becken bereits in Beziehung steht, aber er hat immer noch einen gewissen Grad von Beweglichkeit, der um so geringer wird, je tiefer er ins Becken ragt, oder mit anderen Worten, je kleiner jener Anteil des Kopfes wird, der über der Beckeneingangsebene steht.

Untersucht man bei dem ins Becken hineinragenden Kopfe innerlich, so kann der gestreckte Mittelfinger das Promontorium nicht mehr erreichen, wohl aber kann man hinter den hereinragenden Kopf mit dem gekrümmten Finger hingelangen. Weil der Kopf noch nicht vollends eingetreten ist, ist es ohne weiteres möglich, ihn von innen her nach dem großen Becken zu hinauszuschieben.

c) Wie liegen die Dinge, wenn der Kopf in Beckenmitte steht? Es ist selbstverständlich, daß man noch einen entsprechenden Anteil des Kopfes bei der äußeren Untersuchung über der Schoßfuge tastet. Bei der inneren hingegen kann man auch mit dem gekrümmten Finger nicht mehr zum Promontorium gelangen und — was sehr wichtig ist — auch die hintere Fläche der Schoßfuge ist nur mehr etwa zur Hälfte umgreifbar, während sie im vorangegangenen Falle b) noch höher hinauf abgetastet werden konnte. Auch der im Becken nicht feststehende Kopf ist noch nicht unbeweglich. Auch er läßt sich noch durch den untersuchenden Finger etwas lüften.

d) Von geradezu fundamentaler Bedeutung ist die Feststellung des völligen Eintritts des Kopfes ins Becken. Mißverständnisse sind dann ausgeschlossen, wenn man den Ausdruck „Eingetretensein des Kopfes“ oder „Eintritt des Kopfes“ ins Becken einzig und allein für jene Fälle reserviert, in denen der größte Umfang des Kopfes die Beckeneingangsebene passiert hat. Bezeichnet man alle anderen Stellungen des Kopfes, bei denen der Kopf zwar Beziehungen zum Becken hat wie b) und c), aber nicht eingetreten ist, nur als Hereinragen des Kopfes mit einem mehr minder größeren Segment, bleiben Mißverständnisse über diesen grundsätzlichen Punkt, der das Wohl und Wehe einer Frau und eines Kindes so und so oft entscheidet, aus. Ist der Kopf mit seiner größten Peripherie durch die Ebene des Beckeneinganges hindurchgelangt, dann ist er von außen überhaupt nicht mehr tastbar. Und ist er gerade daran, in diese Stellung einzurücken, dann kann man ihn allenfalls nur noch in der Gegend der Stirne bei Hinterhauptlagen fühlen. Wenn man im Verlauf der Eröffnung und Austreibungsperiode wiederholt äußerlich untersucht hat und das Vorrücken des Kopfes verfolgen konnte, ist es ganz unmöglich, den Unterschied zu übersehen, der sich dem Untersuchenden hinsichtlich der Palpation über der Schoßfuge bei dem ins Becken ragenden Kopf und bei dem völlig eingetretenen Kopf ergibt. Wer so vorgeht, braucht wahrlich nicht mehr innerlich zu untersuchen, weil ihm das Verschwundensein einer Kopfkalotte über der Schoßfuge volle Klarheit gibt. Wie stellt sich der innere Befund bei völlig eingetretenem Kopfe dar? Vor allem fällt dem Untersucher auf, daß sein Finger, der im Beginn der Geburt nicht lang genug sein konnte, jetzt unverhältnismäßig früh auf den Schädel stößt, der eben das Becken ausfüllt, so daß es scheint, als wäre der Finger zu lang. Die weitere Abtastung ergibt, daß man vom Kreuzbein überhaupt nichts mehr fühlen kann und ebensowenig läßt sich die hintere Schoßfugenwand mit dem Finger abstreifen. Die Größe des Kopfes einerseits und die Höhe des normalen Beckens anderseits bringen es mit sich, daß beim völligen Eintritt des Kopfes ins Becken der tiefste Punkt des knöchernen Schädels die sogenannte Interspinallinie erreicht hat, also jene ideelle Linie, welche die beiden Spinae ossis ischii miteinander verbindet. Es ist leicht, von der Scheide aus durch Bewegen des untersuchenden Fingers nach rechts, bzw. links die scharfvorspringenden Sitzbeinstacheln zu fühlen, sie sich durch eine Ebene verbunden zu denken und nun den tiefsten Punkt des knöchernen Schädels in Beziehung zu dieser Linie zu bringen. Falsch ist es, wenn man sich durch die Kopfgeschwulst über den wahren Stand des Kopfes täuschen läßt. Eine große Kopfgeschwulst kann den Beckenboden erreichen und bei einem niedrigen Becken, wie es das rachitisch platte ist, sogar in der Vulva sichtbar werden, ohne daß der Kopf vollends eingetreten ist. Auch die maximale Beugestellung des Hinterhaupts beim gleichmäßig allgemein verengten Becken kann das Eingetretensein des Kopfes durch eine mächtige Kopfgeschwulst vortäuschen. Auch bei Gesichtslage (s. S. 301) kann dies der Fall sein.

Nach dem Gesagten ist die Feststellung dieser so unendlich wichtigen Punkte nicht schwierig, und doch lehrt die Erfahrung, daß Irrtümer an der Tagesordnung sind. Es ist ganz merkwürdig, aber geradezu ohne Ausnahme, daß immer der Kopf für tieferstehend erachtet wird als er tatsächlich ist, und niemals das Gegenteil.

e) Schließlich kann der Kopf am Beckenboden angelangt sein. Preßwehen, Stuhldrang und die alsbald sichtbare Vorwölbung des Dammes zeigen diesen Zustand an. Es ist ein großer Fehler, der sich im Wochenbette rächt, wenn das Fortschreiten des Kopfes ohne Notwendigkeit durch wiederholtes innerliches Nachtasten kontrolliert wird. Ganz abgesehen davon, daß die äußeren Handgriffe über der Schoßfuge und das Wandern der Herztöne nach der Mittellinie zu das Vorrücken des Kopfes einwandfrei zu beobachten gestatten, erlaubt auch ein sehr einfacher, von PISKACZEK angegebener äußerer Handgriff die Feststellung des Standes des Kopfes. Er sollte nicht nur den Hebammen bekannt sein, sondern auch von Ärzten sehr zum Vorteil der Kreißenden gebraucht werden. Man drückt mit dem Zeige- und Mittelfinger der mit einem sterilen Handschuh bekleideten Hand seitlich vom hinteren Ende des rechten oder linken großen Labiums die Weichteile so ein, als wollte man sie unter den Schambogenast einstülpen. Je nachdem wie weit diese Einstülpung gelingt, läßt sich der Stand des Kopfes ohne weiteres beurteilen. Hebammen, die diesen Handgriff gut beherrschen — und er ist sehr leicht zu erlernen — sind über den Stand des Kopfes im richtigen Bilde und verfehlen demnach auch nicht, den Arzt zum richtigen Zeitpunkt an das Gebärbett zu rufen.

Die Austreibung ist von der Sorge um das Wohlbefinden von Mutter und Kind beherrscht. Zweistündliche Temperaturmessung der Mutter, deren Temperatur krankhafte Ursachen hat, wenn sie 38° axillar erreicht, ist ebenso vonnöten, wie gelegentliches Fühlen des Pulses, der eine mäßige Frequenzerhöhung unter dem Einfluß der gewaltigen Muskelarbeit erfährt. Im allgemeinen überschätze man aber auch höhere Pulsfrequenzen bei organisch gesundem Herz nicht. Gerade neurolabile Frauen sind es, die in dieser Hinsicht dem Unerfahrenen Angst einflößen können, ohne daß ein berechtigter Grund dazu vorhanden ist.

Der Zustand des Kindes läßt sich bei wirklich genauer Kontrolle der Herztöne, die jetzt regelmäßig in kürzeren Abständen von mindestens 15 Minuten, in der letzten Phase der Austreibung aber in Intervallen von nur wenigen Minuten zu erfolgen hat, mit einer solchen Genauigkeit feststellen, daß im Falle drohender Gefahr rechtzeitig eingeschritten werden kann. Die gute alte Regel der Hebammenschule, daß bei normal rotierter Hinterhauptslage und sonst normalem Geburtsablauf das sogenannte „Auslassen der Herztöne", d. h. das ganz unvermutete Absterben des Kindes nicht vorkomme, kann man ruhig gelten lassen, denn es kommen nur ganz seltene Ausnahmen von dieser Regel vor. Das Auslassen der kindlichen Herztöne ist ein Auslassen der Aufmerksamkeit der geburtsleitenden Person. Sind die Herztöne in ihrer Schlagfolge unter 100 in der Wehen*pause* gesunken, wiederholt sich diese Erscheinung in der nächsten Wehenpause, so kommt das Kind in Gefahr und es ist an der Zeit zu entbinden. Die Versuche, schlechterwerdende Herztöne durch Injektion der Mutter mit *Car-*

diazol zu bessern, bzw. durch Einleiten der Narkose (FREY) die Gefahr abzuwenden, haben gewiß als eingeschaltetes Zwischenglied im therapeutischen Programm ihre volle Berechtigung, entheben uns aber nicht dem übergeordneten Ziele, die Entbindung zu beendigen. Dagegen kann man in der Frequenzvermehrung der Herztöne über 160 nur ein „Unbehagen“ der Frucht (L. SEITZ) erblicken, die natürlich sorgfältigste Auskultation erheischt. Man vergesse auch niemals, daß Temperaturerhöhungen der Mutter zur Frequenzsteigerung der kindlichen Herztöne führen, die anstandslos von der Frucht vertragen werden.

Die Bedeutung des Abganges von *Mekonium* soll man keinesfalls unterschätzen. Man muß aber zwischen verschiedenen Formen und Farben des abgehenden Kindspeches unterscheiden. Selbstverständlich ist nur bei Kopflagen der Abgang von Mekonium überhaupt von Bedeutung. Bei Beckenendlagen ist er rein mechanisch bedingt und daher belanglos. Geht bei einer Geburt grünlich gefärbtes Fruchtwasser ab, so beweist dies nur, daß Mekonium vor längerer Zeit ins Fruchtwasser entleert und gelöst wurde. Das ist kein Alarmsignal. Derartiges findet man gar nicht selten bei völlig lebensfrisch geborenen Kindern und recht gewöhnlich bei solchen Geburten, in deren Verlauf Chinin verabreicht worden ist. Ganz anders ist es, wenn im Fruchtwasser *Bröckel* von Mekonium schwimmen, d. h., daß vor kurzem Kindspech entleert wurde, weil die Vagusreizung Darmkontraktionen ausgelöst, also eben erst eine Störung in der Sauerstoffversorgung Platz gegriffen hat. Dieses Zeichen muß man sehr beachten, und im Verein mit Verlangsamung der Herztöne an die Entbindung schreiten.

Nabelschnurgeräusche weisen auf eine Kompression der Nabelschnurgefäße hin und sind, wenn sie dauernd hörbar bleiben, zumindest ein Hinweis auf die allergrößte Aufmerksamkeit. Sie verlangen die Kontrolle des Befindens des Kindes nach jeder Wehe, wenngleich man es oft erlebt, daß sie, obwohl dauernd bestehen bleibend, nicht Ausdruck einer Beeinträchtigung des kindlichen Lebens waren, indem man eine ganz frische Frucht zur Welt kommen sieht. Gelegentlich können sie wohl auch im Herzen der Frucht ihre Entstehungsursache haben. Jedenfalls ist nach dem Blasensprung die Sauerstoffversorgung der Frucht nicht mehr einwandfrei garantiert, weshalb auf die sorgfältigste Kontrolle der Herztöne von Seite der geburtsleitenden Personen das größte Augenmerk zu richten ist.

Wenn der vorliegende Teil am Beckenboden angelangt ist, wird die Kreißende offenbar unter dem Reiz der Dehnung des Durchtrittsschlauches auch ohne ihren Willen zur Mithilfe durch die Bauchpresse gezwungen. Es ist eine Selbstverständlichkeit, daß man die Kraft der Bauchpresse möglichst ausnütze und sie gleichzeitig auf eine kurze Spanne Zeit zur höchsten Entfaltung bringe. Am besten klärt man die Frau über die Wirkung der Bauchpresse auf, indem man sie auffordert, dasselbe zu tun, was getan werden muß, wenn harte Stuhlballen zum Austritt gebracht werden sollen. Wichtig ist nur, daß man dabei auf das Anhalten des Atems nach dem tiefen Einatmen und damit auf den Verschluß der Stimmritze hinweise und das Kinn an die Brust drücken, nicht aber den Kopf erheben und die Frau schreien lasse. Erleichterung bringt es, und Vermehrung der austreibenden Kräfte, wenn die Frau für die Hände und Füße entsprechende Stützen hat. Solche lassen sich überall improvisieren. Es müssen nicht die eigens geschaffenen Zügel eines klinischen Gebärbettes sein, es genügen die aus einem zusammengerollten Leintuch, aus Gurten oder Stricken hergestellten Zügel, in die sich die Frau mit aller Kraft des Oberkörpers hineinlegt, indes sie, was noch wichtiger ist, die Flüsse gegen ein Widerlager anstemmt. Vorteilhaft ist es, wenn der Geburtshelfer beide Hände auf die Knie der Frau legt, welche ihre Beine in Beugestellung hält und nun, während die Frau drückt, gegen ihren Körper von den Knien aus einen festen Widerstand bietet. Auch das Hohlliegen im Kreuz, welches die Kraft des Mitpressens vermindert, kann man leicht durch Stützen des Kreuzes oder durch Einlegen eines derberen Polsters oder eines gerollten Leintuches beseitigen. Die Frau erleichtert sich auch das Mitpressen und damit die Geburt, wenn sie in Rückenlage Knie und Hüften ad maximum beugt, mit ihren Armen die Kniekehlen unterfaßt und gleichzeitig den Kopf auf die Brust drückt — ein Verhalten, das manche Frauen ganz instinktiv einnehmen. Dazu kommt, und das ist von größter Bedeutung, der ermunternde Zuspruch nach jeder Wehe mit der Versicherung, daß die Geburt sichtliche Fortschritte mache und die Aufforderung, in der Wehenpause sich ruhig zu verhalten und wieder Kräfte zu schöpfen.

Ist es so weit, daß die Frucht sich anschickt, einzuschneiden, so ist bei der Mehrgebärenden in kürzester Zeit das Durchschneiden zu erwarten, indes es bei der Erstgebärenden noch einer Reihe kräftiger Wehen bedarf, ehe der Schädel durchtritt. In unseren Landen ist die Rollenverteilung nun einmal so, daß der Dammschutz, der jetzt in seine Rechte tritt — bei der Erstgebärenden, wenn der Schädel dauernd sichtbar bleibt, bei der Mehrgebärenden, wenn er zum ersten Mal sichtbar wird —, im wesentlichen Sache der Hebamme ist. Nachdem nun einmal schulmäßig die Hebamme weit besser als der Arzt im Dammschutz geübt ist, ist es nicht einzusehen, warum sie nicht auch bei der von Ärzten geleiteten Geburt diese Tätigkeit ausüben soll. Sie besteht in der Sorge für langsame Dehnung des Dammes, Verhütung des ungestümen Herauspressens, Zurückdrängen der breiten Stirne zugunsten des unter den Schambogen kommenden Hinterhauptes und schonender Entwicklung erst der vorderen, dann der hinteren Schulter. Aufgabe des Arztes ist es — wenn er die Prinzipien des richtigen Dammschutzes kennt —, Fehler abzustellen, im übrigen aber zu beachten, ob der vordringende Kopf den Damm nur so wenig belastet, daß seine Unversehrtheit zu erwarten steht oder nicht. Darum muß er mit der Schere in der Hand oder auch mit dem geknöpften Messer zur Entlastung des etwa reißenden Dammes bereit sein.

An dieser Stelle müssen einige Bemerkungen über die *Episiotomie*, ihre Berechtigung und Notwendigkeit eingeschaltet werden. Auch sie hat ihr Indikationsgebiet und die grundsätzliche Episiotomie, gar die bei einem elastischen, nicht zu hohen Damm, bei normal großem Kinde, richtig geformten weiten Schambogen und tadellosem Einpassen des Hinterhauptes in diesen, ist nicht berechtigt. Notwendig wird sie, wenn einer dieser Faktoren, die genannt wurden, den Damm über Gebühr belastet, gar wenn der kindliche Kopf groß ist oder wenn sich am Blaßwerden des gedehnten Dammes zeigt, daß er nicht Widerstand leisten und einreißen werde. Mit sehr viel Geduld, Ruhe und guter Technik kann man vielfach das langsame Vortreten des Kopfes in maximalster Beugung und damit mit geringster Belastung des Dammes so durchführen, daß eine *äußere* Verletzung des Dammes unterbleibt. Ob aber dann nicht der Musculus levator ani in seinen vorderen Partien — unserem Auge unsichtbar — über Gebühr belastet und vielleicht sogar von seinem Ansatz am Beckenknochen teilweise gelöst wird, ist eine andere Frage, die man für manche Fälle späteren Prolapses bei intaktem Damm im Sinne dieser Möglichkeiten ohne weiteres zugeben muß. Man wird daher den Dammschutz nicht über Gebühr treiben, um der Episiotomie auszuweichen, man wird vielmehr überall dort, wo man den Eindruck einer besonderen Belastung des Dammes gewinnt, die Episiotomie ausführen. Am besten entlastend, und zwar symmetrisch auf beide Schenkel des Levator rechts und links von der Mittellinie wirkt die mediane Episiotomie. Ganz abgesehen davon gibt sie die besten Heilungsverhältnisse, weil sie in der Raphe perinei liegt. Die Möglichkeit, daß sie weiter reiße und damit zum kompletten Dammriß führe, muß zugegeben werden, weshalb größte Sorgfalt in der Entwicklung des Kopfes und der Schultern unbedingt notwendig ist. Darum kann man es durchaus verstehen und muß es sogar befürworten, wenn laterale Episiotomien aus diesen Gründen von vielen Ärzten vorgezogen werden. Das ist dann um so begreiflicher, wenn der Arzt mit einer Hebamme arbeitet, mit der zu arbeiten er wenig oder keine Gelegenheit hatte und wenn er selbst am Dammschutz aktiv nicht teilnimmt. Aus dieser Schwierigkeit, sich zwischen medianer und lateraler Episiotomie zu entscheiden, ist vielleicht ein vermittelnder Ausweg der beste. Man mache eine nur wenig schräg verlaufende, nicht direkt auf den Tuber ischii abzielende Scheiden-Damm-Inzision, welche mit der medianen Episiotomie den Vorteil der besseren Heilungstendenz und die bessere Entlastung des Levator gemeinsam hat; nur muß man bei dieser leicht lateral verlaufenden Episiotomie die Schere ziemlich nahe, ja fast in der Mittellinie des maximal gespannten Dammes ansetzen und nur die Spitze nach der Seite drehen. Setzt man die Branchen der Schere von vornherein stark seitlich an, kommt es zu einer breit aufklaffenden seitlichen Episiotomie, die schlecht genäht oder infiziert, mit einer Narbe ausheilt, die das Genitale zum Klaffen bringt.

Vielfach sind die Ärzte geneigt, einen etwa zögernden Durchtritt des Kopfes durch Episiotomie im Verein mit *intravenöser Injektion* eines *Pituitrinpräparates* zu beseitigen Es kann nur davor gewarnt werden, eine solche i. v. Pituitrininjektion selbst mit ausgiebiger Episiotomie bei einer Erstgebärenden *vorzeitig* zu machen. Wenn man sich dazu entschließt, tue man es bei der Erstgebärenden nur, wenn es nur mehr *einer* Wehe bedarf, um den normal rotiert in der Vulva *dauernd sichtbaren Kopf* über den Damm zu bringen. War der Kopf noch nicht so weit vorgerückt, kann die intravenöse Injektion bei breiten Episiotomien und selbst bei Anwendung eines kräftigen KRISTELLERschen Handgriffes nicht imstande sein, den kindlichen Kopf zum Austritt zu bringen und das Kind kann asphyktisch zugrunde gehen. Es sei auch hier bemerkt, daß die so beliebte Episiotomie zusammen mit der intravenösen Pituitringabe selbst bei am Beckenboden befindlichem Schädel auch dann nicht die Methode der Entbindung ist, wenn das Kind bereits Zeichen ausgesprochener Schädigung aufweist. In solchen Fällen ist die einfache Beckenausgangszange für das Kind entschieden schonender (vgl. S. 274).

Die KRISTELLERsche Expression des Fötus ist eine die letzte Phase der Geburt wirksam unterstützende Maßnahmen. Von ihr macht man auch dann nach Geburt des Kopfes Gebrauch, wenn beim Durchtritt der Schultern Schwierigkeiten entstehen. Genügt auch dies nicht, so soll man durch vorsichtiges Senken des in beide Hände genommenen Kopfes die vordere Schulter und nach deren völliger Entwicklung durch sanftes Erheben die hintere Schulter über den Damm leiten.

In der Austreibungsperiode sind die *Schmerzen* der Kreißenden im allgemeinen bis zum Ein- bzw. Durchschneiden des Schädels vielfach weit erträglicher als die gegen das Kreuz zu wirkenden Schmerzen der Eröffnungsperiode. Zu ihrer leichteren Erträglichkeit kommt noch das nicht zu unterschätzende Bewußtsein des baldigen Geburtsendes und das vom Arzt vielfach verheißene Versprechen der Linderung der letzten Geburtsschmerzen beim Austritt des Kindes. Das führt uns dazu, auch hierüber einiges auszuführen.

Während der Austreibung können wir einer effektvollen Linderung des Geburtsschmerzes nicht das Wort reden. Dagegen wird man den Wunsch der Kreißenden nach Beseitigung der ärgsten, beim Durchtritt des Schädels durch die Enge des Musculus bulbocavernosus entstehenden Wehenschmerzen nicht ablehnen. Wir meinen damit, daß es durchaus berechtigt ist, wenn diese letzte Phase in einer kurzdauernden Allgemeinbetäubung durchgeführt wird, wenn die Kreißende darnach verlangt. Sie soll nicht früher einsetzen, bevor nicht der Geburtshelfer sozusagen Herr des Kopfes ist, d. h., den Austritt desselben beherrscht. Dann ist die Stirne bereits am Hinterdamm. Jetzt läßt man die Kreißende, die begierig das Narkotikum einatmet, *Äther* atmen, der bei der heutigen Ausbildung der Ärzte in der Narkose doch dem weit geringere Mengen erfordernden und auch rascher wirksamen *Chloroform*, aber auch einer *Chloroform-Äthermischung* mit Rücksicht auf die völlige Gefahrlosigkeit vorzuziehen ist. Ebenso kann man sich des ausgezeichnet wirkenden *Chloräthyl* in der Weise bedienen, daß man auf eine etwa 8fach zusammengelegte Gaze das *Chloräthyl* nicht spritzt, sondern auftropft. Der in kürzester Zeit entstehende Rausch genügt, um den Kopf zur Entwicklung zu bringen, vorher eine etwa notwendig werdende Episiotomie anzulegen, ohne daß die Frau es wahrnimmt, und, falls die Durchtrittsnarkose mit Äther gemacht wurde, allenfalls auch noch rasch die eine oder andere Dammnaht zu setzen. Wenn natürlich eine Frau stark genug ist, auch diese Schmerzen der Durchtrittsphase durchzustehen, und — wie man es nicht selten erlebt — ausdrücklich den Wunsch äußert, den ersten Schrei des Kindes zu hören, wird man auch die Durchtrittsnarkose niemanden aufdrängen; sie aber grundsätzlich abzulehnen, wäre zu viel verlangt, zumal die Schmerzempfindung bei verschiedenen Frauen verschieden groß und je nach der Dauer der Geburt und den Körperkräften auch die Toleranz gegen Schmerzen eine verschiedene ist.

Auf dem Wiener Boden hat sich der geburtshilfliche Dämmerschlaf niemals dauernd behauptet. Es ist von der Seite der Wiener Schulen über Nachprüfungen der verschiedenen angegebenen Methoden nicht hinausgegangen worden. Ohne die Verdienste von GAUSS, KROENIG, SIEGEL u. v. a. schmälern zu wollen, muß doch an dieser Stelle darauf hingewiesen werden, daß der Dämmerschlaf nur eine der Krankenanstalt vorbehaltene, von geschulten Pflegerinnen und erfahrenen Ärzten zu leitende Methode darstellt, die, abgesehen von ihren Versagern, eine größere Reihe von Gegenanzeigen hat, Gegenanzeigen, die eigentlich die gesamte Pathologie der Geburt betreffen. Nur normale Fälle eignen sich, und auch diese erst bei einem schon beachtlichen Fortschritt der Geburt für den Dämmerschlaf, so daß schon in dieser unbestrittenen Tatsache, ganz abgesehen von der Geburtsverzögerungsmöglichkeit und der doch nicht wegzuleugnenden Möglichkeit der Gefährdung des Kindes, hierin ein wesentlicher Nachteil liegt. Eine Erstgeschwängerte soll man erst in den Dämmerschlaf bringen, wenn der Muttermund mindestens auf 5-Markstück-Größe erweitert ist, die Wehen regelmäßig und kräftig sind und der Kopf den Beckeneingang bereits passiert hat. Ist aber eine Kreißende einmal so weit, so gelingt es, gar wenn der Arzt am Gebärbett anwesend ist und der Frau außer durch seinen Zuspruch auch rein mechanisch in der geschilderten Weise die Wehen erleichtert, sie so weit zu bringen, daß sie bis zum Durchschneiden des Kopfes durchhält. Damit kürzt sie sich selbst die Geburt ab, zumal man heutzutage unbedenklich bei etwas schwächerwerdenden Wehen mit einer kleinen *Thymophysingabe* (2 bis 3 V. E.) nachhelfen kann. Daß bei Erschöpfung der Kreißenden, aber auch schon bei starker Ermüdung derselben eine *Morphininjektion (0,015)* von wohltätigstem Einfluß auf die Kreißende ist und ihr nach kurzer Wehenpause geradezu neue Kräfte verleiht, wird an anderer Stelle (s. S. 273) breiter ausgeführt, wo über die Wehenmittel gehandelt wird. Hier soll nur diese Möglichkeit angedeutet werden, weil nur die physiologische Geburt an dieser Stelle Besprechung findet.

Verfahren, welche bei Erhaltung des Bewußtseins der Kreißenden durch *Leitungsanästhesie* den Geburtsschmerz lindern, sind nicht Allgemeingut der Ärzte, ja nicht einmal der geburtshilflichen Anstalten geworden. Die Paracervicalanästhesie, die, von GELLERT für die Eröffnungsperiode ausgearbeitet, den Schmerz ausschalten und diese selbst beschleunigen soll, hat nur 2 Stunden Wirkungsdauer und erfordert Übung und Technik, abgesehen davon, daß sie wegen ihres örtlichen Angreifens bei Fluor zu Infektion führen kann.

In der Austreibung kann von lokalanästhetischen Verfahren die technisch leichtere Pudendus-Coccygeusanästhesie angewendet werden, welche neben der Schmerzempfindung auch die Straffheit des Beckenbodens herabsetzt und dadurch Dammverletzungen seltener macht. Mit $^1/_2$- *bis $1^0/_0$iger Novocain-*[1] *oder $0,05^0/_0$iger bis $1^0/_{00}$iger Perkainlösung* anästhesiert man von der Spina ischiadica aus die Pudendusäste, indem man jederseits 10 bis 20 ccm der Lösung in verschiedener Richtung spritzt. Um auch den Plexus coccygeus auszuschalten, setzt man zwischen Steißbeinspitze und Mastdarm in der Mittellinie unter langsamem Vorschieben der Nadel entlang dem Steißbein nochmals ein Depot von 5 ccm der Lösung. Auch dieses Verfahren hat den Nachteil, daß es einen örtlichen Eingriff darstellt, zu dem, wie die Erfahrung lehrt, namentlich in praxi privata die Frauen ungleich schwerer sich verstehen, als zur Verabreichung der Durchtrittsnarkose. v. JASCHKE hat aber mit diesem Verfahren ausgezeichnete Anästhesien erzielt und im Verein mit der Injektion von *Narcophin* (Morphin-Narcophinmeconat mit $33^0/_0$ Morphiumgehalt) zu 1 ccm oder durch Verabreichung von *Amnesin* ($^1/_2$ ccm), einer Mischung von *Narcophin* mit *Chinin*, welches in dem geburtshilflichen Dämmerschlaf Verwendung findet, vielfach weitgehende Schmerzausschaltung erreicht. Die Pudendusanästhesie hat den Vorteil, daß sie, am Ende der Austreibungsperiode angewendet, auch für instrumentelle Entbindungen und eine Versorgung der Episiotomie ausreicht, besonders, wenn sie mit Perkain gemacht wird. Man verwendet entweder die fertige $1^0/_{00}$-Lösung, die in Ampullen vorrätig ist, oder aber bereitet sich dieselbe durch Auflösung einer Tablette à 0,05 g in 50 ccm destilierten Wassers (LITTEN).

Die Narkose à la reine ist und bleibt ein ausgezeichnet dosierbares, von den Frauen gerne akzeptiertes Schmerzlinderungsmittel, welches, nicht zu früh angewandt, die Wehentätigkeit so gut wie nicht beeinflußt, dafür aber den heftigsten Schmerz, den Durchtrittsschmerz, beseitigt. Mit ihr können andere Methoden wegen ihrer Umständlichkeit nicht oder kaum konkurrieren. In letzter Zeit hat eine verhältnismäßig einfache Methode der *Lachgasbetäubung* hierorts am Gebärbett Fuß gefaßt, nämlich die Schmerzlinderung mit dem MIN-

---

[1] 4 Tabletten à 0,125 Novocain + 0,000125 Suprarenin ergeben, in einem sterilen Glaskolben, die $^1/_2^0/_0$ige Lösung.

NITTschen Apparat. Den kleinen, leicht beweglichen Apparat für die analgetische Wirkung bedient die Frau selbst, weil sie höchstens benommen wird, aber bei Bewußtsein bleibt, während in der letzten Phase der Austreibung ihn der Arzt bedient. Zu Beginn jeder Wehe werden einige tiefe Atemzüge bei fest aufgedrückter und mit dem Finger verschlossener Maske gemacht. Nach der Wehe wird die Maske abgenommen. Der Vorteil des Apparates ist, daß die Anwendung zwischen wenigen Minuten und Stunden schwanken kann. Auch hier kommen natürlich minder gute Erfolge und auch Versager zur Beobachtung, doch ist das Verfahren ganz ungefährlich und hat den Vorteil der Erhaltung des Bewußtseins der Gebärenden und damit des Erlebnisses der Geburt. Der Nachteil ist der ziemlich teuere Preis des Lachgases. Auch mit wenigen ($1^1/_2$ bis 3) ccm *Eunarcon* i. v. läßt sich eine gute Durchtrittsnarkose erzielen (RAVE, VOGT).

Wenn man die Wehen in ihrer Kraft richtig beurteilt und eine entsprechende Schätzung dafür hat, wie lange es im Einzelfalle noch dauern dürfte, bis der völlig eingetretene Kopf zum Durchschneiden kommt, kann man sich mit großem Vorteil der wohltätigen Wirkung einer *Morphiuminjektion* in der Gabe von 0,02 g in dieser Phase der Geburt nach dem Vorgang von GUGGISBERG bedienen. Man sieht, daß die Schmerzempfindung weitgehend ausgeschaltet und die Wehentätigkeit trotzdem nicht merklich nachläßt. Im Gegenteil, durch die Minderung des Schmerzes gewinnen sogar die Wehen an Wirkung. Macht man aber die Injektion zu früh, kann man Erlahmen der Wehenkraft erleben. Nach mehrfach vorliegenden Erfahrungen wirkt eine Kapsel *Duochin* (Chinin, Skopo-Somnacetin, Pyrasulf) bei Erstgebärenden zu Beginn der Preßwehen, bei Mehrgebärenden etwas früher, sehr gut schmerzlindernd, ebenso das *Hemypnon* von HÜSSY (Tabletten aus Heroin-Dial 0,005 und 0,5 Chloreton bestehend).

Die Linderung des Geburtsschmerzes bedarf nach Verf.s Anschauung bei normalen Fällen jener Verfahren, welche das Bewußtsein ausschalten, nicht. Dagegen sind in der Eröffnungsperiode alle Analgetica, welche gleichzeitig die Eröffnung der Cervix erleichtern und den Schmerz mildern, ebenso wünschenswert, wie die Zufuhr geringer Dosen von Hypophysenhinterlappenpräparaten (s. S. 270), falls die Geburt einen gewissen zögernden Fortschritt nimmt. Die Verkürzung der Geburtsdauer, in mäßigen Grenzen gehalten und keineswegs in jedem Falle forciert, stellt im Verein mit einer Durchtrittsnarkose das beste und verläßlichste, Mutter und Kind in keiner Weise belastende Verfahren dar, welches für normale Geburten bei Frauen mit gesunder Veranlagung kein Zuwenig an Schmerzlinderung bedeutet. *Dagegen ist es inhuman, operative Entbindungen ohne die Wohltat der Narkose durchzuführen*, ja auch die Versorgung von Dammrissen und Episiotomien bedarf zumindestens einer örtlichen Betäubung. Dazu eignet sich die *$1^0/_0$ige Novokainlösung* ausgezeichnet oder die *$1^0/_{00}$ige Percainlösung*, die in Ampullen zu 30 ccm im Handel ist.

Wann soll man einen Dammriß, bzw. eine Episiotomie nähen? Es ist gar kein Zweifel, daß die nach Vollendung der III. Geburtsperiode durchgeführte Naht den ganz großen Vorteil hat, daß sie die *letzte* Manipulation am Genitale der Frau vorstellt, wenn sie in diesem Zeitpunkt gemacht wird. Und ebenso fraglos ist es, daß eine unmittelbar nach der Geburt des Kindes angeschlossene Dammnaht einer schweren Belastung ausgesetzt wird, vielleicht sogar geöffnet werden muß, wenn in der III. Geburtsperiode operative Maßnahmen, wie Plazentalösung, Austastung, notwendig werden. Mein Lehrer PEHAM hielt das Nähen vor Abgang des Fruchtkuchens für einen schweren Fehler, eine Anschauung, die vieles für sich hat, der aber nicht alle Geburtshelfer beipflichten. Namentlich dann, wenn eine Frau in Narkose entbunden wurde, ist es ein großer Vorteil, wenn man diese Narkose fortsetzen und sofort die Naht an die Geburt anschließen kann. Muß man aber wegen Schwierigkeiten der Plazentalösung eingreifen, kann es geschehen, daß man bei einer ausgiebigen Naht alle Nähte lüften, also zweimal nähen muß, oder, wenn man das nicht tut, die Naht mechanisch leicht so stark irritiert, daß sie per secundam heilt. Wenn man bei gesunden Erstgebärenden und bei Frauen überhaupt, in deren Anamnese nichts auf eine durchgemachte Endometritis (Curretements!) oder vorangegangene Plazentalösungen hinweist, gleich post partum näht, wird man kaum Schwierigkeiten mit der III. Geburtsperiode haben. In solchen Fällen kann man wohl vor Abgang der Plazenta nähen. In allen anderen, in denen man auch nur vermutungsweise mit der Möglichkeit einer abwegigen Nachgeburtsperiode rechnen muß, unterlasse man besser die Naht vor Abgang des Fruchtkuchens.

Nachgeburtsperiode.

Obwohl heutzutage unsere Anschauungen über das beste, ja das einzig richtige Verhalten des Arztes in der Leitung der Nachgeburtsperiode völlig geklärt sind, werden gegen die Regeln immer wieder Verstöße begangen. Sie sind um so bedenklicher, als sie geeignet sind, eine glücklich entbundene Mutter in schwere Gefahren, sei es die der Verblutung, sei es die eines fieberhaften Wochenbettes zu stürzen. Und doch bedarf es für die regelrechte Leitung der normalen Nachgeburtsperiode so gut wie gar nichts als des Wissens darum, daß man sich rein zuwartend und beobachtend zu verhalten hat. Etwa 5 Minuten nach Abgang der Frucht sieht und fühlt man die halbkugelige Gebärmutter etwa mittwegs zwischen Nabel und Schoßfuge. Sie ist halbkugelig, weil sie in sich die ungelöste Plazenta beherbergt. Im Verlauf von etwa 30 Minuten, bei Mehrgebärenden dauert es öfter etwas länger, vollzieht sich die Lösung des Fruchtkuchens unter Einfluß der Nachwehen und des entstehenden retroplazentaren Hämatoms mit dem sichtbaren Effekt, daß nach Ablösung der Plazenta von ihrer Haftfläche der Uterus über den Nabel hinauf, zufolge der Rechtslage des Uterus, meist nach dem rechten Rippenbogen zu steigt und auf Grund der Lösung des Fruchtkuchens in seiner Form sich ändert, nämlich schmäler und kantig wird, weil eben die Gebärmutterwände sich einander nähern können, nachdem sie die Plazenta in den Durchtrittsschlauch entlassen haben. Ist also der Stand des Fundus uteri bei der geschilderten Form der Gebärmutter 2- bis 3fingerbreit über dem Nabel zu finden, dann ist der Fruchtkuchen gelöst. Dieselbe Stellung findet man höchstens noch dann, wenn sich bei nur teilweise gelöster Plazenta Blut im Fundus angesammelt hat, ein Verhalten, bei dem aber naturgemäß der Uterus halbkugelig und prall bleibt. Man hat also nichts zu tun, als diesen Stand des Fundus in Ruhe abzuwarten, allenfalls den Beweis der Lösung der Plazenta sich auch noch durch eine zweite Beobachtung vor Augen zu führen, nämlich durch Eindrücken der Hand oberhalb der Schoßfuge auf den Uterus. Bei nichtgelöstem Fruchtkuchen zeigt sich bekanntlich, daß die Nabelschnur nach innen sich zurückzieht, weil eben der Fruchtkuchen noch im Fundus haftet, bei gelöster bleibt sie an Ort und Stelle, weil der Druck auf das untere Uterinsegment zwar den Fundus hebt, aber mit ihm nicht mehr die Plazenta, da sie sich nicht mehr in ihm befindet. Es ist also nichts einfacher, als diese Zeichen wahr zu haben, um die Nachgeburtsperiode in dieser Weise zum größten Vorteile der Mutter zu leiten. Eine geringe Lösungsblutung darf uns nicht zu überstürzten Maßnahmen verleiten, auch ewiges Befühlen des Uterus ist überflüssig. Der Blick auf das Gesicht mit seiner normalen Farbe, ein Griff nach dem gleichmäßig gut gefüllten Puls und das Lüften der Decke von Zeit zu Zeit im Verein mit einem sanften Auflegen der Hand auf den Grund der Gebärmutter genügen vollauf, alles Regelwidrige rechtzeitig zu erkennen. Dazu gehört noch, daß man unmittelbar post partum der Entbundenen eine Wattevorlage so vor die Vulva lege, daß diese nach hinten zu möglichst weit hinaufreicht. Bei einer so liegenden Vorlage nämlich kann das Blut nicht gesäßwärts und nicht ins Bett fließen, sondern muß, gar wenn man die Gesäßbacken beim Anlegen dieser Vorlage nach abwärts gestrichen hat, sich vor der Vulva, bzw. vor dem Schambein ansammeln. Dann genügt ein einziger Blick, um die abgegangene Blutmenge in ihrer Größe richtig zu schätzen und sich darnach zu richten.

Ist der Fruchtkuchen tatsächlich gelöst, genügt es, durch sanftes Auflegen der Hand auf die kontrahierte oder durch leichte Reibungen in Kontraktion gebrachte Gebärmutter ihn zum Abgange zu bringen. Allenfalls kann man sich dazu auch des BAERschen Handgriffes (leichtes Erhebenlassen der Frau unter gleichzeitigem Zusammenfassen der Musculi recti) bedienen. Alles andere in der Nachgeburtsperiode ist vom Übel. Verf. lehnt auch die grundsätzliche Prophylaxe der Nachgeburtsperiode mit Hypophysenhinterlappenpräparaten oder Ergotin ab. Jedes Medikament hat seine Indikation; zugegeben, daß man sie etwas weiterfassen kann, eine durchaus normal verlaufene Geburt mit normal großem Kind, weder abnorm langer noch abnorm kurzer Dauer, ohne Fiebersteigerung usf., bedarf einer grundsätzlichen Vorbeugung einer Nachgeburtsblutung nicht (s. auch S. 333). Ganz anders, wenn eine Mehr- oder Vielgebärende, bei der erfahrungsgemäß in der Nachgeburtsperiode stärkere Blutungen aufgetreten sind, zu behandeln ist. Selbstverständlich auch dann, wenn pathologische Zustände vorliegen und wenn wir wissen, daß sie zu gefährlichen Zufällen in der Nachgeburtsperiode führen können. Ebenso ist es richtig, daß man bei operativen Entbindungen grundsätzlich den Tonus der Gebärmuttermuskulatur schon während der Entbindung hebe, was durch eine prophylaktische *Ergotin*gabe, beispielsweise vor Anlegung der Zange (1 ccm i. m.) oder auch, wie es andere tun, durch eine *Pituitrininjektion* geschieht (s. S. 275). Verf. hat es mehrfach gesehen, daß in normalen Geburtsfällen aus Überängstlichkeit und Polypragmasie unmittelbar post partum sogar intravenös Pituitrin gespritzt wurde, mit dem Erfolge, besser gesagt dem Mißerfolge, daß ein Krampf des Muttermundes mit Inkarzeration des Fruchtkuchens entstand und die Lösung der Plazenta auf große Schwierigkeiten stieß, bzw. manuell in Narkose erfolgen mußte.

Alles was in die pathologische dritte Geburtsperiode gehört, wird im Kapitel Geburtsblutungen, S. 332 erörtert. Daß die Besichtigung des Fruchtkuchens auf seine Vollständigkeit und die der Eihäute auf ein etwa in denselben verlaufendes und abgerissenes Gefäß mit Rücksicht auf eine Nebenplazenta auf das allersorgfältigste geschehen muß, bedarf keiner Begründung, da jedem Arzte bekannt ist, welch fürchterliche Folgen ein zurückbleibender Plazentarest haben kann. Man mache es sich zur Regel, den Fruchtkuchen nicht auf den Händen der Hebamme zu betrachten, sondern immer auf einer horizontalen Unterlage, weil man nur so eine entsprechende genaue Übersicht über ihn gewinnt. Wie vorteilhaft die Anstellung von Proben auf die Vollständigkeit des Fruchtkuchens ist, ist S. 401 erörtert.

Behandlung der Asphyxie.

Die Versorgung des gesunden Neugeborenen, seine Säuberung, das Fahnden nach Mißbildungen, die provisorische und die definitive Versorgung des Nabelstrangrestes, die unumgänglich notwendige Augenprophylaxe soll hier nicht erörtert werden. Einzig und allein die Maßnahmen, die zur Behebung einer Asphyxie notwendig sind, finden hier kurz Erwähnung. Die blaue Asphyxie gibt uns im allgemeinen keine unlösbaren Schwierigkeiten auf. Das ganze Gehaben des Kindes, vor allem der Turgor der Muskulatur und der gute, weder übermäßig frequente noch besonders langsame Herzschlag zeigen uns, daß das Kind in keiner großen Gefahr ist. Das Neugeborene sieht beim blauen Scheintod so aus wie ein lebendes, dem die Atmung fehlt. Beim blassen hingegen wie ein totes, bei welchem noch ein Herzschlag besteht (PISKACZEK), eine ausgezeichnete Definition, welche alles sagt. Das erste ist, daß man Mund und Nase von Schleim reinigt. Pulsiert die

Nabelschnur, so nabelt man das Neugeborene noch nicht ab. Sehr häufig kommt in den nächsten Augenblicken von selbst die Atmung in Gang. Wenn aber diese auf sich warten läßt, nabelt man rasch ab und nimmt das Kind an beiden Fersen, mit dem Kopf nach abwärts, damit aspirierte Massen abfließen können. Man klopft auf das Gesäß und den Rücken, womit man den Abgang dieser Schleimmassen einerseits befördert, anderseits einen Reiz setzt. Genügt dies nicht, bringt man das Kind sofort in das bereitstehende Bad, das 37⁰ C warm sein muß. In diesem wird aus einem Kännchen oder Glas auf die Herzgegend des Kindes von Zeit zu Zeit ein Strahl kalten Wassers geschüttet, ein weiterer ausgezeichneter Reiz. Klopfen und Reibungen der Brust und des Rückens sind weitere Maßnahmen. Führen diese nicht zum Ziel, beginnt man mit der künstlichen Atmung, die man in der Form des Hebens und Senkens des Beckens vorteilhafterweise auch an dem im Bade befindlichen Kinde machen kann, während man die künstliche Atmung nach Art der nach SYLVESTER außerhalb des Bades an dem in einem warmen Leintuch liegenden Kind vornimmt. Heben und Senken des Beckens wird praktisch am besten so ausgeführt, daß man im Bade das Kind auf den linken Vorderarm mit dem Nacken ruhen hat, indes die rechte Hand, beide Füßchen umspannend, die gebeugten Knie gegen das Zwerchfell drückt und dadurch den Brustraum verkleinert, sodann die Beine wieder streckt, damit die Brusthöhle erweitert und die Luftaspiration erzeugt wird. Man macht dieses Manöver etwa 10mal. Noch leichter ist es an dem auf einem Tische liegenden Kinde auszuführen, in welchem Falle man vorteilhaft ein zu einer Rolle zusammengerolltes Handtuch unter den Nacken legt, um den Kehlkopf freizuhalten. Eine einfache, leistungsfähige Methode ist das rhythmische Beklopfen der Herzgegend mit den pfötchenförmig zusammengelegten Fingerspitzen nach OGATA. Kitzeln der Nasenöffnungen mit einer Hühnerfeder, *vorsichtiges Einblasen* von Luft durch den *Mund* des Geburtshelfers sind weitere Maßnahmen. Alle diese Methoden sowie die gleich zu erörternde künstliche Atmung durch Heben und Senken der Arme sind nur dann folgerichtig und haben nur dann einen Zweck, wenn *immer* und *immer wieder* durch Aspiration von Schleim mit dem Kugelaspirator nach möglichst restloser Freilegung der Respirationswege getrachtet wird. Man ist erstaunt und hält es oft für gar nicht möglich, daß der Trachealraum so enorme Massen von Fruchtschleim enthält, wie sie durch wiederholtes Aspirieren immer wieder herausbefördert werden. Nach unserer Erfahrung hat sich die Benützung der weichen, schmiegsamen Aspiratoren als vollkommen genügend erwiesen. Die Verwendung starrer Apparate hat wiederholt zu Verletzungen geführt, ohne daß sie offensichtlich mehr leisten. Nebenbei bemerkt, gibt es Geburtshelfer, die überhaupt jede Aspiration jenseits des Kehldeckels ablehnen, wie KERMAUNER, ohne daß sie eine höhere Frequenz des Kindestodes an Asphyxie aufzuweisen hätten. In der Betreibung der künstlichen Atmung kann man nicht geduldig genug sein. Nachdem man es mit dem Heben und Senken des Beckens versucht hat, übe man die Art der Wiederbelebung, wie sie bei scheintoten Erwachsenen vorgenommen wird. An der in Rückenlage befindlichen Frucht werden die an den Ellbogen gefaßten Ärmchen nach aufwärts und auswärts gestreckt, wodurch die Einatmung erzielt wird, hierauf in Beugung gesenkt und an den Rippenbogen angepreßt, wodurch die Ausatmung erzeugt wird. Nach etwa zehn derartigen Übungen wird das Kind neuerdings ins warme Bad gebracht, in dem es wiederum mit eiskaltem Wasser übergossen wird. Selbstverständlich kann man auch zwei Töpfe bereit halten, einen mit warmem Wasser und daneben einen mit kaltem Wasser, in welchen man das Kind rasch taucht. Man vergesse ja nicht, warme Tücher bereit zu stellen, in die man das Kind unmittelbar nach dem Bade einhüllt, damit es nicht zu stark auskühle. Das ist bei Frühgeburten manchmal so gefährlich, daß sie an dieser Abkühlung infolge einer alsbald einsetzenden Lungenentzündung zugrunde gehen. Aber auch geschädigte Kinder, die reif sind, darf man der Abkühlung nicht zu lange aussetzen.

Daß man die Wiederbelebungsversuche bei der Asphyxia pallida gelegentlich eine endlos langscheinende Zeit durchführen muß, solange eben noch ein Herzschlag nachweisbar ist, beweisen jene staunenswerten Fälle, wo scheinbar vollkommen verloren geglaubte Kinder sich nachher erholt haben.

Für den erfahrenen Arzt und eine erfahrene Hebamme ist im übrigen die Prognose des weißen Scheintodes im Laufe der Wiederbelebungsmaßnahmen gewöhnlich mehr minder deutlich nach der einen oder der anderen Seite zu entscheiden. Bleibt der Tonus der Muskulatur, namentlich des Mundes, aber auch der Gliedmaßen schlaff, klafft der After des wachsbleichen Kindes, dann ist die Lage gefährlich. So und so oft ist man im Zwiespalt, ob man es mit einer echten Asphyxie oder nicht vielmehr mit einer durch die Geburt bedingten *Schädelverletzung* zu tun habe. Dieser Zwiespalt ist um so tragischer, als beim Schädeltrauma größere Aktivität in der Wiederbelebung sehr leicht eine bestehende Hirnblutung vergrößern kann. Hat man den Eindruck, daß ein Schädeltrauma vorliegt, sieht man vielleicht einen Nystagmus, ungleiche Pupillen, auffallend weite Pupillen, so mache man alle Wiederbelebungsversuche besonders zart. Tieflagern des Kopfes, Aufhängen des Kindes an den Füßen kann in solchen Fällen die Hirnblutung durch weitere Stauung nur vermehren. Darum lagere man das Neugeborene mit erhöhtem Kopf. Man lasse in solchen Fällen auch von der Injektion jener Mittel ab, welche den Blutdruck steigern *(Coffein, Cardiazol, Hexeton)*. Die Injektion von 3 bis 5 ccm *Blut*, der Armvene der Mutter entnommen und in die Glutaealmuskeln des Kindes gespritzt, kann zwecks Hemmung der Hirnblutung versucht werden, ebenso die von *Clauden, Kalk, Serum*.[1] Gegen die Krämpfe subkutane Injektion von 2 bis 3 ccm einer 10%igen *Magne-*

---

[1] Gebrauchsfertige Ampullen zu 5 und 10 ccm der *Behringwerke*.

siumsulfatlösung. Beim unkomplizierten Scheintod auf dem Boden der vorzeitigen Sauerstoffverarmung wendet man mit Vorteil *Coramin, Lobelin und Neospiran* an. 3 mg Lobelin, entsprechend einer der gebrauchsfertigen Phiolen, oder $^{1}/_{4}$ bis $^{1}/_{2}$ Phiole von Neospiran sind geeignet, die Atemtätigkeit günstig zu beeinflussen. Man vergesse aber nicht, daß es bei diesen Mitteln etwa 3 bis 5 Minuten dauert, allenfalls länger, bis sie ihre Wirkung entfalten. Mittlerweile muß man durch künstliche Atmung und die genannten Maßnahmen an der Wiederbelebung des Kindes unentwegt arbeiten. So oft es Verf. versuchte, ein verloren scheinendes Kind durch intracardiale *Adrenalininjektion* ($^{1}/_{2}$ ccm der $1^{0}/_{00}$igen Lösung) zu retten, es ist ihm niemals gelungen.

Behandlung der Regelwidrigkeiten der Fruchtwassermenge und des Blasensprungs.

Hydramnion.

Der Befund einer das Normalmaß beträchtlich überschreitenden Fruchtwassermenge hat immer etwas Unheimliches. Zunächst muß man unwillkürlich an eine Mißbildung der Frucht denken, denn die Mehrzahl der Fälle von Hydramnion findet sich bei mißbildeten oder kranken Föten, wie solchen mit Spaltbildungen, Störungen des Plazentarkreislaufes, Mißbildungen des Herzens usw. Unschuldig ist die Erscheinung, wenn Zwillinge — besonders sind es eineiige — festgestellt sind. Weit seltener liegt die Ursache der übermäßigen Fruchtwasserentwicklung in der Mutter, die mit Syphilis, Leukämie, Nephritis und Diabetes derartiges produzieren kann; freilich ist davon gelegentlich auch der Fötus in Form des Hydrops universalis foetus et placentae betroffen.

Bei der Leistungsfähigkeit der Röntgendiagnostik ist eine Aufnahme bei Hydramnion wünschenswert, um im Falle einer einwandfrei festgestellten Mißbildung bei stärker werdenden Beschwerden die unnütze Schwangerschaft zu beendigen. Viel Freude erlebt man auch in günstiger liegenden Fällen deswegen nicht, weil rund ein Viertel derselben zufolge der übermäßigen Ausdehnung des Uterus zur Frühgeburt neigt. Die Beschwerden, die denen bei Zwillingen gleichen, sind, wenn das Hydramnion nicht ganz akut entsteht, nur sehr selten so bedrohliche von Seiten des Herzens, der Respiration, des Stoffwechsels, daß man gezwungen wäre, einzugreifen. Sollte das der Fall sein oder tut man es, weil eine Mißbildung erwiesen ist, so soll man mit einem feinen Troikart die Blase unter der Leitung der Hand sprengen und die Hand in der Vagina belassen, um den Vorfall kleiner Teile zu verhindern, der gerade hier leicht eintreten kann, weil die Fruchtlage zufolge der großen Wassermenge labil ist. Bei der Geburt solcher Fälle kommen dieselben Gefahrenmöglichkeiten, die wir von der Zwillingsschwangerschaft in allen Geburtsperioden kennen, in Frage, schleppende Eröffnung, abnorme Fruchtlagen, Atonie, vorzeitige Plazentarlösung. Ihnen wird man in der gleichen Weise, wie dies bei der Behandlung der Zwillingsgeburt geschildert ist, zu begegnen wissen. Die von SCHATZ schon angegebene Punktion des Hydramnions mit feinem Troikart durch die Bauchdecken zur Erhaltung der Schwangerschaft bei schweren Beschwerden ist neuerdings wieder von A. MAYER, HENKELL u. a. empfohlen worden.

A. MAYER punktiert nach Katheterismus der Harnblase in der Mittellinie zwischen Nabel und Symphyse in Lokalanästhesie und entleerte 1 bis $3^3/_4$ Liter, ohne daß die Geburt eintrat. Bei 5 Frauen erfolgte sie nach wenigen Tagen, bei 4 Frauen erst nach Wochen. Irgendwelche Schäden wurden weder für Mutter noch Kind beobachtet.

Anhydramnion.

Das gerade Gegenteil, die Anhydramnie, der fast völlige oder gänzliche primäre Mangel des Fruchtwassers, ist eine große Rarität, gegen den die Therapie machtlos ist. Schmerzhafte, langsam in der Eröffnung fortschreitende Geburt zeichnet diese Fälle aus, in denen die Frucht so eng vom Uterus umgürtet wird, daß Verkrümmungen der Frucht, abnorme Stellung der Gelenke und eigentümlich trockene, schuppende Haut und auch Hautverdickungen resultieren können. Bei auffallend wenig Fruchtwasser und recht schmerzhaften Wehen ist es von Vorteil, die Blase zu sprengen. Die Eröffnung derselben ist nicht leicht, weil sie sich vom vorliegenden Teil kaum abhebt. Man benützt am besten die Hälfte einer Kugelzange während einer Wehe, die man durch ein Hypophysenhinterlappenpräparat erzeugt.

Daß einmal während der Schwangerschaft die Blase springt, die zu erwartenden Wehen ausbleiben und der Eihautriß wieder verklebt, ist eine ganz große Seltenheit. Solch ein Vorkommnis würde die sekundäre Oligohydramnie im Gegensatz zur erwähnten primären bedeuten.

Bei der *extraovulären Entwicklung* der Frucht, die sich bekanntlich durch ständigen Abfluß von Fruchtwasser nach Ausschlüpfen des Fötus durch die Eihäute (Amnion *und* Chorion) in die Uterushöhle auszeichnet, ist die vorzeitige Ausstoßung der Frucht die Regel. Es ist nicht anzuraten, in einem solchen Falle durch Opium oder Papaverin die Wehenbereitschaft herabzumindern, um die Frucht möglichst lang in utero verweilen zu lassen. Man darf nicht vergessen, daß die ihrer Eihüllen entbehrende Frucht gerne verbildet, mit Klumphänden oder -füßen und Verbildung der Wirbelsäule und Gelenke zur Welt kommt.

Regelwidriger Blasensprung.

Über den vorzeitigen Blasensprung in der Schwangerschaft als Ursache der Hydrorrhoea amnialis und der daraus erwachsenden extraovulären Weiterentwicklung der Frucht ist oben gehandelt. Hier soll der vorzeitige Blasensprung am Ende der Schwangerschaft — also bei annähernd geburtsbereitem Genitalapparat besprochen werden, und sodann der frühzeitige Blasensprung, der sich bei schon bestehender Geburtstätigkeit, noch vor völliger Erweiterung des Muttermundes ereignet.

So unerwünscht es in jedem Fall ist, wenn vor Einsetzen der Wehentätigkeit die Blase springt, ebenso sicher ist es, daß die Bewertung dieses Ereignisses in höchstem Maße von den Ursachen abhängt. Ist die Ursache, wie nicht selten, nicht feststellbar, vielleicht in der Zartheit der Eihäute allein begründet, so ist das weniger belangvoll, als wenn der vorzeitige Blasensprung mangels einer gesicherten Abdichtung des unteren Uterinsegmentes meist wegen engen Beckens erfolgt. Unsere Entschließungen müssen demnach von der Beurteilung des Grundübels abhängig gemacht werden. Da kann uns die Tatsache des vorzeitigen Blasensprunges im Verein mit der Messung und Austastung des Beckens und einer allfälligen abnormen Lage gleich jetzt unter günstigen Bedingungen das Messer zur Schnittentbindung in die Hand zwingen, indessen die Starrheit von Weichteilen auch alter Erstgebärender und ein vorzeitiger Blasensprung uns noch nicht zu diesem Vorgehen im allgemeinen berechtigen. Richtig ist, daß der vorzeitige Blasensprung die Aufhebung der Grenze zwischen keimfreier und keimhaltiger Zone in Höhe des Isthmus uteri bedingt. Aber die Möglichkeit des Aufwanderns von Keimen, gar von pathogenen, ist nicht gleichbedeutend mit Gewißheit. Sie ist es um so weniger, als die alltägliche Erfahrung lehrt, daß der vorzeitige Blasensprung nur in seltenen Ausnahmefällen mit vielstündlicher oder gar tagelanger Wehenlosigkeit einhergeht. Die Regel ist vielmehr, daß nach einigen Stunden denn doch von selbst die Wehen einsetzen. Diese Zeit braucht es eben, bis der Fruchthalter sich auf sein neues Volumen entsprechend eingestellt hat und wehenreif geworden ist. Darum hält man es wohl am besten so, daß man die Frau mit vorzeitigem Blasensprung mit absolut steriler Vorlage ins Bett bringt, um unnötigen Fruchtwasserabfluß zu vermeiden und zunächst einige Stunden vollkommen unbehandelt läßt, höchstens, daß man einen Thermophor auf den Leib legt. Erst nach dieser Zeit gibt man 2 Eßlöffel *Ricinusöl* und 2 Stunden nachher einen Einlauf mit warmer Kamille. Dazu im Verlaufe von 2 Stunden, also alle halbe Stunde 0,1 bis 0,25 *Chinin* per os oder rektal. Ist der Stuhlgang erfolgt, haben darauf einige Wehen eingesetzt und sind sie nicht sehr kräftig, gebe man jetzt 0,5 *Thymophysin*. Meist hat man Erfolg, seltener braucht man zur Injektion von *Chinincalcium* zu greifen, das uns in solchen Fällen schon gute Dienste getan hat. Man gibt neben dem Einlauf, den man nie verabsäumen soll und der Wärme zuerst 4 ccm *Chinincalcium* intramuskulär und später 2 ccm in Abständen von je weiteren 2 Stunden. Allenfalls genügen 1 bis 2 Injektionen. Versagt auch dies, kann man es nach ANTOINE noch mit *10 Tropfen Basergin* versuchen, wovon wir wiederholt Erfolg sahen. Daß heiße Vollbäder eine Wehentätigkeit in Gang bringen können, ist bekannt, da aber, gar nach Blasensprung, ein Vollbad hinsichtlich der Aszension von Keimen, sei es körperfremden, sei es körpereigenen möglich ist, sei man damit vorsichtig. Handelt es sich aber um Frauen, die täglich baden, ist die Badewanne einwandfrei steril gereinigt, ist ein Bad wenig bedenklich, gar bei Erstgebärenden; dafür aber oft sehr erfolgreich. Soll man nach ganz vergeblichem Bemühen die Wehen anzuregen, nach einer bestimmten Spanne Zeit von weiteren Versuchen abstehen und sich, sagen wir auch noch nach ein oder eineinhalb

Tagen, zur Schnittentbindung entschließen? Verf. wagt es *niemals*, viele Stunden nach Blasensprung die Sectio zu machen, wiewohl auch bei einem solchen Vorgehen eine Infektion ausbleiben *kann*. Die Wahrscheinlichkeit einer solchen ist *zu* groß. Verf. rät in solchen Fällen, eine Ruhepause von 8 bis 10 Stunden dem Uterusmuskel zu gönnen, die durch eine *Morphingabe* (0,01) wesentlich unterstützt und am besten in die Nacht verlegt wird. Am Morgen beginne man mit der Einleitung von neuem; dann hat man meist Erfolg. Das gilt hauptsächlich von Fällen, deren Blasensprung nicht in besonderer Beckenenge und abnormer Fruchtlage, sondern in anderen, nicht er-findbaren Gründen liegt. Man soll es nicht unterlassen, in jedem Falle von vorzeitigem Blasensprung sich davon zu überzeugen, ob es sich auch wirklich um einen Blasensprung handelt. Die so einfache An-stellung der *Bromthymolprobe* nach TEMESVÁRY hat uns immer gute Dienste geleistet. Sie wird in der Weise gemacht, daß man einen in $2^0/_{00}$ alkoholische Lösung von Brom-Thymol-Blau getauchten sterilen Löschpapierstreifen, in Gaze eingewickelt, zwischen die Labien legt. Bei Blaufärbung des Papierstreifens, der ursprünglich gelb ist, kann man mit dem Gesprungensein der Blase rechnen. Die Probe, die auf der besonderen Empfindlichkeit des Präparates gegenüber der alkalischen Reaktion des Fruchtwassers beruht, hat naturgemäß ihre Fehlerquellen; sie klärt aber oft besser als die innere Unter-suchung auf, ob die Blase wirklich fehlt, wenngleich das schlaffe An-liegen einer solchen beim Pressen dies anzeigt. Man muß natürlich unterscheiden zwischen dem vorzeitigen und frühzeitigen Blasen-sprung. Aber es kann der frühzeitige Blasensprung ebenso un-angenehm sein wie der vorzeitige, wenn er, kaum daß Wehen ein-gesetzt haben, sich bei noch erhaltener Cervix ereignet. Dann ist eben die wichtige Funktion der Blase, die Eröffnung des Halskanals von innen her, nicht möglich und es muß der vorliegende Teil von oben her und damit unter erschwerenden Umständen die Eröffnung besorgen. Das bedeutet Verlängerung der Eröffnung, Erhöhung des Druckes auf die Weichteile und Vermehrung der Infektionsmöglichkeiten. Man gehe so vor, wie bei vorzeitigem Blasensprung, auch hier ist eine Ruhepause für den Uterus gut. Ist aber die Blase gesprungen zu einer Zeit, wo der Halsteil bereits entfaltet ist, so ist der Schaden gering oder gleich Null, auch wenn der Muttermund erst für einen Finger durchgängig ist. Die zögernde weitere Eröffnung kann man durch Verabreichung von *Belladonnazäpfchen* beschleunigen, ohne daß sie auch jedesmal mit der Sicherheit eines Experimentes wirken würden. Nur ausnahmsweise wird man zur digitalen Dehnung des Mutter-mundes greifen müssen (s. S. 282). Über *Metreuryse, Kolpeuryse* und *Proktreuryse* bei vorzeitigem Blasensprung und Wehenschwäche ist, um Wiederholungen zu vermeiden, S. 272 ff. die Rede.

Weit harmloser als der vor- und frühzeitige Blasensprung ist der *verspätete*, der uns nach völliger Erweiterung des Muttermundes in Form der die Vagina erfüllenden, allenfalls vor die Vulva ragenden prallen Blase imponiert. Er bedeutet eine Geburtsverzögerung und wird durch Sprengen der Blase mit dem Finger oder, wenn sie, wie so oft in solchen Fällen, sehr derb ist, mit der Korn- oder Kugelzange oder einer Pinzette erzeugt. Wird das Kind mit der nicht gesprungenen Blase — in der Glückshaube — geboren, so muß man diese Haube rasch entfernen, will man das Kind nicht verlieren.

Die künstliche Sprengung der Blase vor völliger Erweiterung des Muttermundes bei Durchgängigkeit desselben für 2 bis 3 Finger als Mittel zur Besserung einer nachlassenden Wehentätigkeit ist S. 272 unter den Wehenmitteln angeführt.

Behandlung der Störungen der Wehentätigkeit.

Wehenschwäche.

Mit dem Urteil „Wehenschwäche" sind Hebammen und Ärzte und mit diesen eine ungeduldige Umgebung der Kreißenden viel zu oft und viel zu schnell fertig. Setzen zu Beginn der Geburt die Wehen nicht gleich promptest ein, heißt es schon „primäre Wehenschwäche", und gibt es im Verlauf einer auch durchaus normal fortschreitenden Wehentätigkeit eine leichte Abschwächung oder gar eine kurze Pause, wie sie nach dem Blasensprung physiologisch ist, dann ist man auch sehr leicht mit dem Begriff der sekundären, der „Ermüdungswehenschwäche" oder gar der Erschöpfung der Kreißenden da. Richtig ist, daß asthenische und hypoplastische Frauen und unter ihnen wieder besonders alte Erstgebärende, aber auch Vielgebärende mit einem bindegewebig durchsetzten Uterusmuskel zur primären Wehenschwäche neigen. Die sekundäre Wehenschwäche ist der Ausdruck der Ermüdung und kommt, ganz allgemein gesagt, immer dann zustande, wenn der Uterusmuskel gegen besonders große Widerstände ankämpfen muß. In erster Linie sind es solche mechanischer Art, das enge Becken, rigide Weichteile, Narben, Stenosen, Tumoren, aber auch eine besondere konstitutionelle Ermüdbarkeit kann dieser sekundären Wehenschwäche zugrunde liegen.

Mit der Annahme der Wehenschwäche muß man immer sehr kritisch sein. Sie liegt nur dann eindeutig vor, wenn die Untersuchung beweist, daß die Geburt keine oder im Vergleich zur Wehendauer nur unverhältnismäßig geringe Fortschritte gemacht hat.

Daß es ein grober Fehler ist, Schwangerschaftswehen mit Geburtswehen zu verwechseln und daraus therapeutische Folgerungen ziehen zu wollen, wurde schon an anderer Stelle (S. 244) erwähnt. Hier soll nur von der echten Wehenschwäche die Rede sein. Die Bedeutung dieses Zustandes für Mutter und Kind ist eine ganz verschiedene je nach der Phase, in der die Geburt sich befindet, eine verschiedene je nach der Dauer des Anhaltens der Wehenschwäche, und endlich ist es ein gewaltiger Unterschied, ob eine Wehenschwäche bei normalem knöchernen oder bei engem Becken, ob sie bei normalem oder pathologischem Verhalten der Weichteile einsetzt. Man kann nicht genug hervorheben, daß, solange die Blase steht, eine Wehenschwäche bei sonst normalen Verhältnissen auf gar keinen Fall überschätzt werden darf. Anders ist es, wenn beim vorzeitigen Blasensprung die Wehentätigkeit aus dieser Ursache heraus eine ungenügende bleibt, weil jener Teil, der an Stelle der Blase einigermaßen erweiternd wirken soll, fehlt, wie dies beim engen Becken, aber auch bei Beckenendlagen (besonders Fußlagen), und unvollkommen gedoppelten Steißlagen der Fall ist. Zu der an sich peinlichen Verzögerung der Geburt kommt natürlich immer die nach dem Blasensprung erhöhte Möglichkeit der Infektion. Beim vorzeitigen Blasensprung, wie er dem engen Becken geradezu eigentümlich ist, kommt einer gleichzeitig bestehenden Wehenschwäche bei dem nur ganz allmählich tiefertretenden Kopfe für die Entwicklung von Quetschungen, der Ausbildung von Muttermundsödem, allenfalls Nekrose, die bis zur Fistelbildung gehen kann, eine wichtige Bedeutung zu.

In der Austreibungsperiode ist die Wehenschwäche weniger beim normalen als beim engen Becken eine hochpeinliche Erscheinung, da das enge Becken zur Überwindung der größeren Widerstände guter Wehen überhaupt nicht entraten kann. Ganz abgesehen von der Verlängerung der Geburtsdauer und der sich daraus ergebenden Gefahren kann die Wehenschwäche besonders beim engen Becken dem Kinde gefährlich werden. Ist einmal die Blase gesprungen und hat die Frucht schon während der Modellierarbeit am Kopf etwas gelitten, so kann nach völliger Überwindung des engen Beckens durch das Erlahmen der Wehentätigkeit infolge Erschöpfung des Uterusmuskels das austreibungsbereit in der Scheide steckende Kind überraschend zum Absterben kommen. Aber auch normalen Beckenverhältnissen bedeutet eine Wehenschwäche am Ende der Austreibung, wenn sie über 3 Stunden dauert, dann eine gewisse Gefahr für das Kind, wenn es am Beckenboden steht. Nur genaueste und sorgfältigste Kontrolle der Herztöne kann vor peinlichen Überraschungen bewahren.

Nach diesen Vorbemerkungen zur eigentlichen Therapie der Wehenschwäche.

Von einer Wehenschwäche im Beginn der *Eröffnungsperiode* mache man nicht zu viel Aufhebens und erkläre der Gebärenden gegenüber, daß sich eben die Gebärmutter erst einarbeiten müsse. Dies läßt sich durch ungefährliche Maßnahmen meist erzielen. Man halte die Frau nicht im Bette, lasse sie vielmehr angezogen im Zimmer herumgehen, dann wieder niedersetzen und sich irgendwie beschäftigen. In Liegepausen, die man einschaltet, verabreicht man einen heißen Termophor oder einen Lichtkasten, oder in Ermanglung eines solchen heiße Hefendeckel. Unter gar keinen Umständen darf man auf den Einlauf und nächst diesem auf die regelmäßige Entleerung der Blase verzichten. Der Einlauf soll warm sein und in der Menge von 1 Liter Wasser oder Kamillentee, dem man 2 Eßlöffel Kochsalz zusetzt, gemacht werden. Er ist hinsichtlich der Erzeugung rhythmischer Wehen nicht zu unterschätzen. Verabreicht man dazu noch kleine Dosen von *Chinin (Chinin-Weil zu 0,1* oder entsprechend dragierte *Chininbohnen* zu *0,25* oder die *Ho-Chinetten*), erzielt man bei viermaliger Wiederholung der Chiningaben im Verlauf von 2 Stunden gewöhnlich befriedigende Wehen. Noch angenehmer ist Chinin in Form von Zäpfchen — *Cardiazol-Chinin*zäpfchen, *Duochin-* oder *Permucalsuppositorien* — zu nehmen. Auch *Pituchinol* (i. m. 0,2 bis 0,5 ccm) ist wirksam (GAUSS).

Da im Beginn der Eröffnungsperiode keinerlei Gefahren drohen — der Mutter nicht und dem Kinde nicht —, solange die Blase steht, hat man alles zu vermeiden, um einen vorzeitigen Blasensprung zu erzeugen. Man untersuche zart und vor allem gerade bei Wehenschwäche nicht zu oft, sonst erzeugt man bei der verlängerten Geburtsdauer leichter eine Infektion. Gerade bei solchen Geburten erweist sich das rektale Nachtasten als besonders empfehlenswert. Ist unter solchen Einwirkungen der Muttermund bei völlig verstrichener Cervix mindestens für 2 Finger durchgängig geworden, lassen aber die Wehen von neuem aus, dann ist von der Verabfolgung von *Hypophysen-extrakten* mit Erfolg Gebrauch zu machen, während die vorzeitige Gabe solcher Medikamente nur ungenügenden Effekt hat und dabei die Kreißende durch Schmerzen quält. Verf. gibt in der Eröffnungs-periode fast ausschließlich *Thymophysin* in der Dosis von 5 V. E., welches so gut wie niemals in diesen Gaben einen schädigenden Ein-fluß, weder auf die Mutter noch das Kind, hat. Es scheint doch, wie HOLZBACH meint, daß das *Thymophysin* von TEMESVÁRY Dank seiner Zusammensetzung ein besonderer Stoff ist. Man kann auch mit einem anderen Hypophysenhinterlappenpräparat dieselben Erfolge erzielen, wenn man sie richtig dosiert. Darauf kommt es an. Von den im Handel befindlichen Präparaten werden von fast allen Fa-briken niedriger und hochstandardisierte (die Forte-Präparate) her-gestellt. Die hochstandardisierten sind für die Geburtsleitung voll-kommen überflüssig! Die wohl alle gleichwertigen Präparate sind: *Pituisan* (5 V. E.), *Pituglandol* (3 V. E.), *Physormon* (2 V. E.), *Hypo-physin* (3 V. E.), *Hypophen* (6 V. E.), *Pituphen* (3 V. E.), *Pituitrin* (5 V. E.) u. a. Niemals darf man die Präparate nach Kubikzentimetern, immer nur nach dem Gehalt an V. E. verwenden, was besonders zu bedenken ist, wenn nur „Forte-Präparate" zur Verfügung stehen. Das zu starke Dosieren ist, selbst wenn es ohne Schaden, namentlich für die Frucht ausgeht, *immer höchst unheimlich* und kann den Arzt in eine peinliche Lage bringen, wenn er ein bedenkliches Absinken der Herztöne feststellen muß und dies zu einer Zeit, wo in keiner Weise die Geburtsbeendung möglich ist. Übelste Erfahrungen, die die ver-schiedensten Geburtshelfer mit Fällen der Außenpraxis gesammelt haben, mögen als warnende Exempel dienen (s. bei Uterusruptur S. 328). In der Eröffnungszeit bleibe man immer nur bei *subkutanen* In-jektionen von maximal 5 V. E. und verabreiche sie nur bei wirklich bestehender Wehenschwäche. Durch zu kleine Dosen unter 3 V. E. verzettelt man eher bei etwa 2 Finger durchgängigem Muttermund

die Kraft der Kreißenden, während durch die genannte Dosis gar bei
einem bereits für 3 Finger durchgängigen Muttermund ein meist
hervorragender Geburtsfortschritt erzielt wird. Mit Wiederholungen
der Injektion sei man nie zu schnell da, und mache sie nur bei wirklicher Notwendigkeit, keinesfalls in höherer Dosis als der von 5 E.
Verf. hat es auch niemals nötig gehabt, vor 2 Stunden nach der Injektion wieder zur Spritze greifen zu müssen. Ob man die *Thymo-
physingaben* mit *Spasmolyticis* (*Belladonnazäpfchen, Belladonna-
Exclud-Zäpfchen, Dilaudid, Eupaverin, Atropin*) kombiniert, hängt in
erster Linie von den Schmerzäußerungen der Kreißenden ab. Bei
starker Rigidität ist eine solche Kombination jedenfalls wünschenswert. HOLZBACH hat gezeigt, daß die Verbindung von *Cardiazol* im
Verein mit Thymophysin nicht nur auf die kindlichen Herztöne bessernd, sondern auch wehenverstärkend wirkt. Seit wir durch POECK
und besonders NEVINNY wissen, daß dem *Cardiazol* die Fähigkeit
innewohnt, über den Kreislauf der Mutter die Herztätigkeit des Kindes
zu verbessern, wird man von der *Cardiazolinjektion* (1 ccm venös) bei
bedrohlichen Herztönen gelegentlich mit Erfolg Gebrauch machen.
Hat jemand unrichtig dosiert und einen Wehensturm erzeugt, versuche man durch *Morphium* oder Narkose die allenfalls bedenklichen
Folgen, die sogar den Kindestod verursachen können, noch wettzumachen.

Es kann nicht genug betont werden, daß eine *geregelte* gute Wehentätigkeit an sich schon eine *Kontraindikation* gegen Hypophysenpräparate darstellt, ein Punkt, der immer wieder vergessen wird, Beweis
dessen, daß man statistisch errechnen kann, daß heutzutage auch in
manchen Anstalten die Geburten in mehr als 40% mit Wehenmitteln,
und zwar Hypophysenhinterlappenpräparaten, geleitet werden! Ist in
solchen Fällen die Wehenverstärkung zum mindesten überflüssig, so
kann sie bei ausgesprochener Kontraindikation nicht nur für das
Kind den Tod bedeuten, sondern auch für die Mutter lebensbedrohlich,
ja tödlich werden. Jedes ausgesprochene Mißverhältnis zwischen
Kopf und Becken, jede Überdehnung der Gebärmutter, jede Schräg-
und Querlage sind ebenso wie der Hydrocephalus eine ganz strenge
Gegenanzeige gegen das Spritzen von Wehenmitteln. Bei mäßigen
Beckenverengerungen und ganz geringem Mißverhältnis kann ein sehr
erfahrener Geburtshelfer den Eintritt des Kopfes mit kleinen Dosen
(1 bis 2 V. E. i. v.) im Verein mit WALCHERscher Hängelage bei verstrichenem Muttermund gelegentlich erzielen. Er darf es aber nur
dann, wenn keinerlei Dehnung und keine Einklemmung der vorderen
Muttermundslippe besteht. Daß man auch bei Herzerkrankungen,
insbesondere bei *Hypertonie*, von Hypophysenpräparaten möglichst
Abstand nimmt, ist bekannt. Bedarf man ihrer aber, wie in so manchen Fällen von Eklampsie, bediene man sich solcher Hypophysenhinterlappenpräparate, bei denen die blutdrucksteigernde Komponente
chemisch ausgeschaltet ist, wie des *Orasthins* (3 V. E.), des *Pituisans
ohne pressorischen Effekt, des Myopituigans* usw.

Aus eigener Erfahrung möchte Verf. auch vor Gaben von Pituitrin bei Narben im Uterus, z. B. nach Keilexzision einer Tube, erst recht nach Kaiserschnitt ernstlichst warnen. Sie können die Ruptur augenblicklich auch bei *niedriger* Dosis erzeugen.

Ein großer Fehler, der bei länger dauernden Geburten und dabei einsetzender Wehenschwäche gern gemacht wird, ist der, daß man den Uterusmuskel nur aufpeitscht, ohne ihm Erholung und Nährstoffe, die für seine Leistung unbedingt notwendig sind, zuzuführen. Man vergesse bei voraussichtlich längerer Geburtsdauer nicht, die Kreißende mäßig, aber immerhin hinreichend zu ernähren, um einer entstehenden Acidose des Blutes vorzubeugen und der Muskulatur Brennstoff in Form von Kohlehydraten zuzuführen. Einige Löffel einer kräftigen Suppe mit Einlage, schluckweise warm genossen, eine Schale starken Tees oder guten Kaffees, ein Schluck Kognak oder guten Weines, dazu alle 3 bis 4 Stunden 1 Glas Zuckerwasser oder 2 Teelöffel *Dextropur* in Limonade sind Maßnahmen, die die Kreißende bei Kräften halten.

Unter bestimmten Umständen ist am Ende der Eröffnungsperiode die *künstliche Sprengung der Blase* ein ausgezeichnetes Mittel, um zu schwache Wehen und damit eine Geburtsverzögerung zu beseitigen. Es muß aber vor unnötiger oder gar fehlerhafter Anzeigestellung zu diesem nicht gleichgültigen Vorgehen gewarnt werden. Nur normale Beckenverhältnisse und Schädellage lassen die Sprengung der Fruchtblase wünschenswert erscheinen und diese erst dann, wenn sie ihre Aufgabe, von *innen* her den Halskanal zu erweitern, erfüllt hat, was bekanntlich der Kopf in nur viel unvollkommenerer Weise von oben her bewirken kann. Darum sprenge man nicht vor dem Dünnsaumigwerden des Muttermundes und nicht vor seiner Erweiterung auf Dreifingerbreiten — am besten ist es, wenn er 6 cm und mehr offen ist — die Blase. Erfüllt man diese Voraussetzungen, dann ist die Wirkung nicht nur bei Hydramnion und überdehntem Uterus bei Zwillingen, sondern auch bei Erstgebärenden mit wenig Fruchtwasser, derben Eihäuten und schmerzhaften Wehen als entschieden geburtsfördernd angezeigt. Zum Sprengen der Blase eignet sich am besten eine Branche einer Kugelzange, deren feines Häkchen, schonend an die Blase gebracht, die Eihäute ohne Gewalt eröffnet. Schon mehr ziehen muß man mit Pinzetten oder Kornzangen, wobei immer der Zug nach außen zu erfolgen hat. Durch Retraktion der Uterusmuskulatur pflegt sich die Wehentätigkeit allmählich zu bessern. Ob außerdem Wehenmittel notwendig werden, entscheidet die Lage des Falles. Jedenfalls ist nach Sprengen der Blase genaueste Kontrolle der Herztöne notwendig. Von der Scheidendusche[1] macht Verf. zur Wehenanregung nicht Gebrauch, wohl aber gelegentlich von der *Kolpeuryse,* die Ausgezeichnetes leistet und dann kaum infektionsvermittelnd wirkt, wenn der Ballon (400 bis 500 ccm) nicht länger als 2 bis 3 Stunden in der Scheide liegt.

---

[1] Instillation von 10 Liter sterilen Wassers von 45° C, allenfalls nach 3 Stunden wiederholen.

Die *Metreuryse* erfreut sich bei Wehenschwäche und vorzeitigem
Blasensprung heute nur mehr einer geringen Beliebtheit, und doch ist
sie in gegebenen Fällen bei noch erhaltenem Halskanal ein sehr gutes
Hilfsmittel. Immer wende man kleine Ballons an, die den vorliegenden
Teil nicht seitlich abdrängen und nicht etwa einen Nabelschnurvorfall
provozieren. Richtig angewendet, sahen wir so manchen Fall gut
enden, wenngleich die erhöhte Möglichkeit einer Infektion nicht zu
vergessen ist. Sie ist aber bei abgewichenem Kopf oder abnormer
Lage das kleinere Übel gegenüber dem völligen Fruchtwasserabfluß.
Hinsichtlich der Asepsis ungefährlich ist die *Proktreuryse* KLEINS,
über welche Verf. umfänglichere Erfahrungen fehlen. Man muß sie
mittels eines geigenförmigen Ballons machen, der zigarettenförmig zu-
sammengerollt und gut eingefettet mit Kornzange hoch ins Rektum
gebracht und mit 150 bis 200 ccm Wasser von 45⁰ aufgefüllt wird.
Die besten Erfolge hat GUENTHER bei vorzeitigem Blasensprung am
normalen Schwangerschaftsende in Verbindung mit *Chinin*, das gleichzeitig mit dem Einlegen des Ballons gegeben wird, gesehen. Meist erfolgt nach 1 bis 2 Stunden eine Besserung der Wehentätigkeit und
nach 2 bis 4 Stunden wird der Ballon, nachdem er die Geburt gefördert hat, ausgestoßen. Über die Kopfschwartenzange bei Wehenschwäche, insbesondere bei durch innere Krankheiten oder Toxikosen komplizierte Geburten, fehlen Verf. eigene Erfahrungen.
v. PALL hatte damit gute Erfolge. Daß eine unüberwindliche Wehenschwäche durch die *Lumbalanästhesie* nach dem Vorschlag von DEL-
MAS bei langdauernden Geburten, gar mit rigiden Weichteilen, besiegt
werden kann, zeigen die Erfahrungen AUGUST MAYERS. Verf. hat es
in einigen wenigen Fällen schwerster Wehenschwäche versucht, die
Lumbalanästhesie ohne nachfolgende Dehnung mit Gaben von *Thymophysin* zu kombinieren, und sah damit Erfolge.

Vor einer schwierigen Entscheidung steht der Arzt, wenn
gegen Ende der Eröffnung eine ernste Wehenschwäche vor Erfüllung
der Bedingungen zur typischen Geburtsbeendigung auftritt. Die Frage
heißt: Wird ein Hypophysenpräparat genügen, um sie zu beseitigen,
oder ist sie so stark, daß sie nur aus der neu gewonnenen Kraft der
erschöpften Frau überwunden werden kann, mithin, daß eine völlige
Erholungszeit in die Wehen eingeschaltet werden muß? Nur große
Erfahrung und Autorität ringt sich zu dem scheinbar paradoxen Entschluß durch, die ohnedies ungebührlich lange Geburt noch zu verlängern. Und doch ist es sehr zum Segen der Kreißenden, die *Mor-
phinspritze* zu nehmen und dreist die Gabe von *0,02 g Morphin* zu
geben. Diese Dosis und keine kleinere ist bei Erschöpfung gerade die
richtige. Sie ist es, die einen wohltätigen und kräftigen Schlaf von
4 bis 6 bis 7 Stunden erzeugt, die den Uterus schmerzlos macht, mag
die Wehentätigkeit ganz oder nur scheinbar aufgehört haben. Kleine
Dosen und Ersatzpräparate des Morphins sind meines Erachtens nicht
so wirksam. Vom Morphium wird entschieden zu wenig Gebrauch
gemacht. Es erspart vorzeitige und gefährliche Eingriffe, zu denen

man sich sonst bei Erschöpfung der Kreißenden leichter entschließt.
Man fürchte die Wirkung des Alkaloids auf die Frucht nicht, wenn
sie nicht durch andere Ursachen, wie eine stärkere Beckenverengerung,
schon geschädigt war. Man vergesse auch nicht, wie S. 276 betont, daß
gerade in Fällen beginnenden Ödems des Muttermundes die völlige
Ruhigstellung des Uterus dieses, wenn es noch nicht zu hochgradig
geworden ist, zum Schwinden bringen kann. Es hört mit den zu
heftigen schmerzhaften Wehen auf die Injektion hin auch der Druck
auf die vordere Muttermundslippe zwischen Schädel und Symphyse
auf, und damit ist die Möglichkeit der Wiederherstellung normaler
Zirkulationszustände gegeben.

Und nun zur Behandlung ungenügender Wehen in der *Austreibung*.
Hier feiert der *Hypophysenhinterlappenextrakt* so recht seine Triumphe,
aber auch nur, wenn er mit Maß und Ziel gebraucht wird. Man muß
strenge unterscheiden zwischen der Anwendung im Beginn der Austreibung und der in der letzten Phase der Geburt. Solange der
Schädel nicht vollkommen normal rotiert in der Schamspalte steht,
kommt nur die *subkutane* Injektion von *5 V. E. Thymophysin*,
bzw. *Pituitrin* usw. in Frage. Das ist für Erstgebärende bindend. Bei einem weiten Genitale einer Multipara und einem
am Beckenboden befindlichen und noch nicht sichtbaren Schädel
kann gewiß eine intravenöse Injektion von 3 bis 5 V. E. schlagartig die Geburt beendigen, aber die Notwendigkeit hierzu ist nur ausnahmsweise gegeben. Auch hier genügt vollauf die subkutane Verabreichung. Die intravenöse Injektion eines Pituitrinpräparates kommt
zur Geburtsbeendigung einer Erstgebärenden nur in Frage, wenn der
Kopf dauernd in der Schamspalte sichtbar ist. Dann ist das Verfahren erfolgreich und ungefährlich, wenn für den raschen Austritt
überdies durch eine entsprechend große Episiotomie Vorsorge getroffen ist. Bei nicht erfüllten Verhältnissen, wie den geschilderten,
kann ein solcher medikamentöser „Forceps" dem Kind das Leben
kosten, wenn nicht sofort durch die bereitliegende Zange und die zur
Operation völlig parate Kreißende die etwa entstandene schwere
Asphyxie der Frucht durch ehebaldigste Ermöglichung der Lungenatmung beseitigt wird. Man mache also diese Art der Entbindung nur,
wo es notwendig ist und nur unter den genannten Bedingungen und
gehe nicht über mehr als 5 V. E. hinaus! Ist aber eine Frucht vermutlich bereits geschädigt, sei es, daß die Geburt sehr lange gedauert
hat, sei es, daß der Durchtritt durch das Becken erschwert war, oder
die Weichteile bei einer alten Erstgebärenden sehr wenig dehnsam
waren, so hält Verf. eine *schonende* Zangenentbindung für das Kind
ungefährlicher. Das gilt auch für jene Fälle, wo erwiesenermaßen
der Kopf, ohne irgendwie vorgerückt zu sein, durch Stunden auf dem
Beckenboden aufsteht. Man soll, wenn er einmal 3 Stunden diese
Stellung unverrückt eingenommen hat, entbinden, und zwar besser
durch Forceps als durch Pituitrin allein. Gegen die intravenöse Anwendung des Pituitrins aber zur Erleichterung eines Zangeneingriffes

ist im allgemeinen nichts einzuwenden, ja bei *schwierigeren Zangen* ist es sogar *empfehlenswert*. Spritzt man bei angelegter Zange und zugbereitem Operateur 5 V. E. eines Pituitrinpräparats intravenös, erzielt man eine wesentliche Erleichterung der Operation, der Kopf spielt sich quasi in die Zange und erspart auch gelegentlich eine Rotation mit dem Instrumente (HEIDLER).

Noch ein Wort über die Unterstützung der Entwicklung der Frucht bei der Geburt mit und ohne Pituitrin durch den KRISTELLERschen Handgriff. Dieser Handgriff wird in den Schulen oft totgeschwiegen oder nur so nebenher erwähnt. In Wahrheit aber liegen die Dinge so, daß er eine der häufigsten Übungen ist, die bei Geburten angewendet werden. Er ist bei der nicht betäubten Frau auch schmerzhaft, aber er ist — besonders an der Narkotisierten — wirksam und ungefährlich und kann daher, richtig ausgeführt, nur empfohlen werden. Der Druck soll kurz, etwa 10 Sekunden dauern und erst wiederholt werden, bis der Uterus hart geworden ist, sei es von selbst, sei es durch reibende Bewegungen. Beide Hände müssen den Gebärmuttergrund, die Daumen nach vorn gerichtet, umfassen. Dieser Handgriff ist selbstverständlich nicht nur bei Kopflagen, sondern auch bei Steißlagen von großem Vorteil.

Krampfwehen.

Von zu starken Wehen kann man nur dann sprechen, wenn sie den Geburtsablauf ins Pathologische verkehren. An sich starke Wehen können dadurch zu stark werden, daß sie auf abnorme Widerstände stoßen. Dann liegt aber in diesen und nicht in den Wehen das unnatürliche. Man muß zwischen den besonders starken und damit einen übermäßig großen intrauterinen Druck erzeugenden Wehen, den durch besondere Länge ausgezeichneten und was am wichtigsten ist, den pausenlosen Wehen, als den gefährlichsten unterscheiden. Das sind die sogenannten Krampfwehen, Tetanus uteri, im Gegensatz zu den erwähnten zu starken Wehen. Ein gefährlicher Typus der Krampfwehen wird durch Überdosierung und falsche Anzeigestellung von Pituitrinpräparaten hervorgerufen. Die im alten Schrifttum auf übermäßige Secaledosierung immer wieder erwähnten Krampfwehen haben heute mehr historische Bedeutung. Nebenbei bemerkt, ist auch Secale in richtiger Dosis angewandt geburtsfördernd und kann auch in der I. und II. Geburtsperiode verwendet werden, worauf gebührend v. HERFF und GUGGISBERG und neuerdings ANTOINE gerade in bezug auf das *Ergobasin* hinweisen. Dosen von 0,25 Secacornin führen nicht zu Tetanus uteri, sind aber in Anbetracht der vorhandenen unschädlicheren und leichter dosierbaren anderen Wehenmittel überflüssig, zumal die geburtsfördernde und die toxische Dosis beim Secale sehr nahe liegt.

Noch wichtiger als die durchaus vermeidbare Erzeugung von Tetanus uteri durch Wehenmittel ist es, die Ursache von Krampfwehen in Hindernissen zu erkennen, die im Becken (Enge, oder im

Mißverhältnis zwischen Kind und Becken, abnorme Größe desselben, Hydrocephalus, oder in pathologischen Haltungen und Stellungen, Querlage, Stirnlage bei besonders großem Kind, Scheitelbeinstellung) liegen. Die Verkennung dieser Zustände, die sich in immer mehr gesteigerter Uterustätigkeit ohne Fortschritt der Geburt äußern, führt, abgesehen vom Kindestod, geradewegs ins Verderben der Mutter, zur Uterusruptur. Schließlich kennt jeder Geburtshelfer den durch grobe Wendungsversuche erzeugten Uteruskrampf, der ohne Narkose geradezu zwangsläufig eintritt und nur durch eine solche behebbar ist. Ebenso ist es mit frustranen Zangenversuchen bei nicht erfüllten Bedingungen von Seiten des Muttermundes. Auch ein zu großer Metreurynter oder eine zu starke Gewichtsbelastung kann Tetanus uteri erzeugen. Das Eingreifen des Arztes bei Tetanus uteri gestaltet sich je nach der Ätiologie des Zustandes durchaus verschieden.

Sind die Krampfwehen nicht in einem Mißverhältnis zwischen Kopf und Becken gelegen, so läßt sich durch subkutane Injektion von *0,02 Morphin* der Zustand in Kürze zum Guten wenden. Daneben kann ein Vollbad von 38 bis 40⁰ C und halbstündiger Dauer sehr wohltuend sein, wenn die Verhältnisse hinsichtlich der Asepsis ein solches erlauben. Sind die Krampfwehen durch ein noch *leichtes Ödem* der Muttermundslippe bedingt, sei es bei mäßiger Beckenverengerung, sei es auf dem Boden einer infantilen Cervix bei normalem Becken, so ist, solange der Muttermund noch nicht weiter als für 3 Finger ist, das Morphin 0,02 in dieser Periode der Geburt das Mittel der Wahl. Gegen eine Kombination des gewöhnlichen Morphins mit 0,001 Atropin ist durchaus nichts einzuwenden. Milder wirkende Präparate, die man aus Überängstlichkeit um das kindliche Leben gibt, zeigen nicht den gewünschten Effekt. So wertvoll bei leichter Rigidität der Cervix *Belladonna, Belladonna-Dispert — Belladonna-Exclud-Zäpfchen* sein können, beim Ödem des Muttermunds bleibt das Morphin nicht nur diesen, sondern auch dem *Pantopon,* dem *Dilaudid, Eupaco, Spasmalgin* usw. überlegen.

Kommt man aber zur Überzeugung, daß die Krampfwehen in einem unüberwindbaren mechanischen Hindernis bestehen, muß man jene Entbindungsart wählen, die die drohende Uterusruptur verhindert, also *ohne Veränderung der Fruchtlage* entbinden. So und so oft wird man in derartigen Fällen freilich dem Kind nicht mehr helfen können. Steht die Ruptur sozusagen unmittelbar bevor, leite man sofort die Narkose ein; wo dies nicht möglich ist, z. B. bei Transportnotwendigkeit, gebe man unverzüglich 2 Zentigramm Morphin.

Zu starke Wehen.

Gegenüber der Bedeutung der Krampfwehen verschiedenster Ätiologie ist die *zu starker* natürlicher, gegen kein mechanisches Hindernis wirkender Wehen praktisch gering. Sie kann sich in überstürzter Geburt, ja, in der sogenannten Sturzgeburt äußern. Eine solche braucht weder für die Mutter noch das Kind Folgen zu zeitigen, wenngleich Verletzungen der Weichteile bei der Mutter, Atonie des Uterus infolge der raschen Entleerung und Verletzungen des Kindes vorkommen können. Trotz des beobachteten Abreißens des Nabelstranges sind Verblutungen des Kindes rarste Ausnahmen, weil der Nabelstrang kaum je am Nabelkegel, sondern fernab davon ausreißt, an Stellen, wo die Muskulatur im Verein mit der in Gang gekommenen Lungenatmung genügt, den Verschluß der Gefäße herbeizuführen. Auf die forensische Bedeutung der Sturzgeburt kann hier nicht eingegangen werden, doch sei bemerkt, daß in foro Sturzgeburten behauptet werden, die niemals vorkamen. Komplette Dammrisse bei Sturzgeburt hat Verf. weder in der klinischen, noch forensischen Praxis gesehen. Bei Atonie sind alle Register der Behandlung, vor allem die i. v. *Pituitrininjektion* und *Gynergen* anzuwenden.

Behandlung der Weichteilschwierigkeiten unter der Geburt (Muttermund, Scheide, Hymen).

Die gefährlichsten Stenosen der Cervix hat man in älterer Zeit beim Gebärmutterhalskrebs der Schwangeren mit all ihren lebensbedrohlichen Folgen nicht ganz selten beobachtet. Heute kommen solche Fälle fast immer früher dem Arzte unter und werden nach den S. 197 angegebenen Grundsätzen behandelt.

In unserer operationslustigen Zeit findet man aber auch gelegentlich sehr derbe und unnachgiebige *Stenosen* der *Cervix* auf dem Boden von Operationsnarben, besonders nach der hohen Portioamputation und nach keilförmiger Exzision der Cervix, wenn sie bei der sonst mit Recht beliebten STURMDORFFschen Plastik zu weitgehend ausgeführt wird, ferner nach zu energischer Ätzung des Mutterhalses u. a. Leichtere Stenosen in Form von Verwachsung, inniger Verklebung des Halskanals können gelegentlich nach schweren Cervikalkatarrhen vorkommen. Die Bedeutung solcher Stenosen, insbesondere der nach ausgedehnter Cervixplastik, unterschätze man nicht. Verkannt und nicht durch die Wehen nachgebend, können sie nach vorzeitigem Fruchtwasserabfluß zur Überdehnung der Gebärmutter, sogar zur Uterusruptur führen. Der Versuch einer stumpfen, digitalen Dehnung in Narkose (z. B. Evipan), kann immerhin unternommen werden, bevor man zum Messer greift und durch mehrere, am besten radiär angelegte Kerben den Muttermund und Halsteil öffnet. Wehenmittel *vor* der Dehnung zu geben, ist höchst gefährlich und kann unmittelbar zur Katastrophe der Uterusruptur werden. In parenthesi — wer derartige Fälle erlebt hat, ist in der Ausführung eingreifender Cervixplastiken, insbesondere der hohen Cervixamputation bei jungen Frauen, mit Recht zurückhaltend!

Das Ödem der vorderen Muttermundslippe verdient ernste Beachtung. Seine Ursachen sind verschiedener Art und auch von verschie-

dener Wertigkeit. Manchmal ist die Ursache der Entstehung eines
mäßigen Ödems nicht erfindbar. Vorderhauptlagen, alte Cervicitis,
rigide, infantile Cervix, Narben, können eine ursächliche Rolle spielen.
Wesentlich ernster ist es, wenn eine Einklemmung der vorderen Muttermundslippe infolge eines Mißverhältnisses zwischen Kopf und
Becken das Ödem bedingt. Dann pflegt es sehr umfänglich zu werden
und zu einem Tumor anzuschwellen, der ein Geburtshindernis abgeben kann. Nach unseren Erfahrungen kann auch das bloße Vorhandensein von Krampfwehen das Ödem allerdings in nur mäßigem
Grade auslösen. In diesen Fällen hilft nur die S. 276 angegebene Mor-
phintherapie. Anders ist es bei einer beträchtlicheren Beckenenge und
ausgesprochen dicker Auftreibung der vorderen Muttermundslippe.
Es kann durch *Reposition* der Lippe im richtigen Zeitpunkt gelingen,
die Gefahr der Überdehnung oder Abreißung der Lippe zu beseitigen.
Dazu muß aber der Muttermund bereits mindestens kleinhandteller-
groß (8 cm) sein. Mit den Fingern wird der Muttermund in der Wehenpause über den Kopf gestreift und der Effekt bei liegenbleibendem
Finger kontrolliert. Besteht keine ausgesprochene Überdehnung und
kein bedeutendes Mißverhältnis zwischen Kopf und Becken, so gebe
man 1 V. E. Pituitrin i. v. und wird so und so oft erleben, wie das
Labium dauernd reponiert bleibt. Ist das nicht gelungen, kann man
zum Forceps gezwungen sein, weil das Labium, mittlerweise tumor-
artig angeschwollen, den Fortgang der Geburt hemmt. Man mache
vor Anlegen des Forceps einen letzten Versuch der Reposition. Gelingt er nicht einwandfrei, so lege man zahlreiche, kleine radiäre Inzisionen an, bis keinerlei Spannung mehr besteht. Sie haben den Vorteil, daß sie nicht bluten, nicht versorgt werden müssen, und wenn
sie zahlreich sind und darum wirklich entspannen, auch nicht weiter-
reißen. Hat das Ödem übermäßig lang bestanden, kann die Gewebs-
ernährung so gelitten haben, daß es im Wochenbett zur ausgedehnten
Gangrän und damit zu Defekten in der vorderen Cervixwand und
leider gelegentlich auch der Blase mit dem Endergebnis einer Blasenfistel kommt. Darum muß man diesen Zustand kennen und ihm
rechtzeitig zu begegnen wissen.

Anhangsweise sei noch auf das *akute Ödem* der Portio bei Hochschwan-
geren verwiesen, das zu einer pilzförmigen Vorragung der Portio führen kann.
Seine Ursachen sind unklar. Lagerung der Kranken im Bett mit erhöhtem
Fußende, Umschläge mit Aqua Plumbi und ähnlichem sollen genügen, es zum
Verschwinden zu bringen. Der Zustand, der sehr selten ist, hat weder mit
dem Vorfall, noch mit dem unter der Geburt auftretendem Ödem etwas zu tun.

Ein ganz typisches und merkwürdiges Bild bietet die sogenannte
Conglutinatio orificii externi dar, die der Arzt kennen und richtig zu
behandeln wissen muß. Trotz klagloser Eröffnung des Halskanals
von oben und innen her, bietet der äußere Muttermund, ohne sich auch
nur etwas zu öffnen, das Bild eines unverrückbar bestehen bleibenden
Grübchens. Es kann so klein sein, daß es leicht dem tastenden Finger
entgeht, woraus es sich erklärt, daß der Muttermund für völlig ver-

strichen gehalten und sogar operativ entbunden wird, obwohl der ganze Schädel von einer oft allerdings aufs äußerste verdünnten Haube von Cervixgewebe bedeckt ist. Hat man Verdacht auf eine sogenannte Conglutination, tut man gut daran, sich im Spiegel (lange Spiegel!) von den Verhältnissen zu überzeugen. Man findet dann am Orte der Muttermundsöffnung ein Schleimpartikel, Beweis, daß eine eigentliche Verklebung nicht besteht. Das Hindernis läßt sich durch das bloße Eindrücken der Muttermundsöffnung mit der Spitze des Fingers sanft, aber sicher öffnen und dasselbe läßt sich durch Unterfahren des Muttermundsringes mit dem Sondenkopf erzielen. Verkennung des Zustandes kann zu Überdehnung mit ihren Folgen für Mutter und Kind, aber auch zur völligen Abstoßung der über den vordringenden Kopf prall gespannten Cervixhaube führen, wie wiederholt beobachtet worden ist. Ob entzündliche Vorgänge die Ursache dieser meist diagnostische Schwierigkeiten bereitenden Regelwidrigkeit sind oder angeborene Rigidität einer konisch zugespitzten verlängerten Portio, bleibe dahingestellt.

Exzentrische Stellung des Muttermundes nach dem Kreuzbein zu, die sich nicht ganz selten bei primär tief im Becken stehendem Kopf findet, kann die Eröffnungsperiode stark verzögern. Ein vorsichtiger Zug mit dem im Muttermund liegenden Finger und eine zarte Dilatation beseitigen diesen zu recht schmerzhaften Wehen führenden Zustand.

Scheidenstenosen, meist im oberen Drittel gelegen und ernstliche Geburtshindernisse bildend, sieht man heutzutage seltener als ehedem. Daran mag die rechtzeitige Serumbehandlung der Diphtherie ebenso gebührend Anteil haben wie die schonende Behandlung schwieriger Geburten, die seinerzeit zu schweren Verletzungen und Zerreißungen mit nachfolgender Narbenstenose geführt haben. Auch Verätzungen und Verbrennungen und in deren Gefolge Stenosen sind selten. Von ganz besonderer Wertigkeit sind Scheidenengen und Narben nach operativem Verschluß von Blasenscheidenfisteln. Für sie gilt als *Regel* die Umgehung der Narben durch Schnittentbindung, will man nicht ein oft mühsames Ergebnis des Fistelverschlusses riskieren (s. S. 182). Bei Scheidenstenosen anderer Ätiologie aber ist die Entscheidung der Entbindungsart, ob per sectionem caesaream oder per vaginam auch dem Erfahrenen nicht leicht. Im allgemeinen sind derbe ausgedehnte Narbenbrücken kaum durch die Naturkräfte ohne neuerliche weitgehende Zerreißung zu überwinden, weshalb man die Schnittentbindung in solchen Fällen vorzieht. Liegt dagegen die Stenose vulvarwärts und kann man damit rechnen, daß der vordrängende Kopf sie spannt und verdünnt, sind Inzisionen oft genügend. Nur sind sie post partum genau zu besichtigen und etwaige Risse zu versorgen. Die Behandlung dieser Fälle gleicht der bei Atresia hymenalis, die, wenn eine auch nur kleine Öffnung im Hymen besteht, Schwängerung nicht ausschließt. Wie man bei der Atresia hymenalis zur Ablassung des Menstrualblutes vorgeht, so übt man es auch unter der Geburt, wenn der Kopf die Membran prall spannt. Ein Kreuzschnitt genügt, um dem vorliegenden Teil den Weg freizugeben. Revision der Inzision nach der Geburt ist angezeigt. Allenfalls entfernt man gequetschte Lappen des Hymens mit der Schere und versorgt die Wunde entsprechend. Allbekannt ist es, daß gelegentlich ein derbes, fleischiges Septum eines Hymen — der niedrigste Grad einer Scheidendoppelung — den Austritt des Kopfes hindern kann. Und ist dies der Fall, so exzidiert man den Hymenbalken, nachdem man ihn abgeklemmt oder unterbunden hat.

Narbenstenosen an der äußeren Scham sind sehr selten, sind aber aus traumatischen, chemischen, thermischen und neoplastischen Ursachen beschrieben. Hierher gehören auch jene, die nach eingreifenden Dammplastiken entstehen können. Geburten nach operiertem kompletten Dammriß lassen sich *ohne* Gefährdung des Operationsergebnisses durch eine entsprechend gro*ße seitliche* Episiotomie immer glücklich beendigen. Sonst erlaubt nur die Betrachtung und Beurteilung der Dehnsamkeit im Einzelfall zu entscheiden, ob der natürliche Geburtsweg mit entlastendem Schnitt gangbar ist oder ob man durch Sectio ausnahmsweise entbinden muß, wie das auch beim Bestehen von Elephantiasis beschrieben ist. Oft genügt (so bei Clitoristumoren, bei Fibroma pendulum) die manuelle Wegdrängung der Geschwulst während des Geburtsaktes. PETERS mußte einmal eine Scheidenzyste, die die Geburt verhinderte, punktieren, ehe entbunden werden konnte. Ein Scheidenfibrom oder Scheidenmyom wird man ausschälen müssen, wenn es ein Geburtshindernis bildet.

Behandlung alter und jugendlicher Erstgebärender.

Alte Erstgebärende.

Vor einem Menschenalter hat AHLFELD die Bedeutung des höheren Lebensalters für den Geburtsablauf mit folgenden wenigen Sätzen erschöpfend umschrieben: „Ziemlich übereinstimmend bekunden alle Autoren, daß sich ungefähr vom 30. Jahre an die Erstgeburten durch längere Dauer, schmerzhaftere Wehen, größere psychische Aufregung, erheblichere Widerstände in den weichen Geburtswegen (deshalb häufiger Verletzungen, auch häufiger notwendig werdende Operationen), kurze, unwirksame Wehen, mangelhafte Anwendung der Bauchpresse nach ungünstiger Seite hin auszeichnen."

Eine spätere, sozial der Frühehe ungünstige Zeit hat uns die Geburt der alten Erstgebärenden aus überreicher Erfahrung kennengelehrt. Diese Erfahrung zeigt uns, daß die das Problem erschöpfend umreißenden Sätze AHLFELDS insofern einer Anmerkung bedürfen, als die geschilderten Zustände sich bei der Geburt alter I.-Parae, namentlich vom 35. Lebensjahr an, ereignen *können*, aber durchaus *nicht müssen*. Ist aber einmal die Mitte des 3. Lebensjahrzehntes überschritten, dann pflegen die genannten ungünstigen Umstände entweder alle oder der eine oder andere sich peinlich bemerkbar zu machen. Das letztere gilt ganz besonders für Frauen, die, in der Gelegenheit des Geschlechtsverkehrs seit jungen Jahren, dennoch lange Zeit steril geblieben sind, weil sie für Schwangerschaft und Geburt minder taugliche Organe, besonders hypoplastische Genitalien haben. Sie stellen das Hauptkontingent bei den erschwerten Geburten, indes bei jenen Frauen, die durch äußere, meist soziale Verhältnisse um das Glück früher Mutterschaft vergeblich gekämpft haben und erst spät zur Heirat kamen, obwohl sie von Haus aus fruchtbar gewesen wären, die Geburt im späteren Alter durchaus nicht pathologisch verläuft oder nur durch eine dem Gewebszustand des höheren Alters entsprechende Retardierung gekennzeichnet ist. Diese Unterschiede, die L. MEYER herausgearbeitet hat, bestehen fraglos, wenngleich sich keineswegs in jedem Fall die Zugehörigkeit der alten Erstgebärenden zur Gruppe der konstitutionell Voll- oder Minderwertigen erweisen läßt. SCHERBAK glaubt, eine Geburtsprognose für die alte Erstgebärende schon in den ersten Monaten der Schwangerschaft aus der anatomischen Beschaffenheit der Portio vaginalis stellen zu können. Alte I.-Gravidae mit langer Portio bereiten nach ihm Schwierigkeiten; bei normaler Portio wären keine zu erwarten. Diese Anschauung müßte an einem großen Krankengute nachgeprüft werden.

Soviel ist gewiß, daß die gewaltige Umwälzung, die die Schwangerschaft erzeugt, von der Frau, je älter sie ist, im allgemeinen um so schlechter vertragen wird, weshalb besonders die Neigung zur Nephropathie und Hypertonie vom 30. Lebensjahr an größer ist. Ferner muß man infolge der geringeren Dehnungsfähigkeit von Cervix, Scheide, Beckenboden und Vulva mit einer verlängerten Geburtsdauer für viele Fälle um so mehr rechnen, als die Wehen recht oft unausgiebig und besonders schmerzhaft sein können. Ausnahmen finden sich gleichviel nicht selten.

Die Geburtsverlängerung betrifft weniger die Eröffnung als die Austreibung, die nach GUGGISBERG bei Frauen im Alter von 36 bis 44 Jahren auf das Vierfache der Zeit gegenüber der im Normalalter befindlichen ($4^1/_2$ Stunden : 1 Stunde) verlängert ist. Ist man gegenüber der Wehenschwäche heute durchaus nicht mehr machtlos wie vor einem Menschenalter, so gibt es noch andere Gefahren, die man bei alten I.-Paris auch heute noch nicht ohne weiteres umgehen kann. Ein ungünstiger Auftakt ist der so häufige vorzeitige Blasensprung, den man bei alten Erstgebärenden nicht immer so leicht wettmacht als in anderen Fällen, wenn es überhaupt gelingt, seinen üblen Einfluß zu bannen. Und dieser besteht, wenn, wie auf dem Boden einer rigiden Cervix begreiflich, der vorliegende Teil hoch bleibt, ein recht unangenehmes Ereignis, zu dem man nicht zu spät Stellung nehmen muß, will man Mutter und Kind glücklich durch die Fährnisse solcher Geburten bringen. Daß bei alten Erstgebärenden natürlich Beckenverengerungen, auch solche nur mäßigen Grades, besonders unwillkommen sind, bedarf wohl keiner Betonung, ebensowenig die Tatsache,

daß besonders große Kinder bei rigiden Weichteilen der spontanen
Ausstoßung unüberwindliche Schwierigkeiten bereiten können. Aber
selbst unter der Voraussetzung normaler Becken- und Kindesverhält-
nisse, spielt am Ende der Austreibung, mehr noch als in der Eröffnung, die sekundäre Wehenschwäche eine nicht zu unterschätzende
Rolle, namentlich in bezug auf die Gefährdung des kindlichen Lebens.
Mit der Verlängerung der Austreibung steigt die Asphyxiegefahr in
bedenklicher Weise, beträgt sie doch nach L. Seitz bei einer Aus-
treibungszeit von 4 bis 6 Stunden $3{,}5^0/_0$ und über 6 Stunden schon $4{,}5^0/_0$.
Das gilt für die Kinder von Frauen im Optimalalter der Geburt!
Bei I.-Paris zwischen 31 und 35 Jahren ist der entsprechende Hundert-
satz bereits $7{,}1^0/_0$ und zwischen 36 und 44 Jahren $7{,}8^0/_0$!, die in der
ersten Woche verstorbenen Kinder gar nicht mitgerechnet, sondern
nur auf die unter der Geburt gestorbenen bezogen. Es gehen nämlich
bei den Frauen zwischen 36 und 44 noch $6{,}7^0/_0$ der Geborenen in der
1. Woche zugrunde!

Diese Tatsachen muß man vorausschicken, wenn man die Behandlung der Geburt bei alten I.-Paris bespricht, denn sie sind es, die
unsere Grundsätze bestimmend beeinflussen.

Verhält sich eine alte Erstgebärende am Ende der Schwangerschaft
oder bei Geburtsbeginn hinsichtlich des vorliegenden Teiles bei Kopflage wie eine junge I.-Para, d. h. hat der Kopf deutliche Beziehungen
zum Becken, welche also einerseits ein enges Becken ausschließen,
anderseits eine besondere Rigidität der Cervix nicht sehr wahrscheinlich machen, so ist kein Grund vorhanden, von der immer am besten
bewährten exspektativen Geburtsleitung, die dem Kind die Geburt per
vias naturales ermöglicht, abzuweichen! Ein solcher Fall, wo deutlich Beziehungen zwischen Kopf und Becken bestehen, schließt auch
eine ganz besondere Größe des Kindes und damit eine ganz ungewöhnliche Beanspruchung der Weichteile und der Wehenkraft aus.
Auch der vorzeitige Blasensprung wird bei sonst normalen Verhältnissen uns nicht zur Verzweiflung bringen, zumal wir ja Methoden
haben, um alsbald doch die Geburt in Gang zu bringen (235, 266).
Man mache in solchen Fällen vom intrauterinen Verfahren möglichst
nicht Gebrauch und wenn man es in Form der Metreuryse tun muß,
verwende man nur verhältnismäßig kleine Ballons, um den vorliegenden Teil nicht abzudrängen. Die Metreuryse kommt übrigens nur bei noch
erhaltenem Halskanal in Frage, während sie bei verstrichenem Halsteil nicht mehr gelingt und überflüssig ist. Sparsamer und richtiger
Gebrauch der Wehenmittel (S. 268), aber auch der Erholungsmittel, des
Morphin und Geduld von Seiten aller Beteiligten, lassen solche An-
fangsschwierigkeiten überwinden! Aktiveres Vorgehen — etwa in
Form der manuellen Dehnung eines rigiden Muttermundes — ist nur
ausnahmsweise angebracht. Es ist ein Verfahren, das die Gefahr der
Infektion in sich tragen und darum nicht allgemein, sondern nur für
Notfälle angeraten werden kann. Die digitale Dehnung darf nur ganz
zart, langsam unter allerstrengster Asepsis, am besten in kurzem

(Epivan- oder Äther-) Rausch erfolgen. Es genügt, sie mit 2 Fingern (nicht mit der halben Hand) zu machen. Daß bei einwandfreier Technik und Asepsis das Vorgehen auch im Privathaus gute Ergebnisse zeitigt, beweisen die Erfolge von JOHANNSEN, der unter 53 Fällen 49 lebende Kinder gewann und keine Mutter verlor.

Anders ist es, wenn die alte Erstgebärende — besonders die mit 35 Jahren und darüber — am Schwangerschaftsende oder Geburtsanfang, mit hochstehendem Kopf, vielleicht wegen eines engen Beckens, vielleicht wegen rigider Cervix oder besonders großen, manchmal übertragenen Kindes kommt, oder wenn eine Beckenendlage festgestellt und das Kind, nach AHLFELD gemessen, groß oder das Becken etwas verengt gefunden wird. Hic Rhodus, hic salta! *Jetzt* muß man sich entscheiden. Und die Entscheidung fällt in *diesem* Augenblick, im Geburtsbeginne, in derartig gelagerten Fällen heutzutage durchaus zugunsten der Sectio caesarea aus! Jetzt ist sie noch ungefährlich und belohnt unser Tun durch Rettung von Mutter und Kind. 12 Stunden später retten wir noch das Kind, gefährden aber die Mutter und noch später können wir die Sectio nicht mehr auf unser Gewissen nehmen! Vergessen wir nicht, das der Entschluß zur Sectio deswegen auch so naheliegt, weil in höherem Alter die erste Schwangerschaft voraussichtlich auch die letzte ist! Und darum müssen wir alles tun, um das Kind lebend auf die Welt zu bringen und ihm die Mutter gesund erhalten. Daß wir dort, wo zur Tatsache des höheren Lebensalters sich noch Komplikationen, wie Placenta praevia, Eklampsie, Nephropathie, vorzeitige Plazentalösung hinzugesellen, durch Schnitt, und zwar im Anfang der Wehen entbinden, versteht sich von selbst. Gerade bei alten I.-Paris sind, ganz abgesehen von belanglosen Myomen, auch große, die Geburt erschwerende Myome nicht ganz selten zu finden. Hier wird man an die Schnittentbindung auch so und so oft die Amputation des Corpus uteri anzuschließen haben. Man kann sie so hoch machen, daß noch Menstruation eintritt und die Frau seelisch nicht leidet.

Ob man bei einer Steißlage einen Fuß prophylaktisch bei alter Erstgebärender herabholt oder durch Schnitt entbindet, hängt vom Einzelfall ab. Bei großem Kind und der geringsten Beckenverengerung ist der Schnitt unbedingt vorzuziehen, weil die Entwicklung des Kindes diesem bei den rigiden Weichteilen leicht das Leben kostet.

Liegt aber eine der genannten Erschwerungen der Geburt nicht vor, soll sich der Geburtshelfer durch das Alter allein nicht von der natürlichen Entbindung abbringen lassen. Freilich muß er wissen, daß die Austreibung an die Frau, die Frucht und an ihn noch große Anforderungen stellen kann, aber nicht immer muß. Gerade hier ist die genaueste und sorgfältigste Kontrolle der Herztöne unumgänglich notwendig, der Abgang mißfarbigen, besonders mit Mekonbröckeln (also eben entleertem Kindspech) gemengten Fruchtwassers besonders bedenklich. Aber auch ohne diese alarmierenden Zeichen muß der Stillstand der Geburt bei dem am Beckenboden angelangten Schädel unsere größte Aufmerksamkeit erregen, sonst kann es geschehen, daß, namentlich bei vorzeitigem Blasensprung, das Kind plötzlich abstirbt. Darum ist es am Platz, in Fällen alter Erstgebärender dann zur Zange zu greifen, wenn der Kopf, wirklich am Beckenboden angelangt, nicht mehr weiter vorrückt, weil die Wehen dazu nicht mehr ausreichen. Intravenöse Pituitrininjektion bei I.-Para höheren Alters mache man, wenn überhaupt um des Kindes willen, nur dann, wenn der Schädel sichtbar in der Schamspalte steht und nur nach *großer* Episiotomie und bei vollkommener Zangenbereitschaft, also bei der zur Operation auf dem Tisch liegenden Frau! (vgl. S. 274). Aber auch bei der Spontangeburt sei man mit der Episiotomie nicht zu sparsam. Bei Steißlagen lege man sie besonders ausgiebig als Scheidendamminzision an! Dasselbe gilt vom Forceps. Muß der Schädel noch durch ein Stück der Scheide gezogen werden, ist eine kleine Episiotomie ganz ungenügend, kann zu schweren Zerreißungen der Scheidenwände und zum verderblichen Druck auf den Kindesschädel führen. Man mache in solchen Fällen eine nach Art des *Schuchardschnittes* weit in das seitliche Scheidengewölbe reichende tiefe Inzision und man wird erstaunt sein, um wieviel geringer das Operationstrauma ist, dem Mutter und Kind ausgesetzt werden.

Wie man sieht, bietet die Erstgeburt in höheren Lebensabschnitten so manche Gefahren für Mutter und Kind dar. Nicht immer sind sie zu umgehen, schon deswegen nicht, weil manch ein Fall mit günstigem Auftakt zu beginnen scheint und im weiteren Verlauf ungeahnte Schwierigkeiten auftreten, zum anderen deswegen, weil der Arzt zu spät zu Fällen gerufen wird, die von vornherein eine klinische Behandlung erfordert hätten. Darum ist eine alte Erstgebärende in jedem Fall in klinischer Obhut am sichersten.

Wie verhalten sich Frauen bei ihrer zweiten Geburt, wenn die erste vor vielen Jahren erfolgt ist? Das ist eine Frage, auf die man der Patientin und sich selbst gelegentlich Antwort stehen muß. Auf Grund der Zusammenstellung Burgers kann man im allgemeinen sagen, daß späte Zweitgeburten (mehr als 5 Jahre nach der ersten) etwas mehr zu Komplikationen im Sinne erhöhter Bereitschaft zu Toxikosen (Alter!), vorzeitigem Blasensprung, Plazentarretention neigen. Die Wehenschwäche ist nach eigenen Erfahrungen dann stärker ausgesprochen, wenn rund 10 Jahre nach der ersten Geburt vergangen sind. Dann verhalten sich solche II.-Parae gewöhnlich so wie alte I.-Parae in allen Belangen.

Jugendliche Erstgebärende.

Gibt die Geburt bei älteren Erstgebärenden so manchen berechtigten Anlaß zur Besorgnis, kann man im Gegensatz dazu bei Jugendlichen unter 16 Jahren mit Zuversicht auf einen guten Ausgang der Geburt rechnen. Die alte Anschauung Mauriceaus von der leichten Geburt solcher Mädchen ist durch neuere Untersuchungen, vor allem die von Specht und Panek, bestätigt worden. Vor allem gilt es, darauf hinzuweisen, daß Beckenverengerungen infolge des noch nicht vollendeten Knochenwachstums praktisch *keine* Rolle spielen, wie die Tatsache beweist, daß die Becken Gravider von 16 Jahren denen nicht Gravider desselben Alters in der Größe überlegen sind. Eine geringfügige allgemeine Verengerung spielt eine um so unbedeutendere Rolle, als diese Becken besser auflockerbar sind und überdies die Kinder eher kleiner zu sein pflegen, nimmt doch die Kindesgröße mit dem Alter der Mutter zu. Die Geburtsdauer, die Mortalität und Morbidität von Mutter und Kind ergab nach den Feststellungen PANEKS aus der I. Wiener Frauenklinik an 107 Fällen günstigere Verhältnisse als bei Gebärenden höheren Alters. Wehenschwäche, Toxikosen, abnorme Fruchtlagen wurden nicht öfter gefunden. Dagegen traten öfter Weichteilverletzungen auf.

Diese Tatsachen sind Grund genug, die Geburt bei besonders jugendlichen Individuen als durchaus günstig zu betrachten, so schmerzlich es auch ist, wenn ein halbes Kind ohne Verständnis für die Mutterschaft selbst Mutter wird.

Behandlung der Geburtsstörungen durch Anomalien des Beckens.

Vorbemerkungen.

Die praktische Anwendung theoretischer Kenntnisse über das enge Becken ist für den Ungeübten deswegen so schwer, weil er viel zu viel mit der Unsicherheit in der Erhebung und Deutung der Befunde hinsichtlich des Charakters der Beckenform und des Grades der Verengerung zu kämpfen hat. Wer von den Anfängern ist imstande, auch nur die Form des Beckens immer sicher zu erkennen, wenn sie nicht alle klassischen Zeichen aufweist? Wer kämpft nicht als Anfänger bei der Messung der Conjugata mit der Tücke des Objekts? Wer seine Geburtshilfe nur als Student oder als Arzt lediglich in einem ein paar Stunden dauernden Kursus gelernt hat, darf und soll sich überhaupt nicht mit der Geburtsleitung und schon gar nicht mit der des engen Beckens befassen. Auch heute ist bei aller Betonung gewisser Vorteile der Hausentbindung gerade die Geburt beim engen Becken Domäne der Anstalt, bzw. des Arztes, der längere Zeit an geburtshilflichen Anstalten verantwortlich gearbeitet hat. Die Last der Verantwortung muß der Unerfahrene zu der Gebärenden Vorteil, aber auch sehr zu seinem eigenen, auf die Anstalt abwälzen. Er kann es, wenn er so viel Kenntnisse hat, daß er den Fall, wenigstens als solchen eines engen Beckens und eines solchen Grades erkennt, aus dem voraussichtlich Schwierigkeiten erwachsen werden.

Der allgemeine ärztliche Blick sagt ihm das um so eindringlicher, als er als Hausarzt die fortschreitende Schwangerschaft beobachtet und gegen das Ende derselben Wahrnehmungen macht, die mit seinem Wissen über das regelrechte Verhalten nicht übereinstimmen. Es muß ihm eine Frau mit besonders kleiner, vielleicht sogar verbildeter Statur geradezu zwangsläufig auf ein enges Becken verdächtig erscheinen; er kann schon im Gesicht und aus den unteren Gliedmaßen die Zeichen überstandener Rachitis ablesen, ohne die ominöse Frage tun zu müssen: Wann haben sie laufen gelernt? In anderen Fällen belehrt ihn das Hinken, der Gang nach Art einer Ente über bestimmte Beckenveränderungen (coxalgisches, Luxationsbecken). Vollends muß er die Konsequenzen aber aus den abwegigen Befunden in den letzten Wochen der Schwangerschaft ziehen. Steht der vorliegende Teil bei der I.-Para in den letzten 3 bis 4 Wochen über dem Beckeneingang, und zwar einwandfrei darüber, ist er vielleicht sogar abgewichen, so muß diese Tatsache, wenn sie nicht offensichtlich andere Ursachen hat, in der Richtung von Eintrittsschwierigkeiten im Sinne des engen Beckens verwertet werden. Hydramnion ist leicht auszuscheiden, schwerer als Ursache des Hochbleibens des Kopfes rigide Weichteile alter Erstgebärender. Aber man findet in solchen Fällen *nie* eine so ausgesprochene *Prominenz* des Schädels, wie sie eben dem engen Becken naturgemäß eignet. Gerade diese Prominenz und ihre richtige Deutung, das ist das Um und Auf. Ist sie ausgesprochen, dann ist eben das Becken eng und damit für den nicht geburtshilflich geschulten Arzt die Behandlung mit dieser Feststellung und der klinischen Einweisung weitaus am besten erledigt! Dasselbe ist es, wenn vielleicht gar eine abnorme Lage vorhanden ist, eine Querlage bei einer kleinen I.-Para; wenn der Fruchtkörper mit dem Uterus hin- und herfällt, abnorm beweglich ist, weil nicht genug Raum vorhanden ist, wenn ein Spitz- oder ein Hängebauch (letzteres bei der Mehrgebärenden) vorliegt. Mögen doch die Ärzte immer genauest bei vorangegangenen Geburten nach dem Verlauf derselben, nach der Größe des Kindes, dem Gewicht, dem Zustande, in dem es zur Welt kam, forschen, wieviel würde da erspart bleiben an Fehlbehandlung! Auch die Geburtsleitung bei Mehrgebärenden mit engem Becken erfordert viel Erfahrung und Übung, wenn schon die erste Geburt gewisse, wenn auch noch durch die Natur überwindbar gewesene Schwierigkeiten gemacht hat. Es bedarf vieler persönlicher Erlebnisse am Gebärbett, bis der Geburtshelfer soweit ist, daß er beim engen Becken Mehrgebärender, wenn es an der Grenze der Möglichkeit einer natürlichen Geburt steht, richtig entscheidet, ob die Frucht glücklich die Enge passieren wird oder nicht. Die gute Abschätzung der mit den Geburten zunehmenden Kindesgröße, die Einkalkulierung des härteren Schädels bei späteren Schwangerschaften, die Ausnützbarkeit dieses und jenes Mechanismus durch die Natur, das sind Dinge, die nur der richtig beurteilt, der viel am Gebärbett gestanden und die Natur in ihrem wunderbaren Wirken belauscht hat. Kommt noch dazu, daß der Geburtsverlauf beim engen Becken naturgemäß nicht nur von der relativen Enge des Beckens in bezug auf den vorliegenden Schädel, sondern von seiner unbekannten Verformbarkeit und dem von vornherein unbekannten guten oder schlechten Typus der Wehen abhängig ist! Jede Geburt beim engen Becken, die Schwierigkeiten mechanisch macht, wirkt sich in verlängerter Geburtsdauer aus, eine Tatsache, die nicht nur wegen der aus der verlängerten Geburtszeit möglicherweise sich ergebenden Gefahren, die man nicht unter- aber auch nicht überschätzen soll, sondern vor allem im Privathaus deswegen so bedenklich wird, weil die Kreißende und deren Umgebung, und nicht selten auch die Hebamme zu einer Zeit zur Geburtsbeendigung drängen, wo diese offensichtlich nur die Gefahren für Mutter und Kind ins Ungemessene vergrößern kann! Falsche Beurteilung des Standes des vorliegenden Teiles, Unterschätzung oder gar Mißachtung der Bedingungen — und das Unglück ist fertig. Würden doch alle, die es angeht, die eindrucksvollen Schilderungen von anoperierten Geburtsfällen der praxis privata lesen, wie sie uns von A. DÖDERLEIN und STOECKEL übermittelt sind. Ist einmal festgestellt, daß das Becken eng und die Geburt am besten im Krankenhaus zu bewerkstelligen ist, dann sind auch innere vaginale Untersuchungen der Frau am Ende der Schwangerschaft zu widerraten. Die funktionelle Diagnostik hat genug aufgedeckt, die Schädelprominenz, ein abgewichener Kopf, eine Querlage, eine labile Fruchtlage, sie sagen genug, und ohne vaginale Berührung ist der Fall für alle Möglichkeiten in bester Verfassung! Gerade die Feinheiten der Conjugatamessung in Grenzfällen sind immer Sache einer technisch geschulten Hand. Die ungeschulte irrt leicht um Beträchtliches und bringt die Geburtsbeurteilung in ein falsches Fahrwasser, ganz zu geschweigen, daß ein Fehler in der Asepsis sich bei einer etwa notwendig werdenden Schnittentbindung bitterst rächen kann.

Hinsichtlich der Fälle engen Beckens, die in ihrer Bedeutung vom Arzte im Privathause verkannt, nach langer vergeblicher Geburtsarbeit verspätet in eine Anstalt eingewiesen worden sind, muß man ein Wort zugunsten des Krankenhauses einflechten. Man darf von ihm keine Wunder verlangen. Der einweisende Arzt schon gar nicht, aber auch die besorgte Familie der Kreißenden nicht! Es geht nicht an, von der Anstalt, viele Stunden nach Blasensprung, bei einem aller menschlichen Voraussicht nach bereits infizierten Genitale durch einen Kaiserschnitt Rettung von Mutter und Kind zu verlangen. Da muß der Spitalarzt hart bleiben, will er die Mutter nicht aufs Äußerste gefährden. Es muß dem praktischen Arzt in Fleisch und Blut übergegangen sein, daß auch der Kaiserschnitt wie jede geburtshilfliche Operation nicht nur auf Grund einer notwendigen Indikation gemacht werden darf, sondern daß gerade bei ihm *eine* Bedingung nach ärztlichem Ermessen erfüllt sein muß, und das ist die Keimfreiheit des Genitales, soll aus dem riesigen Fortschritt, den die Schnittentbindung bedeutet, nicht ein Unglück werden! Daß bei Mißachtung dieser Forderung der Kaiserschnitt eine hochgefährliche Operation wird, die in ihrer Sterblichkeit die der Karzinomoperation übertrifft, hat die Forschung WINTERS eindeutig erwiesen!

So sehr Verf. die Technik DOERFLERs für die Schnittentbindung schätzt, die er seit der Bekanntgabe grundsätzlich ausführt, einer Erweiterung der Anzeige auf infizierte Fälle kann er trotzdem keinesfalls das Wort reden, was übrigens der Autor selbst nicht fordert.

Daß der Kaiserschnitt, auch unter den denkbar besten Voraussetzungen gemacht, keine gleichgültige Operation ist, wurde bereits S. 76 ff. besprochen. Darum *hüte man sich vor unnötigen Schnittentbindungen.* Im Anschluß an einen zweiten Kaiserschnitt ist unter der Voraussetzung, daß das 1. Kind lebt, die Unfruchtbarmachung berechtigt.

An dieser grundsätzlichen Stellungnahme zum Kaiserschnittproblem ändert auch die Tatsache nichts, daß ausnahmsweise durch die Sectio nach PORTES eine etwa bereits bestehende Infektion in ihrer Auswirkung gehemmt und allenfalls eine neue Schwangerschaft nach operativer Wiederversenkung des Uterus und der Adnexa in die Bauchhöhle ermöglicht werden kann.

Wer zu einem im Privathause verbliebenen verschleppten Fall, damit also bereits sehr spät von der Hebamme gerufen wird, wo nur mehr die Verkleinerung übrig bleibt — unterschätze die mehrfachen Schwierigkeiten in der Praxis nicht, die augenblicklichen, aus der Operation sich ergebenden und nicht minder die Gefahren, die das Wochenbett bringt! Wer solchen Dingen nicht gewachsen ist, schaffe auch solche Fälle lieber in klinische Obhut. Aber auch der letzte Versuch, ein so gefährdetes Kind in ultimis quasi zu retten, fällt der Anstalt leichter, zumal man sich für die hohe Zange als den letzten Versuch vor einer unvermeidlich werdenden Kraniotomie am besten doch des KIELLANDschen Instruments bedient. Gerade derartige Zangenversuche erfordern gute Technik, entsprechende Assistenz, machen eine exakte Naht notwendig, Dinge, die ganz gewiß im Privathause möglich sind, aber leichter im Krankenhaus durchgeführt werden. Dasselbe gilt von der Hebosteo- (Symphyseotomie), die der Facharzt in der Wohnung der Kreißenden zwar machen kann, aber immer lieber in einem Krankenhaus ausführt.

Höhergradige Beckenverengerungen findet man in kaum mehr als 3 bis 5% der Fälle. Versteht man darunter aber alle jene, die durch eine Verkürzung eines der Hauptdurchmesser um rund $1\frac{1}{2}$ bis 2 cm gekennzeichnet sind, so muß man mit durchschnittlich 15% engen Becken rechnen. Wenn man Grad der Beckenverengerung und Form auch gesondert bespricht und trennt, so muß man praktisch beide Umstände gemeinsam betrachten, denn nicht das auf den Millimeter bestimmte Maß der Conjugata entscheidet, sondern bei gleichen geraden Durchmessern — beispielsweise bei allgemein verengtem und anderseits bei rachitisch-plattem Becken — wird für die Möglichkeit einer Spontangeburt die Form des Beckens — ob rachitisch oder allgemein verengt — entscheidend ins Gewicht fallen. Wenn wir trotzdem von altersher an einer bestimmten Gradeinteilung festhalten, so findet sich diese darin begründet, daß sie doch immerhin gewisse Normen für die Geburtsprognose auszusprechen gestattet — immer vorausgesetzt die richtige Messung oder besser gesagt, die richtige Abschätzung der Hauptmaße! Die digitale Messung hat uns immer genügt, die mit dem

Beckenmesser setzt unseres Erachtens eine solche Vertrautheit mit der vaginalen Untersuchung voraus, daß man den Beckenmesser als Erfahrener nicht braucht, als Unerfahrener ihn leicht unrichtig und für die Frau vielleicht schmerzhaft verwendet. Auf einen oder zwei Millimeter hin und her kommt es bekanntlich nicht an, vielmehr auf die richtige räumliche Vorstellung von der Form des Beckens überhaupt! Die Austastung also, die aber gelernt sein will und nur durch viel Übung an solchen Fällen erworben wird, ist für die Geburtsbeurteilung ebenso wichtig wie die Conjugatenmessung.

Wie immer man die Gradeinteilung des engen Beckens nach dem Maß des Eingangsdurchmessers als des praktisch wichtigsten treffen mag, ob man 3 oder 4 Grade unterscheidet, nicht darauf kommt es so sehr an, als vielmehr darauf, daß mit den Zahlengraden auch praktisch verwertbare Vorstellungen lebendig verbunden werden. Bei einer Conjugata vera von 10 bis $9^1/_2$ cm kann man mit $89^0/_0$ Spontangeburten rechnen, das ist ausschlaggebend! Und bei $9^1/_2$ bis $8^1/_2$ sind es noch immer $80^0/_0$ aller normal großen Kinder, die lebend passieren! Darum ist es nur folgerichtig, die Gefahrengrenzen bei 8 cm anzusetzen. Bei diesem Maße und sogar noch bis $7^1/_2$ cm kommt noch die Hälfte der Kinder durch, aber die *Hälfte* ist ein nicht erstrebenswertes Ergebnis, nicht für die Mutter, nicht für das Kind. Ist schon bei rund 8 cm die verlängerte Geburtsdauer nicht zu vergessen, muß der Schädel, gar der eines etwas größeren Kindes, sehr gut konfigurabel sein und dürfen uns die Wehen nicht im Stiche lassen, so zeigt das schon, daß die Geburtsleitung gerade hierin ihr Schwierigstes zu leisten haben wird. Daher gehören diese Fälle in die Hand des spezialistisch geschulten Geburtshelfers — also eigentlich in die Anstalt. Bei ihnen ist auch die Prominenz des Kopfes oder eine andere Abwegigkeit, die den höheren Grad der Beckenenge anzeigt, so ausgesprochen, daß man die Erkennung der voraussichtlichen Schwierigkeiten und damit der Notwendigkeit der Anstaltsbehandlung vom praktischen Arzt fordern darf. Da schon bei einer Verengerung, die nur geringer als $7^1/_2$ cm ist, die Geburt, wenn überhaupt, nur bei unreifem Kinde, glücklich vor sich geht und von dieser Conjugata bis zu einer solchen von rund 6 schon die Verkleinerung des Kindes nötig wird, so ist und bleibt es weitaus das richtigste, es nicht bis zu diesem tragischen Moment kommen zu lassen, sondern der Anstalt rechtzeitig die glückliche Entbindung der Mutter und die Erhaltung des kindlichen Lebens durch Schnitt zu ermöglichen. Daß bei einer Conjugata unter 6 cm eine andere Entbindungsmöglichkeit als die durch Bauchschnitt nicht mehr besteht, bedarf keiner Hervorhebung, wohl aber die Tatsache, daß in infizierten derartigen Fällen sogenannter absoluter Indikation man die supravaginale Absetzung des Uterus im Sinne PORROS sehr in Erwägung ziehen muß, allenfalls die Methode nach PORTES. Den Original-Porro mit Einnähen des Stumpfes in die Bauchdecken hat Verf. in solchen Fällen nie geübt, sondern die typische retroperitoneale Stumpfversorgung immer in derselben Weise vorgenommen, wie man sie in der operativen Gynäkologie nach den Angaben von CHROBAK, HOFMEIER oder SCHROEDER macht. Die Fälle höhergradiger und gar die höchstgradiger Beckenverengerung sind heute schon selten. Die Mehrzahl sind die geringfügige Beckenenge und die Grenzfälle. An ihnen bewährt sich das geburtshilfliche Können, denn es gibt keinen größeren Triumph für den guten Geburtshelfer als die Richtigkeit seiner Geburtsleitung durch die Geburt eines gesunden Kindes per vias naturales bestätigt zu finden. Wie alle Extreme, ist auch eine Erzwingung der natürlichen Geburt in Grenzfällen unrichtig. Die sogenannte Probegeburt ist leicht ein zweischneidiges Schwert. Man beschränke sie auf die Fälle, die uns durch die bakteriologischen Verhältnisse infolge später Einweisung sozusagen aufgezwungen werden. Probegeburten laufen bei einer C. v. unter 8 leicht für Mutter und Kind folgenschwer ab. Bei letzterem ist es das gefürchtete Schädeltrauma in seinen verschiedensten Abstufungen, dessen Gefahren mit der Notwendigkeit der operativen Entbindung beim engen Becken unverhältnismäßig große sind, aber auch bei spontanem Durchtritt durch die Beckenenge sich ernst auswirken können. Es gibt aber auch bei engen Becken über 8 cm c. v. so manche ungünstigen Begleiterscheinungen, die mit Recht auch den die natürliche Geburt anstrebenden Arzt das Messer zum Bauchschnitt leichter ergreifen lassen, als da sind höheres Alter, ungünstiger Auftakt durch vorzeitigen Blasensprung, auffallende Kindesgröße, abnorme Lage, Praevia, Präeklampsie, Eklampsie u. a.

Gerade die Grenzfälle erfordern auch bei Normallage besondere geburtshilfliche Kenntnisse, denn der natürliche Geburtsverlauf zeigt eigentümliche, der Förderung der Geburt dienende Mechanismen, die man kennen und richtig deuten muß. Dazu gehört aber vor allem eine gute Untersuchungstechnik, die ihrer Befunde sicher ist. Man darf vor allem nicht darob verzagen, daß der vorzeitige Blasensprung so oft vorkommt, weil der abdichtende Teil fehlt; man muß wissen, daß darum die Erweiterung der Cervix erst spät erfolgt, wenn einmal der Schädel dicht dem Beckenring aufliegt, und daß erst dann die Konfiguration des Kopfes beginnt, weshalb bis dahin die Entscheidung über den Ausgang des Falles noch in einiger Schwebe ist. Das Zusammenklappen der eröffneten Cervix mangels des nachrückenden Schädels darf nicht als üble Vorbedeutung genommen, sondern muß aus den mechanischen Verhältnissen heraus verstanden werden. Gerade während dieser Zeit, da der Schädel sich anschickt einzutreten, heißt es bei strenger Beobachtung die Nerven behalten. Auch das typische, manchmal gewiß unheimlich anmutende Langsamwerden der Herztöne muß man aus der zunehmenden Pressung — Eintrittseffekt nach GAUSS — verstehen, die der Kopf erfährt und darf sich nicht zu vorzeitigen, in diesem Zeitpunkt für Mutter und Kind meist verderblichen entbindenden Operationen hinreißen lassen. Große Achtsamkeit muß man den Zeichen der Dehnung und Überdehnung des unteren Uterinsegmentes widmen, wenngleich die Gefahr der Uterusruptur in

Grenzfällen bei I.-Paris so groß nicht ist. Man muß die Einklemmung der vorderen, seltener der hinteren Muttermundslippe zwischen Beckenring und Schädel, ebenso wie bei Mangel einer solchen Einklemmung die longitudinale Dehnung und Überdehnung der Scheide kennen, diese als möglichen Auftakt zur Scheidenabreißung, jene als Einleitung einer bei Fortdauer der Einklemmung sich entwickelnden Uterusruptur. Daß der vorzeitige Wasserabfluß zur engeren Umklammerung der Frucht durch die Uteruswand und damit leichter zu einer Störung in der Versorgung der Frucht bei besonders guten Wehen führen kann, ist begreiflich. Ebenso, daß man trachten wird, den Blasensprung solange als möglich hinauszuschieben. Dazu eignet sich Seitenlage und — falls kein Kaiserschnitt geplant ist — noch besser die Einführung eines 400 bis 600 ccm fassenden Kolpeurynters ausgezeichnet, der seinerseits wehenverstärkend und damit die Eröffnung befördernd wirkt. Daß bei mangelhafter Abdichtung des Beckeneinganges infolge engen Beckens die Gefahr des Vorfalles kleiner Teile, insbesondere der Nabelschnur oder einer Gliedmaße groß ist, ist auf S. 317 erörtert, wo die Therapie dieses Ereignisses besprochen ist. Besonders lange Geburtsdauer und damit besonders arger Weichteildruck sind selbstverständlich eine große Gefahr hinsichtlich des Entstehens von Drucknekrosen mit nachfolgender Fistelbildung im Bereiche der diesem Druck am meisten ausgesetzten Blase, es ist aber auch eine große Gefahr für die Ausbreitung einer puerperalen Infektion. Und nun einige Bemerkungen über die Geburtleitung bei den Hauptformen des engen Beckens.

Die gerade verengten Becken.

Hierher zählt man das rachitisch platte und das einfach platte, das allgemein gleichmäßig verengte Becken und das spondylolisthetische Becken.

Das *rachitisch platte* Becken als die häufigste Form des engen Beckens bietet dem guten Naturbeobachter zufolge der meist unverkennbaren Zeichen überstandener Rachitis an den unbedeckten und bedeckten Körperpartien soviele Anhaltspunkte, daß ein Verkennen gröberer Verengerungen weniger leicht vorkommt. Auf die bekannten Zeichen der Krankheit hier hinzuweisen ist überflüssig. Dagegen verlohnt es sich darzutun, daß die Rachitis des Beckens auch ohne Beckenzirkel leicht und einwandfrei erkannt und damit der Fall gebührend eingeschätzt werden kann. Wenn man an der liegenden Frau die beiden Daumen auf die Spinae, die Zeigefinger an die am weitesten abstehenden Stellen der Cristae legt und nun die durch die Daumen, bzw. Zeigefinger bezeichneten Endpunkte der Querdurchmesser miteinander vergleicht, so sieht man aus der Stellung der Finger an den Spinae und den Cristae ohne Zirkel ohne weiteres, ob die Cristae weiter ausladen oder ob sie wenig oder gar nicht ausladen, also die Cristaedistanz fast oder ganz gleich denen der Spinae ist, mithin das Becken die typischen rachitischen Merkmale hat. Nach einer solchen Feststellung obliegt es jetzt, die Conjugata möglichst genau zu bestimmen und damit den Fall entsprechend zu beurteilen. Es gehört zum Behandlungsprogramm des rachitisch platten Beckens, daß man die Ausweichmechanismen kennt, welcher die Natur sich bedient, um die Enge des geraden Durchmessers des Einganges, des einzigen verkürzten dieses Beckens zu überwinden, damit man nicht fehl eingreife! Ist einmal die Conjugata unter 9 cm, so sieht man immer, daß der Schädel, um mit seinem für diese Conjugata zu großen biparietalen Durchmesser überhaupt passieren zu können, das Vorderhaupt tiefer treten läßt, wodurch in den Beckeneingangsdurchmesser der kleinere bitemporale Durchmesser kommt. Diese Vorderhaupteinstellung, die nur zur Überwindung des Eingangsdurchmessers auftritt und eine vorübergehende ist, bedeutet also ein erwünschtes und günstiges Ereignis. Dieser Mechanismus ist im Verein mit einem zweiten, der Vorderscheitelbeineinstellung, auch geeignet, höhere Beckenengen um 8 herum zu überwinden. Die Vorderscheitelbeineinstellung ist nichts anderes als die Teilung des an sich zu großen Kopfellipsoides in zwei Hälften, die *miteinander* das Becken nicht, wohl aber *nacheinander* dasselbe passieren können, wie uns die klassischen Modellversuche SELLHEIMS gezeigt haben. Der Verlauf der Pfeilnaht nahe dem Promontorium zeigt dieses uns so sehr erwünschte Ausweichbestreben der Natur an! Man störe es nicht. Sind bei solchen Beckenverengerungen bis etwa 8 cm die einzig im Beckeneingang gelegenen Hindernisse überwunden, so ist alles gewonnen und man ist immer wieder überrascht, wie rasch darnach die Geburt vonstatten geht. Das hat nicht zuletzt darin seinen guten Grund, daß das rachitische Becken niedrig und im Ausgang weiter als das normale ist!

Anders ist es, wenn statt der erhofften Vorderscheitelbeineinstellung oder NAEGELEschen Obliquität eine Hinterscheitelbeineinstellung, die LITZMANNsche Obliquität, sich einstellt. Was immer ihre (nicht immer eruierbaren) Ursachen sind, Tatsache ist, daß die Kreißende bei dieser Stellung des Kindes, vom Blasensprung überrascht, leicht Gefahr läuft, in einen nicht mehr korrigierbaren Zustand hineinzugleiten. Diese Stellung der Pfeilnaht nahe der Symphyse wird durch die Wehen fixiert und die hintere Schulter des Kindes bleibt am Promontorium hängen. Diese gefährliche Lage kann durch die Naturkräfte nur überwunden werden — durch die Konfiguration des Schädels, bzw. das Vorangehen des hinteren Scheitelbeines —, wenn die Verengerung nicht so hochgradig ist. Ansonsten ist der so gefürchtete Geburtsstillstand die unweigerliche Folge. Ob man in einem solchen Falle noch durch Schnitt entbinden kann, ohne die Mutter einer Lebensgefahr auszusetzen, hängt vom Zustande des Genitalschlauches ab. Ist er noch nicht infiziert, waren alle Untersuchungen einwandfrei, vielleicht rektal durchgeführt, liegt der Blasensprung nicht zu weit zurück, so wage man den Kaiserschnitt, sonst bleibt nur die Kiellandzange, so und so oft nur die Kraniotomie! Liegt eine Beckenendlage und eine nur sehr geringfügige Verengerung des Beckens vor, die den Durchtritt des Schädels aller Voraussicht nach gestatten wird, so kann man bei vorzeitigem Blasensprung und damit besonders langer Geburtsdauer vom Herabholen eines Fußes Gebrauch machen, denn wenn es dem Kinde schlecht geht, läßt es sich durch Extraktion am Fuße noch eher als durch eine solche am Steiße, die in solchen Fällen geradezu hoffnungslos ist, retten. Ist die Verengerung aber höhergradig, geht das Kind bei der Entwicklung des Kopfes traumatisch zugrunde, weshalb die Schnittentbindung von vornherein in Aussicht zu nehmen ist. Besteht eine Querlage bei einer I.-Para mit rachitisch plattem Becken, so ist dieser Befund schon ein Hinweis auf eine ernstere Verengerung, die auch einer Schnittentbindung in der Anstalt am besten zugeführt wird. Wendungen sind bei I.-Paris für das Kind oft auch bei normalem Becken wegen der unvorbereiteten Weichteile verhängnisvoll, wie erst bei engem Becken! Bei Mehrgebärenden mit plattem Becken hat man seinerzeit gern von der prophylaktischen Wendung Gebrauch gemacht. Verf. hat sie in früheren Jahren nicht selten auch geübt und manches Kind scheinbar gerettet, das wohl auch ohne Wendung spontan und lebend geboren worden wäre! Ist die Verengerung auch nur geringgradig, erliegt das Kind doch leicht dem Schädeltrauma durch die unnötige Operation, Beweis dessen, daß die prophylaktische Wendung in SCHAUTAS Klinik eine kindliche Mortalität von $30{,}7^0/_0$ bei plattem Becken mit einer Conjugata von $8/^1{}_2$ bis $9^1/_2$ hatte, gegenüber einer Mortalität von $3{,}9^0/_0$ bei Abwarten der für die Mutter wesentlich ungefährlicheren Spontangeburt. Bei einer c. v. zwischen 8,5 und 7,5 aber sind die Ergebnisse der Spontangeburt und der prophylaktischen Wendung hinsichtlich der kindlichen Mortalität ungefähr gleich schlecht ($22{,}1^0/_0$).

Die hohe Zange ist und bleibt beim engen Becken nur ein *letztes Auskunftsmittel* vor der Kraniotomie. Daran ändert die Tatsache, daß die Kiellandzange der Schulzange entschieden überlegen ist, im Grunde nur wenig. Letzte Eintrittsschwierigkeiten des Schädels können gelegentlich durch richtige Anwendung der WALCHERSchen Hängelage überwunden werden (s. auch S. 271). Es sei noch betont, daß man *nach* völligem Eintritt des Schädels in Fällen rachitisch platten Beckens, wenn Weichteilschwierigkeiten bestehen, mit einer *Ausgangszange* nicht zögern soll, damit man nicht etwa im letzten Augenblick ein Kind an Weichteilschwierigkeiten verliere, das glücklich den Beckenkanal passiert hat. Aber man hüte sich, den Stand des Schädels falsch zu schätzen! Man vergesse niemals, daß beim engen Becken die Kopfgeschwulst bereits den Beckenboden erreicht haben kann, indes der Schädel mit seinem größten Umfang die Terminalebene aber noch gar nicht überschritten haben muß! Und schließlich, um es hier für alle Fälle engen Beckens ein für alle Mal abzutun, ein Wort noch über prophylaktischen Abortus und Frühgeburt. Ein Abortus bei engem Becken ist heutzutage abzulehnen. Die Frühgeburt, deren Hauptanwendungsgebiet beim rachitisch platten Becken mit einer Conj. von $7^1/_2$ bis $8^1/_2$ cm lag und beim gleichmäßig allgemein verengten Becken

mit einer Conj. v. von 8 bis 9 cm, ist deswegen mit Recht fast ganz
verlassen, weil gerade bei diesen Conjugaten die Zahl der Spontangeburten lebender Kinder eine sehr hohe ist, indes bei der künstlichen
Frühgeburt, die sogar eine $3^0/_0$ige mütterliche Mortalität hat, die Kinder
nur zur Hälfte durchkommen (SCHAUTA).

Merkwürdig still ist es um die Hebosteotomie geworden, obwohl sie
in ihrer durch FRANK, KEHRER verbesserten Technik eine nicht un-
verdiente Auferstehung erlebt hat. Aber sie kann die klinische
Geburtshilfe und die häusliche der Spezialisten bei Beckenverengerung zwischen $7^1/_2$ und $8^1/_2$ wesentlich dort bereichern, wo der
Schnitt bereits zufolge der langen Geburtsdauer gefährlich ist. Man
darf sie aber nur bei Mehrgebärenden anwenden, denn die unvorbereiteten Weichteile der Erstgebärenden führen leicht zu weitgehenden Rißverletzungen, allenfalls auch zu Blasenfisteln! Grundsätzlich
schließe man an die Beckenspaltung die Entbindung mit Zange an,
um die Kinder nicht letzten Endes zu verlieren.

Das *einfach platte* Becken, wohl nichts anderes als ein geringer
Grad eines Rachitisbeckens und besonders bei der schwer arbeitenden
Bevölkerung in den Pubertätsjahren entstehend, wird deswegen leicht
verkannt, weil weder der allgemeine Habitus, noch die äußeren Becken-
maße den Schluß auf die den geraden Durchmesser des Einganges betreffende Verengerung zulassen. Er ist nur durch die Conjugata-
bestimmung zu erbringen. Da die Verengerung kaum je unter 8,5
herunterreicht, so geht auch die Geburt meist spontan vor sich, wenn
auch Verlängerung der Geburtsdauer und die dadurch bedingten
Gefahren für Mutter und Kind mit in Kauf genommen werden müssen.
Auch die *doppelseitigen Luxationsbecken* stellen geburtsmechanisch
gerade verengte Becken so mäßigen Grades dar, daß man nicht mit
Schwierigkeiten zu rechnen hat, wenn eine Frau mit dem typisch
watschelnden, das Luxationsbecken anzeigenden Gang uns ängstlich
um die Prognose befragt. Von 19 einschlägigen Fällen VERNINGS
kamen 18 spontan, darunter 3 in Steißlage nieder, ein Fall wurde
durch Schnittentbindung beendet.

Das *allgemein gleichmäßig* verengte Becken eignet meist grazilen
Frauen von richtigen Proportionen, weshalb das Becken eine wohl
geformte Verkleinerung des Normalbeckens darstellt. Es ist gar nicht
selten, aber die alle Durchmesser betreffende Verengerung ist nicht
hochgradig, so daß, ganz allgemein gesprochen, Geburtsschwierigkeiten aus der Enge des knöchernen Beckens allein nicht häufig sind,
und dies um so weniger, als die Kinder meist ebenfalls unter der Norm
groß sind. Da aber Trägerinnen dieser Körperverfassung oft eine gewisse primäre Ovarialschwäche aufweisen und deswegen ebenso spät
und schmerzhaft zu menstruieren beginnen, wie sie auch schwerer
schwanger werden, was Wunder, wenn sich bei der Geburt nicht so
sehr aus der Beckenverengerung heraus, als vielmehr aus Wehenschwäche, Weichteilunnachgiebigkeit, Komplikationen ergeben können,
die die Prognose trüben, nicht zuletzt dadurch, daß auch atonische

Blutungen neben Rißblutungen häufiger als in gewöhnlichen Fällen beobachtet werden (A. MAYER). Nachdem das Becken in allen seinen Durchmessern verkürzt ist, die aber zueinander im richtigen Verhältnis stehen, ergibt sich, daß die Geburt nach dem Gesetz vom geringsten Zwang in forcierter Hinterhauptshaltung am besten vorübergeht, weshalb der Tiefstand der kleinen Fontanelle als Zeichen der richtigen Einstellung zu begrüßen ist. So wird die Behinderung, die der Kopf von allen Seiten her erfährt, am ehesten behoben, denn es kann sich der Schädel in maximalster Flexion mit seinem am meisten ausgezogenen Längsdurchmesser in die Beckenachse einstellen. Man soll bei reinen Formen allgemein gleichmäßig verengten Beckens, deren C. v. nicht unter 8 liegt, nicht ängstlich sein, zumal die Kinder kleiner als 3000 zu sein pflegen. Günstig ist es auch, daß meist Schädellagen vorliegen, daß der Schädel gut aufsitzt und demnach Nabelschnurvorfall und vorzeitiger Blasensprung seltener sind als beim platten Becken. Mit v. JASCHKE muß man aber der Geburt bei gleichmäßig allgemein verengtem Becken, wenn sie in Beckenendlage erfolgt, mit einer gewissen Besorgnis entgegensehen, denn es geschieht nicht selten, daß das Kind der Entwicklung des Kopfes auf Grund der Knochen- und Weichteilschwierigkeiten erliegt.

Die Trägerinnen des *allgemein verengten und platten Beckens* sind meist auffallend klein und zeigen Zeichen von Rachitis, die freilich nicht sehr ausgesprochen sein müssen. Bei der äußeren Beckenbeurteilung fallen die kleinen absoluten Maße und die verringerte Distanz zwischen Spinae und Cristae auf. Bei der Austastung ist die leichte Erreichbarkeit des Vorberges ebenso bezeichnend wie die der Linea terminalis an den Seiten. Solche Fälle gehören in die Anstalt, denn selbst dann, wenn die C. v. nicht unter 8 cm liegt, ist zufolge der hinzukommenden allgemeinen Verengerung die Prognose eine solche, wie die eines platten Beckens mit 7, oder eines allgemein verengten Beckens mit 7½ geradem Eingangsdurchmesser. Gerade bei diesen Beckenformen sind in der Außenpraxis alle Komplikationen des engen Beckens zu erwarten, indes man in klinischer Behandlung rechtzeitig glücklich durch Schnitt entbinden kann.

Die wahrhaftige Miniaturausgabe des allgemein gleichmäßig verengten Beckens, das *echte Zwergbecken*, hat Verf. in langjähriger klinischer Tätigkeit niemals selbst gesehen. Diese Zwerge, die untereinander heiraten, haben so kleine Kinder, daß die Becken für diese hinreichend dimensioniert sind; darum brauchen sie keine klinische Hilfe.

Dagegen können die auch in diese Gruppe gehörigen *infantilen Becken* durch die gleichzeitig bestehende Verschmälerung des Kreuzbeines und damit die geringe Distantia trochanterum um so leichter auffallen, als auch statt eines Schambogens eine dem männlichen Verhalten sich nähernder Schamwinkel vorhanden sein kann, und überdies die Weichteile auch die Zeichen des Infantilismus anatomisch und funktionell darbieten. Die Geburtsschwierigkeiten können die geschilderten sein. Ähnlich in der Form, aber von grobem Knochenbau sind die sogenannten virilen Becken. Sie zeigen eine leichte Trichterandeutung, die aus der unverhältnismäßigen Höhe des häufig mit dem Kreuzbein verschmolzenen 5. Lendenwirbels erklärlich ist. Nicht immer zeigt der übrige Körperbau seiner Trägerin eine Virago. Ernstere Schwierigkeiten sind von diesen Becken nicht zu erwarten (s. S. 297).

Zu den unproportionierten Zwergen gehören die *chondrodystrophischen*, deren hochgradig allgemein und ungleichmäßig verengte Becken den Kaiserschnitt notwendig machen. Wegen der Vererbbarkeit dieser Systemerkrankung wird die Unfruchtbarmachung verlangt.

Anhangsweise sei noch das *spondylolistetische* Becken gestreift, das zufolge des Wirbelgleitens eine Verengerung des geraden Eingangsdurchmessers erfährt. Sie kann so hochgradig werden, daß eine Überdachung des Beckeneingangs — Pelvis obtecta — durch den herabgeglittenen Lendenwirbel entsteht. Der Seiltänzergang dieser Frauen mit den eigentümlich vorspringenden Hüften, der Verkürzung des Bauches, der auffallenden Faltenbildung der Weichteile oberhalb der Darmbeinschaufeln, das Vorragen des Schamberges mit der sichtbaren Schamspalte infolge der fehlenden Beckenneigung, lassen an diesen übrigens sehr seltenen Befund denken. Die bedeutende Verkürzung des geraden Eingangsdurchmessers macht meist die Schnittentbindung notwendig.

Zu den allgemein verengten Becken kann man geburtsmechanisch auch jene *osteomalacischen Becken* zählen, welche leichteren Grades sind und nur eine Querverengerung besonders im Beckenausgang aufweisen. In den schwersten Fällen dieser Krankheit sieht man ganz unregelmäßige, höchstgradige Verengerungen, die gelegentlich so ungeheuerlich wurden, daß sogar die Kohabitation und selbst die Defäkation auf Schwierigkeiten stieß. Während ein osteomalacisches Becken zur Zeit der floriden Krankheit wachsweich ist, und daher auch mit dem Namen Pelvis cerea belegt wurde, und die Geburt per vias naturales in diesem Zustand gestatten kann, ist selbstverständlich beim abgeschlossenen Prozeß eine absolute Beckenenge vorhanden, die nur durch Schnittentbindung zu überwinden ist. Glücklicherweise sieht man heute kaum je solche Fälle.

Die querverengten Becken.

Das in allen Querdurchmessern hochgradig verengte ROBERTsche Becken, das seine Entstehung dem durch beidseitigen Defekt seiner Flügel abnorm schmalen, mit den beiden Hüftbeinen ankylotisch verbundenen Kreuzbein verdankt, ist ob seiner Seltenheit praktisch völlig bedeutungslos und eigentlich mehr minder nur ein Alptraum der Studierenden. Es wird durch Schnitt umgangen.

Schon beim infantilen Becken wurde darauf hingewiesen, daß sein kindliches Kreuzbein dem Becken eine leichte Trichterform verleiht und betont, daß auch das virile Becken abnorm hoch ist, indem der letzte Lendenwirbel ins Kreuzbein einbezogen ist. Aber auch die Verschmelzung des 1. Steißwirbels mit dem Kreuzbein kann die Trichterform und damit eine quere Verengerung erzeugen.

Der zweite Typus des querverengten Beckens ist der des *lumbalkyphotischen*, der nicht unwichtig ist. Der Befund einer tiefsitzenden *Lumbalkyphose* muß daran denken lassen, bei wohlgebildeter Körperform dagegen besonders Schmalheit der Hüften und geringer Trochanterenabstand. Sind wir ehrlich, so ist es oft so, daß die Abweichung erst spät, wenn der mühelos eingetretene Kopf am Ausgange steht, daran erkannt wird, daß der Untersucher zwischen Kopf und Sitzknorren nicht eindringen kann; jetzt fällt auch der spitze Schambogen auf. Nicht zu hochgradige Querverengerung wird durch Ausweichmechanismen überwunden, wie wir sie von der Umgehung des geraden Eingangsdurchmessers beim platten Becken her kennen, nur daß sich der Vorgang im Ausgang und um 90° gedreht abspielt. Ernstere Querverengerungen des Beckenausganges übersieht man nie, wenn man die Weite des Ausganges durch Einlegen der Faust zwischen die Sitzbeinknorren prüft.

Beim kyphotisch querverengten Becken kommt meist die Schnittentbindung allein in Frage, da eine allenfalls bestehende Ankylose der Steiß-Kreuzbeinverbindung auch den geraden Ausgangsdurchmesser ungebührlich verkürzt. Auch sind in solchen Fällen bei der Enge des Bauchraumes abnorme Lagen, darunter auch pathologische Anteversion des Uterus zu verzeichnen. Verf. führte in einem solchen Falle den Kaiserschnitt an der sich präsentierenden Hinterwand des Uterus aus. Bei sehr tiefsitzender Kyphose kann die Lendenwirbelsäule den Beckeneingang überdachen, Pelvis obtecta. Dadurch entsteht auch im Eingangsdurchmesser eine Verengerung, welche die Sectio notwendig machen kann, während gewöhnlich bei nicht so tief sitzender Kyphose der Eingangsdurchmesser sogar vergrößert ist. Eine Ankylose der Kreuz-Steißbeinverbindung bei sonst normalem Becken kann einmal auch die Resektion des Steißbeins unter der Geburt, die einfach in örtlicher Betäubung ausgeführt werden kann, notwendig machen (WERNER, EYMER). Nicht selten ist ein solches relatives Hindernis auch durch Zange überwindbar.

Die schräg verengten Becken.

Praktisch kommt von den schräg verengten Becken zunächst das *coxalgische* (nach Hüft- und Kniegelenkentzündung, einseitiger Hüftluxation, Oberschenkelamputation und Kinderlähmung entstanden), sodann das *skoliotisch* schräg verengte Becken in Frage, während das durch Fehlen oder Verlust eines Kreuzbeinflügels synostotisch schräg verengte NAEGELE-Becken äußerst selten ist. Die Raumbeengung ist in der Mehrzahl der beschriebenen Fälle von NAEGELE-Becken so groß, daß die Spontangeburt die Ausnahme, die operative Entbindung — heutzutage die Sectio, wenn anders die Umstände es erlauben — die Regel der Behandlung darstellt.

Mit Ahlfeld kann man dem echten schräg *verengten* Becken Naegeles das coxalgische und skoliotische als schräg *verschobene* Becken gegenüberstellen. Damit ist zugleich ausgedrückt, daß trotz etwaigen Zurückgebliebenseins einer Seite des Beckens eine wesentliche Verengerung nicht besteht. Darum ist beim coxalgischen Becken die exspektative Leitung der Geburt per vias naturales die gegebene Behandlung, denn der Kopf richtet sich mit seinem geraden Durchmesser in den größeren Schrägdurchmesser ein und überwindet die Schwierigkeiten. Beim skoliotisch schräg verschobenen Becken sind die Verhältnisse nur dann ernstere, wenn eine etwa bestehende Rachitis im Sinne der Verkürzung des Beckeneingangs sich ausgewirkt hat. In solchen Fällen kann die Schnittentbindung am Platze sein, wenn der Eingangsdurchmesser stark verkürzt ist. Bei den schräg verschobenen Becken ist die Abduktionsunmöglichkeit eines Beines beim Dammschutz und bei Nähten zu berücksichtigen, Umstände, die das vaginale Arbeiten etwas erschweren können.

Über die Kyphoskoliose in ihrer Bedeutung zu Schwangerschaft und Geburt überhaupt s. S. 141.

Unregelmäßig verengte Becken.

Die höheren Grade der Osteomalacie führen zu den bekannten bizarren Veränderungen des Beckens. Heute sieht man sie kaum je noch an der Lebenden.

Aber auch jene Becken, die durch Knochenauswüchse unregelmäßig, ja fast bis zum Verschluß ihrer lichten Weite verunstaltet sind, gehören zu den größten Seltenheiten. Fibröse Tumoren des Beckens, Karzinome, Sarkome der Knochen, Enchondrome machen fast immer den Kaiserschnitt notwendig. Entstehen sie in der Schwangerschaft, pflegen sie sehr rasch zu wachsen. Auch schwerste entzündliche Schwarten entlang der Linea inominata können Gebärunfähigkeit bedingen und die Schnittentbindung notwendig machen (vgl. S. 166). Dank der Fortschritte in der Unfallschirurgie sieht man Frakturenbecken, deren Kallusbildung zum Geburtshindernis würde, sehr selten, trotzdem leider Beckenfrakturen im Zeitalter der Kraftwagenunfälle nichts Außergewöhnliches mehr sind. Von stacheligen Knochenauswüchsen, meist am oberen Rand der queren Schambeinäste gelegen, erfährt die Geburt gewöhnlich kein Hindernis, doch können durch solche Stachelbecken Weichteilverletzungen entstehen.

Anhang, Hydrocephalus. Symphysenruptur.

Der *Wasserkopf* der Frucht stellt übersehen eine besonders gefährliche Komplikation dar. Im Wesen verhält sich der Hydrocephalus zum normalen Becken wie ein normaler Kindesschädel zu einem engen Becken. Die Kopflage bei Hydrocephalus ist entschieden ungünstiger, weil der verderbliche Druck auf den Ausführungsgang des

Uterus, gar bei Verkennung der Sachlage, länger andauert. Bei Beckenendlage, die in einem Drittel der Fälle vorkommt, wird das Mißverhältnis im allgemeinen leichter erkannt. Während geringe Grade von Hydrocephalus zwar schwer, aber dennoch das Becken passieren und so und so oft erst post partum erkannt werden, sind die mittleren Grade die gefährlichsten. Sie sind zu gering, um einem wenig Erfahrenen rechtzeitig aufzufallen und doch zu hochgradig, um ohne höchste Gefährdung der Mutter, allenfalls Uterusruptur, zu Ende zu gehen. Dasselbe gilt von großen Meningocelen.

Die Therapie des Hydrocephalus soll nach Verf.s Anschauung nie in der Punktion, sondern immer in der Kraniotomie einer solchen lebensunwerten Frucht bestehen. Punktiert man, könnte sie niemandem zu Liebe, allen zu Leide, am Leben bleiben.

Wenn der *Symphysenruptur* an dieser Stelle gedacht wird, so geschieht dies deshalb, weil in erster Linie forcierte Entbindungen beim engen Becken, besonders beim allgemein verengten, sie verschulden. Wer einmal das unheimliche krachende Geräusch erlebt hat, wie es bei der Symphysenruptur infolge einer gewaltsamen Entbindung, bei ausgesprochenem Mißverhältnis, besonders einer hohen Zange, entsteht, wird nie mehr zu solch verfehlten Verfahren greifen. Es wäre aber falsch, wollte man nur die traumatische Symphysenruptur gelten lassen. Wie neueste Zusammenstellungen zeigen, ist sogar die spontane auffallend häufig und wohl in einer gewissen Schwäche der Bänder und besonderer Auflockerung des Beckens bedingt (GIGL, ESCH). Während man die traumatische Ruptur meist gleich erkennt, wird die Spontanzerreißung der Symphyse gewöhnlich erst im Wochenbett an der lokalisierten Schmerzhaftigkeit der eingedellten Symphysenpartie, der mehr minder deutlichen Außenrotation der Beine und der gestörten Beweglichkeit kenntlich. Ischiasähnliche Begleitschmerzen beruhen darauf, daß auch so gut wie immer mindestens eine Kreuzdarmbeinfuge gelockert oder gerissen ist, nachdem die Symphyse nachgegeben hat. Ein Röntgenblid klärt verdächtige Fälle. Als erste Maßnahme, gleichsam als Notverband, kommt die feste Umwicklung des Beckens mit einem Bettlaken und die Fixierung der Beine zwischen Sandsäcken in Frage. Mittlerweile läßt man sich einen Gurtenverband anfertigen, dessen Enden gekreuzt, ineinander gesteckt, so mit Schrotbeuteln oder Sandsäcken belastet werden, daß die linksläufige Hälfte der Hanf- oder Ledergurte am rechten Bettrande, die rechtsläufige am linken Bettrande beschwert wird. Ein guter derartiger Verband rührt von NAUJOKS her. Wenn nicht Vereiterung der Rupturstelle eintritt, was bei offenen, mit der Scheide in Verbindung stehenden traumatischen Symphysenzerreißungen durchaus möglich ist, kann man mit der restlosen Heilung der Ruptur in rund 4 bis 6 Wochen rechnen. Bei Vereiterung muß inzidiert und drainiert werden. Sepsis, Verblutung und Embolie sind weitere mögliche Ausgänge dieses ernsten Zustandes, der nach einer älteren Zusammenstellung E. KEHRERS 29%, in den letzten Jahren aber nur mehr 3% Sterblichkeit hat (ESCH).

Bemerkungen zur Behandlung der regelwidrigen Haltung und Lage der Frucht.

Abnorm rotierte Hinterhauptslage.

Die Geburt in dorsoposteriorer Hinterhauptslage ist die seltene Folge jener Hinterhauptshaltung, bei der der Rücken von vornherein mehr nach hinten steht, Hinterhauptslagen, die in manchen Büchern als 3. und 4. Schädellage (Rücken links hinten, bzw. rechts hinten) bezeichnet werden, unter der Voraussetzung, daß am Knie des Geburtskanals die typische Drehung unterbleibt. Darum steht der Schädel mit dem Hinterhaupt gegen das Kreuzbein, mit der Stirn gegen die Schoßfuge. Die große Fontanelle liegt unter der Symphyse, die kleine demnach nach hinten. Die Drehbewegung um den unteren Schoßfugenrand muß bei maximaler Beugung des Kopfes erfolgen. Hiermit werden Widerstände geschaffen, deren Überwindung Zeit kostet und dem kindlichen Schädel schaden kann. Es kann geschehen, daß die maximale Vorwölbung des Dammes dem gut beobachtenden Geburtshelfer einen Hinweis in der Richtung der abnorm rotierten Hinterhauptslage oder Vorderhauptslage gibt, in welchem Falle er durch eine ausgiebige, in diesem Falle wohl am besten mediane Episiotomie schweren Dammrissen, aber auch subkutanen Zerreißungen des Levators vorbeugen kannn. Ist aus kindlicher oder mütterlicher Indikation heraus die Zange notwendig, so muß man sie nach dem Typus der Vorderhauptshaltung machen.

Tiefer Querstand.

Die bloße Feststellung des tiefen Querstandes berechtigt noch nicht zu einer aktiven Therapie. Er kann ein vorübergehendes Ereignis sein, welches durch Lagerung der Gebärenden auf die Seite der kleinen Fontanelle, Wehenverarbeitung im Sitzen und Wehenmittel (5 V. E. Thymophysin usw.) behebbar ist. Nur aus der Indikation der Gefährdung der Mutter durch Fieber beispielsweise, weitgehende Erschöpfung oder des Schlechterwerdens der kindlichen Herztöne ist ein Eingriff indiziert. Zu dem wird man sich um so leichter entschließen, wenn man über die Ursache des tiefen Querstandes und damit die größere oder geringere Aussicht auf die spontane Behebbarkeit im klaren ist. Ist es nur Wehenschwäche, dann genügt die Erholung der Kreißenden durch einen erquickenden Schlaf nach Einverleibung von 0,02 g Morphin, und man erlebt es immer wieder, daß mit dem Einsetzen neuer und guter Wehen die Anomalie von selbst sich behebt. Bei virilen Becken (nicht ganz selten), die etwas quer verengt sind, aber auch bei geringer Beckenneigung, bei platt rachitischen Becken mit sehr niedriger Symphyse und dem weiten Schambogen und der flachen Abbiegung des Geburtskanals wird man seltener mit der spontanen Überwindung des Querstandes rechnen können und zur Zange greifen. Das gilt nach den Untersuchungen von LABHARDT besonders auch für alte Erstgebärende mit rigidem Beckenboden, bei denen man nicht zulange zuwarten soll. Sie machen in dieses Autors Krankengut die große Überzahl aus (94 Erst- und nur 14 Mehrgebärende). In diesen Fällen ist die KIELLAND-Zange der Schulzange entschieden vorzuziehen und ihre Anlegung durch Wanderlassen des vorderen Löffels mit keinen Schwierigkeiten verbunden.

Deflexionshaltungen.

Im Wiener Gebärhaus hat seit den Zeiten eines LUKAS JOHANN BOER die Geburt in Streckhaltung niemals jene ängstliche Beurteilung erfahren, welche namentlich in früheren Zeiten die Geburtshelfer so oft zur operativen Beendigung solcher Geburten veranlaßt hat. Der BOERsche Rat, bei Deflexionshaltungen die Geburt zunächst wenigstens streng zuwartend zu leiten, hat sich über alle Gegensätze hinweg schließlich als die richtige Lehre erwiesen. Dieser Tatsache muß sich der Geburtshelfer bei jeder Deflexionshaltung als Grundsatz bewußt bleiben. Auch beschäftigte Ärzte kommen nicht häufig in die Lage, bei Deflexionshaltungen einzugreifen.

Beginnen wir mit der *Vorderhauptshaltung*. Es geschieht nicht selten, daß die Diagnose dieser Regelwidrigkeit erst beim Austritt des Kopfes den geburtsleitenden Personen zum Bewußtsein kommt. Manchmal ist es der schleppende Geburtsverlauf, der zum genauen Nachtasten der Fontanelle und damit zur Erkenntnis des Tieferstehens der großen und der Neigung derselben zur Rotation nach vorne führt. Diese Erkenntnis behält der Geburtshelfer am besten für sich, ohne der Frau und der Umgebung von einer abnormen Lage zu reden, welche gewöhnlich mit den Zeichen der größten Angst hingenommen wird. Er muß nur wissen, daß es länger dauern wird, und daß es leichter geschehen kann, daß das Kind in die Gefahr der Asphyxie kommt, daß aber das nicht die Regel, sondern die Ausnahme ist. Unbedingt muß er daran festhalten, daß die Vorderhauptslage als Längslage nach einem typischen Mechanismus zu Ende geht, den mit der Zange nachzuahmen schwerer ist als die Entwicklung der in Normalhaltung befindlichen Frucht. Beim Herumrollen um den Schambogenwinkel stellt sich der breite Stirnhöcker unter den Schambogen, weshalb der Kopf den Beckenboden besonders stark vorwölben muß, ehe er austreten kann. Damit wird die Gefahr der Dammverletzung infolge der vermehrten Querspannung desselben vergrößert. Man mache rechtzeitig eine ausgiebige Episiotomie, vermeide aber doppelseitige Episiotomien, wie sie die alten Geburtshelfer machten. Nicht genug kann betont werden, daß die Diagnose der Vorderhauptshaltung an sich niemals Grund zum Eingreifen ist, sondern nur Gefahren, die die Mutter oder das Kind bedrohen. Der Praktiker unterschätze die schwerere Technik der Zange bei Vorderhauptslage, solange der Kopf nicht am Beckenboden steht, nicht. Er hüte sich auch vor Anlegen der Zange beim Schrägstand, wenn er nicht Spezialkenntnisse in Geburtshilfe hat oder gar ausgezeichnet das KJELLANDsche Instrument beherrscht. Das Herumhebeln des Kopfes um den Schambogen gelingt nur durch sehr starkes Aufwärtsziehen mit der Zange und ist technisch für Mutter und Kind kein gleichgültiger Eingriff. Darum nochmals: nur bei unbedingter Notwendigkeit.

Die *Gesichtslage* wird unter etwa 200 bis 300 Geburten einmal beobachtet, und vielbeschäftigte Ärzte sehen sie auch in der privaten Praxis. Es ist hier nicht der Ort, die Ursachen derselben abzuhandeln. Für das Verständnis der Behandlung aber ist es wertvoll, noch einmal darauf hinzuweisen, daß eine abnorme Haltung des Kopfes zur Brust schon vor Einsetzen der Wehentätigkeit vorhanden sein kann, so daß die Geburtsarbeit die gleichsam schon vorbereitete Gesichtshaltung vervollständigt. Von den primären Ursachen ist praktisch am wichtigsten neben der ererbten dolichocephalen Form des Schädels die starke seitliche Verlagerung der Gebärmutter — bei Mehrgebärenden hauptsächlich zu finden —, derzufolge die Frucht mit abgewichenem Kopf mit der Stirne auf der Linea innominata steht. Kommt es zur Wehentätigkeit und damit zur Aufrichtung des Uterus, so entfernt sich das Kind von der Brust und die Streckhaltung ist fertig. Daneben treten nach AMREICH Acranii, Kropf und mehrfache Umschlingung der Nabelschnur um den Hals als primäre Ursachen in den Hintergrund, während von den sekundären die besonders im queren Durchmesser verengte Becken zu erwähnen sind, wie überhaupt alle engeren Stellen des Geburtsschlauches, an denen der Kopf beim Tiefertreten hängen bleiben kann. Es ist richtig, daß die Gesichtslagengeburt naturgemäß zufolge des größeren Durchtrittsplanums schwieriger zu verlaufen pflegt und ebenso richtig ist, daß die Überstreckung der Halswirbelsäule mit dem stärkeren Druck auf die Halsgefäße eine Stauung im kindlichen Gehirn mit den Gefahren des Blutaustrittes und damit der zentralen Atemlähmung leichter bewirken kann. Aber ebenso sicher ist, daß die Gefahren, welche eine vorzeitige Beendigung der Geburt mittels der Zange hervorrufen, weit größer sind als die, welche die Natur der Mutter und dem Kinde bereitet. Man muß dies wissen und unverbrüchlich an diesem Wissen festhalten. Die Gesichtshaltungen werden wohl deswegen so ängstlich beurteilt, weil es bei der Gesichtshaltung eine Zeitspanne gibt oder geben kann, bei der es scheint, als ob das Kinn die Neigung hätte, nach hinten zu rotieren. Diese Neigung wird niemals zur dauernden Stellung des Kinns nach hinten. Sie ist nur vorübergehend, und man muß wissen, daß sie der Drehung nach vorne unter allen Umständen Platz macht. Weil aber alle Bücher das eindrucksvolle Bild der Drehung des Kinns nach hinten mit dem dadurch naturnotwendig erzwungenen Geburtsstillstand mit all seinen schrecklichen Folgen darstellen, so haftet im Gehirn des Studierenden und späteren Arztes dieser Eindruck, und die Neigung des Kinns, nach hinten zu rotieren, wird schon im voraus als unabwendbar angesehen. Verf. kann die riesigen Erfahrungen SCHAUTAS und PEHAMS als schlagenden Beweis dafür bringen, daß bei *reifen* Früchten die Rotation des Kinns niemals vorkommt. SCHAUTA hat uns als Studenten nachdrücklichst mitgeteilt, daß er unter 55.000 (!) Geburten nicht ein einziges Mal die Rotation des Kinns nach hinten gesehen hat. Diese Tatsache müßte genügen, um übertriebene Ängstlichkeit zu beseitigen. Gewiß kann die abnorme Rotation des Kinns bei kleinen toten Früchten vorkommen, bei schlaffem, zerstörtem Beckenboden Vielgebärender. Dann ist sie gleichgültig, denn eine solche Frucht passiert auch dann. Darum erübrigt es sich, das schreckliche Bild des Geburtsstillstandes mit der Gefahr der Uterusruptur in allen Farben zu schildern und die rechtzeitige Kraniotomie auch des lebenden Kindes als notwendig hinzustellen. Es ist auch nur ganz ausnahmsweise notwendig, daß man bei der normal rotierten Gesichtshaltung, also Kinn nach vorne, eingreifen muß. Die Zange ist nicht leicht,

die Schulzange entschieden weniger geeignet als die Kiellandsche
Zange. Aber auch eine gute Kiellandsche Technik soll aus dem Bewußtsein technischen Könnens heraus den Arzt nicht verleiten, die
Zange zu machen, wenn nicht eine dringende Notwendigkeit von Seite
der Mutter oder des Kindes besteht. Verf. hatte in den letzten 8 Jahren
bei sämtlichen Gesichtslagen durch streng abwartendes Verhalten
nicht ein totes Kind zu beklagen. Aus der durch Generationen in Geltung gewesenen Überschätzung der Gesichtshaltung ergab sich die
Lehre von der Ratsamkeit, ja Notwendigkeit der Umwandlung der Gesichtshaltung durch Handgriffe, die an die Namen Baudeloque,
Schatz, Thorn und Zangemeister gebunden sind. Die Handgriffe
sind überflüssig, gelegentlich können sie schädlich werden und sind
darum abzulehnen.

Die *Stirnlage* ist noch viel seltener als die Gesichtslage, und sie ist
auch seltener als die Statistiken angeben, weil die vorübergehende
Stirneinstellung, die so und so oft in Gesichtshaltung übergeht,
fälschlich als Stirnhaltung gezählt wird. Nur der in Stirnhaltung ver-
harrende Kopf rechtfertigt die Bezeichnung Stirnhaltung. Bei dieser
Definition wird man unter 3000 Geburten etwa 1 Stirnhaltung erleben. Für die Stirnhaltung ist typisch, daß die Stirne sich nach vorne
dreht, wenngleich der Austritt einer Stirnlage auch mit quer verlaufender Stirnnaht vorkommt, was kein übles Ereignis bedeutet. Im
Gegensatz zur Gesichtshaltung, bei der die Drehung des Kinns nach
hinten gleichbedeutend mit Geburtsstillstand wäre, kommt bei Stirn-
haltungen beglaubigterweise eine Drehung der Stirne nach hinten vor.
Sie ist aber nicht gefährlich. Martius erklärt mit Recht die Ungefährlichkeit dieses seltenen Ereignisses damit, daß bei der Stirnlage die
Hals-Kopfverbindung ungefähr symmetrisch liegt, weshalb auch der
mentoposteriore Austrittsmechanismus möglich ist. Daß die Geburt
länger dauert, beruht auf dem Durchtritt eines großen Planums, des
größten, das wir für die Geburt kennen und das durch den Stemm-
punkt in der Höhe des Oberkiefers bis zum Scheitel gelegt zu denken
ist. Es ist das Planum maxillo-seu zygomatico-parietale. Selbstverständlich ist auch die Belastung des Dammes eine entsprechend große.
Es liegt in der Natur der Sache, daß niemand größere Erfahrungen
aus eigenem allein sammeln kann. Zieht man aus dem Vergleich zwischen zuwartender und aktiver Geburtsleitung den richtigen Schluß, so
erweist sich auch hier das zuwartende Verhalten als das Beste, sofern nicht eine Beckenverengerung mittleren Grades oder gar eine
höhergradige, die rechtzeitig erfaßt wurde, von vornherein zur Schnittentbindung bei Stirn-, aber auch Gesichtslage Veranlassung gibt. Gelegentlich kann man bei Stirnlagen und *mäßigen* Beckenverengerungen
bei *Mehrgebärenden*, wenn der Fruchtwasserabfluß erst kurz zurückliegt, mit Vorteil von der prophylaktischen Wendung Gebrauch
machen. Es ist das einzige Korrekturverfahren, dem Verf. das Wort
reden möchte. Alle übrigen sind zumindest überflüssig. Muß man
eine Zange machen, dann erweist sich die Kielland-Zange hier der

Schulzange entschieden überlegen. Sie gehört in die Hände des geburtshilflichen Spezialisten.

Hoher Gradstand.

Der hohe Gradstand ist ungemein selten oder, vielleicht richtiger gesagt, ungemein selten als dauernde Einstellung einwandfrei beobachtet. Es mag gewiß so sein, daß vorübergehend der hohe Gradstand häufiger vorkommt und gar nicht wahrgenommen wird, aber als dauernde Erscheinung soll er nicht überschätzt werden.

Naturgemäß ist die Positio occipitalis pubica, das Hinterhaupt schoßfugenwärts zu, gegenüber der Positio occipitalis sacralis das günstigere Ereignis. Zuwartende Geburtsleitung ist bei der Stellung des Hinterhauptes an der Symphyse um so mehr angezeigt, als es entweder unter Beibehaltung seiner Stellung doch ins Becken eintritt, was freilich lange dauert, oder aber den Eintritt über einen der schrägen Durchmesser vollzieht, was die Geburtsdauer abkürzt.

Gefährlicher ist die Positio occipitalis sacralis. Auch hier ist vorzeitiges Eingreifen nicht am Platze. Jedenfalls ist es nicht angebracht, vor völliger Erweiterung des Muttermundes operativ vorzugehen. Verharrt aber der Kopf in dieser Stellung unverändert bei völlig erweitertem Muttermund, dann ist die Anwendung des LIEPMANNschen Kegel-Kugelhandgriffs nach dem Vorschlage v. JASCHKEs empfehlenswert. Unter gleichzeitiger äußerer Drehung des Rückens durch die Hebamme versucht der Arzt den in die hohle Hand genommenen Kopf in Narkose — 2 bis 3 ccm Evipan können genügen — nach einem der schrägen Durchmesser zu drehen, wobei man den Drehungsbestrebungen des Kopfes nach der einen oder anderen Seite nachgibt. Dieses Manöver eignet sich für Erstgebärende, für Mehrgebärende ist aber die Wendung, an die die Extraktion angeschlossen werden kann, vorzuziehen, wenn das Becken nur mäßig verengt ist, und gerade solche Fälle sind es, in denen dieses seltene Ereignis am häufigsten beobachtet wird. Hat man die Beckenanomalie und die regelwidrige Stellung des Kopfes rechtzeitig erkannt, so ist natürlich die Schnittentbindung das sicherere Verfahren. Kreißt die Frau schon zu lange und ist der Geburtskanal voraussichtlich infiziert, wird man aber von ihr Abstand nehmen müssen, allenfalls bei der Mehrgeschwängerten die Symphysiotomie in Vorschlag bringen. Aber selbst in jenen Fällen, in denen die Natur den Eintritt des Kopfes aus dieser regelwidrigen Stellung vollzogen hat, muß man zumindest für eine Beckenausgangszange parat sein, weil infolge der modellierenden Geburtsarbeit am Kopf und ihrer längeren Dauer leicht Asphyxie eintreten kann.

Quer- und Schräglagen.

Zu oberst steht im Wissen jedes Arztes der Satz: Die Trägerin einer Querlage muß sterben, wenn die Regelwidrigkeit verkannt wird und verkannt bleibt. Die Frau geht entweder an Gebärmutterzerreißung oder unentbunden an akutester Sepsis zugrunde.

Gilt es für den zu einer Gebärenden gerufenen Arzt als goldene Regel, die erste Frage nach dem Vorhandensein oder Fehlen der Fruchtblase zu richten, um wieviel mehr ist dies erst bei der Querlage nötig, denn bei stehender Blase ist auch die Querlagenträgerin nicht von unmittelbaren Gefahren bedroht. Es ist Zeit, in aller Ruhe nicht nur die Überzeugung zu gewinnen, daß eine Querlage vorliegt (leerer Beckeneingang, quere Ausdehnung und Form des Fruchthalters, Tiefstand des Fundus, Auffindbarkeit des Kopfes in einer

Flanke), sondern auch die Ursache derselben zu ermitteln. Sie richtig zu erkennen, ist für den Weg der Therapie geradezu ausschlaggebend. Querlage und Querlage können himmelweit unterschiedliche Regelwidrigkeiten sein. Eine Querlage bei einer Vielgebärenden mit schlaffen Bauchdecken wird, durch die klassische Wendung zur richtigen Zeit behandelt, glatt abgehen. Bei einer I.-Para mit ihren noch straffen Bauchdecken ist eine Querlage fast immer im engen Becken begründet und wird, wenn das Becken unter 8 liegt, ja sogar wenn es etwas darüber ist, zum mindesten für das Kind bei Wendung eine nicht so gute Vorhersage geben. Mit anderen Worten, es gibt sozusagen harmlose und bedenkliche Ursachen der Querlage. Jene sind die schlaffen Bauchdecken der Multipara, allenfalls ein Hydramnion, mit und ohne Zwillinge, diese vor allem das platte Becken ($^1/_6$ bis $^1/_3$ aller Fälle!), raumbeengende Tumoren (Myome, Ovarialgeschwülste), Placenta praevia totalis. Dort, wo Raummangel die Querlage verschuldet, muß man sich entscheiden, ob der Weg per vias naturales überhaupt mit Aussicht auf einigen Erfolg gangbar ist oder nicht. Kommt man zur Überzeugung, daß die Geburt durch Wendung mit nur geringer Aussicht für die Frucht und mit Gefahr für die Mutter erledigt werden kann, wird man sich zur Schnittentbindung entschließen, wobei freilich die Frage, ob der Genitalkanal hinsichtlich der Asepsis voraussichtlich einwandfrei ist, entscheidend ins Gewicht fällt. So ist es erst recht bei Vorhandensein raumbeengender Tumoren, wo der Kaiserschnitt so und so oft mit der Ausschälung eines Myoms oder der Exstirpation des Uterus zu verbinden ist, bzw. mit der Ovariotomie. Auch bei Placenta praevia totalis und Querlage wird bei reifem Kind, das lebensfrisch ist, die Schnittentbindung der Wendung in Mutters und Kindes Interesse vorzuziehen sein.

Bei jeder Querlage ist die möglichst lange Erhaltung der Fruchtblase von größter Wichtigkeit, denn die stehende Fruchtblase macht die Kreißende wendungsreif, reif unter den besten Bedingungen und mit den besten Aussichten. Weiß man also, man wird eine Frau mit Querlage durch Wendung entbinden und steht die Blase noch, dann tue man alles, den vorzeitigen Blasensprung zu vermeiden. Seitenlagerung, noch besser Einführen eines 600 cm fassenden Kolpeurynters in die Scheide, der die Wehen verstärkt, aber der andrängenden Blase einen Widerhalt gibt. Keine Wehenmittel, nicht bei stehender, geschweige denn bei gesprungener Blase! Das ist in letzterem Falle *besonders schlecht!* Es ist von größtem Vorteil, wenn man bei der Querlage das *Verstreichen* oder das fast völlige Verstreichen des *Muttermundes abwarten* kann. Wendet man bei verstrichenem Muttermund nach künstlicher Sprengung der sprungfertigen Blase, so geschieht dies unter geradezu idealen Bedingungen, nämlich bei spielerisch beweglicher Frucht, die nicht nur gewendet, sondern im Anschluß an die Wendung extrahiert werden kann und *soll.* Es tut keiner Frucht gut, wenn sie nach dem Akt der Wendung noch längere Zeit in utero verbleibt; ihr droht die Gefahr des Absterbens!

Darum wenden *und* extrahieren! Das ist nicht nur für das Kind das Beste, das ist auch für die Mutter das Humanste. Sie soll aus der Narkose erwachen und wissen, daß sie entbunden ist und nicht auf einen zweiten Eingriff bangen müssen! Aber was tun, wenn, wie so oft, die Fruchtblase vorzeitig gesprungen ist? Da ist es ein Unterschied, ob viel oder wenig Fruchtwasser bereits abgeflossen ist, ob der Grad der Beweglichkeit der Frucht — das punctum saliens jeder Wendungsmöglichkeit — besser oder schlechter ist, ob der Halskanal ganz entfaltet ist oder noch nicht. Ist die Blase sehr früh gesprungen und der Halskanal noch einigermaßen vorhanden, so macht Verf. eine *Metreuryse*. Man bringt dadurch rasch den Halsteil zum Verstreichen und hindert den weiteren Fruchtwasserabfluß, ja man kann verlorengegangenes Fruchtwasser durch Verwendung des PETERSschen Metreurynters ersetzen, dessen Handhabung genau so einfach ist wie die des gewöhnlichen. Ist der Halsteil verstrichen, der Muttermund aber erst für 2 Finger durchgängig, mithin die Wendung schon, die Extraktion aber noch nicht möglich, so kann man nach WINTER bis zum Verstreichen oder fast völligen Verstreichen des Muttermundes warten und dann wenden und extrahieren, ohne deswegen die Mutter einer erhöhten Ruptur- oder auch Infektionsgefahr auszusetzen. Dabei fährt das Kind wieder besser als bei der vorzeitigen Wendung, an die die Extraktion erst nach Verstreichen des Muttermundes angeschlossen wird oder bei dem Vorgehen, welches überhaupt nach Herstellen der Beckenendlage nur die Manualhilfe macht, bzw. nur eingreift, wenn die kindlichen Herztöne schlecht werden. WINTER und SACHS machen ausdrücklich darauf aufmerksam, den richtigen Zeitpunkt nicht zu versäumen, also nicht über das Verstreichensein des Muttermundes zu warten! Hierin — im Übersehen des richtigen Augenblickes — liegt ein wunder Punkt dieses Vorgehens! Verf. zieht in diesen Fällen frühzeitigen Blasensprunges, insbesondere bei noch nicht verstrichenem Cervicalkanal immer die intrauterine Metreuryse vor und wendet *und* extrahiert nach Ausstoßung des Ballons. So wie es Fälle gibt, in denen man noch nicht wenden kann, weil der Halskanal noch nicht einmal für 2 Finger durchgängig ist und zu lang ist, so gibt es Fälle, in denen man nicht mehr wenden kann. Sie zu erkennen, ist von vitaler Bedeutung. Die Antwort darauf, wann man nicht mehr wenden kann, heißt im allgemeinen bei unbeweglicher Frucht. Die klassischen Zeichen der drohenden Uterusruptur, das gefährliche Hochgestiegensein der BANDLschen Furche, die Spannung und Schmerzhaftigkeit des unteren Uterinsegments, die Spannung eines oder beider runder Mutterbänder, der Wehensturm sind gar in ihrer Gesamtheit dann ein Zeichen der durch den Wendungsversuch geradezu sicher eintretenden violenten Uterusruptur, wenn die Frucht *nicht mehr lebt*. Wenn sie aber noch lebt, dann ist die Umklammerung und Dehnung des Uterus noch nicht so weit gediehen, daß nicht von zarter Hand in tiefster Narkose ein Wendungs*versuch* erlaubt und auch meist mit Glück durchführbar wäre. Diese, kaum betonte Regel, die ich dank-

barst meinem Lehrer PEHAM verdanke, hat mich auch in schweren
Fällen nicht im Stiche gelassen. Anderseits kann natürlich einmal
auch im Beginn der Geburt bei Querlage ein Kind scheinbar oder
wirklich abgestorben sein, ohne daß schon irgendwelche Zeichen der
Überdehnung bestehen. In solchen Fällen die Wendung zu machen, ist
um so vorteilhafter, weil es geschehen kann, daß das Kind, dessen
Herztöne man nicht gehört hat, lebt, z. B., weil eine dorsoposteriore
Querlage vorliegt. Also die Nichtauffindbarkeit der Herztöne ist bei
Fehlen von Dehnungszeichen kein Grund, von der Wendung abzu-
stehen und die Frucht zu zerstückeln. Und selbst wenn sie tot ist, so
tut sich der praktische Arzt und auch der Gynäkologe mit der Wen-
dung leichter als mit zerstückelnden Operationen! Wer eine schwere
Wendung ohne Narkose macht, begeht einen schweren Fehler und darf
sich ob des Mißerfolges nicht wundern. Nicht umsonst ist die *erste*
Narkose in der Geburtshilfe überhaupt von JAMES SIMPSON bei einer
Querlage angewendet worden, denn diese verlangt unbedingt nach der
Entspannung. Es ist die Inhalationsnarkose allein ratsam, so ausgezeichnet sonst die intravenöse Narkose ist. Wenn es auch richtig
ist, daß bei frühgeborenen, insbesondere toten Früchten die Natur
durch *Selbstentwicklung* die Querlage zum spontanen Austritt bringen
kann, so möchte Verf. doch auf Grund trüber Erfahrungen davor
warnen, sich auf diese Hilfe der Natur zu verlassen! Man wende auch
in solchen Fällen!

Wenn erst zum Schluß der sogenannten äußeren Wendung gedacht
wird, so geschieht es in dem vollen Bewußtsein ihrer geringen
Leistungsfähigkeit. Sie gelingt, wenn überhaupt, nur bei stehender
Blase und läßt die Frucht nur dann in Längslage verharren, wenn die
Ursache der Querlage im Sinne ihrer Wiederherstellung nicht fort-
wirkt. Das ist aber nur ausnahmsweise der Fall! Sie hat nur Aussicht auf Erfolg bei der Wendung des zweiten in Querlage befindlichen
Zwillings, der durch den ihm zur Verfügung stehenden großen Raum
im Fruchtwasser in labiler Fruchtlage (Querlage) schwimmt. Schon
beim Uterus arcuatus pflegt sie trotz Bandagen zu versagen und selbstverständlich erst recht beim engen Becken!

Ganz etwas anderes ist es mit der *Selbstwendung* einer in Querlage befindlichen Frucht zu Beginn der Geburt bei stehender Blase.
Die Wehen haben die bestimmte Neigung, den Uterus in die ovoide
Form zu bringen und so manche Schräglage, die ja im Wesen von der
Querlage sich *nicht* unterscheidet, wird noch unter dem Einfluß der
ersten Wehen zur Längslage. Dann ist alles gut. Aber ganz schlecht
ist es, bei einer Schräglage nach dem Blasensprung durch Hypophysenpräparate eine Längslage erzeugen zu wollen — es ist der
Weg zur Erzeugung der Uterusruptur!

Der Nabelschnurvorfall ist bei Querlage von untergeordneter Bedeutung. Bis sich ein Druck auf die Nabelschnur geltend macht, ist
ohnedies die Wendung angezeigt.

Ist die Frucht infolge der durch die Umklammerung fast verschlossenen Plazentargefäße tot, die Uterusruptur also wirklich ante portas, gebe man sofort 2 Zentigramm Morphin, sonst geschieht es am Ende noch, daß die Gebärmutter reißt, während man sich auf die zerstückelnde Operation vorbereitet. Welche man macht, hängt von der Erreichbarkeit des Kindesteiles ab. Niemals schneide man einen Arm ab! Man beraubt sich der besten Handhabe. Man soll nicht immer nur die Dekapitation im Auge haben, denn der Hals kann sehr schwer oder zunächst überhaupt nicht erreichbar sein. Man eviszeriere den Körper von der am besten erreichbaren Stelle. Das ist viel leichter! Dann gehe man allenfalls zur Dekapitation über. Sie läßt sich mit den verschiedensten Werkzeugen, je nach Übung und Geschick wohl gleich gut ausführen. Viel hat der BLONDsche Fingerhut in der Modifikation von HEIDLER für sich, aber auch der gute alte BRAUNsche Schlüsselhaken ist brauchbar, wenn er richtig gehandhabt wird; andere wieder glauben nur der Kettensäge vertrauen zu sollen. Ob man nach Entfernung des Rumpfes den Kopf mit den in den Mund eingeführten Fingern extrahiert, ob man ihn in den Zangenlöffeln faßt und perforiert, hängt von der Weite des Beckens ab. Nachtasten in der Gebärmutter, Inspektion des Muttermundes und der Scheide dürfen nie unterlassen werden! Eine exakte Naht muß folgen, wenn Verletzungen entstanden sind.

Beckenendlagen.

Die Feststellung, daß am Ende der Schwangerschaft eine Frucht sich in Beckenendlage befindet, bedeutet bei einer I.-Gravida eine gewisse, durchaus nicht unberechtigte Sorge, denn es ist fraglos, daß die Vorhersage dieses an der Grenze der Geburtsphysiologie stehenden Zustandes für das Kind beträchtlich, aber auch für die Mutter einigermaßen schlechter ist als die der Hinterhauptslage. Die Kinder gehen in 12 bis 15% zugrunde, aber auch die mütterliche Sterblichkeit ist um fast 5% höher als bei Hinterhauptslage. Natürlich ist eine Steißlage auf dem Boden eines engen Beckens ganz anders zu bewerten als eine infolge Hydramnions oder Zwillingsschwangerschaft. Man wird daher immer zunächst die etwaige Ursache der Beckenendlage zu ermitteln haben, weil nur die Geburtsleitung dieses Zustandes nach ätiologischen Gesichtspunkten das Optimum für Mutter und Kind erreicht. Oft genug findet man auch bei genauer Untersuchung die Ursache nicht, was eine gewisse Beruhigung bedeutet.

Jedermann weiß, daß die Gefahr der Beckenendlage für das Kind darin liegt, daß während des Durchtrittes des Schädels durch das Becken die Nabelschnur zwischen zwei Knochenpartien zusammengedrückt wird und damit die Sauerstoffversorgung leidet. Je rascher der Kopf durchtritt, um so geringer die Gefahr hinsichtlich der Asphyxie, aber auch eines Schädeltraumas, wobei sich immer wieder zeigt, daß die Weite des Beckens, die Größe des Kopfes, bzw. der Frucht überhaupt, die Dehnsamkeit der Weichteile und nicht zuletzt die Haltung der unteren Gliedmaßen zum Rumpf maßgebend sind. Je umfänglicher der vorangehende Teil ist, desto besser bereitet er die Weichteile für den die größten Schwierigkeiten machenden Kopf vor. Und darum ist die vollkommen gedoppelte Steißlage besser als die unvollkommen gedoppelte und diese wieder günstiger als die einfache Steißlage, während die vollkommene Fuß- oder Knielage mit ihrer besonders schmalen Zone des Berührungsgürtels die Weichteile am wenigsten vorbereiten und daher in dieser Hinsicht am ungünstigsten sind.

Man muß bei der Besprechung der Therapie die vollkommen unkomplizierte Steißlage streng von solchen Beckenendlagen sondern, die durch pathologische Zustände der verschiedensten Art kompliziert sind. Die gewöhnliche Steißlage der gesunden Mutter ist den Naturkräften solange unbedingt zu überlassen, bis die beschleunigte Durchziehung des Kopfes und der oberen Extremitäten notwendig wird, weil die Kompression der Nabelschnur beginnt. Das ist bekanntlich erst dann der Fall, wenn in der Vulva der Angulus inferior scapulae erscheint, weil erst jetzt der Kopf ins Becken eintritt. Jedes vorherige Handeln ist vom Übel! Dadurch, daß man vorzeitig zieht, wird erst recht eine Pathologie erzeugt; vielleicht schlagen sich die Arme hinauf oder es dreht sich gar der Rücken nach hinten. Die Manualhilfe geschehe in aller Ruhe, immer auf dem Querbett bei I.-Paris und immer unter Anlegen einer nicht zu kleinen seitlichen Episiotomie. Bei Mehr- und gar Vielgebärenden, oft auch bei Zwillingen, die an sich klein sind, ist man der Manualhilfe enthoben, weil die Frucht durch die Wehenkraft allein raschest passiert, bevor man zugreift.

Neuestens tritt BRACHT dafür ein, den Geburtsablauf länger der Natur zu überlassen. Er geht von der richtigen Beobachtung aus, daß die Frucht als in sich geschlossene Walze mit dem lordotisch gekrümmten Rücken nach vorn um die Schoßfuge rotiert und daß auch die Extremitäten in geschlossener, sich stets gleichbleibender Haltung an der Bauchseite des Kindes geboren werden. Das Eingreifen beschränkt sich auf das Zusammenhalten der Fruchtwalze, Erleichterung der Rotation um die Symphyse und Unterstützung der Bauchpresse durch leichten Druck von oben durch einen kurzen Rausch. BRACHTs Vorgehen verdient mit Rücksicht auf die hervorragenden Ergebnisse hinsichtlich des Kindes weitestgehende Beachtung.

Man kann also sagen, daß der glatte Verlauf der Eröffnungs- und Austreibungsperiode bis zur Geburt des Angulus scapulae keiner Anzeige zum Eingreifen gibt, das einzig und allein in der Manualhilfe besteht. Wer weiß aber zu Beginn einer Steißlagengeburt, ob alles glatt gehen wird? Die Erfahrung lehrt, daß gewisse Zustände eine Steißlage recht bedenklich machen können. Das ist besondere Größe des Kindes bei I.-Paris, der früh- oder vorzeitige Blasensprung, der mangels der guten Abdichtung bei Beckenendlagen so häufig ist; besonders wichtig ist in diesem Belange ein auch nur ganz mäßig verengtes Becken gar bei der I.-Para. Auch die zu erwartende besondere Rigidität der Weichteile einer alten Erstgebärenden sind eine recht unerwünschte Komplikation einer Steißlage auch bei normalem

Becken. In den genannten Fällen ist der Geburtshelfer im Beginn der Geburt vor einer recht schweren Entscheidung. Er muß wissen, daß mitten in der Geburt und gegen Ende der Austreibung die Hilfe, die er der etwa gefährdeten Frucht angedeihen lassen kann, eine problematische ist, denn bei eingetretenem Steiß kommt die Extraktion am Steiß meist dem Todesurteil über das Kind gleich, woran auch eine tiefe Scheidendamminzision nicht alles ändert. Darüber gebe man sich keinen Täuschungen hin. Daher muß man sich, hat man einen der oben angezogenen Fälle vor sich, rechtzeitig dahin entscheiden, ob man den Fall mit gutem Ausgang den Naturkräften allein wird überlassen können, oder ob man prophylaktisch eingreifen soll. Bei alter I.-Para und sehr großem Kind gar, wenn die Geburt durch den üblen Auftakt eines vorzeitigen Blasensprunges bei erhaltendem Halskanal von vornherein hinsichtlich ihres Ausganges für das Kind, aber auch für die Mutter (Infektionsgefahr durch lange Geburtsdauer und Notwendigkeit des Eingreifens) zweifelhaft erscheint, ist die sozusagen prophylaktische Ausführung des *Kaiserschnittes* durchaus angezeigt, und ebenso ist es bei einer Beckenverengerung um 8 cm C. v. herum einer I.-Para, die noch nicht zeigen konnte, welcher Leistung das Becken fähig ist, wenn das Kind normal oder gar über die Norm entwickelt ist. Derartige Fälle pflegen immer mit einem Schädeltrauma für die Frucht zu enden.

Das sogenannte prophylaktische Herabholen eines Fußes bei vorzeitigem Blasensprung und schleppender Eröffnung, aber auch bei großem Kind ist hinsichtlich der Erweiterung der Cervix und des Muttermundes ein empfehlenswertes Verfahren. Es ist das beste Wehenmittel und ermöglicht im Falle der Gefahr die Extraktion am Fuß, wenn der Muttermund entsprechende Weite erlangt hat, was rasch auf diesen Eingriff hin eintritt. Gar manches Kind haben wir in Fällen alter I.-Parae mit vorzeitigem Blasensprung gerettet. Man darf diesen Eingriff nicht zu früh und schon gar nicht zu spät machen. Wenn der Muttermund für 3 Finger durchgängig ist und der Steiß natürlich noch nicht ins Becken eingetreten ist, ist der richtige Zeitpunkt dafür gegeben. Narkose! Durch sie läßt sich auch ein etwas tiefer stehender Steiß noch aus dem Becken drängen. Zartes Arbeiten, um weder die Nabelschnur noch die Extremitäten zu beleidigen, ist hochnotwendig. Genaueste Kontrolle der Herztöne ist jetzt erst recht geboten, damit man eine Gefährdung nicht übersehe. Man hüte sich vor vorzeitiger Extraktion. Bei nicht völlig erweitertem Muttermund ereignet sich bei der Extraktion immer dasselbe verderbliche Ereignis. Der Muttermund krampft sich um den Hals der Frucht und gibt sie nicht oder nur um den Preis eines durch Blutung gefährlich werdenden Cervixrisses heraus, noch dazu meist cerebral schwer geschädigt. Heutzutage, da wird in den *Hypophysenvorderlappenpräparaten* so gute und prompte Wehenmittel haben, kann man manches Operieren im Sinne des Herabholens eines Fußes umgehen. Man gebe *5 V. E. Thymophysin* bei 2 Finger breitem Muttermund und wiederhole diese

Gabe, wenn nötig, nach 2 Stunden, eventuell sogar ein drittes Mal, aber nicht früher als wieder erst nach 2 bis 3 Stunden. Die gefährliche Klippe des Kopfdurchtrittes läßt sich bei unkomplizierten Steißlagen durch *intravenöse Injektion von 3 bis 5 V. E. Hypophysin* beschleunigen und ist empfehlenswert, wenn man zur Manualhilfe und Episiotomie bereitsteht und die Frau auf dem Querbett gelagert hat. Dadurch wird mancher Tentoriumriß vermieden, dem nach HEIDLER 80% der Steißlagenkinder erliegen, besonders wenn die Armlösung und Kopfentwicklung überstürzt gemacht wird.

Die Armlösung mache man, wie man sie gelernt hat. Wer die klassische Armlösung gewohnt ist und sie so beherrscht wie der Soldat die Gewehrgriffe, wird diese Art immer gut brauchen können. Der Vorteil der Lösung nach ARTHUR MÜLLER ist gewiß nicht zu leugnen; sie ist entschieden leichter und mit geringerer Gefahr für die Oberarmfraktur belastet als eine nicht einwandfreie typische Armlösung. Bei der Entwicklung des Kopfes gilt: Eile mit Weile. Niemals ziehen, bevor nicht das Gesicht mit der Mittellinie genau nach der Mitte des Kreuzbeines schaut, sonst dreht man die Halswirbelsäule ab; das ist dann kein Erstickungstod, nicht die intrauterine Asphyxie, das ist traumatischer Tod, Schädel-Halsmarktrauma! Achtung auf die Clavikeln. Bei zu starkem Druck ist ihr Bruch und, was schlimmer, eine Armmuskellähmung durchaus nicht selten.[1]

Beim Handgriff nach VEIT-SMELLIE oder richtiger VEIT-MAURICEAU-MARTIN achte man darauf, nicht zu tief in den Mund einzudringen und Verletzungen zu vermeiden. Ist der Kopf noch nicht im Becken eingetreten, bringt man ihn durch den Handgriff von A. MARTIN zum

---

[1] Nach NAUJOKS lege man bei der Plexuslähmung (meist eine solche nach dem Typus ERB-DUCHENNE) eine Gipsschiene an, welche den Oberarm in Elevation, Abduktion und Außenrotation, den Unterarm in Supination und rechtwinkliger Beugung bei dorsalflektierter Hand erhält. Später tritt die physikalische Behandlung in ihre Rechte (Massage, Heißluft, Bewegungs-Elektrotherapie). Je später man bei schweren Lähmungen therapeutisch eingreift, desto schlechter die Prognose! Aufklärung der Eltern tut not. — Beim Hämatom des Sternocleidomastoideus warte man ruhig die Resorption ab, auch wenn sie lange dauert. Bei der typischen Oberarmfraktur ist der SPITZYsche Schienenverband das Sicherste, der sich auch bei der viel ungünstigeren Epiphysenlösung des Oberarmkopfes bewährt. In Ermanglung eines solchen Verbandes kann man dem Kind ein Jäckchen anziehen und es damit so auf einer Matratze fixieren, daß der im Ellbogen rechtwinklig gebeugte Arm mit der Ulnarseite ganz auf der Matratze aufliegt und an dieser so befestigt wird. Jäckchenwechsel nach einer Woche, nach 3 Wochen gestattet man dem Arm freie Beweglichkeit (V. FRIEDLÄNDER). — Bei Oberschenkelfraktur legt man nach V. FRIEDLÄNDER einen Faschenverband an, der beide Hüftgelenke unter leichter Abduktion der Oberschenkel spitzwinklig gebeugt erhält. Der Verband wird durch eine Hosenträgertour um die Schulter am Abrutschen verhindert. After und Genitale müssen frei bleiben. Während bei geringer Dislokation dieser Verband oder die einfache Schienung der gebrochenen Extremität am Körper (die im Hüftgelenk maximal gebeugte Extremität liegt bei gestrecktem Knie mit dem Fuße der Schulter auf) genügt, ist bei komplizierteren Fällen der Extensionsschienenverband von SPITZY zu empfehlen.

Eintritt (Mittelfinger der inneren Hand im Mund des Kindes, die äußere Hand drückt den Kopf vorsichtig im Becken).

Hat man den falschen, den hinteren statt des vorderen Fußes heruntergeholt oder war ausnahmsweise eine Fußlage vorhanden mit Vorliegen des hinteren Fußes, so besorge man nicht zu sehr, daß der vordere Fuß an der Symphyse hängenbleiben und die Geburt erschweren werde. Die Natur hilft sich fast immer selbst, der Rücken dreht sich spontan schoßfugenwärts, wenn man ihn an diesem seinem natürlichen Bestreben nicht hindert. Ist es aber in einem Falle so weit gekommen, daß tatsächlich der Rücken hinten bleibt oder wurde er fälschlich so gedreht, dann ist die Gefahr, daß auch das Kinn nach vorn komme und an der hinteren Fläche der Schoßfuge hängen bleibe, in der Tat gegeben. Diese gefährliche Lage, die meist durch unrichtige Hilfe verursacht wird, erfordert rasches, aber ebenso zielsicheres Handeln. Man versuche entweder den umgekehrten Veit-Smellie, indem man das Gesicht dadurch herabzuziehen trachtet, daß man mit 2 Fingern in den Mund eingeht und dann den Rumpf hoch aufhebt oder — bleibt das Kinn wirklich hängen — indem man den umgekehrten Prager Handgriff macht, also den Rumpf der Frucht bogenförmig dem Leib der Kreißenden auflegt und das Hinterhaupt mit der inneren Hand umfassend entwickelt. Eine Hilfsperson hilft durch Druck von außen. Mit v. JASCHKE kann man in solchen Fällen zur Zangenentwicklung des Kopfes raten, die Erfolg haben kann — wenn die Zange zur Hand ist!

Bekanntlich hat die trübe Prognose der Extraktion am Steiß dazu geführt, die manuelle Extraktion durch Instrumente zu ersetzen. Viel Rühmliches ist von den verschiedenen Methoden — Schlinge, Gummischlauch, verschiedenste Haken usw. — nicht gemeldet worden. Verf. hat sie nie am lebenden Kind angewendet. Dagegen wird die Kiellandzange mit gutem Erfolg an den Steiß angelegt. Besser als diese Verfahren ist es, von ihnen nicht Gebrauch machen zu müssen. Und das ist möglich, wenn man die Steißlagen im Beginn der Geburt in solche scheidet, die aller ärztlichen Erfahrung nach keine und in solche, die beträchtliche Schwierigkeiten machen werden. Jene erfordern so gut wie niemals, weil sie unkompliziert sind, die Extraktion am Steiß, diese sollen nach den angegebenen Gesichtspunkten durch prophylaktisches Herabholen eines Fußes oder in den angezogenen Fällen am besten durch Sectio umgangen werden.

Das prophylaktische Herabholen eines Fußes kann zum therapeutischen werden, in Fällen von Eklampsie und Beckenendlage und in Fällen von Praevia, in ersterem mit baldiger Extraktion, in letzterem selbstverständlich ohne solche, also zur Tamponade der blutenden Plazenta.

Wenn auch der *Nabelschnurvorfall bei Beckenendlagen* nicht von jener so gefährlichen Bedeutung ist als bei Schädellagen, so macht er immerhin die Beschleunigung der Geburt wenigstens wünschenswert, denn das Kind kann doch im weiteren Verlauf der Austreibung in Gefahr kommen. Auch hier ist das Herabholen des Fußes ein gutes Verfahren, welchem Eingriff man ehebaldigst die Extraktion wird anschließen, wenn es die Öffnung des Muttermundes erlaubt. Auch vom Herabholen des Fußes gilt wie von der Wendung, daß diese Operationen um so erfolgreicher sind, je kürzer die Wartezeit zwischen dem ersten Eingriff und der Austreibung der Frucht ist.

Beim Austritt der Frucht in Beckenendlage sieht man dieselbe gelegentlich auf der Nabelschnur reiten, d. h. sie zieht vom Nabel zwischen den Schenkeln des Kindes straff gespannt am Rumpf wieder in die Höhe. Wenn man das Kind etwas tiefer kommen läßt, kann man die Schnur meist über die vordere Steißhälfte hinwegschieben und nur ausnahmsweise ist man genötigt, die Schnur zu durchtrennen, worauf man das Kind rasch entwickeln und abnabeln muß.

Fieber unter der Geburt.

Fieber unter der Geburt ist bei verschleppten Geburtsfällen mit vorzeitigem Blasensprung, besonders solchen bei engem Becken, keine ganz seltene Folge der Geburtsvorgänge. Hält es sich nur um 38⁰ herum und steht das baldige Geburtsende in Aussicht, sei man in der Vorhersage nicht zu ängstlich, denn meist handelt es sich in solchen Fällen um Resorptionsfieber, hervorgerufen durch die Zersetzung von Schleim, Fruchtwasser usw., durch die nach dem Blasensprung aszendierenden, manchmal anaeroben Keime. Sie können zur.Tympania uteri führen, die durchaus nicht zu einem septischen Prozeß die Einleitung bilden muß. Sind aber die Temperaturen sehr hohe, die Geburt eine äußerst protrahierte, wurde viel untersucht und ist das Gewebe ständig einer starken Quetschung ausgesetzt, wie es beim engen Becken vorkommt, kann die Prognose dieses dann einen septischen Prozeß einleitenden Fiebers sehr ernst sein. Ein kleiner und frequenter Puls mahnt in dieser Hinsicht zur Vorsicht. Bei Resorptionsfieber unter der Geburt, deren Ende bald zu erwarten ist, genügen Wehenmittel zur Beschleunigung meist. Unmittelbar post partum ist eine Spülung des Uterus mit 2 bis 4 Litern 50⁰/₀igen Alkohols immer ratsam. Bei kleinem Puls und hohem, vielleicht septischem Fieber, bei dem auch das Kind in Gefahr ist, fällt die Entscheidung, ob man operativ entbinden oder noch zuwarten solle, recht schwer. Verf. entschließt sich gleich WIELOCH in derartigen Fällen nur dann zur operativen Geburtsbeendigung, wenn die Bedingungen voll erfüllt sind, mithin die Gefahr, daß durch die Operation Verletzungen gesetzt werden, gering ist. Bevor es so weit ist, gebe man vorsichtig Wehenmittel und — schon um des Kindes, aber auch der Mutter willen — Cardiazol. Scheidenspülungen während der Wehentätigkeit der fiebernden Kreißenden haben in älterer Zeit in der Behandlung eine Hauptrolle gespielt. Manchmal sieht man darnach — man spült mit einigen Litern warmer essigsaurer Tonerde oder lichter Kaliumpermanganatlösung (FRITSCH-BOZEMANN-Katheter) — Absinken der Temperatur. Nach der Geburt wiederhole man die Spülung, diesmal mit Alkohol und intrauterin. Die seinerzeit geübte Exstirpation des Uterus bei Fällen von Fieber unter der Geburt und besonders bei Tympania uteri hat gegenwärtig nicht viel Anhänger. Das ist nicht unbegreiflich, weil man zur Zeit, wo man sich zu diesem folgenschweren Eingriff entschließen muß, über die Prognose des Einzelfalles durchaus nichts Sicheres weiß. Dagegen ist es immer ratsam, in solchen Fällen unmittelbar post partum prophylaktisch 20 ccm einer 1%igen Argochromlösung venös zu geben (SCHUHMACHER) oder einen Prontosilstoß zu beginnen. Verf. spritzt je 50 ccm Serum in die Oberschenkel als Prophylacticum.

Geburtsstörungen durch Vorfall der Extremitäten.

Vorliegen und Vorfall der Extremitäten bei Kopflage.

Findet man bei innerer Untersuchung neben dem Kopf einen Arm, oder eine Hand durch die stehende Blase, so spricht man bekanntlich vom Vorliegen der Extremität, während derselbe Tatbefund bei fehlender Blase den ernsteren Vorfall bedeutet. Aber auch das bloße Vorliegen des Armes oder der Hand ist meist ein Hinweis auf ein plattes Becken, das dem Schädel den Eintritt erschwert und leicht beim Blasensprung die Gliedmaße vorschwemmt. Während dem Vorfall der hinteren Hand am Promontorium keine geburtsmechanische Bedeutung zukommt, besitzt das Vorliegen oder gar der Vorfall der vorderen Hand sehr wohl eine solche. Ist man bei Vorliegen der Hand zur sicheren Überzeugung gekommen, daß nach Beseitigung dieses Zustandes der Eintritt des Schädels ins Becken sich glatt vollziehen wird, dann lagere man die Kreissende auf die Seite des kindlichen Rückens und warte ab, nicht ohne bei Blasensprung sich davon überzeugt zu haben, daß die Vorlagerung nicht zum Vorfall geworden ist. Muß man aber nach dem ganzen Verhalten des Falles die Armvorlagerung als ein Symptom eines höheren Grades von Beckenenge auffassen, tut man a priori gut, die Schnittentbindung durchzuführen. Es reichen nämlich die Hilfen, die uns gegen den Armvorfall zu Gebote stehen, nur aus, diesen zu beseitigen. Man behebt den Armvorfall durch Reposition, indem man den Arm zart mit Mittel- und Zeigefinger, oder wenn möglich, mit 3 Fingern in der Gegend des Handgelenkes faßt und gegen das Gesicht des Kindes in die Höhe schiebt. Bei Gesichtslage sucht man den Arm auf die Brust über das Kinn des Kindes zu schieben. Man prüft den Erfolg oder Mißerfolg der Behandlung, indem man einige Wehen bei liegender Hand abwartet, allenfalls nach Spritzen einer kleinen Dosis eines Pituitrinpräparates. Dann wird die Frau bei Hinterhauptslage der Frucht auf die Seite des Rückens, bei Gesichtslage auf die Seite des Bauches der Frucht gelagert. Bei Mehrgebärenden mit mäßiger Beckenverengerung (mit höchstens 8) kann man die Armvorlagerung, bzw. den Armvorfall durch Wendung allenfalls beseitigen, wenn sonst die Bedingungen gegeben sind. Bei weitem Becken und normal großem Kind, oder gar bei kleinem Kind kann es geschehen, daß neben der Hand der Schädel unbehindert bis zum Beckenboden herabrückt und sich sogar mit der Pfeilnaht in den geraden Durchmesser des Beckenausganges einstellt. Geht es der Mutter oder dem Kind, oder beiden, schlecht, muß man durch Zange entbinden und dabei besonders achtgeben, die Hand nicht zu quetschen. Es könnte sonst zu schweren Verletzungen und ischaemischen Lähmungen kommen.

An dieser Stelle sei ausdrücklich betont, daß die Reposition des Armes bei Quer- und Beckenendlagen nicht angebracht ist.

Vorlagerung, bzw. Vorfall des Fußes bei Kopflage ereignet sich am ehesten noch bei kleinen frühgeborenen Früchten und reichlichem Fruchtwasser. Wie beim Vorliegen des Armes läßt sich auch der Fuß, wenn der Kopf noch beweglich ist, mit Vorsicht zurückbringen. Ist aber einmal der Fuß neben dem Kopf ins Becken eingetreten, so verfalle man ja nicht in den naheliegenden Fehler, am Fuße zu ziehen — eine Uterusruptur könnte die Folge sein —, sondern man verhalte sich zuwartend und zangenbereit, da eine raschere Geburtsbeendigung notwendig werden kann. Daß der Fuß dieselbe Schonung wie der Arm verdient, bedarf keiner Betonung.

Anomalien im Bau der Nabelschnur.

Umschlingung, abnorme Länge, Kürze, wahrer Knoten.

Umschlingungen der Nabelschnur um den Hals der Frucht sind so häufig, daß man sie bei jeder 5. Geburt finden kann, und sogar mehrfache Umschlingungen sind fast immer ohne Folgen. Solche ergeben sich ausnahmsweise dann, wenn eine an sich normal lange Nabelschnur (50 cm) durch Umschlingung zu kurz geworden ist, sowie auch daraus, daß in seltenen Fällen die Nabelschnur zum Teil um den Hals, zum anderen aber um eine Gliedmaße geschlungen ist. Dadurch entsteht eine solche Spannung der fixierten Schnur, daß das Kind Schaden nehmen und intrauterin absterben kann, ehe noch der Druck der Schnur die Extremität gefährlich abschnürt. Umschlingungen, die nur den Hals betreffen, können, gar wenn sie mehrfache sind, zur Blutstauung im Gehirn führen, doch sei man mit der Annahme eines dadurch bedingten intrauterinen Absterbens sehr vorsichtig! Klinische Erscheinungen, die auf Derartiges hinweisen, sind Auftreten von Nabelschnurgeräusch und Verlangsamung der Herztöne, wobei sich immer zeigt, daß sie sich in den letzten Phasen der Geburt dartun. Man kann die Lage durch einen kräftigen Druck auf den Fundus, den *Kristeller*, retten, schlimmstenfalls muß man, nachdem der Kopf geboren ist, die Nabelschnur durchschneiden und das kindliche Schnittende abklemmen. Ist es zum Kristeller noch zu früh, lege man die Zange an. Bei überlanger Nabelschnur ist die Möglichkeit des Durchschlüpfens der Foetus durch dieselbe und damit die einer wahren Knotenbildung gegeben. Daraus erwächst dem Kinde nur äußerst selten, und wenn einmal, dann unter der Geburt, eine Gefahr, der man durch sorgfältige Kontrolle der Herztöne, und wenn nötig, durch Zange begegnen kann, wenn die Expressio foetus noch nicht möglich ist. Intrauteriner Tod durch dieses Ereignis läßt sich übrigens daran erkennen, daß oberhalb des wahren Knotens eine Dilatation der Nabelvene als Ausdruck eines Hindernisses sichtbar ist. Die falschen Knoten der Nabelschnur haben keine praktische Bedeutung, es sei denn, daß sie bei einer um den Hals geschlungenen Nabelschnur sich finden und auf diese Weise, ebenso wie bei einer sulzigen dicken Schnur, leichter ein Druck auf die Nabelschnurgefäße zwischen Nacken des Kindes und Schoßfuge zustande kommen kann.

Aus der regelwidrigen Länge und Kürze können sich Gefahren für die Frucht ergeben: aus jener die Möglichkeit des Nabelschnurvorfalles, der erwähnten Nabelschnurumschlingung, der wahren Knotenbildung, aus dieser die Erschwerung des Tiefer- und Austretens des Kopfes, allenfalls durch Zug an der Plazenta die vorzeitige partielle Lösung. Eine Nabelschnur ist dann zu kurz, wenn sie bei hohem Sitz der Plazenta nur 30 bis 35, bei tiefem nur 20 cm mißt (L. SEITZ). Das ist die absolue Verkürzung, die seltener ist als die durch Umschlingung entstandene relative Verkürzung einer an sich nicht zu kurzen 50 cm langen Nabelschnur. Die genannte Abwegigkeit muß dann vermutet werden, wenn nach Aufhören

der Wehe der Schädel ungebührlich hoch zurückschnellt, als ziehe ihn
eine Kraft in die Gebärmutter wieder hinein. Die Herztöne zeigen durch
ihre auch in der Wehenpause dauernde Verlangsamung die eminente
Gefahr an. Wenn es nicht gelingt, die Frucht bei sichtbarem Kopf durch
Kristeller, allenfalls Hinterdammgriff zu entwickeln, muß man sofort
durch Zange entbinden, will man das Kind nicht verlieren. Verf. erlebte
bei einer Siebentgebärenden eine solche Situation, wo es durch Kristeller noch
im letzten Augenblick gelang, das asphyktische Kind zu retten. Muß
man die Zange anlegen, so kann man wegen der abnormen Kürze der
Schnur nach der Entwicklung des Kopfes dieselbe zu durchtrennen gezwungen sein, damit man den übrigen Kindeskörper extrahieren kann.

Daß man bei den (forensisch wichtigen) Zerreißungen der Nabelschnur
— auch spontan kommen solche bei abnormer Kürze vor — das kindliche
Ende sorgfältig abbinden wird, um die Verblutungsgefahr zu beseitigen,
bedarf keiner Betonung.

Insertio velamentosa.

Diese Regelwidrigkeit wird häufiger an der geborenen Plazenta
beobachtet als sie tatsächlich Gefahren bringt, denn die mögliche Kompression der zwischen Amnion und Chorion laufenden Gefäße durch
das Tieferrücken des Kopfes mit der nachfolgenden Asphyxie des
Kindes kommt selten vor und noch seltener ein Gefäßriß beim Blasensprung. Diese noch größere Gefahr stellt freilich namentlich in praxi
privata ein geradezu tödliches Ereignis für das Kind dar. Noch gefährlicher ist die Lage, wenn sich die Insertio velamentosa mit Placenta praevia kombiniert. Reißt die Nabelschnurvene ein, dann ist
der Tod des Kindes an Verblutung besonders rasch zu gewärtigen,
während bei Zerreissung nur einer Umbilicalarterie das Kind noch
gerettet werden kann. Die plötzliche Blutung aus den Genitalwegen
der Mutter nach dem Blasensprung bei völligem Wohlbefinden derselben zeigt differentialdiagnostisch an, daß weder Placenta praevia
noch vorzeitige Lösung des mütterlichen Fruchtkuchens vorliegt, sondern die Nabelschnurgefäße praevia liegen, wodurch das kindliche
Befinden eben rasch verschlechtert wird.

Was die Behandlung anbelangt, so kann man unter der Voraussetzung, daß die Anomalie noch vor dem Blasensprung erkannt wird,
so vorgehen, daß man die Erweiterung des Muttermundes bis zu dessen
völligem Verstreichen durch einen Kolpeurynter erzielt und den vorzeitigen Blasensprung hintanhält. Dann muß man am besten unter
Sicht des Auges zwischen den im Muttermund verlaufenden Gefäßen
die Blase sprengen. Erscheint dies irgendwie untunlich, so wird nach
Ruge II die Schnittentbindung vorzuziehen sein.

Steht man aber vor der vollendeten Tatsache der Insertio velamen-
tosa-Blutung, so kann nur die sofortige Entbindung das Kind noch
retten. Ob sie überhaupt ausführbar ist, hängt von der Erweiterung
der Weichteile ab. Es ist sinnlos, sie bei nicht genügend eröffneten
Weichteilen erzwingen zu wollen, weil man doch ein lebendes Kind,
wenn es einigermaßen stark geblutet hat, nicht mehr gewinnt, die
Mutter aber schwer gefährdet. In der Hauspraxis kommt man zu

solchen Fällen so gut wie immer zu spät, in der Klinik läßt sich mehr wagen, allenfalls die hohe Zange nach Muttermundsspaltung oder die Wendung und Extraktion bei Mehrgebärenden und beweglicher Frucht.

Behandlung der Vorlagerung und des Vorfalles der Nabelschnur.

Ohne Zweifel ist Vorlagerung und Vorfall der Nabelschnur in der häuslichen Geburtshilfe häufiger als in der Klinik. Dort entgehen beide Vorkommnisse, namentlich bei durch Hebammen geleiteten Geburten, leichter als bei der klinischen Untersuchung. Die Fühlbarkeit der Nabelschnur vor dem vorliegenden Kindesteil bei intakter Blase, also die Vorlagerung, wird dann leichter erkannt, wenn der Untersucher es sich zur Gewohnheit macht, auch die beiden Beckenbuchten zu untersuchen, wozu besonders Grund ist, wenn das Becken eng ist und der Kopf vielleicht gar asymmetrisch steht. Bei der Vorlagerung der Nabelschnur pflegt man als Prophylaxe für den mit Recht so gefürchteten Vorfall die Kreißende auf die der Vorlagerung entgegengesetzte Seite zu lagern, weil dadurch der Fundus uteri auf die Seite der Vorlagerung fällt, und mithin der asymmetrisch stehende Kopf symmetrisch zum Becken zu stehen kommt und die vorgelagerte Nabelschnur zurückdrängen kann, aber nicht muß. Dieses gewiß brauchbare Manöver ist namentlich in Fällen sehr weiter Becken und normal großem Kopf, bei vermutlich sehr langer Nabelschnur und normalem Becken und normalem Kopf genügend, um den Nabelschnurvorfall hintanzuhalten. Besteht aber ein enges Becken und ist der Kopf abgewichen, so ist dann doch die Gefahr, daß aus der Nabelschnurvorlagerung ein wirklicher Vorfall mit dem Blasensprung werde, so nahe gerückt, daß man am besten in solchen Fällen die Sectio vornimmt.

Was den Vorfall selbst anlangt, so ist derselbe ein höchst übles Ereignis. Selbst in Kliniken beträgt die Sterblichkeit der Kinder bei Nabelschnurvorfall bei Kopflage — und von dieser ist zunächst allein die Rede — fast die Hälfte aller Fälle! Was tun? Während der Wert der prophylaktischen Sectio bei Nabelschnur*vorlagerung* und engem Becken außer Frage steht, kommt sie bei Nabelschnur*vorfall* leicht zu spät, selbst dann, wenn sofort die Sectio gemacht wird. Nichts ist schmerzlicher, als durch Sectio aus *kindlicher* Indikation eine tote Frucht zu entwickeln! Die Therapie gliedert sich in zwei Gruppen von Maßnahmen: Die *Sofortmaßnahmen*, darin bestehend, augenblicklich den verderblichen Druck des Kopfes auf die Nabelschnur möglichst auszuschalten: Das geschieht durch sofortige Einnahme der Knie-Ellenbogenlage oder durch Unterlegen von Holzklötzen, Ziegelsteinen usw. unter das Fußende des Bettes, augenblickliche Einleitung von Narkose, die ohnehin die zweiten Maßnahmen, nämlich den Versuch der dauernden Beseitigung des Nabelschnurvorfalles, einleitet.

Diese zweite Gruppe von Maßnahmen hängt durchaus vom Stand der Weichteile ab. Die Repositorien, die in der alten Geburtshilfe verwendet worden sind, sind mit Recht verlassen und leisten so gut wie nichts. Nicht ganz, aber fast dasselbe möchte Verf. auf Grund eigener Erfahrung auch von der Reposition der Nabelschnur mit der Hand und dem Aufhängen derselben am kindlichen Körper behaupten, die fast niemals gelingt oder zwar augenblicklich möglich wird, jedoch sehr bald von neuerlichem Vorfall gefolgt ist. Ist der Cervikalkanal noch erhalten und der Muttermund für noch nicht 2 Finger durchgängig, so ist das beste Verfahren die Metreuryse mit einem etwa 500 ccm fassenden Ballon. In Ermanglung eines solchen (Privathaus, augenblickliche Konsultation), kann man es auch, wie es in alter Zeit wiederholt geschehen ist, durch Einführen eines langen Gazestreifens dazu bringen, daß die Nabelschnur zurückgehalten bleibt. Daß durch die Metreuryse der Kopf verschoben, ja gelegentlich sogar eine Schief- oder Querlage hergestellt wird, tut nichts zur Sache, weil nach Ausstoßung des Metreurynters keineswegs immer der Kopf sich zentriert einstellt, vielmehr über dem Beckeneingang asymmetrisch liegend, ohnedies die Wendung notwendig macht. Diese ist den geschilderten Verfahren vorzuziehen, wenn der Halskanal verstrichen und der Muttermund für mindestens 2 Finger oder noch mehr durchgängig ist. An sie schließe man, sobald es angeht, die Extraktion an, um das Kind, das so gut wie immer etwas abbekommen hat, zu retten, doch hüte man sich vor gewaltsamer Extraktion wegen der Gefahr tiefer Cervixrisse.

Die Fälle sind selten, aber sie kommen vor, wo bei weitem Becken und normal großem Kopf oder bei normal großem Becken und kleinem Kopf die Nabelschnur neben dem am Beckenboden stehenden Kopf gefühlt wird. Hier ist natürlich die Zange das gegebene Verfahren, bei deren Anlegung man sich hüten muß, die Nabelschnur zu verletzen oder auch nur stärker zu drücken. Diese Fälle geben keine schlechte Prognose, offenbar deswegen, weil die Kompression der Schnur an der Linea terminalis keine besonders kräftige ist.

Über den Nabelschnurvorfall bei Beckenendlagen s. S. 312, bei Querlage S. 307.

Behandlung der pathologischen Geburtsblutungen.

Placenta praevia.

In der Landpraxis ist die Sterblichkeit an Placenta praevia noch vor 30 Jahren rund 25% für die Mutter und 80% für das Kind gewesen. An diesen erschütternden Zahlen hat sich einiges, doch nicht allzuviel, geändert. Die Verbesserung der Ergebnisse geht zum größten Teil zugunsten der Anstaltsentbindung. Sie heute in den Hintergrund treten zu lassen, ist wohl sehr bedenklich. Nicht nur, daß die verschiedenen Methoden der Praeviabehandlung in der Klinik in-

dividuell und damit optimal ausnützbar sind, auch die Beherrschung
der Anämie ist eine ganz andere als in den Verhältnissen des Hauses,
und nicht zuletzt kommt das Kind, sofern es am Leben erhaltbar ist,
auch in der Anstalt weit besser zu seinem Rechte. In der Praxis des
Arztes ohne Spital ist die Behandlung nicht bloß beim III. Grad, der
Pl. praevia totalis, ein gefährliches Problem, auch bei der partiellen
Pl. praevia, dem II. Grade und den Übergangsfällen zum leichtesten,
der Pl. praevia lateralis ist die Entscheidung, was tun, im Privathaus
viel schwerer und bedeutet so und so oft vielleicht die Ausführung
einer doch nicht notwendigen Operation oder zum anderen ein Ver-
säumnis einer solchen, da die Tragweite des Grades des vorliegenden
Fruchtkuchens nicht leicht richtig einzuschätzen ist. Kommt noch
hinzu, daß eine Frau mit praevia eigentlich ständig unter ärztlicher
Aufsicht bleiben soll, und das ist nur in der Anstalt möglich. Darum
verdient die Anstaltsbehandlung dieser Krankheit den Vorzug. Eine
Frau, die in den letzten Wochen der Schwangerschaft blutet, gar ohne
daß Wehen vorausgegangen sind, ist auf diesen Zustand hoch verdächtig. Gibt sie der Arzt ununtersucht deswegen in die Klinik, so
ist das kein Armutszeugnis für ihn, im Gegenteil, ein solches hoher
Einsicht und besonderen Verantwortungsbewußtseins, da es um zwei
Menschenleben gehen kann.

Da sich die am unteren Eipol fixierte Placenta praevia dem durch
Schwangerschafts- oder Geburtswehen sich dehnenden Mutterboden
nur unvollkommen anpassen kann, blutet es. Dadurch kann schon
in der Schwangerschaft ein bedenklicher Grad von Blutarmut
entstehen, den der Arzt keineswegs unterschätzen soll. Gibt man
auch sogleich 0,02 Morphin und verordnet man der noch nicht
am Ende der Zeit befindlichen Schwangeren strengste Bettruhe,
so wird man durch weitere Blutungen denn doch genötigt, einzugreifen. Darum ist es besser, nach der ersten Blutung, die bei geschlossenem Muttermund das Vorliegen des Fruchtkuchens nur vermuten läßt, die Frau in eine Anstalt einzuweisen. Das gilt gerade
von den Fällen, die verhältnismäßig frühzeitig und ohne fühlbare
Wehen bluten. Es sind die von totaler oder partieller Placenta praevia, während die mit tiefem Sitz der Plazenta erst unter den Eröffnungswehen zu bluten beginnen. Sie sind die ungefährlicheren und
therapeutisch leichter zu behandeln.

Die Behandlung der Placenta praevia steht und fällt mit der restlosen Erfüllung der Forderung nach Blutstillung. Bei richtig sitzender Plazenta wird sie dadurch erfüllt, daß nach Ausstoßung oder Entfernung des Fruchtkuchens der Hohlmuskel sich zusammenzieht und
die Gefäße damit drosselt. Diese Art der Therapie hat man auch in
der Praeviabehandlung in alter Zeit angestrebt und durchgeführt.
Man suchte den Uterus so rasch als möglich zu entleeren, durch Wendung der Frucht und Extraktion mit dem häufigen Mißerfolge, daß
die Entwicklung der Frucht durch die noch nicht voll entfaltete
Cervix zu schweren Rissen und tödlicher Verblutung der schon an-

ämischen Frau geführt hatte, weil gerade die Verletzung der durch den Plazentarsitz besonders aufgelockerten schwammartigen Cervix einen unverhältnismäßig hohen Blutverlust zur Folge hat. Da sprang rettend die Idee BRAXTON HICKS im Jahre 1860 ein, die Idee, das blutende Gewebe zu tamponieren, und zwar mit dem kindlichen Steiß. So muß die Blutung stehen und die Erweiterung des Mutterhalses allmählich und ohne unser Zutun schonend und darum ohne Verletzung erfolgen. Der chirurgische Schwamm wirkt, bis der Steiß durch die Vulva getreten ist und die Manualhilfe einsetzt, wenn sie überhaupt notwendig ist. Dieselbe Grundlage hat die Metreuryse. Auch der Metreurynter beruht auf der Tamponade. Das andere, ätiologisch gewiß vorzuziehende Prinzip, die Blutung durch vollständige, sofortige Entleerung des Uterusinhaltes zu beherrschen, welches die Alten durch Wendung und Extraktion mit dem lebensgefährlichen Cervixriß erkauft hatten, kehrt mit der Sectio caesarea in geläuterter Form wieder. Aber auch die Extraktion erlebte jüngst ihre Auferstehung durch die Methode DELMAS', die uns unter dem Einflusse der Lumbalanästhesie die leichte und vollständige Erweiterbarkeit der Cervix durch die Hand lehrt. Und schließlich steht uns neuerdings noch eine schonende Art der Tamponade bei Praevia und Kopflage zur Verfügung, der „Skalpforceps" WILLETS, den GAUSS mit seiner Kopfschwartenzange modifiziert hat. Sie stellt die Verbesserung der Blasensprengung und der Tamponade der blutenden Stelle durch den Kopf dar, ein Vorgehen, das bekanntlich beim tiefen Sitz des Fruchtkuchens allein genügt, um die Blutung zu beherrschen, bei höheren Graden des Vorliegens des Fruchtkuchens aber nicht energisch genug wirkt. Es ist eine willkommene Vermehrung unseres therapeutischen Rüstzeuges.

Wägen wir nun die einzelnen Verfahren und ihre bestmögliche Anwendbarkeit für Mutter und Kind ab: Beim ersten Grad, dem tiefen Sitz, legt sich der allein blutende untere Rand der Plazenta an sein Mutterbett, sobald man ihm ermöglicht, der sich zurückziehenden Uterusmuskulatur zu folgen. Das ist der Fall, sobald die Blase gesprungen ist. Daher genügt es, die Blase zu sprengen. Man tut dies am schonendsten mit einem zarten, aber spitzen Häkchen, das man, nachdem man es an die Blase angelegt hat, vulvarwärts zieht. Ermangelt man eines solchen, benützt man mit Vorteil eine Branche einer zerlegbaren Kugelzange. Das Nachrücken des Kopfes und die Stillung der Blutung besorgen die Wehen, welche man durch subkutane Injektion von 3 bis 5 V. E. Pituitrin oder Thymophysin prompt erzeugen kann. Selbst bei leichteren Graden von Placenta partialis kann das Sprengen der Blase im Verein mit den Hypophysenpräparaten durchaus genügen. Wiederholt hat uns in solchen Fällen, in denen der Halskanal bereits beträchtlich verkürzt war und der Muttermund eine Durchgängigkeit für Zweifingerbreiten hatte, die Injektion von 3 bis 5 V. E. Pituitrin usw. über die kritische Situation hinweggeholfen. Dieses Vorgehen ist bei Mehr- und Vielgebärenden, gar bei unreifer Frucht, immer eines Versuches, auch bei Placenta praevia partialis, wert, gar in einer Anstalt bei sofortiger Operationsbereitschaft.

Die Wendung ist das Standardverfahren insofern, als sie bei jedem stärkeren Vorliegen des Fruchtkuchens bis zur völligen Überdachung des Muttermundes prompt und überall anwendbar die Blutung stillt, freilich in 70 bis 80% der Fälle um den Preis der Aufopferung des kindlichen Lebens. Sie bleibt auch dort die Methode, wo zwar die Möglichkeit des Kaiserschnittes technisch gegeben, derselbe aber im Interesse der Mutter besser unterbleibt, entweder, weil sie so ausgeblutet ist, daß sie ihn nicht mehr durchsteht, oder ihr Genitalschlauch infektionsverdächtig ist, oder nicht nur diese Gefahr, sondern auch die der Anämie besteht. Anämie und infektionsverdächtiger Geburtskanal — das sind zwei Umstände, deren Zusammenwirken höchste Lebensgefahr bei der Schnittentbindung heraufbeschwören kann. Darum bleibt die Wendung nach BRAXTON HICKS *ohne* Extraktion als leistungsfähiges Verfahren in Gebrauch, und das um so mehr, als die Schwangerschaft bei der Praevia so oft schon im 7. bis 8. Monat, manchmal noch früher, bei unreifem Kind also, zu Ende kommt. Bevor man bei Kopflage zur Wendung nach BRAXTON HICKS schreitet, ist jedesmal der Versuch, in Narkose durch äußere Handgriffe, den Steiß auf den Beckeneingang zu bringen, empfehlenswert, weil er das Erreichen des Füßchens wesentlich erleichtert, wenn eine Beckenlage hergestellt werden konnte. Kann und soll die *Metreuryse* die Wendung ersetzen und wenn ja, in welchen Fällen? Eignet sie sich auch für die allgemeine Praxis? Der eine Einwand, daß der Ballon, der oft Jahre nicht verwendet wird, in der Praxis draußen nicht gebrauchsbereit ist, wird durch eine sorgfältige Aufbewahrung des Instrumentes in Karbolglyzerinlösung hinfällig. Der zweite, daß die Technik der Metreuryse schwierig sei, ist doch nicht ganz haltbar. Unter Assistenz einer Hebamme, die die Scheidenspiegel hält, läßt der dünn zusammengerollte Ballon sich bereits bei einer für 1 Finger durchgängigen Cervix anstandslos bis über den inneren Muttermund einführen, wohin er gehört und dann mit sterilem Wasser füllen. Man lasse sich grundsätzlich nur auf die intramanuale Metreuryse, nicht auf die extraamniale ein. Mehr Bedenken als die technischer Natur bestehen gegen die Metreuryse deswegen, weil es unmittelbar nach der Ausstoßung des Ballons stark, ja lebensgefährlich bluten kann und auch so und so oft heftigst blutet. Jetzt kann es geschehen, daß eine sofortige Wendung notwendig wird, damit also ein zweiter Eingriff. Abgesehen davon, daß bei erweitertem Muttermund die Wendung leichter ist, muß es nicht dazu kommen, es kann vielmehr der Schädel nachrücken, und das läßt sich durch Pituitrin heute prompt machen. Zur Zeit als die beiden Verfahren scharf gegeneinander ausgespielt wurden, war ein entschiedener Nachteil der Metreuryse die Tatsache, daß das Nachrücken des Kopfes sehr problematisch war. Darum verdient heute die Metreuryse unter diesem Gesichtswinkel

doch etwas mehr Berechtigung unter der einen Voraussetzung, daß
die Frau bei liegendem Metreurynter ständig in ärztlicher Obhut
bleibt. Es können hier Minuten entscheidend für Leben oder Tod sein.
Das ist gewiß, die Metreuryse ist für das Kind weniger gefährlich, besonders die mit dem Gummiballon von BRAUN, den man mit etwa
500 ccm steriler Flüssigkeit füllt und mit ¹/₂ kg Gewichtszug belastet.
Der starre von CHARPENTIER sitzt vielleicht fester und behält auch bei
starkem Zug die Form bei, weil er aus festem Stoff gefertigt ist. Sein
Druck ist aber auch stärker und unterscheidet sich nur mehr unwesentlich von der Tamponade durch den Steiß. Wenn man den
BRAUNschen Metreurynter eng faltet, dann ist die Öffnung, die man für
die Durchleitung des Ballons bei zentraler Pl. praevia machen muß, unverhältnismäßig kleiner als die, welche die Finger brauchen, um zu
wenden, wobei immer der Fruchtkuchen weiter abgelöst wird. Und das
ist das verderbliche, dem Kinde geht viel respiratorische Fläche verloren.
Es ist daher in Anstalten besonders sehr wohl die Konkurrenz zwischen Metreuryse und Wendung zu erwägen. Man kann sich zugunsten des Ballons bei breiter Überdachung und voraussichtlich
lebensfähigem Kind entschließen, wenn die Sectio aus anderen Gründen nicht in Frage kommt. Neuerdings machen die Kopfschwartenzange und die Schnellentbindung nach DELMAS der Wendung bzw.
Metreuryse ihren Platz streitig. Es gilt zu erwägen, ob und wann sie
diese beiden Verfahren ersetzen und schließlich auch allenfalls den
Kaiserschnitt vertreten können.

Technisch kann man die Anlegung der Kopfschwartenzange nicht
irgendwie schwierig finden, und jeder, der eine Metreuryse beherrscht,
wird leicht eine solche Zange auch bei dem erst für 1 Finger durchgängigen Muttermund an die Kopfschwarte anlegen können. Bei
der Pl. praevia lateralis ist sie nicht notwendig, bei der partialis
liegt ihr Hauptanwendungsgebiet; dort schafft sie uns schon nach 1 bis
2 Stunden leichter lebende Früchte, während sie bei der Placenta
praevia totalis wegen der mit der Durchbohrung des Fruchtkuchens
entstehenden erheblichen Blutung nicht benützt wird. Bedenkt man, daß
sie auf jeden Fall der einzige Eingriff bleibt, daß die Kinder weit besser
abschneiden als bei der Wendung und immer noch besser als bei der
Ballonmethode — so ergibt sich, daß die GAUSSsche Kopfschwartenzange in der Therapie der Praevia bei unkomplizierter Kopflage eine
wertvolle Bereicherung darstellt. Die Wunde in der Kopfschwarte
ist praktisch für das Kind ohne Bedeutung.

Das Verfahren ist jedenfalls weniger eingreifend als die Schnellentbindung nach DELMAS. Bei aller Anerkennung der geistreichen
Idee, durch die Lumbalanästhesie den Motor des Uteruskörpers weiter-
arbeiten zu lassen, die Widerstände der Cervix und des Beckenbodens
aber auszuschalten und durch manuelle Dehnung der Cervix in 2 bis
15 Minuten das zu erreichen, wozu die Natur Stunden braucht, bei
aller Anerkennung dieser Tatsachen, hat sie doch ihr nisi. Die manuelle Dehnung der noch langen Cervix, deren Muskelbündel noch kaum

retrahiert sind, ist von unten her unnatürlich, und selbst die fast völlige Eröffnung derselben gibt doch zu Rissen leichter Anlaß, die wir bei Praevia berechtigt fürchten. Darauf mit Nachdruck hingewiesen zu haben, ist v. Schmidt-Elmendorffs Verdienst. Anders, wenn die Cervix weitgehend verkürzt ist; dann hat das Verfahren seinen großen Vorteil, spart Blut, rettet allenfalls das Kind. In solchen Fällen gelingt eine vorsichtige Dehnung ohne den gefürchteten Riß, und das gefährdete Kind und die anämische Mutter kommen leichter durch. Man wird also in Anstalten, aber auch in der Hauspraxis, gelegentlich für dieses neue Verfahren dankbar sein, zumal Fälle vorkommen, wo eine rasche Entbindung nottut, gar wenn die Praevia mit Toxikosen und anderen Komplikationen vergesellschaftet ist. Voraussetzung ist zartes Arbeiten, peinlichste Asepsis und ein einwandfreier Untersuchungsbefund des Beckens, der eine nennenswerte Verengerung auszuschließen gestattet, damit nicht durch ein solches etwa neue Schwierigkeiten erwachsen. Der Vorteil, nach völliger rascher Erweiterung der Cervix, in der *Wehenpause* wenden und *bei völliger* Erweiterung des Muttermundes auch extrahieren zu können, ist natürlich groß und verdient unsere volle Beachtung. Jedenfalls ist das Verfahren noch zu wenig oft geübt, um seine Ergebnisse vergleichend betrachten und ihm einen wohlgeordneten Platz in der Praeviabehandlung zuweisen zu können. Das ist gewiß, daß es bei schwerer Blutung und wiederholter vaginaler Untersuchung manchen sehr mit Recht vom Kaiserschnitt abhalten wird. Im ganzen werden sich die Ergebnisse voraussichtlich hinsichtlich der mütterlichen Sterblichkeit günstiger gestalten als sie beim Kaiserschnitt dann sind, wenn ihm stark ausgeblutete und hinsichtlich der Keimfreiheit verdächtige Fälle unterworfen werden.

Die Technik halten wir genau so, wie wir sie zur Lumbalanästhesie bei gynäkologischen Operationen üben. Wir verwenden *Percain* in der Menge von nur zwei Dritteln der gebrauchsfertigen Ampulle der gepufferten Lösung[1] und beginnen die zarte Dehnung mit einem, dann 2, dann 3 Fingern, dann der halben, schließlich der ganzen Hand. Besondere Vorsicht ist nötig, damit kein Cervixriß entstehe, die Ablösung nicht zu weit getrieben und die Blutung nicht unheimlich abundant werde. Schon während der Extraktion muß man Pituitrin spritzen, wenn sie überhaupt möglich ist. Das ist und bleibt nur dann erlaubt, wenn wirklich der Mutterhals ganz geöffnet ist. Freilich ist die manuelle Eröffnung anders als die von innen durch die Fruchtblase und die natürlichen Wehenkräfte. Wer Erfahrung hat, fühlt dies sofort, er spürt immer noch Reste des Ringes, weil eben die Fasern nur ungenügend retrahiert und im wesentlichen distrahiert sind! Darin liegt der grundlegende Unterschied. Nach der Entbindung ist eine Revision der Cervix, allenfalls ihre Naht notwendig.

---

[1] Holtermann benützt *10 mg kristallinisches, im Liquor gelöstes Pantocain.*

Welche Fälle bleiben noch, so wird man fragen, bei Pl. praevia der Sectio vorbehalten? Die kurze Antwort lautet nach Verf.s Anschauung: Voraussichtlich keimfreie, nicht ausgeblutete Frauen mit reifem oder fast reifem Kind, das die Voraussetzungen des postuterinen Fortlebens zufolge seiner Entwicklung in sich trägt. Und zu solchen Fällen gehören III. und II. Grad der Praevia unter den genannten Voraussetzungen. Besonders leicht wird uns der Entschluß bei alten Erstgebärenden (nicht häufig), bei Komplikation mit einem auch nur wenig verengten Becken, bei gleichzeitig bestehender Toxikose u. ähnl. Aber eines fürchten wir. Daß der Anstaltsgeburtshelfer zu spät solche Fälle eingewiesen bekomme! Dann kann beim besten Willen auch unter den obigen Voraussetzungen der Mangel der Kardinalvoraussetzung, der infektionsfreie Genitalkanal, alles unmöglich machen! Darum frühe Einlieferung bei der ersten Blutung. Womöglich nicht vaginal untersucht und schon gar nicht tamponiert! Die Tamponade ist kein zuverlässiges Blutstillungsmittel und überdies ein infektionsgefährliches Verfahren, das die Keime gerade an die tiefe Plazentahaftstelle führt. Die übliche Art der Tamponade ist auch nicht geeignet, nur einigermaßen die Blutung zu stillen; es blutet hinter dem Tampon, die Cervixtamponade löst die Plazenta weiter ab. Nur eine ganz exakte Tamponade des ganzen Scheidengewölbes mit Wattekugeln kann die Blutung allenfalls zum Stillstand bringen (MENGE, EYMER) und überdies noch durch den Druck auf die Ganglien die Cervix erweitern. Die Infektionsgefahr ist aber immer da. In der Zeit des Fernrufes und Kraftwagens hat sie von ihrer seinerzeitigen Bedeutung als Notverband fast alles eingebüßt und verdient um so weniger Anwendung, als heute der Kaiserschnitt als entbindendes Verfahren unter bestimmten Voraussetzungen seinen wohlgemessenen Platz hat.

Beim Kaiserschnitt ist gerade das DÖRFLERsche Verfahren zufolge seiner technischen Einfachheit besonders empfehlenswert, da es raschest und ohne wesentlichen Blutverlust die Frucht zu entwickeln erlaubt, gleichgültig, wie weit das untere Uterussegment eröffnet ist.

Jeder Geburtshelfer weiß, daß mit der Geburt des lebenden oder toten Kindes bei der Praevia noch lange nicht alle Gefahren von der Mutter abgewendet sind. Man unterschätze gerade bei diesem Zustand nicht die Gefahr der III. Geburtsperiode. Ein Blutverlust, der bei einer normalen Geburt überhaupt nicht ins Gewicht fällt, kann hier tödlich werden, weil er eine Frau trifft, die bereits viel Blut verloren hat. Darum überwache man den von der Frucht entleerten Uterus besonders sorgsam. Man überstürze nichts, verliere aber auch keine Zeit. Die übliche Reihenfolge der Behandlung muß prompt in einem Zug erfolgen. Bevor man einen Credé zu oft wiederholt, mache man lieber die manuelle Lösung, da gerade zufolge der schlechten Beschaffenheit des Endometriums als der Ursache der Praevia die spontane Lösung der atrophischen, dabei weit ausladenden Plazenta so oft auf Schwierigkeiten stößt. Besonderes Gewicht ist auf die Verabfolgung

von *Pituitrin venös* und *Gynergen (Neogynergen)* zu legen, um
eine Atonie im Keime zu ersticken. Manuelle Kompression, eventuell
instrumentelle der Aorta, kurz die ganze Stufenleiter der Behandlung
bis zur Bluttransfusion *nach* völliger Stillung der Blutung — Dinge,
die sicherer, rascher und weniger aufregend in der Anstalt durchführbar sind — muß ohne Verzug restlos ausgenutzt werden (s.
S. 333 ff.).

Wachsen die Zotten, die Cervixwand aufspaltend, gegen den
äußeren Muttermund — *Placenta praevia cervicalis* —, so verändert
sich je nach dem Sitze der vordringenden Plazenta die betreffende
Portiolippe polsterartig und der Muttermund wird entweder schoßfugenwärts bei Sitz der Plazenta in der hinteren Cervikalwand, oder
kreuzbeinwärts, bei Sitz in der vorderen, verschoben. Die Blutungen,
die bei diesem Zustande entstehen, gehören zu den aufregendsten, die
man überhaupt erleben kann. Verf. hat in 17 Jahren 4 derartige Fälle
beobachtet, drei in den ersten Monaten der Schwangerschaft, einen am
Ende der Schwangerschaft. Erst aus dem Versagen der üblichen
Blutstillungsverfahren beim Ausräumen der vermeintlichen gewöhnlichen Gravidität wurde die Diagnose in den Fällen von Frühschwan-
gerschaft gemacht. In 2 Fällen gelang es, allerdings bei schwerster
Anämie der Frau, durch exakteste Tamponade der kraterartigen Höhle
in der Cervix, den Uterus zu erhalten und die Blutung zum Stillstand
zu bringen, in einem Falle mußte der Uterus exstirpiert werden, was
vaginal gelang. In dem Falle am Ende der Schwangerschaft, der kaum
blutend in die Beobachtung kam, wurde aus dem polsterartigen Verhalten der Muttermundslippe die richtige Diagnose gemacht und durch
abdominelle Totalexstirpation des Uterus nach Eröffnung desselben
nicht nur ein lebensfähiges großes Kind gewonnen, sondern auch die
Frau am Leben erhalten. Erkennt man rechtzeitig derartige Fälle, ist
die Prognose, die im Schrifttum als besonders übel angegeben wird,
nicht so schlecht.

Vorzeitige Lösung der normal sitzenden Plazenta.

Diese in ausgesprochenen Fällen für die Mutter gefährliche, für
das Kind geradezu vernichtende Krankheit (mütterliche Sterblichkeit
$^1/_4$ der Fälle, kindliche $^9/_{10}$) kommt glücklicherweise kaum häufiger
als 2mal unter tausend Geburtsfällen vor. Man muß die weit gefähr-
licheren, auf toxischer Ursache beruhenden Fälle der Schwangerschaft
und des Geburtsbeginnes von jenen trennen, die aus mechanischen
Ursachen während der Geburt sich ereignen können. Jene sind im
Gefolge von Nephritis, Nephropathie, Hydrops, aber auch Gefäß- und
Herzkrankheiten besonders mit Hochdruck zu finden, diese können
traumatisch, ferner durch Zug einer kurzen Nabelschnur, durch eine
zu lange stehende Eiblase am Ende der Eröffnung und deren Zug
und ganz besonders durch sehr starke Retraktion des Uterusmuskels
nach dem Blasensprung entstehen, wenn er durch Hydramnion oder
Zwillinge sehr überdehnt ist.

Von leichten, der Beobachtung entgehenden, erst nach Geburt der Plazenta an ihrer Delle erkennbaren Fällen bis zu den schwersten bestehen fließende Übergänge. Blässe der Mutter, mit und ohne Blutung nach außen, Spannung und Druckschmerzhaftigkeit des Uterus, der sich wie ein Kystom anfühlen kann, immer undeutlichere Durchtastbarkeit der Frucht und Verschwinden ihrer Herztöne, zeigen, daß sofort eingegriffen werden muß. Da die schwersten Fälle so und so oft in der Schwangerschaft oder ganz im Beginn der Geburt auftreten und mithin die Weichteile noch nicht oder noch ganz ungenügend eröffnet sind, ist die Therapie schwierig. In den bedrohlichen Fällen zögere man nicht, die geschlossene Gebärmutter sofort durch Sectio zu entleeren. Bei reifem oder nahezu reifem Kind per laparotomiam. Bei Frühgeburt kommt auch die vaginale Sectio sehr wohl in Frage, wenn sie in der Technik beherrscht wird. Größtes Gewicht ist darauf zu legen, daß schon zu Beginn der Schnittentbindung durch *Pituitrin* und im Augenblick der Fruchtentwicklung durch intramuskuläre *Pituitringabe* in die Wundränder und durch Nachschicken einer *Gynergenspritze* oder durch *Neogynergen* allein (HEYROWSKY), der so besonders gefährlichen Atonie vorgebeugt wird. Es kann trotzdem geschehen, daß auch diese Maßnahmen nicht genügen, wenn nämlich die Lösung so ausgedehnt ist, daß das retroplazentare Hämatom die Muskulatur des Uterus aufwühlt und infiltriert. Hier kann jede Blutstillung vergeblich sein und es bleibt nur die Entfernung des Uterus. Freilich machen heutzutage die richtige und rechtzeitige Anwendung der Wehenmittel diesen heroischen Entschluß oft überflüssig, aber es kann doch sein, daß er gefaßt werden muß. Dann geschehe es nicht zu spät und in Form der einfachen, technisch leichten supravaginalen Absetzung unter Belassung der Adnexa (HIESS und FRANKL).

In weniger dringlichen Fällen, besonders in solchen, die unter der bereits in Gang befindlichen Geburt sich ereignen, sucht man natürlich mit weniger eingreifenden Maßnahmen zum Ziel zu kommen. Fast allgemein gilt die Blasensprengung als günstig. Nach AHLFELD liegt ihre Wirkung in der Verkleinerung des Uterus, der jetzt leichter wehenbereit ist, besser arbeitet und damit auch die Gefäße besser drosselt. Die Metreuryse mit steifem Ballon und 1 kg Gewichtsbelastung kann in nicht zu schweren Fällen im Verlauf von zirka 20 bis 30 Minuten den Muttermund zum Verstreichen bringen und damit die Wendung und Extraktion erlauben. Bei Steißlagen wird man ehebaldigst den Fuß herabholen und wieder sobald als möglich extrahieren, und bei zangengerechtem Kopf die Zange anlegen. Wie weit in Anstalten die DELMASsche Schnellentbindung rettend eingreifen wird können, muß erst die Erfahrung lehren, doch scheint in derartig liegenden schweren Fällen der Gedanke sehr nahe, sich ihrer zu bedienen. Die Tatsache, daß die Lumbalanästhesie auf den Motor nur wehenverstärkend, nicht lähmend wirkt, ist ein Punkt mehr, sich ihrer zu bedienen. Welche Methode man immer anwende, der Geburtshelfer muß das Ziel der möglichst baldigen und schonenden Entleerung des Uterus immer unverrückbar im Auge behalten. Immer bedarf es dazu, nicht zuletzt wegen der III. Geburtsperiode mit ihren großen Gefahren, in diesen Fällen einer Retraktion des Uterusmuskels, weshalb *Wehenmittel, Pituitrin* während der Geburt und dieses im Verein mit *Gynergen* usw. in der III. Geburtszeit unentbehrlich sind. Wenn irgendwo, dann ist gerade bei der vorzeitigen Lösung die Entbundene besonderen Gefahren auch noch nach Abgang der Plazenta ausgesetzt. Man darf sie vor *Stunden* nicht verlassen, nicht früher jedenfalls, bis die Blutung völlig steht. Es kann geschehen, daß man gerade in solchen Fällen alle Hilfsmittel der Blutstillung und Anämiebekämpfung, heranziehen muß und fürchterliche Stunden am Gebärbett verlebt, bis sich die Waagschale ad melius oder ad peijus neigt.

Anders liegen die Dinge, wenn es sich um mechanisch bedingte vorzeitige Lösung handelt. Hier ist meist die Möglichkeit der Geburtsbeendigung schon gegeben und damit die Gefahr des Weiterblutens geringer, wie bei Zwillingen, Hydramnion usw. Auch hier ist die ausgiebige Anwendung der Blutstillungsmittel unumgänglich notwendig.

Uterusruptur.

Da auch heute noch kaum die Hälfte der Fälle von Uterusruptur mit dem Leben davonkommt, kommt alles auf ihre Verhütung an. Ohne Kenntnis und Verständnis der Ursachen ist aber die Verhütung dieses Zustandes nicht denkbar.

Die Zerreißung des unteren Uterinsegmentes unter der Geburt ist nur von dem Gesichtspunkt der physiologischen Dehnung des unteren Uterinsegmentes aus zu verstehen. Während der aktiv sich zusammenziehende Uterusmuskel vom Anfang der Geburt bis zum Ende seine Oberfläche verkleinert und seine Wand verdickt, wird im unteren Uterinsegment die Wand verdünnt und die Oberfläche vergrößert. Die Dehnung des unteren Uterinsegments beginnt schon während der Schwangerschaft, spätestens mit Beginn der Wehen, durch welche der vorliegende Teil in das untere Uterinsegment hineingetrieben wird. Ist einmal die Dehnung bis zum äußeren Muttermund gediehen und auch dieser gänzlich erweitert, so geht die Dehnung auf die Scheide über. Der Uteruskörper arbeitet immer im Sinne der Austreibung der Frucht, mag sich dieser ein Hindernis entgegenstellen oder nicht. Kann sie nicht ausgestoßen werden, dann wird sie nur in das untere Uterinsegment hineingeboren, dessen Dehnung dann eine außerordentlich große wird. Das physiologische der Dehnung des unteren Uterinsegments ist bei jeder Geburt festzustellen, läßt sich doch über dem Becken der Kontraktionsring unter der Wehe über der Symphyse stehend beurteilen. Schon hier sei bemerkt, daß der Stand des Kontraktionsringes kein Beweis hochgradiger Dehnung oder Überdehnung des Uterus ist, weil es nicht auf den Stand des Kontraktionsringes allein, sondern auf seinen Stand in bezug auf die Stellung des Orificium externum uteri ankommt. Darum kann derselbe Stand des Kontraktionsringes bei tiefstehendem äußeren Muttermund eine stärkere, bei hochstehendem eine geringere Dehnung anzeigen. Mit SCHAUTA muß man sagen, pathologisch ist die Dehnung dann, wenn die Uterusmuskulatur bereits derartig nach aufwärts verlegt ist, daß der Uterus der Austreibung der Frucht nicht mehr Genüge leisten kann.

Man pflegt den Stand des Kontraktionsringes am Nabel als höchst verdächtig für die sich vorbereitende Uterusruptur zu bezeichnen. Das ist auch für die Mehrgebärende zweifelsohne zu Recht bestehend, denn bei ihr hat das untere Uterinsegment und die Cervix durch vorangegangene Geburten viel von seiner Elastizität verloren. Bei der Erstgeschwängerten ist aber diese Gefahr durchaus nicht so nahegerückt. Das untere Uterinsegment ist weit widerstandsfähiger, weshalb denn auch hochgradige Dehnung des unteren Uterinsegments bei der Erstgebärenden sehr selten ist.

So sind es denn in allererster Linie die Mehrgebärenden, welche zur Uterusruptur neigen. Das ist auch zahlenmäßig schon längst erwiesen und FRITSCH hat gezeigt, daß unter 500 Rupturen nur 62 Erstgebärende, dagegen 438 Mehrgebärende waren. Bekanntlich unterscheidet man die Ruptur des unteren Uterinsegments, die Uterusruptur katexochen und die Colpaporrhexis, das Abreißen des Uterus von der Scheide. Zur Entstehung der Ruptur im unteren Uterinsegment ist die Fixation des Uterus an seinen Enden Grundbedingung der Entstehung; der untere Teil der Cervix, meist die Gegend der vorderen Muttermundslippe und die Partie oberhalb derselben, wird eingeklemmt und bildet damit den einen Fixpunkt. Der obere Fixpunkt ist der Kontraktionsring, der sich auf die höchste Stelle zurückgezogen hat und nicht mehr weiter nachgeben kann. Bei der Ruptur des Scheidengewölbes ist der Mechanismus ein anderer. Hier fehlt die Einklemmung der Muttermundslippen, weil entweder der Muttermund sich mit dem vorliegenden Teil zurückgezogen hat oder dieser wegen seiner Weichheit und Kleinheit nicht für die Einklemmung in Betracht kommt. Dadurch wird das Scheidengewölbe ad maximum gedehnt und platzt.

Im einzelnen werden diese pathologischen Verhältnisse, namentlich bei der Mehrgebärenden beim engen Becken, bei Querlage, abnormer Größe des Kindes, insonderheit seines Kopfes, abnormer Einstellung des Kopfes (Hinterscheitelbeineinstellung) beobachtet. Dazu kommen noch Tumoren der harten und weichen Geburtswege, Myome, Ovarialgeschwülste usw., Rigidität des Muttermundes, Kaiserschnitt- und andere Uterusnarben und leider jene traurigen Fälle, die durch falsche Anwendung von Pituitrinpräparaten, besonders durch intravenöse Injektion und Überdosierung erzeugt werden. Sie haben, wie v. MIKULICZ-RADECKI, PUPPEL, FUCHS u. a. gezeigt haben, für die Mutter sehr oft, für die Frucht fast immer eine tödliche Prognose.

Die Fixation des Muttermundes beim engen Becken beruht in der Unmöglichkeit des engen Muttermundes, sich über den Kopf zurückzuziehen, ein Ereignis, welches bei Mehrgebärenden mit engem Becken verhältnismäßig früh eintreten kann, so daß dies besondere Beachtung verdient. Bei der Querlage, bei der, wie gesagt, nicht nur das untere Uterinsegment, sondern auch die Scheide gedehnt wird, spielt neben der longitudinalen Dehnung des unteren Uterinsegments auch die Dehnung in der Querrichtung eine große Rolle und darum ist die Stelle, wo der Kopf liegt, sehr häufig jene, an der ein Spontanriß im Scheidengewölbe beginnt und sich nach aufwärts fortsetzt. Solche einseitige Dehnungen kommen aber auch bei *Hinterscheitelbeineinstellung* vor, die in dieser Hinsicht nicht unterschätzt werden darf. Der Hydrocephalus kann sowohl zu Scheiden- und Uterusruptur, als zu letzterer allein führen, je nachdem, ob der Kopf eine Einklemmung der Muttermundslippe besorgt oder nicht. Letzteres ist der Fall, wo härtere aber kleinere Hydrocephali vorliegen. Die spontane Uterusruptur, von der bislang die Rede war, wird durch vorangegangene Narben begünstigt, ebenso durch vorangegangene Placenta praevia, wenn sie im unteren Uterinsegment saß. Bei der durch äußere Gewalteinwirkung entstehenden Uterusruptur wird im wesentlichen durch das Eindringen der Hand der intrauterine Druck so gesteigert, daß die verdünnte Wand platzt. Das ist in erster Linie bei der Wendung, aber auch bei der Anlegung der Zange, bei der Extraktion der Frucht und bei der Perforation möglich.

Je nachdem der Riß bis in die freie Bauchhöhle führt oder aber das Peritoneum unverletzt bleibt, unterscheidet man *komplette* und *inkomplette Risse*. Es ist nicht immer leicht, dieselben auseinanderzuhalten, weil die hauchdünne Schichte des etwa noch stehengebliebenen Peritoneums sich nicht immer eindeutig als solche erkennen läßt. Jedenfalls ist auch bei der inkompletten Ruptur, wenn sie umfänglich ist, die Aufwühlung des Lig. latum, die bis ins Nierenlager führen kann, wegen der mit ihr verbundenen Blutungsmöglichkeit sehr gefährlich.

Die Prophylaxe der bevorstehenden Uterusruptur besteht in der richtigen Einschätzung der Zeichen, also des Standes der BANDLschen Furche, der Druckempfindlichkeit des unteren Uterinsegments, der Schmerzhaftigkeit der Wehen, ihrer fast ununterbrochenen Folge, Tetanus uteri und der sich zwar nicht immer, aber gelegentlich findenden Spannung mindestens eines Lig. rotundum. Wichtig ist, daß diese Zeichen keineswegs immer voll ausgebildet sein müssen. Es sind dies Fälle, wo eine Disposition des unteren Uterinsegments zur Ruptur vorhanden ist, weshalb schon geringe Grade der Dehnung bei Narben am Muttermund, Placenta praevia, atrophischen Uteri alter Vielgebärender, Hinterscheitelbeineinstellung, bei besonders starkem Hängebauch mit Verlagerung des Kopfes gegen die hintere Wand des unteren Uterinsegments zur Ruptur führen können. Hat man diese Fälle richtig eingeschätzt, dann kann man die Ruptur vermeiden, *wenn man sich an das unverrückbare Axiom hält: Entbindung ohne Veränderung der bestehenden Fruchtlage.* So kommt bei Kopflage die Zange, allenfalls die Perforation, bei Querlage die Zerstücklung der Frucht, bei Steißlage die Extraktion allenfalls mit nachfolgender Perforation in Frage. Es ist natürlich ungemein schwer, namentlich für den weniger Erfahrenen, den Grad der Überdehnung des unteren Uterinsegments richtig einzuschätzen. Ein gewisser Anhaltspunkt für den Grad ist neben den angeführten Symptomen doch immer das Befinden des Kindes. Durch die starke Retraktion des Corpus uteri kommt es zu einer beträchtlichen Verkleinerung des Uteruskörpers und dadurch zu Inkongruenz zwischen Plazenta und ihrer Haftstelle und damit infolge mangelnden Sauerstoffs zum Kindestod. Es ist also der Kindestod ein gewisses verwertbares Zeichen hochgradiger Retraktion des Uteruskörpers und damit der nahe bevorstehenden Rupturgefahr. Lebt das Kind aber, so ist bei Längslage, wenn das Hindernis durch die Zange überwindbar ist, der Zangenversuch vor der Perforation auszuführen. Lebt das Kind bei bestehender Querlage, so ist in solchen Fällen immer noch ein *ganz vorsichtiger* Versuch der Wendung in tiefster Narkose gangbar, ohne daß eine Uterusruptur erzeugt werden müßte. Ist das Kind tot, so wird man von vornherein, wie gesagt, ohne die Fruchtlage zu verändern, nach Verkleinerung der Frucht zu ihrer Extraktion zu schreiten haben.

Wie verhält man sich bei erfolgter Uterusruptur? Zunächst wie erkennt man sie? Ihre Erkennung ist dann leicht, wenn man im

Augenblick der Ruptur oder gleich darnach gegenwärtig ist, während sie später, etwa nach Stunden, viel von ihren bezeichnenden Symptomen verloren haben kann. Der Eintritt der Ruptur auf der Höhe der Wehe, das Gefühl, daß etwas im Bauch geplatzt ist, die Zeichen des Kollapses, der kleine frequente Puls, das Aufhören der Wehentätigkeit, das entweder mit einem Schlag oder bei zunächst kleiner Ruptur allmählich eintritt, sind sehr bezeichnend. Das Abgewichensein des Kopfes vom Beckeneingang, der vorher fest aufgepreßt war, ist ebenfalls besonders wichtig. Stand aber der Kopf mit großem Segment im Becken, so weicht er nicht mehr zurück und die Rupturstelle kann nicht getastet werden. Die Blutung nach außen ist meist, aber nicht immer da.[1] Ist die Frucht ganz in die Bauchhöhle ausgetreten, so ist die unheimlich deutliche Fühlbarkeit der Kindesteile unter den Bauchdecken kaum zu verkennen, zumal die Plazenta überdies in solchen Fällen auf den Muttermund herabsinkt, also vorfällt. Dort, wo der Riß an der Seite sich findet, ist häufig die Frucht auf der einen, der Uteruskörper auf der anderen Seite deutlich zu tasten. Übersehen kann die Uterusruptur werden, wenn der Kopf im Becken fixiert ist und die Geburt durch Kunsthilfe beendigt wird und keine nennenswerte Blutung besteht. Darum soll man in solchen Fällen, in denen die Gefahr der Ruptur nahe war und die Geburt durch Kunsthilfe beendigt worden ist, grundsätzlich die Gebärmutter austasten, um derartiges nicht zu übersehen.

Man steht demnach bei der Uterusruptur vor verschiedenen Möglichkeiten, die die Therapie beeinflussen können. Es kann sein, daß man eine Uterusruptur erlebt, bei der die Frucht zweifelsohne in die Bauchhöhle austritt. Ferner kann es vorkommen, daß eine Uterusruptur mehr minder deutlich wird, wobei die Frucht im Gebärkanale nach wie vor fixiert bleibt. Drittens, die Uterusruptur wird nach der Entbindung erkannt. Man hat früher strenge zwischen Behandlung der Uterusruptur in der Anstalt und in der häuslichen Geburtshilfe unterschieden. Diese Unterscheidung ist heute nicht mehr zulässig. Eine Frau, bei der der Uterus zerrissen und die Frucht in die Bauchhöhle ausgetreten ist, gehört ebenso wie eine solche, bei der die Uterusruptur zumindest wahrscheinlich, die Frucht sich aber noch im Gebärkanal befindet, unbedingt in die Anstalt. Es ist ja auch heutzutage bei den Beförderungsmöglichkeiten keinerlei Zeit damit verloren, in unseren Gegenden wenigstens. Für die komplette Uterusruptur, bei der die Frucht in der Bauchhöhle fühlbar ist, kommt nur die Laparotomie in Frage, an die sich am besten die Absetzung des Uterus anschließt, welche die saubersten Wundverhältnisse und damit die geringsten Gefahren hinsichtlich der so drohenden Peritonitis schafft. Wohl nur ganz ausnahmsweise wird man sich für die Naht der Ruptur bei verhältnismäßig glatten Wundrändern, unkomplizierten Wundverhältnissen im höchsten Kollaps entschließen und dabei die

---

[1] Vollkommenes Fehlen jeder Kontraktion des Uterus auf Pitruitin (Höhnesches Zeichen) beweist in unklaren Fällen die Ruptur.

Möglichkeit einer späteren Ruptur in einer weiteren Schwangerschaft mit in Kauf nehmen, falls die Frau durchkommt. Anders ist es, wenn die Uterusruptur vermutet wird, die Frucht aber im Gebärschlauch sich noch befindet. In solchen Fällen ist zunächst die Entbindung per vias naturales ohne Veränderung der Fruchtlage das gegebene Verfahren. Sodann ist die Plazenta manuell zu lösen und der Uterus aufs genaueste auszutasten. Zeigt sich, daß eine inkomplette Ruptur vorhanden ist und daß keine Blutung besteht, hält Verf. auch heute noch das Auslegen der Rupturstelle und die Drainage mit Gaze für erlaubt, ja unter Anlegung eines Schrottbeutels auf den Bauch und Ruhigstellung der Därme mit Opium für ein gutes Verfahren. Besteht aber eine Blutung, und sei sie auch nicht sehr hochgradig, ist gar ein Riß an der Seitenkante des Uterus in seinem Ende nicht übersehbar, und kann vielleicht nicht einmal entschieden werden, ob das Peritonealdach über ihm intakt ist oder nicht, so muß man operieren. Manche machen in solchen Fällen die vaginale Totalexstirpation. Obwohl Verf. gerade für die vaginale Totalexstirpation immer und überall begeistert die Lanze bricht, hält er sie für die Uterusruptur nicht für sehr empfehlenswert, besonders dann nicht, wenn seitliche Risse weit hinauf ins Parametrium reichen, weil nämlich in solchen Fällen venöse Blutungen nicht so exakt zu stillen sind, wenn sie an der Linea terminalis oder weiter oben liegen. Auch die Zerreißlichkeit, die fetzige Beschaffenheit der Cervix ist in solchen Fällen namentlich für das Ablösen der Blase technisch ungünstig. Dagegen bietet die Laparotomie schon infolge des entleerten Bauches mit den überdehnten Bauchdecken eine besonders gute Übersicht und gestattet rasches und blutleeres Operieren. Schon nach der Anlegung der Klemmen kann auf dem Operationstisch an die Infusion von RINGER-Lösung oder Kochsalz, allenfalls an die Bluttransfusion geschritten werden. Verf. hat es erlebt, daß in Fällen inkompletter Ruptur, die, trotzdem keine Blutung bestand, laparotomiert wurden, unmittelbar vor der Vollendung der Exstirpation der Gebärmutter der Tod auf dem Operationstisch aus dem Zusammenwirken von Schock, Blutverlust und Abkühlung der Därme eingetreten ist, so daß er daran festhält, bei Mangel einer Blutung und inkompletter Ruptur die Gebärmutter zu drainieren. Mag es ausnahmsweise auch heute noch unter ganz trostlosen Verhältnissen unmöglich sein, eine Ruptur einer Anstalt einzuweisen, was hat dann zu geschehen? In diesen Fällen, die man sich in unseren Gegenden nicht mehr denken kann, bleibt nichts übrig, als durch den Riß hindurch die in die Bauchhöhle ausgetretene Frucht möglichst schonend per vaginam zu entfernen. Nachher müßte man den Uterus mit Gaze ausstopfen, ein Dach von Gaze gegen die Därme machen, einen Sandsack auf das Abdomen legen. Die Erfolge sind traurig genug. Entweder erfolgt der Tod durch Verblutung oder, wo diese hintangehalten werden kann, durch die fast unweigerlich kommende Peritonitis.

Was die Zerreißungen des Uteruskörpers während der Schwanger-

schaft, aber auch unter der Geburt anlangt, so beruhen sie fast immer
auf Nachgiebigwerden schwacher Stellen der Gebärmutterwand, indem
Narben nach Kaiserschnitt, nach Uterusperforation mit den verschiedenen Instrumenten ein Punctum minoris resistentiae schaffen. Das
besonders Unheimliche daran ist, daß die Ruptur allmählich und ohne
Alarmsymptome erfolgt. Auch gewisse Toxikosen, Nephropathie mit
und ohne vorzeitige Plazentalösung können ohne solche Narben zum
Aufplatzen des Serosaüberzuges, sogenannte *Fissura uteri peri-
tonealis* und zu einem meist ungeklärten Bild zunehmenden Verfalles
führen, aus dem heraus nur der Mut zur Bauchhöhlenöffnung Rettung bringen kann. Jede Frau, die weiß, daß sie eine Verletzung
der Gebärmutter durchgemacht hat, und noch mehr jeder Arzt, der
eine solche gesetzt hat, muß darauf dringen, daß, kommt es bis zur
Geburt am normalen Ende, die Geburtsleitung sozusagen mit dem
Messer in der Hand in der Anstalt erfolgen muß. Bei den geringsten
Symptomen: Vermehrung der Pulsfrequenz, Blässe, Nachweis freier
Flüssigkeit im Bauch, Verfall, Schlechterwerden der kindlichen Herztöne, muß unverzüglich die rettende Laparotomie gemacht werden.
Seit wir den Corpusschnitt nicht mehr üben, sondern die Inzision ins
untere Uterinsegment verlegen, sind die Fälle von Uterusruptur in
der Schwangerschaft oder in der nächsten Geburt nach Kaiserschnitt
glücklicherweise viel seltener geworden. Auch der im unteren Uterinsegment angelegte Querschnitt hat die Probe seiner Widerstands-
fähigkeit schon unter Beweis gestellt.

Behandlung der Nachgeburtsblutungen.

Gerade in der richtigen, zielstrebigen Behandlung der Nachgeburtsblutungen ist eigene, am Gebärbett gewonnene Erfahrung, wie
sie nur der Spitalsdienst dem jungen Arzt unter Leitung eines älteren
Geburtshelfers vermitteln kann, einfach unentbehrlich. Alle Theorie
kann in praxi zuschanden werden, wenn der Arzt nicht die Erinnerung selbsterlebter Fälle und deren Behandlung, der gut und der
schlecht ausgegangenen, besitzt. Wie schon S. 259 erörtert, ist die unrichtige Leitung der dritten Geburtsperiode oft die alleinige Quelle
vieler Nachgeburtsblutungen. Darum gibt es Ärzte, in deren Praxis
diese Blutungen eine geradezu dramatische Rolle spielen, und wieder
andere, die nur selten mit ihnen zu tun haben. Sapienti sat! Wer
nicht 30 Minuten Zeit hat, die Lösung des Fruchtkuchens abzuwarten,
oder wer so ängstlich ist, daß er die unbedenkliche Lösungsblutung
schon als Auftakt der drohenden Verblutung auffaßt und sich auf die
eben Entbundene und ihren Uterus stürzt und ihn geradezu aus-
quetscht, der darf sich nicht wundern, wenn er vom CREDÉschen
Handgriff bis zur manuellen Plazentalösung und Infusion das ganze
Register der Behandlung aufziehen und noch froh sein muß, wenn es
ihm gelingt, die von ihm erzeugte pathologische Blutung zu beherrschen (STOECKEL).

Über die Leitung der Nachgeburtsperiode ist S. 259 das Nötige ausgeführt.

Die Geburt ist in der größten Mehrzahl aller Fälle ein natürlicher Vorgang, der von der Natur weitgehend gesichert ist. Von ihr ist auch für die Nachgeburtszeit so vorgesorgt, daß es nicht richtig ist, schematisierend in *jedem* Falle von vornherein ein Wehenmittel zu geben, um Gefahren zu beseitigen oder ihnen vorzubeugen, die nicht zur Regel, sondern zur Ausnahme gehören. Die Versuche DOERRS mit 3 V. E. Hypophysin venös bei 3000 Geburten haben keine Vorteile, insbesondere keine Verringerung der atonischen post partum-Blutungen ergeben.

Übermäßig hohe, besonders intravenöse Gaben von Wehenmitteln, können statt prophylaktisch eine Nachgeburtsblutung zu verhüten, zur Inkarzeration des Fruchtkuchens führen, obwohl er im Uteruskavum gelöst ist. In solchen Fällen entferne man in Narkose schonend den Fruchtkuchen mit der Hand, oder nach Einstellen der Cervix in Spateln mit Faßinstrumenten unter Leitung des Auges (STOECKEL).

Eine Prophylaxe hinsichtlich von Nachgeburtsblutungen ist aber wohl angezeigt dort, wo die Umstände des Falles sie nahelegen: Einmal vor jeder operativen Entbindung, ganz besonders vor einer solchen, der Wehenschwäche als Anzeige zugrunde liegt, eine Wehenschwäche, die so weit geht, daß sie Mutter oder Kind oder gar beide gefährdet. In solchen Fällen gibt man unmittelbar vor der Zange, z. B. 1 bis 2 ccm *Ergotin* intramuskulär ins Gesäß, wenn man nicht bei liegender Zange 5 *V. E. Pituitrin* intravenös gegeben hat. Bis die Frucht entwickelt ist, beginnt das Ergotin zu wirken und verhütet eine gefahrvolle Nachgeburtsblutung. Ferner ist die prophylaktische Verabreichung von Ergotin usw. gegeben unmittelbar nach Austritt des zweiten Zwillings, am sichersten schon während des Durchtrittes desselben. Ebenso bei Hydramnion, kurz bei allen Fällen, in denen erfahrungsgemäß eine Überdehnung des Muskels eine Atonie erwarten läßt. Auch bei Mehr-, gar bei Vielgebärenden mit rasch aufeinander erfolgten Geburten und verbrauchtem Uterusmuskel wird aus der Anamnese auf die Notwendigkeit solcher prophylaktischer Gaben zu schließen sein. Aber, um es nochmals zu sagen, in jedem Falle ohne Unterschied generell so vorzugehen, ist entschieden überflüssig. Heutzutage werden oft in der Eröffnung, noch häufiger in der Austreibung, Pituitrinpräparate gegeben. Man hat den Eindruck, daß die Wirkung solcher in der Austreibung verabfolgter Präparate auch noch die III. Geburtsperiode im Sinne der Blutungsprophylaxe gut beeinflußt, so daß gar in solchen Fällen eine weitere Prophylaxe zu viel des Guten bedeutet. Nun zur eigentlichen Behandlung der Nachgeburtsblutungen, und zwar zunächst der

Blutung vor Abgang der Plazenta.

Wenn es andauernd, aber nicht bedrohlich blutet, wird der Uterus leicht massiert, bis er Tonus gewinnt, was um so rascher eintritt, wenn 1 ccm Pituitrin gegeben wird, das man zweckmäßig mit 1 ccm Secacornin mischt, um nicht nur augenblicklich, sondern auch länger einen guten Kontraktionszustand zu bekommen. Blutet es trotz dieser Maßnahmen weiter oder stärker, muß man sich sagen, daß nur die möglichst rasche Entleerung des Uterus die Vorbedingung für eine Dauerkontraktion abgeben wird, die das Ziel unserer Behandlung sein muß. Man spritzt *1 ccm Pituitrin* bei sehr starker Blutung *intravenös*, sonst subkutan im Verein mit *Ergotin (1 ccm) bzw. Gynergen* oder *Neogynergen* allein, reibt den Uterus kräftig und *entleert* eine etwa gefüllte *Harnblase* (wichtig!), um die Vorbedingungen für einen erfolgreichen CREDÉschen Handgriff restlos erfüllt zu haben. Einstellen des Uterus in die Mittellinie und Umfassung des Uterus so, daß vier Finger auf der hinteren, der Daumen auf der vorderen Wand zu liegen kommen; allenfalls benützt man nach der ursprünglichen Methode des Autors beide Hände. Nur an dem harten Organ kann ein Erfolg sich einstellen, der übrigens nicht beim ersten Male eintreten muß, daher mehrere Versuche nicht nur erlaubt, sondern auch geboten sind. Er ist schmerzhaft und wird mit Abwehrbewegungen beantwortet. Darum gibt man bei Versagen Narkose, welche die Gegenarbeit der Frau ausschaltet. Die Technik ist die gleiche. Angenommen, die Entfernung des Fruchtkuchens gelingt auch in Narkose nicht. Dann keine Zeit verlieren, sondern zur manuellen Lösung schreiten.

Hier sei ausdrücklich eingeschaltet, daß die Erzwingung des Abganges des Fruchtkuchens durch die *Auffüllung* der Plazenta nach GABASTOU bei *stärkerer* Blutung nicht in der Klinik, und schon gar nicht im Privathaus ratsam ist, weil der Versuch Blut und Zeit kosten und damit, wenn er mißlingt, große Gefahren über die Frau bringen kann. Das Verfahren ist meist nur bei *einfacher Retention* oder leichter Adhärenz des Fruchtkuchens erfolgreich. Bei Tubeneckplazenta, atrophischem weitausgebreitetem Mutterkuchen, stärkerer Adhärenz, versagt das technisch einfache Verfahren, das in der Auffüllung der Plazenta mit 300 bis 800 cm steriler NaCl-Lösung von der durch einen frischen Querschnitt der Nabelschnur leicht für die Kanüle zugänglichen Nabelvene her besteht. Die Kanüle wird an eine gewöhnliche Blasenspritze angeschlossen. Man nehme eher mehr Auffüllungsflüssigkeit als zu wenig.

Die Plazentalösung gilt mit Recht als gefährliche, im Privathaus als die allergefährlichste Operation, und trotzdem muß sie im richtigen Augenblick, nicht zu früh und nicht zu spät und immer mit allerbester Asepsis soundso oft gemacht werden. Die Benützung von Gummihandschuhen ist heuzutage eine selbstverständliche Forderung. Äußere Desinfektion der zu Operierenden allenfalls durch bloßen Jodanstrich. Eine Scheidenspülung ist nicht notwendig, sie ist zeitraubend und verhindert eine Infektion nicht sicher. Aber die Händedesinfektion bis über die Ellbogen — wenn auch nur in Form einer Alkohol- oder Brennspiritusdesinfektion — ist unumgänglich notwendig, trotz der Handschuhe, die reißen können. Während der unvermeidlichen Vorbereitungen mache man die Aortenkompression mit der Hand oder einem Kompressorium, decke mit gekochten oder gebügelten, und damit praktisch sterilen Tüchern das Operationsfeld ab. Um den nicht keimfreien Scheidenweg zu umgehen, kann man mit Kugelzangen die Cervix ins Niveau der Vulva bringen und somit gleichsam direkt in den Uterus mit der ganzen, konisch zusammengefalteten Hand eingehen. Die verschiedenen Formen der Stulphandschuhe sind zwar gut erdacht, aber nur ausnahmsweise zur Hand! Man gehe entlang der Nabelschnur zart ein und vergesse ja nicht, den Fundus mit der äußeren Hand der inneren entgegenzudrücken. Vom gelösten Plazentarrand aus hebt man nun die festhaftende, aber nur ausnahmsweise angewachsene Plazenta (s. später) mit sägenden Bewegungen der Kleinfingerseite der Hand ab. Man ziehe die innere Hand nicht aus dem Uterus heraus, bevor nicht der ganze Fruchtkuchen mit der äußeren Hand an der Nabelschnur entfernt ist. So vermeidet man einmal eine unvollständige Entfernung der Plazenta und zweitens das wiederholte Eingehen durch die keimhaltige Scheide. Erst bis man völlig sicher ist, daß die Gebärmutter vollständig leer ist, geht die innere Hand aus dem Uterus. Unter diesen Umständen ist die Lösung des Fruchtkuchens wenigstens eines Teiles ihrer Gefahren entkleidet. Was der Hebammenmund und die Alltagspraxis als angewachsene Plazenta bezeichnet, ist es so gut wie niemals, denn dieses Ereignis, die Einbettung der Zotten in die Muskulatur bei fehlender Spongiosa ist eine unter vielen Zehntausenden Fällen einmal vorkommende Erscheinung, die man also kaum zu befürchten hat. Für dieses Ereignis gibt es auch *eine* rationelle Therapie — die Totalexstirpation des Uterus, die der Anstalt vorbehalten bleiben muß. Dagegen können mehr minder stärkere Grade von Adhärenz sehr wohl vorkommen. Man vergesse niemals, daß bei aller Gründlichkeit nicht des Guten zu viel geschehe, d. h. daß man sich nicht verleiten lasse, die immer rauhe Plazentarstelle glatt wie ein Parkett säubern zu wollen und den Uterus in seiner Muskulatur schädige, ihn vielleicht gar perforiere! Mag man nun die Plazenta manuell gelöst oder nur ausgetastet haben, jedesmal ist eine diesen Eingriffen nachgeschickte *Uterusspülung* zum mindesten ratsam. Einmal ist das Spülmittel, wenn es eiskalt oder möglichst heiß ist, bekanntlich ein gutes Mittel, den Tonus des Uterusmuskels zu erhöhen und zu halten, zum anderen ist die Verwendung eines Desinficiens, wenn auch nicht geeignet, alle Keime zu vernichten, so vielleicht doch imstande, sie in ihrer Virulenz zu schwächen und eben eingebrachte mechanisch zu vermindern. Bei ausgebluteten Frauen ist die möglichst heiße (50⁰ C) Spülung der eiskalten entschieden vorzuziehen, da die Auskühlung schlecht vertragen wird und sterile eiskalte Flüssigkeit schwerer zu beschaffen ist als ein keimfreies heißes Spülmittel. Am vorteilhaftesten scheint die Spülung von *75⁰/₀ Spiritus vini und Aqua dest. steril.* aa mit mindestens 2 Litern von der erwähnten Temperatur. 50⁰ soll sie nicht überschreiten, damit eine Verbrennung der äußeren Scham vermieden werde.

Man kann auch *Jodwasser — 1 ccm Lugollösung auf 1000 Wasser —* oder bloß abgekochtes heißes Wasser mit und ohne Zusatz von *Kal. hypermangan.* — hellweinrote Farbe — oder *dünne essigsaure Tonerde* u. a. nehmen. *Sublimat* vermeide man, die Möglichkeit der Resorption ist nicht ganz von der Hand zu weisen. Die Frau muß sich in Rückenlage mit erhöhtem Oberkörper befinden, damit eine Luftembolie unbedingt vermieden werde und die Flüssigkeit durch die Tuben nicht in die Bauchhöhle kommen kann. Darum muß das Irrigatorrohr — man verwendet den Rücklaufkatheter nach FRITSCH-BOZEMANN — immer fließend eingeführt werden. Einer Einstellung der Portio mit Speculis bedarf es nicht, es genügt die Einführung des Rohres unter Leitung der Hand. Bei irgendwelchen Anzeichen des Schocks, Blässe des Gesichtes, Kleinwerden des Pulses, unterbreche man sofort die Spülung. Mit diesen Angaben haben wir die im Titel überschriebene Frage nach der Behandlung der Blutung vor Abgang der Plazenta überschritten, denn die Spülung gehört auch zum Rüstzeug der Behandlung der reinen Atonie.

Blutung nach Abgang der Plazenta.

Die wichtigste und gefährlichste Ursache einer Blutung nach der Geburt der Plazenta liegt darin, daß entweder Teile des Fruchtkuchens oder eine Nebenplazenta zurückgeblieben sind. Die Beurteilung der Vollständigkeit oder Unvollständigkeit des Fruchtkuchens ist eine der allerverantwortungsvollsten Aufgaben von Hebamme und Arzt. Sie kann bei fehlerhafter Verkennung der Sachlage bekanntlich nicht mehr oder weniger als das Todesurteil über die Entbundene bedeuten, wie im Kapitel Puerperalfieber (S. 400) des Näheren auseinandergesetzt ist. Daraus gibt es nur eine Folgerung. Die Besichtigung des Fruchtkuchens als eine jener Handlungen vorzunehmen, für die die größte Gewissenhaftigkeit gerade noch gut genug ist. Jede Hilfe, die Milch-, die Luftprobe, können mit herangezogen werden (s. S. 401). Nicht minder wichtig als die Inspektion der Kotyletonen ist die der Eihäute und die genaueste Beachtung der in ihnen verlaufenden, vielleicht abgerissenen und damit auf einen Nebenfruchtkuchen hinweisenden Gefäße. Achtung auf fortdauernde, wenn auch schwache Blutung nach Abgang des Fruchtkuchens! Auch auf Weichwerden des Uterus ohne ersichtlichen Grund! In solchen Fällen nehme man den Fruchtkuchen wieder vor und betrachte ihn nochmals und taste, wenn man nicht sicher ist, lieber einmal zu oft als einmal zu wenig aus. Wenn der Defekt, der an der mit heißem Wasser übergossenen und auf einer horizontalen Unterlage (nicht den Händen) ausgebreiteten Plazenta deutlicher sichtbar ist, Haselnußgröße überschreitet, versäume man keinesfalls die Austastung. Sie hat so gut wie keine Mortalität im Gegensatz zur Lösung eines Plazentarrestes im Wochenbett, die so leicht katastrophal verläuft.

Hat man alles zur Spülung bereit und blutet es noch, so überlege

man noch einmal, ob die Plazenta auch wirklich ganz vollständig war!
Jetzt ist die letzte Gelegenheit, ein Versehen zu bessern. Wehe, wenn
die Frau an Verblutung stirbt und die Leichenschau einen Plazentarest aufdeckt! Oder genug, wenn sie eine schwere Pyämie bekommt!
In seltenen Fällen sind es Blutkoagula und Eihäute in größerem
Umfange, die statt eines erwarteten Plazentarrestes aufgefunden werden. Auch dann war die Austastung nicht vergeblich. Es kann in
seltenen Fällen auch bloß deswegen bluten. Bei retinierten Eihäuten
und Blutkoagulis aber die Regel nach grundsätzlicher Ausräumung
aufzustellen, wäre zu weit gegangen.

Hält sich die Blutung in mäßigen Grenzen, schicke man jeder eingreifenden Maßnahme eine Spritze *Pituitrin* und *Gynergen (¹/₂ ccm)
voraus*. Blutet es stärker, gar im Schwalle, kann die intravenöse
Injektion von 1 ccm *Pituitrin* gar im Verein mit ¹/₂ ccm *Gynergen*
— aber nicht mehr — ebenfalls *intravenös* promptest die Blutung zum Stillstand bringen. Die Kombination *Pituitrin* +
Gynergen intravenös kann man durch 2 ccm *Basergin intravenös* ersetzen. Mit diesem *Ergobasinatartrat* erzielt man in einer halben bis
einer Minute Wehen, die dann in einen Zustand guter Kontraktion des
Uterus von ¹/₂ bis 1¹/₂ Stunden Dauer übergehen (G. ZIMMERMANN).
Die intramuskuläre Injektion braucht mindestens 2 Minuten zur Wirkung. *Neogynergen* dürfte nach ROTHLIN und den praktischen Erfahrungen HEYROWSKYS die optimale Wirkung haben. Dosis des
letzteren 1 ccm. Es enthält 0,125 Ergobasin- und 0,25 Ergotamin-
tartrat. Niemals aber begnüge man sich mit einer halben Blutstillung
und verlasse die Frau unter keinen Umständen vor der dauernden
Beseitigung jeder Blutungsgefahr, und wenn das Stunden dauert.
Selbstverständlich rege man durch leichte Massage den Uterus zu
Wehen an, hört aber mit dem Reiben auf, wenn er sich zusammenge-
zogen hat, damit man ihn nicht übermüde. Jetzt, wenn er fest ist, hat
die Hand nur ruhig liegen zu bleiben und nichts zu tun als zu kontrollieren, ob der Tonus anhält! Läßt der Tonus nach, ist eine intrauterine Spülung am Platze.

Aber nehmen wir an, es blutet weiter, rein atonisch, denn die
Plazenta ist vollständig abgegangen. Die Medikamente sind gegeben,
vielleicht sogar intravenös, vielleicht sogar wiederholt, es blutet trotzdem. Man greift in solchen Fällen schon zwischen den Injektionen,
zwischen der Spülung zu jenem Mittel, welches dem einfachen Men-
schenverstand am nächsten liegt, die Blutungsquelle zuzudrücken, die
Aorta zu komprimieren. Es ist ein hervorragendes Mittel! Die Hand,
die immer da ist, sie ist das beste Kompressorium. Der Arzt kann
mit der Hebamme, ja sogar mit einem Laien, dem er die Hand führt,
in der Kompression wechseln. *Je früher im Verlauf einer Nachgeburtsblutung die Aortenkompression angewendet wird, desto besser.
Sie verhütet so oft eine Lebensgefahr, ja den Tod.* Dabei ist sie oft
gar nicht imstande, die Blutung völlig zu stillen, aber sie drosselt,
sie mindert sie wesentlich und gestattet dem Arzte, seine Vorbereitun-

gen zu treffen und Verstöße gegen die Asepsis wegen der Eile, die not tut, zu vermeiden.

Sie wird in der Weise angewendet, daß man hinter dem Uterus die Bauchdecke bis auf die Lendenwirbelsäule tief einstülpt und mit dem Daumen einerseits und dem Zeigefinger und Mittelfinger anderseits die Aorta auf ihre knöcherne Unterlage drückt. Dabei kontrolliert die andere Hand das Verschwinden des Femoralispulses und reibt den Uteruskörper (v. HERFF). Man kann sie auch in der Art ausführen, daß die Faust als Kompressorium gebraucht wird. Es ist bezeichnend, daß auch bei unvollkommen gelingender Kompression, wie bei großer Fettleibigkeit, die bloße Verminderung der Blutzufuhr einen solchen Reiz auf den anämisierten Uterusmuskel übt, daß die Blutung ihre Lebensgefahr verliert. Die Blutzufuhr läßt sich übrigens durch Aortenkompression nicht völlig absperren, weil die Arteriae ovaricae keineswegs immer von der Kompression mitbetroffen werden, was von ihrem mehr oder weniger seitlichen Verlaufe abhängt (H. H. SCHMID). Richtig ist, daß die alleinige Zusammendrückung der Aorta besser ist als die Kompression beider Gefäße, denn die dünnwandige Cava wird leicht lumenlos komprimiert; und damit führt diese Kompression zum Gegenteil des erstrebten Zieles, nämlich zur Stauung in der unteren Körperhälfte. Sie tritt um so leichter ein, wenn die Aorta überdies ungenügend komprimiert wird. Die heute vielfach im Gebrauch befindlichen Aortenkompressorien verdienen jedenfalls in der Tasche des Geburtshelfers ihren Platz, unentbehrlich sind sie allerdings bei richtiger, frühzeitiger und genügend langer digitaler Kompression nicht! Die Typen von SEHRT, RISSMANN, GAUSS, HASELHORST sind im Gebrauch. Technische Verbesserungen, wie die formveränderliche Pelotte, die Zusammenlegbarkeit des HASELHORSTschen Kompressoriums machen nach dem Urteil von H. H. SCHMID gerade letzteres Instrument sehr brauchbar. Man lasse die Aortenklemme nicht länger als 10 bis 15 Minuten liegen, öffne sie allmählich und lege sie nicht höher als im Niveau des 3. Lendenwirbels an, um die Blutversorgung der Nieren nicht zu stören. Die Kompressorien haben gegenüber der Hand besonders für den Transport große Vorteile. Sie sind bei Kyphoseskoliose höheren Grades schwer oder nicht anwendbar. Der MOMBURGsche Schlauch ist allmählich abgekommen. Wenn er auch die A. ovar. mit inbegreift und damit, wenn gleichzeitig die Beine mit eingeschnürt sind, vollkommene Blutleere in der unteren Körperhälfte schafft, so kann er doch Herz- und Darmstörungen vermitteln. Das Bessere, die heute gebräuchlichen Aortenkompressorien, hat ihn somit mit Recht verdrängt. Als Verfahren der Not, bei Transport, kann er auch heute noch mit Vorteil gebraucht werden, und man wird die unangenehmen Sensationen, die Schmerzen, das Kribbeln in den Beinen um den Preis der sicheren Blutstillung in Kauf nehmen. Verf. hat einmal bei allerdings höchster Anämie in MOMBURGscher Blutleere den Uterus vaginal exstirpiert, glaubte die Frau gerettet und hat sie nach Abnahme des Schlauches offenbar an der

Druckschwankung zugrunde gehen sehen. Beim Abnehmen der Klemme, aber auch beim Nachlassen der manuellen Kompression kann man nicht vorsichtig genug sein!

Daß so manche Frau durch einen der kombinierten *Handgriffe* vor der Verblutung gerettet worden ist, steht außer Zweifel. „Wenn man schließlich gar nicht mehr aus noch ein weiß, preßt man instinktiv mit aller Kraft das blutende Gewebe irgendwie zusammen." Wird eine Blutung so schließlich beherrscht, so entwickelt sich aus dem instinktiv Gemachten die „Methode", sagt STOECKEL treffend in seinem klassischen Referat. Jede Kompression, ob mit System geübt oder nicht, die den Muskel zur Lumenlosigkeit irgendwie bringt und ihn durch Anämisierung reizt, kann da helfen. Von allen Handgriffen sind bei gleicher Wirksamkeit jene vorzuziehen, die von außen angreifen und damit die Asepsis nicht gefährden. Vielleicht verdient in dieser Hinsicht der Handgriff von GOTH-PISCACEK den Vorzug. Technik: Man steht an der linken Seite der Entbundenen und umfaßt kopfwärts von der Symphyse mit der weit gespreizten Hand (wie beim III. LEOPOLDschen Handgriff zur Ermittlung des vorliegenden Teiles) möglichst tief unten die Seitenkanten des Uterus, drückt ihn zwischen Daumen und Mittelfinger möglichst kräftig zusammen und hebt ihn zugleich, während die rechte Hand den Grund reibt und ihn der linken Hand entgegendrückt. Gewöhnlich gestattet dieses Vorgehen, durch 10 Minuten angewendet, die Blutung zu beherrschen. Sie ist der Hebamme vor Ankunft des Arztes besonders zu empfehlen. Dieser Handgriff wirkt durch direkte Kompression der Uterinae, Heben des Uterus (GOTH) und Anpressen der hinteren gegen die vordere Uteruswand. Gleichwertig ist der erste Hangriff von FRITSCH. Bei diesem Handgriff wird die Gebärmutter durch die Bauchdecken hindurch so stark gehoben und nach vorn gebracht, daß sie über die Symphyse gekippt werden kann. Hinter ihr werden die Bauchdecken möglichst tief in den Beckeneingang hineingedrückt und der so entstandene Bauchdeckentrichter wird mit Wäschestücken, Handtüchern oder Watteballen ausgefüllt, die mit einem Bauchverband fixiert werden, und ihrerseits den Uterus fixieren. Der Uterus selbst wird durch eine Rollbinde oder ein Leintuch fest auf die Symphyse gewickelt, der Verband bleibt 12 Stunden liegen (STOECKEL). Ausgezeichnet ist ein Sand- oder Schrotsack, der sich plastisch verwenden, dem Kontur des Uterus anpassen läßt. Einfach ist der Handgriff von JEAN REURE, den wir alle instinktiv in der gleichen oder ähnlichen Weise in verzweifelten Lagen gemacht haben: Man geht mit der rechten Hand längs der Wirbelsäule in die Tiefe und drückt den Uterus gegen die Hinterwand der Symphyse oder gegen die parallel zum Beckeneingang auf seine Vorderwand gelegte linke Hand.

Hat man intrauterin gearbeitet und wird dabei von der Atonie überrascht, ist nichts naheliegender, als bei liegender Hand die Blutung beherrschen zu wollen (sogenannte innere bimanuelle Kompression). Die innere Hand liegt im vorderen oder hinteren Scheidengewölbe, die

äußere drückt den Uterus der inneren entgegen, oder es wird mit der
äußeren Hand der Uterus über der zur Faust geballten, die Höhle aus-
füllenden Hand massiert.

Schließlich gibt es noch die alte *Uterustamponade.* Seit 10 Jahren
hat sie Verf. nicht mehr angewendet und auch nicht mehr vermißt.
Richtig ausgeführt ist sie nicht leicht. Falsch gemacht kann sie zur
Uterusperforation, zur Vergrößerung von Cervixrissen, zur Entstehung solcher führen. Sie kann sehr leicht infektionsvermittelnd
wirken, sie dauert lang, weshalb während ihrer Durchführung viel
Blut verlorengeht. Der Tampon saugt viel Blut, ohne daß man es
sieht und dagegen etwas unternimmt, das wichtigste, von STOECKEL
gebührend hervorgehobene Gegenargument. Der Kontraktionsreiz
durch den Tampon soll nicht geleugnet werden, aber sie kann schon
deswegen nicht das Ideal der Blutstillung sein, weil sie den
ganzen Genitalkanal vom Fundus bis zur Vulva blockierend,
einer Weitstellung des Genitalschlauches erzeugt und nicht seine
Lumenlosigkeit! Als Notbehelf muß man sie auch heute noch
gelten lassen und wird bei Transport wohl auch von ihr Gebrauch
machen. Die Zukunft gehört ihr aber nicht. Die rasch und langhaltig
wirkenden Wehenmittel, die äußeren Handgriffe, insbesondere die
Aortenkompression, haben sie besiegt und mit Recht. Ihre Technik:
Querbett, strengste Asepsis! Nötig sind viele Meter Gaze, am besten
in sterilen Blechbüchsen (Dührßenbüchsen). Die Portio ist in den Schei-
deneingang herabgezogen. Nun wird aus der sterilen Verpackung die
Gaze am besten mit Chrobakzange in den Fundus und die Tuben-
winkel hineingestopft, fest, lumenlos, denn ein Cavum hinter dem
Tampon bedeutet Verblutung! Die äußere Hand drückt den Fundus
entgegen, bis der ganz Uterus einschließlich der Cervix, der Scheidengewölbe und der Scheide ausgestopft sind. Einfacher, hinsichtlich der
Asepsis einwandfreier, dabei nach dem Urteil MENGES und EYMERS
mindestens ebenso wirksam ist die alleinige Tamponade der Scheidengewölbe mit Päckchen aus nichtenfetteter Watte, die mit einem
Faden armiert sind. Diese Scheidentampons bleiben 9 bis 12 Stunden liegen, ihre Entfernung geschehe zart, weil sie schmerzhaft ist.

Was endlich die *chirurgischen* Verfahren zur Beherrschung der
drohenden Verblutung betrifft, so steht uns die HENKELsche Para-
metrienabklemmung und als ultima ratio die Totalexstirpation des
Uterus zur Verfügung. Wenn man sich anschickt, zwecks Anlegen
der Parametrienklemmen den Uterus zunächst in der Medianlinie vor
die Vulva oder zumindest in ihr Niveau zu ziehen, so fällt einem
manchmal auf, daß die Blutung steht! ARENDT hat aus dieser Tatsache die Behandlung der atonischen Blutung durch Zug nach abwärts mit Kugelzangen abgeleitet. Das Verfahren läßt aber auch im
Stich; doch kann es gelingen, durch 10 bis 15 Minuten dauernden Zug
nach abwärts die Blutung zu beherrschen. Das ist dann sehr von
Vorteil, wenn eine Cervixrißblutung mit einer Atonie kombiniert ist
und der Zug an den Kugelzangen die Atonie zu beherrschen und

gleichzeitig die Cervix zu nähen erlaubt. Wo dies bei atonischer Blutung nicht genügt, wende man *richtig* das HENKELsche Verfahren mit den richtigen Muzeuxzangen an. Die ad maximum vulvarwärts gezogene Portio wird ebenfalls so weit als nur möglich nach der kontralateralen Seite verzogen und in dieser Stellung eine *Muzeux*-zange und keine andere in die Muskulatur der Uterusseitenkante ein-gehakt. Die Klemmen bleiben mindestens 13 Stunden liegen. Knickung und Dehnung wie Abklemmung der Uterinae liegen dem Verfahren als Wirkungsprinzip nach STOECKEL zugrunde. Ureterverletzungen sind kaum oder überhaupt nicht zu befürchten, falls die Technik richtig ist.

Da es besser ist, ohne Uterus zu leben als mit dem Uterus zu sterben, hat gewiß auch die Totalexstirpation des Uterus als letzter Versuch, das entfliehende Leben zu retten, Berechtigung. Aber, Hand aufs Herz, wann kommt man selbst in der Klinik dazu, das Verfahren anzuwenden? Zu früh kann und darf man sich nicht dazu entschließen; und zum richtigen Augenblick kann es auch sehr leicht zu spät werden.

Nach Verf.s Dafürhalten ist der einzig richtige, weil schonende, den Schock und die Abkühlung der Därme und weiteren Blutverlust ver-meidende Weg der Totalexstirpation *nur* der vaginale. Die Exstirpation des entbundenen Uterus gelingt unter Spaltung in kurzer Zeit! Nur bei Uterusruptur ist wegen der besseren Übersichtlichkeit (Möglichkeit des Hineinblutens hoch in die Parametrien) die Laparotomie vorzu-ziehen. SZENES sah sich zur vaginalen Totalexstirpation des Uterus post partum wegen unstillbarer Blutung bei Adenomyosis interna gezwungen. Daß bei Placenta accreta die Totalis der einzig gangbare Weg ist, wurde bereits hervorgehoben. Gewöhnlich ist auch zunächst der Grad der Anämie nicht so enorm, daß er nicht diesen Versuch um so eher rechtfertigen würde, als die Frau andernfalls an Sepsis oder Verblutung zugrunde gehen muß. Man muß sich bei der Unmöglich-keit der manuellen Entfernung der Plazentarzotten sofort zur Totalis entschließen und wird dann Erfolg haben.

Ein- und Umstülpung der Gebärmutter.

Da dieses Ereignis unter Hunderttausenden von Geburten nur ein-mal eintrifft, kennen die Behandlung nur die allerwenigsten aus eigener Erfahrung. Wenn der Schock nicht zu groß und die Plazenta teilweise gelöst ist, löse man in Narkose vorsichtig den Fruchtkuchen und schiebe vom Zentrum aus die invertierte Gebärmutter zurück. Das wird man bei schwerer Blutung, allenfalls in vertiefter Narkose immer anstreben und dann den reinvertierten Uterus tamponieren (HINRICHS). Ist die spastische Umschnürung der Reinversion hinder-lich, so verschiebe man sie um einige Stunden und tamponiere die Scheide fest, wenn es bei eingestülpter Gebärmutter blutet, bei um-gestülpter aber soll man den Uterus fest umschnüren, um die Ver-blutungsgefahr zu beseitigen. Nach einigen Stunden läßt sich nach den Berichten derer, die es erlebt haben, der Uterus zurückbringen. Dabei kann es gut sein, von der Peripherie mit der Reinversion zu beginnen. Muttermundfixation bei länger zurückliegender Inversio uteri kann notwendig werden. Sie wird durch vier in der Peripherie des äußeren Muttermundes eingesetzte Kugelzangen besorgt. Auch der Kolpeurynter kann helfen. Totalexstirpation des invertierten Uterus ist ebensowenig wie die blutigen Spaltungsmethoden bei puerperaler Inversion nötig. Sie ist nach ZANGEMEISTER und STOECKEL nur bei verschleppten, schwer infizierten Fällen angezeigt. HASELHORST exstirpierte den Uterus nach vorheriger zweimaliger Bluttransfusion.

Rißblutungen.
Cervix-, Clitoris-, Scheidenrisse.

Cervixrisse können schon vor der Geburt des Kindes eintreten, wenn bei nichterfüllten Bedingungen von Seite des Muttermundes eingegriffen wird. Und das ist überhaupt die Hauptursache derselben. Besonders gefährlich ist in dieser Hinsicht die Extraktion durch den nicht völlig erweiterten Muttermund bei Placenta praevia, aber auch jede andere gewaltsame Entbindung. In der Hauspraxis bleibt man vor ihr verschont, wenn man sich, sehr zum Vorteile von Mutter und Kind und dem eigenen, solcher Eingriffe enthält.

Die Schullehre von der leichten Unterscheidbarkeit der Riß- von der atonischen Blutung ist oft graue Theorie. Jeder Erfahrene weiß, daß beide zusammen vorkommen können und daß die Farbe des Blutes — hellrot angeblich bei Rißblutung — und die Art des Blutens — Rieseln oder Spritzen — nichts Sicheres beweisen. Ist das Korpus hart und klein, setzt es sich durch einen deutlichen Kontraktionsring von der Cervix ab, dann besteht eine Rißblutung. Wie oft aber weiß man das nicht! Man stellt rasch in Spiegeln ein, wenn sie augekocht bereit sind, andernfalls entscheidet man durch Nachtasten um die Circumferenz der Cervix, ob sie intakt ist.

Während die physiologischen Risse keinerlei Behandlung bedürfen, sind die stark blutenden, die soundso oft auch ins Parametrien hineinreichen, am sichersten nur durch Naht zu versorgen. Die Tamponade ist nur ein Notverfahren. Wenn sie ausgeführt wird, ist sie nur dann wirksam, wenn die ganze Uterushöhle samt dem unteren Uterinsegment, der Cervix und der Scheide bis zur Vulva lückenlos mit Gaze tamponiert wird. Bei diesem Vorgehen kann aber ein Cervixriß erweitert werden. Dies ist bei der festen Tamponade des gesamten Scheidengewölbes mit Wattekugeln nicht zu befürchten. Besteht keine Möglichkeit, sich der HENKELschen Parametriumzange zu bedienen, dann wende man den Handgriff von FRITSCH an: Die linke Hand drückt die großen Labien fest zusammen und drängt sie in den Arcus pubis hinein, als sollte der ganze Beckenboden in die Bauchhöhle geschoben werden. Die rechte Hand drückt indessen den Uterus möglichst tief ins Becken. Diese Haltung muß unter Umständen ¹/₂ bis ³/₄ Stunden eingenommen werden.

Nach schwierigen geburtshilflichen Operationen soll man auch ohne bestehende Blutung grundsätzlich eine Inspektion der Cervix und der Scheide vornehmen. Finden sich größere Risse, so sind sie zu vernähen, weil nur so einem späteren Lacerationsektropium mit dem nicht enden wollenden Fluor und anderen Folgen der Cervixrisse (z. B. sec. Sterilität) vorgebeugt wird. Die Naht ist auch das einzige Verfahren, die einigermaßen eine etwaige Infektion hintanhalten kann.

Querrisse der Cervix sind viel seltener. Gewöhnlich sind es Stenosen und Unnachgiebigkeit des äußeren Muttermundes bei Erstgebärenden. Besonders können solche Frauen davon betroffen werden, bei denen schon in der Schwangerschaft der Kopf auffallend tief im Becken steht und wie von einer Mütze von der vorderen Cervixwand bedeckt wird. Dadurch kommt der Muttermund ganz kreuzbeinwärts zu liegen. Es kann geschehen, daß die vordere Cervixwand so dünn ist, daß unerfahrene Untersucher infolge des tiefen Standes des Kopfes einerseits und der Durchtastbarkeit der Nähte anderseits durch die dünne Cervixwand den Muttermund für verstrichen und den Schädel für zangengerecht halten. Da kann es zu schweren Abreissungen der Cervixwand kommen. Sie können aber auch spontan entstehen. Solche Risse sind gangrängefährdet und können auch für später zu Narbenstenosen der Cervix Veranlassung geben. Werden sie erkannt, sind sie sorgfältig zu nähen, Lappen aber, die offenbar nicht mehr ernährungsfähig sind, werden am besten reseziert.

Klitorisrisse sind sehr selten. Sie müssen umstochen werden.

Paraurethralrisse sind als oberflächliche Verletzungen häufig, aber sie bluten selten und es ist besser, sie überhaupt nicht zu nähen, wenn sie nicht bluten! Man verhindert durch den Fremdkörperreiz der Nähte die spontane Blasenentleerung.

Die Risse des *Scheidengewölbes*, gewöhnlich Querrisse im hinteren Scheidengewölbe, sind als spontane Zerreissungen den Uterusrissen gleichzuhalten und wurden auch bei der Uterusruptur als Kolpaporrhexis geschildert. Die Querlage liefert das Hauptkontingent derselben. Leider kommen die Risse im hinteren Scheidengewölbe durch Verletzungen mit der Hand bei Wendung, Herabholen eines Fußes und sodann durch den Zangenlöffel vor, gar dann, wenn ein enger, nach hinten verlagerter, papierdünner Muttermundsaum das Verstrichensein des Orificums dem Unerfahrenen vortäuscht. Solche Risse werden sorgfältig genäht, wobei auf exakteste Blutstillung Wert zu legen ist. Werden sie übersehen, können sie höchst gefährlich werden, namentlich die Fornixrisse, und zu tödlichem Puerperalfieber Veranlassung geben (Kaufmann, 25⁰/₀ Mortalität).

Viel häufiger, dabei aber wesentlich gutartiger, sind die *Risse* im *mittleren* und *unteren Scheidendrittel*, die so gut wie immer am Übergang der hinteren in die seitliche Scheidenwand liegen und nicht nur die Scheide durchtrennen, sondern auch weit ins parakolpiale Gewebe reichen können. Meist sind es schlecht dehnbare Scheiden alter Erstgebärender oder infantiler, hypoplastischer Personen, die spontan durch den Kindeskopf entstehen, häufiger aber durch operative Geburtsbeendigung, namentlich die Zange und die Extraktion. Durch *ausgiebige* Scheidendammschnitte sind sie weitgehend vermeidbar. Saubere Naht pflegt die Risse zur guten Heilung zu bringen.

Manche bleiben unerkannt, weil sie nur anfänglich und nicht wesentlich bluten. Sie heilen, falls sie vor Infektion bewahrt bleiben, überraschend gut. Über Blutungen bei Varizen s. S. 166.

Dammrisse.

Schwerer zu versorgen als eine gute Episiotomie ist ein *Dammriß* mit seinen Buchten und unregelmäßigen Rändern. Für seine Naht gilt im wesentlichen dasselbe, wie für die Episiotomie. Exakte Adaptierung, Mitfassen der Unterlage, eventuell Schaffung scharfer Wundränder, wo gequetschte und nicht mehr ernährungsfähige Partien vorliegen. Unrichtig ist es, nur den Damm zu nähen und die Scheide unversorgt zu lassen. Von solchen unversorgten Scheidenrissen aus können sich Infektionen ausbreiten. Auch kann vom oberen Riß in der Scheide her die Dammwunde insuffizient werden.

Besonders peinlich ist es, wenn ein *kompletter Dammriß* entsteht und noch peinlicher, wenn derselbe übersehen worden ist. Wer einen kompletten Dammriß nicht zu nähen vermag oder schon mit Bangen an die Naht desselben herantritt, überlasse das post partum von vornherein einem geschulten Operateur. Der Nachteil, der durch die secunda tendentio des kompletten Dammrisses mit der Inkontinenz für Stuhl und Winde der Patientin erwächst, ist denn doch ein zu großer. Kommt noch dazu, daß ein nicht genähter oder schlecht genähter und nicht geheilter kompletter Dammriß erst nach Monaten (4 bis 7 Monaten) ein zweites Mal mit Erfolg angegangen werden kann. Jetzt kann die Naht schwerer sein als am frischen Dammriß. Hat man den Dammriß exakt genäht, kommt viel auf die Nachbehandlung für den Dauererfolg an. 6 Tage einschließlich des Tages der Operation gebe man flüssige Diät und bei Klagen über Stuhldrang 2mal je 8 Tropfen Tinctura Opii. Am 6. Tag verabreicht man 2 Eßlöffel Rizinusöl, 2 Stunden später instilliert der Arzt mittels eines weichen Harnröhrenkatheters 10 ccm Olivenöl ins Rektum, um die Kotmassen aufzuweichen, entfernt die Nähte und läßt den ersten Stuhlgang erfolgen. Ist die Naht tadellos per primam verheilt, so ist mit diesem ersten Stuhlgang die ganze Gefahr beseitigt. Besteht eine Dehiszenz, so ist noch nicht gesagt, daß der Erfolg ganz vereitelt ist. Es kann sich in 14 Tagen etwa noch diese Dehiszenz schließen[1] (vgl. auch S. 356).

---

[1] Manche Frauen lernen trotz nicht geheilten kompletten Dammrisses durch Innervation des Levator ani den Stuhl zurückzuhalten. In solchen Fällen ist, wie G. A. WAGNER betont, die plastische Operation nicht unbedingt angezeigt.

Zentrale Dammrisse gehören zu den größten Seltenheiten. Meist sind enger Schambogen, rigide Dammhaut und geringe Beckenneigung dafür maßgebend, daß der Damm zwischen Phrenulum und Sphinkter platzt. Gewöhnlich tritt die Frucht aber nicht durch diesen Riß aus, sondern die zentrale Ruptur verbreitert sich zur inkompletten oder kompletten, die nach den gegebenen Regeln zu versorgen ist.

Haematoma vulvae.

Sie kommen meist bei Varizen, aber auch ohne solche, am ehesten bei Gefäßwandschädigung, wie sie die Nephropathie mit sich bringen kann, meist einseitig im großen Labium vor. Die über dem Hämatom gespannte Haut erzeugt, wenn sie intakt bleibt, eine Selbsttamponade. Hat man den Eindruck, daß die Schwellung nicht zunimmt, ist ein Eingreifen nicht nötig, Eisblase und Claudeninjektion, Sangostop oder Coagulen intramuskulär. Nimmt aber die Geschwulst sichtlich zu, so spaltet man über ihrer Kuppe die Decke und sucht das spritzende Gefäß auf, das unterbunden wird. Ist ein Varixknoten die Quelle der Blutung, so muß ober- und unterhalb oder kreuzweise mit runder Nadel umstochen werden. Zartes Knüpfen ist im brüchigen Gewebe notwendig.

Maßnahmen gegen die allgemeine Anämie und den Geburtsschock.

Von dem wohlbegründeten Prinzip, die Auffüllung des flüssigkeitsverarmten Gefäßsystems und die Hebung der Herzkraft erst dann vorzunehmen, wenn die Blutungsquelle *dauernd* verstopft ist, weiche man niemals ab! Man bereite aber schon während der Blutstillung alles vor, was die Anämie rasch zu bekämpfen geeignet ist. Bei geringerer Blutarmut genügt die Zufuhr von heißem Bohnenkaffee, von Wein, Kognak, Branntwein per os. Man lagere die Anämische horizontal und wickle die unteren Gliedmaßen von den Zehenspitzen nach aufwärts in Binden, die zur Verfügung stehen, ein, im Notfall halte man sie senkrecht in die Höhe. Auch ohne Tropfvorrichtung läßt sich mit einem einfachen Irrigator ein Tropfeinlauf mit Kochsalz (2 Kaffeelöffel auf ein Liter Wasser oder mit starkem schwarzem Kaffee) machen, wenn man den Irrigator *sehr* niedrig hält. *So* kann man 500 ccm leicht zuführen. Besser ist natürlich die subkutane Infusion, die man am raschesten dem Blutkreislauf dienstbar macht, wenn man jederseits oberhalb der Mammae je 500 ccm in der Richtung einfließen läßt, daß die Nadelspitzen gegen die Schlüsselbeine gerichtet sind. In diesem besonders lockeren Gewebe erfolgt die Resorption viel rascher als in den Oberschenkeln. Noch besser und bei sehr schweren Blutverlusten nicht zu umgehen, ist die intravenöse Infusion, der man Coffein, Strychnin, Hexeton usw. zusetzen kann. Dieser Mittel bediene man sich auch bei mittelschwerer Anämie in subkutaner Injektion. Die Bluttransfusion klappt nur in Anstalten. Es kann in Fällen der Geburtshilfe aber auch in der Klinik die Wahl des richtigen Zeitpunktes sehr, sehr schwer sein. Daß sie lebensrettend wirken kann, steht außer Frage. Jede Anämische schütze man auch durch Einhüllen in heiße Tücher oder den Glühlichtkasten vor Abkühlung.

Da das Bild des *Geburtsschocks* genau dem des anämischen Kollapses gleicht, wie er bei innerer Verblutung eintritt, ist es vor eingreifenden therapeutischen Maßnahmen unbedingt geboten, eine innere Blutung in die Bauchhöhle sicher auszuschließen. Gelingt dies, so wird man mit der Annahme eines echten Geburtsschocks um so eher recht haben, wenn vielleicht der CREDÉsche Handgriff wiederholt und mit besonderer Kraft gemacht und reichlich Pituitrin gegeben werden mußte. Dann kann sich die mechanische Ursache ähnlich dem GOLTZschen Klopfversuch mit der vagotropen des H. H.-Extraktes zur Auslösung eines solchen unheimlichen Zustandes vereinen, der übrigens auch einmal ohne faßbare Ursachen oder auch nach Resorption von toxisch wirkenden Eiweißzerfallsprodukten eintreten kann. Die Therapie hat die Aufgabe, die periphere Gefäßlähmung zu beseitigen, die drohende Verblutung ins Splanchnikusgebiet und damit das Leerpumpen des Herzens zu verhüten. Verkleinerung des Kreislaufes durch Erheben der eingewickelten Gliedmaßen, Injektion von *Strophantin, Coffein, Strychnin, Veritol* (S. 138), intravenöse Zufuhr von RINGER-Lösung mit *Adrenalinzusatz* oder von *$10^0/_0$ Traubenzuckerlösung* pflegen den Zustand, der in seiner reinen Form günstiger ist als er scheint, zu bessern und schließlich zu beseitigen. Kann man eine Blutung sicher ausschließen, gebe man auch *Pantopon* oder *Morphin*.

Hygiene und Diätetik des normalen Wochenbettes.

Wie die Schwangerschaft vielfach hart an der Grenze des Physiologischen liegt, so ist es auch mit dem normalen Wochenbett. Die Rückbildungsvorgänge, die in ihm stattfinden, streifen in mancher Hinsicht die Grenze des Normalen. Wir haben es im Wochenbett mit ausgedehnten Wunden, mit Thromben an der Plazentarhaftstelle, mit einer mächtigen Hypertrophie der Gebärmutter und einer Erschlaffung der Stütz- und Haftapparate des gesamten Genitals zu tun. In diesen Befunden liegen aber die Möglichkeiten für krankhafte Veränderungen, die zu verhüten Aufgabe der Hygiene und Diätetik des Wochenbettes sind.

Unser erstes Ziel ist es, zunächst die Rückbildungsvorgänge am Genitalapparat bis zur möglichst restlosen Wiederherstellung des Normalzustandes zu überwachen und zu fördern, zum anderen aber die in Tätigkeit tretende Brustdrüse auf ihre das Wochenbett lang überdauernde Volleistung zu bringen, um die klaglose Entwicklung des Kindes zu sichern. Die Rückbildungsvorgänge nehmen, wie bekannt, etwa 6 bis 8 Wochen Zeit in Anspruch. Nur während eines Bruchteiles dieser Zeitspanne, dem *Frühwochenbett*, also während der ersten 8 bis 14 Tage, häufig noch kürzer, steht die Wöchnerin gleichsam als eine Rekonvaleszente, in fortlaufender ärztlicher Beobachtung. Im *Spätwochenbett* ist sie einer solchen meist entzogen, wiewohl sie auch für diesen wichtigen Abschnitt der allmählichen Wiederkehr normaler Verhältnisse der Einhaltung gewisser Grundsätze für ein gesundheitsgemäßes Verhalten dringend bedarf. Denn nur dann, wenn die junge Mutter körperlich auf der Höhe und seelisch im Gleichgewicht aus dem Wochenbett im engeren *und* weiteren Sinne hervorgeht, kann sie ihrer großen, erweiterten Aufgabe als Frau und Mutter gerecht werden.

Das Frühwochenbett.

Allgemeine Hygiene.

Was die Wöchnerin braucht, ist *Reinlichkeit* und *Ruhe*. Es gilt also, die in der Geburt peinlichst eingehaltene Asepsis im Wochenbett unbedingt fortzusetzen. Wenn es auch richtig ist, daß der Verlauf des Wochenbettes vom Verlauf der Geburt und der Einhaltung der strengen Asepsis während derselben in weitestgehendem Maße abhängig, mithin das Schicksal der Wöchnerin gleichsam schon in der Geburt entschieden ist, so können doch Fehler in bezug auf Reinlichkeit auch nach einwandfrei geleiteter Geburt im Wochenbett zu krankhaften Zuständen mannigfacher Art Veranlassung geben. Nachdem die Geburt beendigt und vorhandene Geburtswunden sorgfältigst genäht sind, erfolgt eine Reinigung der äußeren Scham durch Spülung mit warmer $^1/_2$- bis $1^0/_0$iger Lysollösung. Jede sogenannte Reinigung der inneren Genitalabschnitte durch Scheidenspülung hat in Hinkunft im normalen Wochenbett grundsätzlich zu unterbleiben. Die äußeren Genitalien werden sorgfältig 2- bis 3mal täglich mit warmer *Lysollösung, Wasserstoffsuperoxyd* ($3^0/_0$), *Sagrotan-* (0,5 bis $1^0/_0$), *Chloraminlösung* ($1^0/_0$), lichter *Kalium-Permanganatlösung* usw. abgespült, jedenfalls jedesmal, nachdem die Wöchnerin uriniert oder Stuhl abgesetzt hat. Vor die Genitalien wird eine Vorlage gelegt, die aus verschiedenen Stoffen hergestellt, unter allen Umständen steril sein muß. Ob sie aus Watte, Gaze, Zellstoff, in Gaze eingewickelter Holzwolle oder einem Leinwandlappen besteht, hängt nicht zuletzt von den materiellen Verhältnissen des Hauses ab. Was wir fordern müssen, ist Keimfreiheit der Vorlage. Sie wird auch durch Benützung sauberst gewaschener und vor dem Gebrauch gebügelter Stoffe erzielt, weil nach einwandfreien Untersuchungen der Hygieniker gebügelte Wäsche praktisch als steril betrachtet werden kann. Statt der einfachen Vorlagen kann man auch einen Verband in Form einer T-Binde geben, doch muß man ihn, da er leicht durch Harn und Kot verschmutzt wird, und Lochialsekret auf ihn abtropft, entsprechend oft erneuern. Der Vorteil solcher Binden liegt darin, daß es der Wöchnerin unmöglich ist, mit den Fingern nach den Genitalien zu greifen und Keime dorthin zu bringen oder umgekehrt, die am Genitale haftenden Keime und das Lochialsekret nach anderen Körperstellen, insbesondere der Brust, zu übertragen. Niemals darf eine Vorlage mit den Händen, immer nur mit der Wochenbettpinzette entfernt werden, will man gefährliche Infektionen von Mutter und Kind (Nabelinfektion!) verhüten. Als Leibwäsche erweisen sich die in den Spitälern üblichen Nachthemden, welche vorn zu knöpfeln und verhältnismäßig kurz sind, als weit hygienischer als die üblichen Frauennachthemden. Die Hemden nach Männerart gestatten nämlich, die Brust dem Kinde zu reichen, ohne daß der untere Rand des Hemdes, der mit dem Genitale in Berührung ist, über die Brust geschoben wird. Dadurch werden, worauf die SCHROEDERsche Klinik mit Recht hingewiesen hat, die Gelegenheiten zur Vertragung von Lochialkeimen auf die so empfindliche Brustwarze wesentlich eingeengt und die Möglichkeit der Mastitis verringert. Neben den Nachthemden, von denen genügend vorhanden sein müssen, sind je nach der Jahreszeit auch Bettjäckchen notwendig und Büstenhalter, welche vorn zu knöpfeln und rückwärts verstellbar sind, müssen ebenfalls in genügender Zahl vorhanden sein, damit sie schon bei leichtester Verschmutzung gewechselt werden können. Daß das Bett besonders sorgfältig hergerichtet und während des ganzen Wochenbettes Gegenstand der Aufmerksamkeit sei, ist selbstverständlich. Im Privathaus stehe es im größten Zimmer, womöglich in einem solchen, das nach der Sonnenseite liegt. Unnötiger Ballast werde aus demselben entfernt, das Bett von allen Seiten zugänglich aufgestellt und mit einer wasserdichten Unterlage aus Billrothbattist oder Gummistoff im Ausmaße von $1:1,5$ m versehen. Ein Durchzug (Stecklaken), der um die Matratze herumgeschlagen und straff geglättet werden kann, ist notwendig. Drei derartige Stecklaken genügen im allgemeinen für die Dauer des Wochenbettes. Die Temperatur des Wochenzimmers betrage 17 bis 19⁰ C. Ist das Kind im Zimmer, 20⁰ C. Im Sommer ist die direkte Lüftung, in der kalten Jahreszeit die Lüftung durch das Nebenzimmer zu besorgen. Kochen, Wäschewaschen, sei wo es angeht, im Wochenzimmer vermieden.

Die Wöchnerin selbst muß einer sorgfältigen, täglichen Waschung und einer entsprechenden Zahn- und Haarpflege unterworfen werden. Mit einem Waschlappen wird der Oberkörper täglich, der ganze Körper jeden 2. Tag gewaschen. Zusatz von Franzbranntwein oder etwas Kölnischwasser wirkt erfrischend und fördert die Hautatmung.

Der zweiten Allgemeinforderung nach *Ruhe* kann man mit gutem Willen überall gerecht werden. Man unterschätze die Bedeutung der Ruhe für die Wöchnerin nicht. Nach der nicht leichten Zeit der Schwangerschaft, nach dem schweren Ereignisse der Geburt mit seiner großen körperlichen und seiner nicht zu unterschätzenden seelischen Leistung bedarf jede Wöchnerin einer körperlichen *und* geistigen Entspannung.

Dem Bedürfnis der eben Entbundenen nach Schlaf soll man immer nachgeben und die veraltete Vorschrift, eine Wöchnerin mindestens 3 Stunden p. p. nicht schlafen zu lassen, durch sorgfältige Überwachung der Schlafenden — Beobachtung der Gesichtsfarbe, Fühlen nach dem Puls, gelegentliches Lüften der Decke und sanfte Kontrolle des Uterus und der Vorlage — sehr zum Vorteil der ermüdeten Puerpera umgehen.

Die erste Nacht, die der Geburt folgt, ist häufig infolge der mit ihr verbunden gewesenen körperlichen Überanstrengung und seelischen Aufregung ausgesprochen schlecht. Dazu tragen, namentlich bei Mehrgebärenden, die lästigen *Nachwehen* bei. Man erzielt wohltätigen Schlaf und Linderung der Nachwehen durch Verordnung von *Pyramidon* 0,3, oder *Codein* 0,03 oder man verschreibt die sehr wirksame Mischung

> Rp. Phenacetini
> Amidopyrini
> Antipyrini coffeino-citr. aa 0,2
> M. f. pulv. D. tal. Pulv. Nr. VI.
> S. 1 bis 3 Pulver täglich.

Die bekannten Fabriksmarken *Saridon, Treupeltabletten, Gelonida antineuralgica, Gardan, Compral, Cibalgin, Eumed, Titretta antineuralgica* eignen sich ebenfalls ausgezeichnet für diese Zwecke.

Dem Gebot nach Ruhe wird man weiterhin nur gerecht, wenn man Besucher und Gratulanten in den ersten Tagen des Wochenbettes überhaupt nicht, in den späteren nur auf kurze Zeit zur Wöchnerin vorläßt. Es ist auch wichtig, daß Festlichkeiten, wie die Taufe des Kindes, in einem Zeitpunkt des Wochenbettes angesetzt werden, in dem die Wöchnerin aktiv daran noch nicht teilnehmen kann, oder indem man sie ins Spätwochenbett verlegt, wo die Wöchnerin bereits ohne Schaden außer Bett sein kann. Wenn man den Wöchnerinnen solche Ruhepausen verschafft, erlebt man immer wieder, daß sie auch viel rascher in das normale seelische Gleichgewicht zurückfinden und daß nervöse Störungen, die vor der Geburt etwa bestanden haben, rasch und restlos abklingen. Man vergesse auch nicht, daß die Anwesenheit des Kindes die Wöchnerin innerlich tiefgreifend beschäftigt, und daß es geradezu ein Bedürfnis für die Wöchnerin ist, mit ihren Gedanken für das Kind, für die Familie, für die Zukunft allein zu sein.

Ob sich das Wochenbett in den Grenzen des Normalen abspielt oder ins Pathologische hinüberwechselt, dafür geben das Verhalten des *Pulses* und der *Temperatur* der Wöchnerin ausgezeichnet Aufschluß. Wenn man den Wert der täglich zweimal zu ermittelnden Temperatur (morgens zwischen 8 und 9 Uhr, nachmittags zwischen 5 und 6 Uhr) mit dem des Verhaltens des Pulses vergleicht, so muß man sagen, daß der Puls der empfindlichere und daher prognostisch wichtigere Anzeiger etwa auftretender Störungen ist. Temperaturerhöhung bis 37,5° C, ja sogar bis 37,9° C, bedeutet bei langsamem Puls ungleich weniger als Frequenterwerden des Pulses mit und ohne eine solche Temperatursteigerung. Temperaturen, die 38° C erreichen, sind nicht mehr im Rahmen des Physiologischen, selbst dann nicht, wenn man das Vorhandensein physiologischer Wunden im Wochenbett in Rechnung stellt. Selbst Temperatursteigerungen um 37,5° C herum sind meist schon Anzeichen leichtester Störungen der Wundheilung, die aber, solange der Puls gleichmäßig langsam bleibt, von untergeordneter Bedeutung sind. Hier muß bemerkt werden, daß die in den Lehrbüchern immer wieder hervorgehobene niedrige Pulsfrequenz der Wöchnerin nicht zu Recht besteht. Ausgesprochen bradykarde Pulse (unter 60) fand LABHARDT nur ganz ausnahmsweise. Pulsfrequenz zwischen 70 und 80 ist vielmehr die Regel. Schwierig ist die Beurteilung der Bedeutung der Pulsfrequenz dann, wenn in der Geburt ein größerer Blutverlust erfolgt ist. Die durch ihn bedingte Pulssteigerung ist physiologisch, kann sich aber zum Teil auch aus einer auf dem Wege befindlichen Infektion erklären. In solchen Fällen ist für den Arzt Vorsicht in der Beurteilung jedenfalls am Platze. Hat man fein säuberlich die Temperatur aufzeichnen lassen und dazu den Puls genau vermerkt, gewinnt man über den Verlauf des Wochenbettes eine gute, prognostisch allenfalls verwertbare Übersicht. Wenn auch staffelförmiges Ansteigen des Pulses in Fällen drohender Thrombose durchaus nicht immer gefunden wird, ist doch ein solches Vorkommen immerhin eine Mahnung, auf derartige Ereignisse gefaßt zu sein.

Was den Grad und das Tempo der Rückbildung des Uterus anlangt, so kann man sagen, daß der Fundusstand in der ersten Woche im Tage um einen bis zwei Fingerbreiten schoßfugenwärts rückt. Bis zum 6. Tag ist der Gebärmuttergrund mittwegs zwischen Nabel und Schoßfuge, am 10. bis 12. Tag ist der Fundus bereits in der Höhe des oberen Schoßfugenrandes, mithin die Verkleinerung des Uterus und seiner Höhle eine sehr beachtliche. Mit v. JASCHKE werden zentimetrische Angaben über die Größe der Gebärmutter an den einzelnen Tagen des Wochenbettes nicht gebracht, weil sie individuell schwankend und von der Beschaffenheit des Uterus in der Schwangerschaft weitgehend abhängig (Hydramnion, Zwillinge, Pluriparae), nichts Sicheres aussagen und schon gar nicht verwertbar sind, wenn nicht bei jeder Untersuchung Blase und Darm vollkommen entleert sind.

Weiter hat man auf die Beschaffenheit und Menge des Wochenflusses beim Besuche der Wöchnerin sein volles Augenmerk zu richten. Man darf sich aber, wie dies PANKOW u. a. sehr richtig betont haben, nicht zu ängstlich an das starre Schema über das Aussehen des Wochenflusses halten und in jeder Abweichung schon Pathologisches sehen. Als Regel gilt, daß er in den beiden ersten Tagen rein blutig, vom 3. bis 6. Tag fleischwasserähnlich, vom Ende der 1. Woche an eitrig und mit Schleim gemengt ist; vom 10. bis 12. Tag besteht er nur mehr aus glasigem Schleim und hört in der 6. Woche auf. Wie oft aber sieht man, daß sich die Blutbeimengung um einige Tage länger hinzieht, und es ist eine ganz allgemeine Erfahrung, daß mit dem ersten Aufstehen sich dem Wochenfluß neuerlich Blut beimengt, eine Tatsache, die bei sonstigen negativen Befunden der Wöchnerin keine Bedeutung hat. Es ist gerade in den letzten Jahren die Involution des Uterus, welche die Natur besorgt, als sozusagen ganz allgemein nicht genügend betrachtet und einer prinzipiellen prophylaktischen Verabreichung von *Secalepräparaten* im Wochenbett zwecks rascherer und besserer Rückbildung der Gebärmutter das Wort geredet worden. Es ist auch durch allerdings nicht unwidersprochen gebliebene Statistiken, in denen mit Secale behandelte Wöchnerinnen mit unbehandelten verglichen sind, zahlenmäßig der günstigere Ablauf des Wochenbettes bei Secalebehandlung aufgezeigt worden.

Gegen eine solche Secaleprophylaxe ist um so weniger etwas einzuwenden, als außer dem Kostenpunkt nichts gegen sie spricht, dafür aber die Rückbildungsvorgänge gefördert werden, indem auch den leichtesten Graden von Lochialstauung der Boden entzogen wird. Es genügt, am zweiten Tag des Wochenbettes *Ergotin* etwa in folgender Weise zu verordnen und im Verlauf der nächsten 24 Stunden zu verbrauchen:

> Rp. Extract. Secal. cornut. 3,0
> Aqu. Cinnamom. 10,0
> Aqu. dest. ad 150,0
> M. D. S. 3stündlich 1 Eßlöffel.

Vielleicht noch wirksamer ist das *Ergotinklysma*

> Rp. Ergotin 5,0
> Aqu. dest. 35,0
> Acid. salicyl. 0,1
> Glycerin 10,0
> D. S. 1 Kaffeelöffel mit 2 Eßlöffeln lauwarmen Wassers täglich nach der Stuhlentleerung in den Mastdarm einspritzen.

In der Heidelberger Frauenklinik wird die Secaleprophylaxe in Form von *Mikroklysmen* — 15 bis 20 Tropfen *Gynergen* werden in 5 bis 10 ccm 5% Traubenzuckerlösung nach Reinigungsklysma rektal verabfolgt — mit gutem Erfolg betrieben. Diese Gaben werden am 2., 3. und 4. Wochenbettstage gegeben. Von 100 so behandelten Wöchnerinnen hatten 83, von unbehandelten nur 40 einen ungestörten Wochenbettsverlauf (W. RECH und F. RABER). Über ausgezeichnete Ergebnisse der prophylaktischen Secalegaben berichtet ZINNRAM, der 1 bis 4 bis 6 Tage *Secointabletten*, ihrer drei im Tag verordnet. Weiter Süss mit 3mal täglich 8 Tropfen *Gynergen* bzw. 4 bis 5 Tropfen 6mal täglich. Andere bekannte Secalepräparate in Tabletten und Tropfenform sind beispielsweise *Cornutum-Ergoticum-Bombelon, Secamin-, Secacornintabletten*, bzw. Tropfen. Auch das *frische Secale* in Pulverform

> Rp. Sec. cornut. pulv. ...... 0,5—1,0
> D. t. dos. Nr. IX.
> S. 1 bis 3 Pulver täglich

ist ebenso brauchbar wie die etwas schmackhaftere Verschreibung

> Rp. Ertract. Secal. cornut. fluid.
> Tinct. Cinnamomi ...... aa 15,0
> D. S. 3mal täglich 20 Tropfen.

Diese Arzneien finden natürlich erst recht bei Lochialstauung und Subinvolution des Uterus (s. S. 383) Anwendung, wo auch des *Gynergens* im besonderen gedacht wird.

Hygiene der Blase, des Darmes, der Bauch- und Beckenbodenmuskulatur.

Schwierigkeiten in der Entleerung der *Blase* sind im Wochenbett bekanntlich nichts seltenes. Nichts ist verfehlter, als einer eben Entbundenen gleich mit Schwierigkeiten der Blasenentleerung zu kommen, die auch prompt eintreten, wenn man sie nervösen Frauen gegenüber an die Wand malt. Für die erste Blasenentleerung steht der Wöchnerin der Zeitraum der ersten 24 Stunden zur Verfügung. Ein Zwang, früher die Blase zu entleeren, besteht nicht. Nach dieser Zeit allerdings muß die Blase entleert werden. Wenn es auch richtig ist, daß besonders empfindliche, nervöse Frauen, gar in der ungewohnten Horizontallage, schwer oder nicht urinieren können, so ist es doch über das Ziel geschossen, die Unmöglichkeit der spontanen Blasenentleerung immer nur den Nerven zuzuschieben. Der Hauptanteil an den Schwierigkeiten liegt doch, wie STOECKEL überzeugend dargetan hat, an den Quetschungen und Läsionen des Blasenhalses, die durch das vorbeirotierende Geburtsobjekt zwangsläufig so und so oft entstehen. Die Schwierigkeit des Harnlassens ist weiter die Folge der während der Schwangerschaft zustande gekommenen größeren Faßbarkeit der Blase, die nun im Wochenbett mangels des stärkeren Tonus der Bauchdecken und mangels des Druckes des Uterus wenig oder nicht in Erscheinung tritt. Läßt man die Frau schon in den letzten Monaten der Schwangerschaft sich daran gewöhnen, im Liegen zu harnen, hat man es mit der Erzielung der spontanen Miktion leichter. Sie wird durch die altbekannten Mittel, wie eine mit heißem Wasser gefüllte Schüssel (Steckbecken), durch das Berieseln der äußeren Scham mit warmer, steriler Kochsalzlösung, abgekochtem Wasser, Kaliumpermanganatlösung usw. vorteilhaft unterstützt. Das Aufdrehen eines im Zimmer befindlichen Wasserhahnes ist eine weitere Hilfe, zu der sich vorteilhaft ein sanftes Ausdrücken der Blase durch die Hand des Arztes hinzugesellt. KEHRER läßt Watte, die in heißes Wasser getaucht ist, auf die Scham auflegen. Bevor man zum Katheterismus als dem letzten Mittel für die Blasenentleerung greift, versuche man es mit Medikamenten im Verein mit heißen Kataplasmen auf die Blasengegend, bzw. Auflegen eines Thermophors. VOGT hat im Jahre 1921 die intravenöse Injektion von 5 ccm einer *Urotropin-*, bzw. Cylotropinlösung als ein recht wirksames Mittel gegen die Harnverhaltung angegeben, woran sich der Arzt immer erinnern soll, bevor er katheterisiere. Die Herstellung des geschwächten Tonus der Blasenmuskulatur durch Hypophysenhinterlappenpräparate, also durch die verschiedensten im Handel befindlichen Pituitrinsorten, ist ferner eine sehr wichtige und oft erfolgreiche Maßnahme. ANTOINE fand bei Blasenatonie nach Geburt und Operationen folgende Medikation in $89^0/_0$ von 125 Fällen erfolgreich:

Rp. Liqu. Kalii acet. 60,0
     Aqu. font. 260,0
     Spirit. Vin. dil. 30,0
     Tinct. Aurant. 10,0
M. D. S. Alle 30 Minuten 1 Eßlöffel bis
zur Wirkung.

Meist genügten 1 bis 3 Eßlöffel; tritt nach 5 bis 6 Löffeln kein Erfolg ein, schickt man 2 ccm *Pituisan muskulär* und nach 30 Minuten 5 ccm 40%iges *Urotropin* nach. Unterstützt man diese Maßnahmen noch dadurch, daß man die Frau im Bett aufsetzen läßt, oder daß man die Frau auf einen Leibstuhl setzt, wenn es sich um eine Harnverhaltung handelt, die bereits einige Tage post partum anhält, so hat man auch in Fällen, in denen man schon zum Katheter greifen zu müssen vermeinte, oft noch Erfolg. Ist aber der Katheterismus unausbleiblich, muß er unter allen Vorsichtsmaßnahmen strengster Asepsis geübt werden. Dazu gehört nicht bloß die sorgfältige Reinigung der Urethralöffnung in der Richtung von vorn nach hinten und die Benützung eines durch 10 Minuten gekochten Katheters, sondern, wogegen immer wieder gefehlt wird, eine aseptische Waschung der Hände, bzw. die Benützung steriler Gummihandschuhe nach entsprechender Waschung der Hände. Die Ausrede vieler Ärzte, die sich mit sogenannten „reinen" Gummihandschuhen begnügen, daß die Urethra von ihnen ohnedies nicht berührt werde, ist nicht stichhaltig. Schuld an der Zystitis der Wöchnerin ist vor allem Unsauberkeit beim Katheterismus, die sich um so eher auswirkt, als der Katheter in einem Gebiet gesetzt werden muß, welches durch das herabrinnende Lochialsekret geradezu eine Brutstätte von Bakterien ist. Beim Katheterismus ist nicht nur Asepsis, sondern auch eine sehr schonende Art bei der Reinigung der Vulva und der Urethra nötig, worauf STOECKEL besonders hingewiesen hat. Unzarte Handhabung des Katheters vermag den Zustand sogar zu verschlimmern und die Harnverhaltung auf länger hinaus zu erstrecken. Vom Ausdrücken der Blase sieht man weniger häufig Erfolge als berichtet werden, insbesondere dann nicht, wenn man zu viel Gewalt anwendet, worauf nachdrücklich hingewiesen sei. Gelegentlich kann es vorkommen, daß ohne Verletzung der Blase Harnträufeln auftritt, welches als Ischuria paradoxa, als Übergehen der übervollen, aber nicht entleerbaren Blase aufzufassen ist. In solchen Fällen, wo die Blase bis zum Nabel reichen und ein urinöser Geruch der Vorlagen, des Bettes auf die Ischuria paradoxa hinweisen kann, muß durch einige Tage die Blase, die 2000 und mehr Kubikzentimeter fassen kann, mit Katheter entleert werden. Über die Maßnahmen, die es einigermaßen gestatten, bei notwendigem Katheterismus die Zystitis hintanzuhalten, bzw. eine bestehende rasch zum Abheilen zu bringen, siehe unter Zystitis S. 180.

Ein gewisser Grad von *Stuhlverstopfung* im Wochenbett muß als physiologisch bezeichnet werden. Die röntgenologischen Untersuchungen von HALTER und SIMON an der I. Wiener Frauenklinik haben gezeigt, daß die Ursache der verlangsamten Darmpassage nicht

in einer Untererregbarkeit des Darms und auch nicht in einer etwa
zu geringen Ausschüttung von Hormonen gelegen, sondern eine mechanische ist. Die Linksverlagerung des Sigmas und seine Kompression durch den vergrößerten puerperalen Uterus bildet die Erklärung für die verzögerte Darmentleerung, wozu noch der Wegfall
der Bauchdeckenwirkung kommt, deren verminderter Tonus erst allmählich sich hebt. Eine Notwendigkeit, die physiologische Obstipation
der Wöchnerin vor dem 3. Tag (einschließlich des Tages der Geburt) zu
beseitigen, besteht im allgemeinen nicht. Vom 3. Tag an aber muß der
Stuhlgang geregelt werden. Für die Erzielung des ersten Stuhles ist
und bleibt *Rizinusöl* das beste Mittel. Kein anderes bewirkt eine so
gleichmäßige und völlige Entleerung. Es erfolgt auch der erste Stuhl
verhältnismäßig früh, gewöhnlich nach 4 bis 6 Stunden. Man nimmt es
in der Menge von 2 Eßlöffeln, am besten am Morgen nüchtern. Den
schlechten Geschmack kann man durch mannigfaltige Mittelchen einigermaßen decken, wenn man es nicht vorzieht, es so wie es ist, rasch
schlucken zu lassen. Auskleiden des Löffels mit einer Schichte von
Zitronensaft, und Daraufträufeln des Saftes auf das Rizinusöl, sofortiges Nachtrinkenlassen schwarzen Kaffees, Knabbern an einer Orangenschale, Beißen eines kleinsten Stückchens eines Pfferkörnchens
sind bekannte Hilfen, dieses Mittel bekömmlicher zu machen. Andere
ziehen als das beste Mittel zur Entleerung des Darms die Irrigation
dem Rizinusöl vor. Wir möchten die Irrigation im weiteren Verlauf des
Frühwochenbettes etwa jeden 2. Tag angewendet wissen, falls nicht von
selbst Stuhlgang erfolgt. Der Vorteil der Irrigation liegt zweifelsohne
darin, daß sie dem Körper kein Wasser entzieht, das gerade die Wöchnerin zur Milchbildung dringend benötigt. Darum sind die salinischen
Abführmittel im Wochenbett überhaupt nicht angebracht, während dem
Rizinusöl, wenn es als Arznei zur *ersten* Stuhlentleerung gebraucht
wird, ein nennenswerter Wasserverlust nicht eigen ist. Einläufe müssen
möglichst hoch und in der genügenden Menge von mindestens 1, besser
$1^1/_2$ Liter Wasser verwendet werden.

Damit die Irrigation auch tatsächlich weit in den Darm hinein-
gelange, muß die Frau horizontal, womöglich sogar mit erhöhtem
Unterkörper liegen. Man mache also den Einlauf in horizontaler
Rückenlage mit etwas gebeugten Beinen und schiebe unter das Gesäß
ein Steckkissen. Ist der Oberkörper erhöht, so wird der untere Darm-
abschnitt über Gebühr aufgetrieben, es entsteht eine schmerzhafte
Spannung des Darms, ohne daß die Entleerung eine vollständige wird.
Als Irrigationsmittel kann man *Kamillentee*, dem man einen *Eßlöffel
Speisesoda* zusetzt, oder einen Eßlöffel Kochsalz beimischt, verwenden, bei hartnäckiger Obstipation auch etwas Seife (ein daumen-
nagelgroßes Stück) zusetzen. Laues Wasser genügt in der Mehrzahl
der Fälle. Wenn der Besprechung einer regelmäßigen Blasenentleerung — man reiche der Wöchnerin 4stündlich die Schüssel — und
ebenso einer mindestens jeden 2. Tag erfolgenden Stuhlregelung ein
so breiter Raum gewidmet wird, so geschieht es deswegen, weil einer-

seits die Erschlaffung der Bauchdecken der Wöchnerin den wahren Grad der Füllung dieser Hohlorgane verschleiert, zum anderen aber, was besonders wichtig ist, eine ungenügende Entleerung von Blase und Darm der Rückbildung der Gebärmutter hinderlich ist. Diese aber müssen wir möglichst rasch und störungslos zu erzielen trachten.

Ein weiterer, und zwar sehr vordringlicher Punkt in der Hygiene des Wochenbettes ist die Sorge für eine möglichst weitgehende Wiederherstellung des Tonus der *Bauchdecken* und der *Beckenbodenmuskulatur*. Was zunächst die Behandlung der Bauchdecken anlangt, so müssen dieselben spätestens vom 2. Tage an gewickelt werden. Je nach der Vermögenslage der Wöchnerin benütze man dazu die verschiedenen gangbaren *Binden*, von denen wie von den Schwangerschaftsbinden gilt, daß nicht so sehr das Material und ihre Ausstattung, als das Prinzip der richtigen Wicklung das wesentliche sind. Eine derbe Leinwand, ein festes Handtuch, das entsprechend angezogen und mit Sicherheitsnadeln befestigt wird, führt ED. MARTIN mit Recht an erster Stelle an. Recht vorteilhaft im Gebrauche ist die FELSENREICHsche Schnallenbinde, wie sie in Wien gerne verwendet wird, oder die STRATZsche Binde. Auch unsere nach Bauchoperationen verwendeten Laparotomiebinden sind gut geeignet. Vorteilhaft ist es, unter die Binde ein feuchtes Handtuch, in im Zimmer gestandenes Wasser getaucht, zu legen und darüber erst die Binde zu schließen, die nicht zu fest, aber auch nicht zu locker anliegen soll. Schenkelbänder sind, weil sie immer verschmutzt werden, nicht angebracht. Vielleicht die beste Binde, weil besonders elastisch, ist die BUMMsche Gummibinde. Sie ist ein 6 m langes und 15 cm breites, elastisches Gummiband, dessen untere erste Windung in der Höhe des Trochanter major und des Schambeins um den Leib gelegt wird. Man läßt, ohne die einzelnen Lagen der Binde anzuziehen, die aufgerollte Binde um den Leib abrollen, die fest genug sitzt, wenn die Wöchnerin tief atmet. Die oberste Windung reicht bis zum Brustbein. MARTIN rät, über den Hüftknochen die Binde mit einer dicken Wattelage zu polstern. Wird die Binde auch in den ersten Stunden als etwas drückend empfunden, so ist doch kein Zweifel, daß sie zufolge ihrer Elastizität der Wiedererlangung des Tonus der Muskeln und damit der Erleichterung der Blasen- und Darmfunktion und nicht zuletzt der Wiederherstellung einer gut geformten Bauchwand sehr förderlich ist. Andere Binden, wie die von STEFFEK, die Emylisbinde u. a. sind ebenfalls bewährt.

Was die Behandlung von *Dammrissen* und *Nähten* im Wochenbett anlangt, so muß man sich darüber klar sein, daß bei schlechter Nahttechnik oder ungünstigen Verhältnissen für die Wundnaht, wie sehr stark gequetschten Rißwunden, eine Nachbehandlung den sozusagen bei der Naht schon bestimmten Mißerfolg nicht aufhalten kann. Über infizierte Wunden s. S. 399. Ist prima intentio erfolgt, werden die Nähte am 6. Tage des Wochenbettes, den Tag der Geburt mit eingerechnet, am besten an der auf einem Steckbecken liegenden Frau, aber auch in Seitenlage, bei guter Beleuchtung und guter Abduktion der

Beine mit spitzer Schere und zarter anatomischer Pinzette entfernt. Ob man während der Zeit der Wundheilung die Naht mit austrocknenden Pulvern, wie *Dermatol, Xeroform, sterilem Bolus,* bestäubt oder nicht, ist bei richtiger Nahttechnik und guter Aneinanderlegung der Wundränder für den Enderfolg ziemlich belanglos. Man kann sich ebenso wie der Nähte für die Haut auch der Verklammerung derselben bedienen. Bei sekundärer Wundheilung erweist sich die Verabfolgung von *Lebertran-Zinkpaste* (1%ig), von *Casalginsalbe* u. a. epithelanregenden vitaminhaltigen Salben vorteilhaft. Die Frage der Sekundärnaht schlecht geheilter oder gar ganz klaffender Dammrisse im Wochenbett ist dahin zu beantworten, daß Dammrisse 2. Grades, die weit klaffen, mit Vorteil nach Selbstreinigung durch die Natur bei vollkommen normaler Temperatur, entsprechend langsamem Puls, eine solche sekundäre Vereinigung wünschenswert machen, zumal manche Frauen sich später nicht mehr dazu, oder erst zu einer Zeit entschließen, wo sie durch langdauernden lästigen Fluor gequält werden, und vielleicht bereits als Folgeerscheinung des geschädigten Dammes der Halt des inneren Genitales gelitten hat. Solche sekundäre Dammnähte setzt man nach etwa 12, 14 Tagen post partum, wenn die geschilderten Voraussetzungen alle vorhanden sind, unter zartem Abkratzen der Granulationen mit einem scharfen Löffelchen und Anfrischen der Wundränder, wobei man es vermeidet, unnötig irgendwie gesundes Gewebe zu exzidieren. Man mache auch nicht zu viele tiefe Nähte, um das Gewebe nicht zu sehr zu belasten. Beim *kompletten* Dammriß spielt die Nachbehandlung (s. S. 344) eine weit wichtigere Rolle als beim Dammriß 1. und 2. Grades.

Es ist zwar möglich, auch einen vollkommen schlecht oder überhaupt nicht verheilten kompletten Dammriß noch im Frühwochenbett sekundär zu nähen, die Technik ist aber etwas schwieriger und nur Geübten anzuraten. In solchen Fällen vermeide man peinlich jedwede Opferung gesunden Gewebes, um nicht bei Fehlschlagen der Sekundärnaht für die spätere Naht Schwierigkeiten zu haben.

Bei klaffenden und belegten Dammrissen liegt es nahe, durch Sitzbäder die Heilung im Wochenbett beschleunigen zu wollen; vor solchen ist dringendst zu warnen. Es kann zur Aszension von Keimen und zu schweren Entzündungen der Adnexa und des Peritoneums kommen, zumal durch die Temperaturunterschiede beim Verlassen des Sitzbades Uteruskoliken eintreten können, die die Keime retrograd durch die Tuben ins Peritoneum befördern.

Die Rückbildung der Bauchdecken und die volle Leistungsfähigkeit der Beckenbodenmuskulatur wird, wie heute allgemein anerkannt, durch *Wochenbettgymnastik* weitestgehend gefördert. Wir müssen darnach streben, durch solche Übungen „dem Frauenbauch seine geradezu jungfräuliche Form wiederzugeben, was durch systematische, über die 6 bis 8 Wochen der natürlichen Rückbildungszeit des Rückwärtswachstums fortgesetzte Übung gelingt", wie SELLHEIM ausführt. Die Übungen müssen früh, etwa am 3. Tage, beginnen und am Ende der ersten Woche bereits einen gewissen Höhepunkt der Leistung bieten, weil die Fähigkeit der Muskulatur zur Rückbildung gerade in den ersten 14 Tagen die größte ist und je weiter wir uns von der Geburt entfernen um so geringer wird. KUESTNER, dem wir ja nebst KROENIG gerade für die Einführung der Wochenbettsgymnastik das Wesentliche verdanken, hat auch darauf hingewiesen, daß ein zu lang gebliebener Muskel sich wohl bei Anspannung gut kontrahieren kann, daß ihm aber im Ruhezustand der Turgor fehlt, der ihn auf der normalen Ausbildung und Länge erhält. Das gilt aber auch ganz besonders für die Beckenbodenmuskulatur, die schon in der ersten Woche nach der Geburt gekräftigt werden muß, insbesondere durch Übungen mit dem Levator ani. Die neueren Lehrbücher der Geburtshilfe und die Spezialwerke über Massage und Gymnastik in Schwangerschaft und Wochenbett enthalten mehr minder ausführliche Anleitungen zu systematischer Wochenbettsgymnastik. WALTHARD hat an der Züricher Klinik die Wöchnerinnen vom 2. Wochenbettstage an systematisch Übungen machen lassen, die dem Zustande der fortschreitenden Rückbildung entsprechend Rechnung tragen, mit ganz leichten, peripheren Übungen der Gliedmaßen beginnen, allmählich die Gesamtmuskulatur in den Übungsbereich einbeziehen und auf diese Weise nicht nur die Muskulatur des Bauches und des Beckenbodens stärken, sondern auch, wie jede Gymnastik, der Herztätigkeit und dem Stoffwechsel förderlich sind. Im nachfolgenden sei das gymnastische Schema der Züricher Frauenklinik wiedergegeben.

1. Sitzend: Die Arme seitwärts gestreckt:
Handgelenk beugen und strecken } je 10mal.
Ellbogengelenk beugen und strecken

2. In der Rückenlage mit an den Körper festgelegten Armen:
Fußrollen, einwärts und auswärts } je 10mal.
Fußbeugen und -strecken

3. Sitzend: Armstrecken aufwärts und seitwärts, 5mal in jeder Richtung.

4. In der Rückenlage, unter Festhalten der Hände am Kopfende des Bettes: Beinheben, -beugen, -strecken und -senken, erst mit dem einen Bein, dann mit dem anderen, dann mit beiden Beinen, je 5mal.

5. In der Rückenlage, mit an den Körper festgelegten Armen: Tiefatmen (Zwerchfellatmen), 5mal.

6. In der Rückenlage, mit in den Hüften oder auf dem Bett gestützten Händen: Aufrichten des Oberkörpers, 5mal.

7. In Rückenlage, unter Festhalten der Hände am Kopfende des Bettes: Beinkreisen, ein- und auswärts, je 5mal.

8. In Rückenlage, mit in den Hüften gestützten Händen: Anziehen der Füße bis zu maximaler Beugung der Knie- und Hüftgelenke: Hochheben des Kreuzes mit Kniespreizen, 3mal.

9. Sitzend: Armheben seitwärts und aufwärts, unter tiefem Ein- und Ausatmen, 5mal.

Aus dem kurzen und treffenden Büchlein von LUBINUS, Massage und Gymnastik während der Schwangerschaft und im Wochenbett (München bei J. F. Bergmann, 1936), das man jeder einigermaßen intelligenten Frau ohne weiteres einhändigen kann, kann man sich leicht ein den individuellen Bedürfnissen der Wöchnerin entsprechendes Schema für derartige Leibesübungen zusammenstellen. Mit Recht legt LUBINUS großen Wert auf die grundsätzliche Feststellung, mit ganz leichten Übungen zu beginnen, also mit der Gymnastik der Hände, Füße, dann der Unterarme und Unterschenkel, hierauf der gesamten Extremitäten und schließlich den Rumpf in die Gymnastik einzubeziehen. Die Übungen sind um so zuträglicher, je bequemer die Ausgangsstellung ist. Man beginnt in Rückenlage und geht mit dem Fortschreiten der Wochenbettrückbildung auf Übungen aus dem Sitz und schließlich aus dem Stande über.

Am 2. Tag des Wochenbettes empfiehlt LUBINUS in Rückenlage zehnmaliges Hände auf- und abwärtsbeugen, ebenso oft handkreisen nach beiden Seiten, auf- und abwärtsbeugen der Füße und einige tiefe Atemzüge. Am 3. Tag fügt er zu diesen Übungen beugen und strecken des Unterarmes bei der sitzenden Frau, Armführen vorwärts, aufwärts und seitwärts in Rückenlage und Armrollen mit Tiefatmen hinzu, jede Übung 5mal ausgeführt. Am 4. Tag wird bereits das tiefe Atmen mit Herabdrängung des Zwerchfelles, vorwölben, bzw. einziehen des Bauches, Beine anziehen und strecken, Beine heben und senken, Oberschenkel rollen, Beine spreizen und zusammenführen, aufrichten des Rumpfes ohne Unterstützung der Hände bei Fixierung der Füße mit oder ohne Hilfeleistung durch den Gymnasten geübt. Am 5. Tag wird aus Rückenlage bei angezogenen Beinen Becken heben und -senken, Anspannung der Bauch- und Beckenbodenmuskulatur in der Weise geübt, wie wenn man dünnen Stuhl zurückhalten wollte. Der Rumpf wird einmal nach rechts, einmal nach links gelegt und am 6. Tag wird das Beinspreizen und Zusammengeben gegen Widerstand hinzugefügt.

Wichtig ist, daß die Übungen keinerlei Überanstrengung für die Frau bedeuten dürfen, daß sie allmählich gesteigert und daß nach drei verschiedenen Übungen eine Pause von mindestens 5 Minuten einzulegen ist. Es bedarf wohl keiner besonderen Betonung, daß alle Übungen, bei denen die Beine gespreizt werden, nur bei intaktem Damme, bzw. erst nach Entfernung der Nähte durchzuführen sind und daß sie selbstverständlich bei Temperatursteigerungen, wie überhaupt jedem pathologischen Befund im Wochenbett, zumal auch leichte Temperatursteigerungen die Vorboten ernster Störungen sein können, zu unterbleiben haben. Mit STOECKEL möchte Verf. einer Übertreibung der Gymnastik nicht das Wort reden und in einer *ausgedehnten Gymnastik im Verein mit Massage* eine solche erblicken. Dagegen ist eine leichte Massage der Beine, am besten als Abreibung mit Franzbranntwein, durchaus am Platze. Wo die aktive Gymnastik nicht durchführbar ist, wie beispielsweise bei ausgedehnten Nähten am Damm, ist gewiß eine sachgemäße Massage von Vorteil. Massage der seitlichen Bauchwand und passive Bewegungen in den Arm- und Fußgelenken, leichte Massage der Rückenmuskulatur, kann die Wöchnerin sehr kräftigen und den Stoffwechsel fördern. Man vergesse nicht, bei allen gymnastischen Übungen eine Wochenbettsbinde anlegen zu lassen, weil ohne eine solche zwar einzelne Muskel kontrahiert werden, das aber auf Kosten einer passiven Dehnung anderer Muskel. So weist KIRCHBERG darauf hin, daß beim Anheben des Oberkörpers sich die

Musculi recti gut kontrahieren, dagegen die seitlichen Bauchmuskeln durch den erhöhten intraabdominellen Druck von innen her gedehnt werden. Dadurch kommt es zu einer Verbreiterung des Bauches, der man durch Anlegen einer Bandage gut begegnen kann. Mag man sich nun der angegebenen Schemen bedienen, oder mag man einzelne Übungen aus ihnen herausgreifen, im wesentlichen wird es immer darauf ankommen, nach möglichst einfachen Arm- und Beinübungen vom 3. Tage an durch Anheben des Oberkörpers die gerade Bauchmuskulatur zu pflegen, durch Atemgymnastik den Stoffwechsel zu steigern, die Peristalik zu bessern, das Druckgefälle im Venensystem zu erhöhen und durch allmähliches Heben und Senken des Beckens mit gleichzeitiger Anspannung der Beckenbodenmuskulatur, durch Zusammenkneifens des Afters, allenfalls durch Spreizen und Aneinanderlegen der Beine mit und ohne Widerstand dem Beckenboden wieder seine frühere Spannkraft zu verschaffen. Das sind die Übungen, auf die besonders schon vor langem KOBLANK mit Nachdruck hingewiesen hat. Im allgemeinen pflegen solche Wochenbettsübungen mit dem Austritt der Wöchnerin aus der Anstalt, sei es eine öffentliche, sei es eine private Anstalt, eingestellt zu werden. Wenn es auch richtig ist, daß für die Wiederherstellung eines geordneten Zusammenspiels der Rumpf-Bauch—Beckenbodenmuskulatur die Gymnastik des Frühwochenbettes entscheidend ist, so ist doch dort, wo es angeht, eine Fortsetzung der Gymnastik über diese Zeit *hinaus sehr erwünscht.* KIRCHBERG rät dazu, während der ganzen Stillzeit, am besten sogar 9 Monate lang, eine allgemeine Körpermassage mit besonderer Berücksichtigung der Bauchmassage und der Brustkorb-Bauchgymnastik machen zu lassen.

WALTHARD hat nach Einführung der Wochenbettsgymnastik die Zahl der Thrombosen von 11 auf 3% herabsinken gesehen. In der möglichst frühzeitig einsetzenden Wochenbettsgymnastik, besonders der Atemgymnastik mit den beschriebenen Zwerchfellübungen, erblickt er eine der wichtigsten Ursachen für die Verhütung der Thrombosen. Dies mag für alle jene Fälle richtig sein, in denen das infektiöse Moment unter der Geburt von vornherein ausscheidet. Mit der immer mehr erstrebten und auch erreichten konservativen Geburtsleitung, mit dem Rückgang der operativen Eingriffe, tritt aber das infektiöse Moment immer mehr in den Hintergrund und damit erklärt sich nach Verf. Erachten, zum Teil wenigstens, die geringere Thrombosehäufigkeit in erster Linie.

Die Frage der Wochenbettsgymnastik und Massage leitet von selbst zu der so viel erörterten Frage des Frühaufstehens, bzw. des *Aufstehens* der Wöchnerin überhaupt hinüber. Wie lange soll die Wöchnerin liegen und wie soll es mit der Ruhelage beschaffen sein? SCHAUTA hat immer gelehrt, das menschliche Weib würde ohne Schaden bald post partum aufstehen können, wenn es wie die Haussäugetiere auf allen 4 Beinen ginge. Die aufrechte Stellung des Weibes aber bedeutet infolge der Hypertrophie und Schwere des Uterus und

der durch die Schwangerschaft erzeugten Auflockerung der Band-
und Haftapparate einen solchen Druck von oben her, daß das Frühaufstehen unzweckmäßig ist. Diese Tatsache findet eine weitere
Stütze nicht nur in der enormen Erweiterung des Beckenbodens, sondern auch in der uns verborgenen, aber häufigen Verletzung der
Beckenbodenmuskulatur, besonders bei Erstgebärenden. Auch SCHAU-
TAS weiterer Anschauung, daß die frischen Wunden des Genitalkanals, insbesondere die große Wunde des Uterus, unter der Ruhe
besser heilen als bei aufrechter Körperhaltung, ist beizupflichten.
Richtig ist, daß die aufrechte Stellung den Uterus besser zu Kontraktionen anregt und den Lochialabfluß erleichtert. Entgegenhalten
aber muß man der Anschauung des Frühaufstehens die denn doch
bestehende Tatsache, daß Frühaufstehen, weil es in der Mehrzahl der
Fälle gleichzeitig auch Aufnahme von täglichen Verrichtungen bedeutet, zu mangelhafter Involution, zur Einleitung von Descensus
und Hängebauch, zu langbestehenden Katarrhen und Perimetritis Veranlassung geben kann. Nun ist behauptet worden, daß der wichtigste
Punkt, der für das Frühaufstehen spricht, die geringere Frequenz der
Thrombose ist. Auch diese Anschauung dürfte nicht in vollem Ausmaße richtig sein. Wenn man daran festhält, daß die Thrombose fast
immer die Folge einer Infektion ist, dann kann man mit SCHAUTA
sagen, die früh aufstehenden Wöchnerinnen bekommen keine Thrombose, nicht *weil* sie früh aufstehen, sondern *trotzdem* sie früh aufgestan-
den sind, *aber weil sie absolut sicher aseptisch behandelt wurden.*
Diese auch heute nicht überholte Anschauung SCHAUTAS wird durch
eine Statistik seiner Klinik beleuchtet, aus der hervorgeht, daß
SCHAUTA bei 32.000 Geburten nur 47 Fälle von Thrombose hatte, wovon 22 Fälle auf operative und nur 25 Fälle auf Spontangeburten
entfielen. Damit ist aber bei der enormen Überzahl der Spontangeburt
im Vergleich zur operativen Beendigung der Geburt die Gefahr der
geburtshilflichen Operationen hinsichtlich der Infektions- und Throm-
bosemöglichkeiten ebenso klar bewiesen, wie die geringere Bedeutung
des Frühaufstehens für die Thromboseverhütung bei gesunden Wöchnerinnen, die an SCHAUTAS Klinik 8 bis 10 Tage liegen mußten.

Man täte aber den Verfechtern des Frühaufstehens bewußt unrecht,
wollte man nicht unterstreichen, daß alle Anhänger des Frühaufstehens im Wochenbett dieses nur bei ganz gesunden Wöchnerinnen
und nur vorsichtig, die Dauer des Außerbettbleibens allmählich steigernd, gestatten. Ein sehr sorgfältig ausgearbeitetes Schema des Frühaufstehens stammt aus der OPITZschen bzw. JASCHKEschen Klinik:

Die unverletzte Wöchnerin steht am 2. Tag 15 Minuten auf, am 3. Tag
30 Minuten, am 4. Tag 45 Minuten, am 5. Tag zweimal zu je 30 Minuten,
am 6. Tag bereits zweimal 45 Minuten, am 7. Tag zweimal 1 Stunde,
am 8. Tag zweimal je 1½ Stunden, am 9. Tag zweimal je 2 Stunden. Als
Vorzüge des Frühaufstehens wird neben der Verhütung der Embolie die
Tonussteigerung der Muskulatur, der bessere Schlaf, die schnellere Erholung angeführt und durch die Dosierung des Aufstehens seinen Gefahren
im Sinne der Belastung des Beckenbodens zu begegnen versucht. Verboten

wird das Frühaufstehen bei Fieber, septischer oder gonorrhoischer Infektion, Anzeichen von Thrombosen, labiler Herztätigkeit und Dammrissen.

Ein nicht zu unterschätzender Vorteil des Frühaufstehens liegt darin, daß die im Lehnsesssel sitzende Wöchnerin das Stillen außer Bett und damit leichter und bequemer erledigen kann. Gegen eine solche Form und Art des Frühaufstehens lassen sich schwer zwingende Gegengründe anführen. Es besteht aber immer die Gefahr, daß die Wöchnerin, die in dieser Weise behandelt wird, in Überschätzung ihrer Körperkräfte, aus der Anstalt eben entlassen, und aus dem Gesichtskreise des Arztes entschwunden, die Erlaubnis zur Einnahme aufrechter Stellung in die Erlaubnis *Arbeit* zu verrichten, frühzeitig umsetzt und sich damit doch schadet. Sehr bemerkenswert sind die Bedenken STOECKELS, daß mit dem Frühaufstehen die Ferienzeit, die das Wochenbett bedeutet, auf ein Minimum verkürzt wird, und daß man den Frauen die körperliche Ruhe, die sie so notwendig haben und die sie so sehr schätzen, damit raube. So hält denn STOECKEL wohl mit vollem Recht den goldenen Mittelweg für den besten. Der goldene Mittelweg liegt wohl dort, wo er auch sozusagen anatomisch und greifbar uns von der Natur angedeutet ist. Wenn einmal die Gebärmutter so klein geworden ist, daß sie sich hinter die Schoßfuge zurückgezogen hat, oder wenn zumindest der Wochenfluß nicht mehr blutig ist, dann ist auch die Wunde des Endometriums so weitgehend überhäutet, ja in praktischem Sinne geheilt, daß das Aufstehen unbedenklich gestattet werden kann. Nachdem wir längst darüber hinaus sind, eine Frau im Wochenbett in Rückenlage gleichsam bannen zu wollen, nachdem wir am 2., spätestens 3. Tag mit den genannten Formen der Gymnastik beginnen, die Frau also im Bett alles andere denn unbeweglich liegt, ist die immer wieder der Bettruhe angelastete dauernde Muskelerschlaffung, Schwächung der Zirkulation, Schwierigkeit in der Darmbewegung, Darniederliegen des Stoffwechsels bei solcher Übung nicht zu befürchten. Soviel kann man sagen, daß ein Wochenbettslager von 8, 9, 10 und 14 Tagen noch keiner Frau geschadet hat, falls sie während dieser Zeit im Bett die entsprechenden aktiven und passiven Bewegungen durchgemacht hat. Man muß daher nicht als altmodisch gelten, wenn man eine Frau nicht vor dem 8. bis 10. Tage aufstehen läßt, und es ist auch heute noch kein Fehler, wenn sie unter den angeführten Bedingungen einmal 14 Tage im Wochenbett verbleibt. Um es gleich hier anzuführen, niemals macht man die Erlaubnis des Aufstehens bei einem normalen Wochenbett etwa von einer inneren Untersuchung abhängig. Eine solche ist im Frühwochenbett durchaus unangebracht und könnte sogar Schaden stiften. Der Grad der Rückbildung der Gebärmutter — von außen feststellbar — und die Art und Beschaffenheit des Lochialflusses bieten nebst dem Verhalten des Pulses, der immer führendes Zeichen bleibt, und der Temperatur genügend Anhaltspunkte für die Entscheidung, wann aufzustehen ist. Dabei wird es selbstverständlich auf den einen oder anderen Tag früher oder später nicht ankommen.

Ernährung und Genußmittel.

Was die *Ernährung* anlangt, so sind wir heute längst über die Zeit hinaus, da man Wöchnerinnen hungern ließ, weil man in der Zufuhr reichlicher Nahrung die Möglichkeiten für ein Wochenbettfieber, besonders bei Fleischkost, erblickte. Die Schleimsuppen sind verdrängt, immerhin aber halten wir daran fest, für die ersten 2 Tage des Wochenbettes eine leichtere, allenfalls fleischfreie Kost zu verabreichen, schon um den Darm mit Fäulnisprodukten nicht zu sehr zu belasten. Im allgemeinen machen wir unsere Kostvorschriften von der Größe des Kalorienbedarfes einerseits, anderseits von der Bekömmlichkeit bestimmter Speisen für die Mutter *und* das Kind und endlich von der Frage abhängig, ob wir durch bestimmte Speisen und Getränke die Milchbildung fördern können oder nicht. Der Nährwertbedarf einer Stillenden ist nach genauer Beobachtung an 15 stillenden Frauen von SCHICK dahin berechnet worden, daß eine stillende Frau außerhalb des Frühwochenbettes, also bei stehender Beschäftigung, für sich täglich 2000 Kalorien und zur Bildung von 1 Liter Milch weitere 1000 Kalorien braucht; nach dieser Berechnung entsteht demnach aus einer Kalorie der Nahrung 1 g Milch. Für den Laien ausgedrückt will das besagen, daß die stillende Frau annähernd $1^1/_2$mal soviel von jeder Speise essen soll wie vor dem Stillen. Zweifelsohne ist eine gemischte Kost die richtige. Überfüllung des Magens durch viel flüssige Nahrung, Suppen, sehr viel Milch, Tee, Mineralwässer, kann den Appetit leicht verderben, ohne daß die erwünschte Milchbildung gefördert wird. Nimmt eine Wöchnerin im Laufe des Tages an Flüssigkeiten zusätzlich zur gewöhnlichen Flüssigkeitsaufnahme noch $^3/_4$ Liter Milch auf, was ja sehr leicht in kleinen Portionen, z. B. am Vormittag, besonders aber am Abend vor dem Schlafengehen und daher bekömmlich einzuschieben ist, so hat sie den Flüssigkeitsbedarf für die Milchbildung gedeckt. Für die Qualität der Milchsekretion spielt im allgemeinen die Ernährungsform der Mutter keine überragende Rolle. Aber es ist richtig, daß eine unterernährte Mutter eine fettärmere und also in der Qualität schlechtere Milch bietet. Es gilt also, auf keinen Fall die Mutter unter das nötige Kalorienmaß zu setzen; anderseits aber ist es nicht von Vorteil, durch Überfütterung im Wochenbett die Grundlage für eine Fettleibigkeit zu legen, die sehr häufig mit der ersten Geburt beginnt und bei der so oft zu findenden Veranlagung zur Fettleibigkeit auch zeitlebens bestehen bleiben kann. Jedenfalls ist es falsch, zu glauben, daß überreichliche Fettzufuhr die Milchproduktion steigere. Auch hier gilt die Erfahrungstatsache, die wir schon von der Schwangerschaft her kennen, daß der Säugling ähnlich einem Parasiten aus der Mutter holt, was er zu seinem Aufbau braucht, daß er aber einen unnotwendigen Überschuß nicht verwertet. Läßt man Frauen, die, wie so viele, von Haus aus Milch nur ungern zu sich nehmen, diese im Übermaß genießen, gibt man noch dazu Einbrenn-, Schleimsuppen und ähnliches, kann man das Wohlbefinden im Wochenbett und auch darüber hinaus sogar erheblich stören.

Schmackhaftigkeit, sorgfältige Zubereitung und entsprechende Würze der Kost garantieren deren beste Ausnützung. Sonderwünschen nach sogenannten Lieblingsspeisen komme man im Wochenbett ohne weiteres nach. Während wir in der Schwangerschaft, gar im letzten Drittel derselben, die Kohlehydrate in den Vordergrund rücken mußten, werden wir jetzt dieselben füglich etwas einschränken können und Eiweiß und Fettkörper in mittleren Mengen nebst Gemüsen mit ihren Vitaminen und ihrem der Wöchnerin unumgänglich notwendigen Mineralsalzgehalt zuführen. Die in älterer Zeit streng verbotene Verabreichung von Obst an Wöchnerinnen, besonders im Frühwochenbett, wird heute mit Recht nicht mehr als zu Recht bestehend angesehen. Reifes Obst, in mäßiger Menge genossen, Preßsäfte aus frischem Obst, pflegen abnorme Gärungen und Leibschmerzen nicht zu erzeugen, während bei überreichlichem Genuß von Obst, gar unreifen Sorten, in der Tat nicht nur Übelbefinden der Mutter, sondern auch solches des Säuglings, auf den diese Stoffe durch die Milch übergehen, immer wieder beobachtet wird. Gewisse Diätfehler der Mutter, besonders in bezug auf saure und gärungsfähige Speisen, erfahrungsgemäß blähende Gemüsesorten, pflegen prompt beim Säugling dieselben Erscheinungen wie bei der Mutter auszulösen. Mit Rücksicht auf die im Wochenbett geradezu habituelle Stuhlträgheit wähle man eine Kost, die dieser entgegenwirkt, bediene sich also auch verschiedener Kompotte, und all jener in der Schwangerschaftshygiene erwähnten Nahrungsmittel, welche erfahrungsgemäß stuhlbefördernd wirken.

Ein natürlich beliebig veränderbares Schema für die Ernährung der Wöchnerin in den ersten 10 Tagen des Wochenbettes würde sich etwa folgendermaßen gestalten. In den ersten 3 Tagen neben Kaffee oder Tee mit Butter und Marmelade eine kräftige Suppe (Hühner-, Kalbsknochen-, Rindsuppe) mit Ei, eine leichtere Mehlspeise, Kompott, mehrmals im Tage süße Milch. Am Abend etwas Gemüse, eine Omlette, ein Reis-, ein Grießbrei.

Vom 4. Tag angefangen werden wir außer der Milch eingekochte Suppen (Grieß, Reis, Gerstel, Sago, Nudel) mit und ohne Ei, Gemüsesuppen verabreichen. Bratfleisch, aber auch gesottenes Fleisch und reichlich gedünstetes Obst vervollständigt unter Berücksichtigung der Wünsche der Wöchnerin den Speisezettel; für den Abend halte man zunächst an leichteren Speisen, im Verein mit Kompotten, fest. Vom 7. Tag an braucht sich wohl die Kost hinsichtlich des Fleisches, der Gemüse und des Fettzusatzes in keiner Weise mehr von der des Normalmenschen zu unterscheiden, ausgenommen die blähenden und sauren Gemüse wie Kraut, Kohl, Linsen, Bohnen, Erbsen, saure Gurken und stark gewürzte Speisen. Ein ausgezeichnetes, die Blähungen weitgehends beseitigendes Gewürz, das gerade im Wochenbett oft angebracht ist, ist der Kümmel.

Besteht besondere Neigung zu Blähungen, mache man von der *Aqua carminativa*, etwa 3mal täglich ein Kinderlöffel, Gebrauch.

Im allgemeinen ist eine quantitativ ausreichende und qualitativ hinsichtlich des Verhältnisses von Eiweiß, Fett und Kohlehydraten richtig abgestufte, also die übliche gemischte Kost, auch imstande, den Bedarf der stillenden Frau und des Kindes an Mineralsalzen und Vitaminen zu decken. Wenn sich jedoch bei einer stillenden Mutter Zeichen von Kalkmangel, wie sie in der Schwangerschaftshygiene, S. 10 erwähnt sind, bemerkbar machen, wenn das Kind trotz genügender Milchmengen der Mutter sichtlich zu langsam zunimmt oder stehen bleibt, kann es notwendig werden, zusätzlich zur Nahrung Mineralien und Vitamine zu verabreichen. Wie die Stoffwechselstudien von TOVERUD ergeben haben, beträgt der tägliche Kalkbedarf der Stillenden so wie der Schwangeren 1,6 bis 2 g und ebenso groß ist der Bedarf an Phosphor. Wenn, beispielsweise im Winter, diese Menge aus den Gemüsen, der Milch usw. nicht gedeckt werden kann, bediene man sich zusätzlich des Kalks und Phosphors in einer der S. 10 angegebenen Verschreibungen. In dieser Hinsicht sei auch der *Lebertran* wärmstens empfohlen. Nicht nur, daß er nach neueren Untersuchungen die bessere Verwertung von Kalk und Phosphor aus der Nahrung zu bewirken scheint, sein Gehalt an Vitamin A und D ist ein solcher, daß regelmäßige Verabreichung von 1 bis 2 Kinderlöffeln Lebertran an die Mutter besonders in den Wintermonaten auch langsam sich entwickelnde Kinder zusehends zum Gedeihen bringt. Man kann sich auch des Eindruckes nicht erwehren, daß bei schwachen und heruntergekommenen Frauen, die in der Schwangerschaft bis zuletzt körperlich gearbeitet haben, eine frühzeitige Lebertrandarreichung im Wochenbett die Kräfte rasch wieder sammelt. So stellt also der Lebertran ein sehr wertvolles, indirekt sozusagen lactagoges Mittel dar.

Die Forschungen von GAEHTGENS u. a. über den Vitamingehalt der Muttermilch haben ergeben, daß der Tagesbedarf eines Säuglings an Vitamin C 25 bis 30 mg beträgt, entsprechend einem Prozentsatz von 5 bis 6 mg⁰/₀ Vitamin C in der Muttermilch. Freilich sind nur regelmäßige Untersuchungen imstande, ein solches Vitamindefizit zu erkennen. Darum rät GAEHTGENS, regelmäßige Kontrolle der Milch in den Sammel- und Wöchnerinnenberatungsstellen einzuführen, weil nach seinen Feststellungen in den breiten Bevölkerungsschichten der Vitamingehalt C der Muttermilch dem Tagesbedarf des Säuglings nicht gerecht wird. Wo sich Zeichen von Vitaminmangel zeigen, wird man neben der Verabreichung von frischen Gemüsepreß- und Obstsäften, viel Salat, rohen Rüben, frischen Kartoffeln, eine perorale Verabfolgung von 100 mg Ascorbinsäure *(Redoxon, Cebion, Cantan, C-Fructamin)* fordern müssen. Über das Vorkommen der verschiedenen Vitamine in der täglichen Nahrung siehe den Abschnitt Ernährung der Schwangeren, S. 12 ff.

Ein Bedarf nach regelmäßiger Verabreichung von *Alkohol* im Wochenbett liegt keineswegs vor. Es wäre aber eine unnötige Strenge, wollte man einer Wöchnerin am Abend ein Glas Bier oder ein kleines Glas Wein verweigern, wenn sie daran gewöhnt ist und darnach ein Wunsch besteht. Reichlicher Alkoholgenuß ist selbstverständlich von Übel, zeigt sich doch, daß größere Mengen Alkohols in die Milch und damit auf das Kind übergehen, das in solchen Fällen auffallend ruhig wird. Viele Frauen schwören auf das Malzbier (Nährbier) als das einzige echte Lactagogum. Gegen den Genuß desselben ist um so weniger etwas einzuwenden, als es schmackhaft ist und einen nicht unbeträchtlichen Kalorienwert darstellt und, wenn vielleicht weniger durch das Malz, so doch durch die Suggestion milchbefördernd wirken kann. Ebensowenig ist gegen die Verabreichung von Präparaten, die im Publikum als lactagog gelten, wie Malztropon, Ovomaltine, Somatose, Sanatogen, verschiedene Tonika wie Phosvitanon, Tonikum Helfenberg, Roche, Hellsicol, etwas einzuwenden, wenn die Mittel deren Anschaffung erlauben. Über andere, physikalische und medikamentöse Maßnahmen, die allenfalls geeignet sind, die Sekretion der Brustdrüse zu steigern, wird weiter unten berichtet.

Man kann heute Bemerkungen über Genußmittel in Schwangerschaft und Wochenbett nicht abschließen, ohne auch des *Nikotins* zu gedenken. Leider ist auch die rauchende Frau im Wochenbett keine Ausnahmserscheinung. Aus den Untersuchungen EMANUELS geht hervor, daß nach Genuß von 7 Zigaretten in der Frauenmilch Nikotin nachweisbar wird, dessen Ausscheidungshöhepunkt nach 4 bis 5 Stunden liegt. Solange es bei diesem Quantum bleibt, ändert sich das Befinden des Säuglings nicht. Raucht aber die Stillende mehr als 15 Zigaretten im Tag, färbt das Nikotin bereits auf den Zustand des Säuglings ab! Da man leider nur ausnahmsweise bei Gewohnheitsraucherinnen nach der Geburt das Einstellen des Rauchens erreicht, muß man sich in solchen Fällen auf einer mittleren Linie einigen. Wenn man den Zigarettengenuß mit 6 bis 8 Zigaretten im Tag begrenzt und nur nach den Mahlzeiten rauchen läßt, wird man wohl Schädigungen von Mutter und Kind vermeiden können. Soviel an Hemmungen kann man füglich von einer Mutter verlangen!

Hygiene der Brust und des Stillens.

Das Bewußtsein von der Notwendigkeit des *Stillens* ist glücklicherweise heute allgemein verbreitet. Ohne Frage sind im ersten Monat 90% und fast drei Viertel aller Frauen bis zum 6. Monat voll oder fast voll stillfähig, während der Rest es vielfach noch wenigstens zum Teil ist. Daß ein Kind zwei Dinge nicht entbehren kann, wie dies B. S. SCHULZE so unnachahmlich ausgedrückt hat, nämlich die Liebe und die Muttermilch, wurde schon an anderer Stelle gebührend hervorgehoben. Hier sei nochmals mit Nachdruck und voller Absicht daran erinnert. Auch der Eröffnung, daß das Stillen für die Mutter eine rasche und restlose Rückbildung der Geschlechtsorgane und für das Kind die einzige Garantie für das Gedeihen und damit Sorgenfreiheit für die Mutter darstelle, macht auf jede Mutter den entsprechenden Eindruck. An dieser Stelle sei auch auf die wenigen Gegenanzeigen zum Stillen hingewiesen. Aktive Lungentuberkulose verbietet das Stillen, nicht nur im Interesse der Mutter, sondern es würde für das Kind die sichere und in diesem Zeitabschnitt höchst gefährliche Infektion mit Tuberkulose bedeuten, so daß für die Kinder aktiv tuberkulöser Mütter nur die sofortige Entfernung aus der Umgebung der Mutter in Frage kommt. Perniziöse Anämie und die perniziosaartige Schwangerschaftsanämie (ESCH), akute und subakute Endokardveränderungen, Dekompensation des Herzens, Lungeninfarkt, Embolie, sind berechtigte Gründe, das Stillen nicht in Gang zu bringen.

Kompensierte Herzfehler bilden keine Gegenanzeige. Nervöse Zustände, echte Neurasthenie sind niemals Grund nicht stillen zu lassen, im Gegenteil, KOCH sieht im regelmäßigen Stillen geradezu ein Heilmittel für diese Zustände. Nierenstörungen sind keine Gegenanzeige. Ebensowenig kann man sekundäre Anämien, wenn man sie in der Nahrung berücksichtigt und durch entsprechende Arzneien bekämpft — z. B. 3mal täglich 1 Messerspitze Ferrum carbonic. sacchar. — (s. auch S. 110) als Gegenanzeige zum Stillen auffassen. Bei Eklampsie der Mutter wird man, wie schon erwähnt, erst nach Erholung von den Anfällen das Kind anlegen. Daß die luetische Mutter ihr Neugeborenes auch dann zu stillen hat, wenn es frei von Erscheinungen zur Welt kommt, steht fest. Eine Ausnahme würden nur jene Fälle bilden, wo die Syphilis der Mutter in den letzten Wochen vor der Geburt akquiriert worden, mithin das Kind, wenn es nicht beim Geburtsvorgange infiziert wurde, als syphilisfrei zu betrachten ist. An der JASCHKESCHEN Klinik wurde der Einfluß interkurrenter Erkrankungen der Stillenden auf das Befinden und Gedeihen des Säugling geprüft. GOLDSCHMIDT fand, daß bei Erkrankungen, die längere Zeit von hohem Fieber begleitet sind, die Milchsekretion sinkt, mit Ausnahme der Grippekranken, bei denen dies kaum beobachtet wurde. Die Grippe scheint auch nach den Feststellungen dieser Klinik für das saugende Kind keine Gefahren in sich zu bergen, weil vielleicht Immunkörper mit der Milch dem Säugling übermittelt werden. Bei Lungenentzündungen wird man, wenn der Allgemeinzustand, wie so häufig, ein bedrohlicher ist, das Kind absetzen müssen, wie denn überhaupt die Entscheidung, ob eine Frau bei schwererer Allgemeinerkrankung weiter stillen kann oder nicht, vom Gesamteindruck abhängt, den sie auf den Arzt macht. Das gilt auch für Fälle schweren Puerperalfiebers; echte Sepsis und schwere Pyämie können für eine Wöchnerin das Stillen zur Unmöglichkeit machen.

Hat die Mutter eine akute, aber nicht diphtheritische Angina, kann das Kind weiter angelegt werden, doch muß man trachten, durch eine Gesichtsmaske die Tröpfcheninfektion auf das Kind zu verhindern; eine solche läßt man die Mutter auch bei allen sogenannten Verkühlungen, Schnupfen, Husten, tragen. Kommt es ausnahmsweise einmal vor, daß eine stillende Mutter an Masern erkrankt, so setze man das Kind nicht ab, weil erfahrungsgemäß der Säugling bis zum 6. Monat entweder überhaupt nicht oder nur ganz leicht an Masern erkrankt. KOCH weist darauf hin, daß auch eine Entferung des Säuglings von der Brust in solchen Fällen immer zu spät kommt, um eine Infektion zu verhüten. Ist sie aber ausgebrochen, so stellt gerade bei Masern die Muttermilch geradezu ein Heilmittel dar. Schwere Infektionen wie Scharlach, Rotlauf, Diphtherie, echte Ruhr, Typhus, zwingen zum Absetzen des Kindes, weil es leicht an diesen Krankheiten erkranken könnte. Wenn auch interkurrente Erkrankungen —

das gilt für lokale Wochenbettserkrankungen wie Para- und Endometritis ebenso wie für Thrombophlebitis — immer etwas auf den Säugling abfärben, so wird man doch, wo es angeht, nicht ganz auf die Muttermilch verzichten und das Minus durch Beikost entsprechend ergänzen.

Über den Zeitpunkt des *ersten Anlegens* herrschen verschiedene Anschauungen. Jedenfalls ist es zwecklos, das Kind zu früh an die Mutterbrust zu legen, vielleicht bevor sich die Mutter von den Anstrengungen der Geburt erholt hat. Es ist auch unnötig, weil das Kind im Mutterleibe gute Tage gehabt hat. HAMBURGER sieht im späteren Anlegen des Kindes — das Optimum liegt nach ihm etwa bei 28 bis 29 Stunden post partum — wohl mit Recht nur Vorteile. Abgesehen davon, daß der Mutter die Erholungspause gut tut, hat sich in Reihenuntersuchungen WILLKOMMS, die über Anregung HAMBURGERS gemacht wurden, gezeigt, daß beim späteren Anlegen der durchschnittliche Gewichtsverlust geringer ist, und das Anfangsgewicht ebenso schnell erreicht wird wie beim frühen Anlegen. Ein nicht zu unterschätzender Vorteil ist der, daß der nach 24 Stunden hungrige Säugling die Brust leichter nimmt und auch die Milch restlos behält, weil sein Verdauungstrakt von Schleim und Fruchtwasser bereits befreit ist. Daß das Kolostrum als Träger von Schutzstoffen wertvoll ist und dem Neugeborenen nicht vorenthalten werden darf, wie dies am Lande vorkommt, wo man das Kolostrum gelegentlich abdrückt und dafür Kamillentee verfüttert, bedarf keiner Betonung. Das Eiweiß des Kolostrum ist auch ein arteigenes, gleich dem im intrauterinen Leben zugeführten und ist daher unentbehrlich. Vom 2. Tag an beginnt das regelmäßige Stillen. Wenn auch durch hormonalen Antrieb die Umstellung der Brustdrüse vom lactationsbereiten zum milchspendenden Organ erfolgt, die Erhaltung dieser Tätigkeit ist zwangsläufig an die regelmäßige und vollständige Entleerung der Brust gebunden. Dieser Gesichtspunkt muß die ganze Stillperiode beherrschen! Das Kind wird drei- oder vierstündlich angelegt. Bei vierstündigem Anlegen, etwa um 6, 10, 14, 18, 22 Uhr, bleibt eine 8stündige, bei dreistündigem (um 6, 9, 12, 15, 18, 21 Uhr) eine 9stündige Pause. Ist das Kind normalgewichtig und die Milchmenge entsprechend, kann nicht früh genug auf die strengste Einhaltung einer Nachtpause von 8 bis 9 Stunden gedrungen werden. Namentlich von Frauen, die zum ersten Male geboren haben, werden in dieser Hinsicht sozusagen aus Mutterliebe immer wieder Fehler gemacht, die sich in Form einer im Spätwochenbett und die ganze Stillzeit hindurch übelst bemerkbar machenden Neurasthenie äußern. Wenn eine sonst gesunde Mutter ohne Anlagen zur Neurasthenie durch die Geburtsvorgänge neurasthenisch werden kann, so ist es in erster Linie der Mangel an einer ununterbrochenen mindestens 8stündigen Nachtruhe. Dies der Mutter schon in der ersten Visite nach der Geburt klarzumachen, ist eine der wichtigsten Punkte in der Praxis. Um den 4., 5. Tag herum kommt es zum sogenannten Milcheinschusse, der niemals von Fieber über 38 begleitet ist, sondern, wenn überhaupt, die Körperwärme höchstens um einige Zehntelgrade steigert. Milchfieber gibt es nicht. Da um diese Zeit herum das Cavum uteri bereits dicht mit Keimen besiedelt ist, fällt mit dem Einschießen der Milch auch diese Invasion mit Keimen zusammen, woraus sich leichte Erhöhungen der Körperwärme erklären. Da die gespannte und etwas schmerzhafte Brust bei der Erstgeschwängerten dem Kinde Schwierigkeiten in der Entleerung bietet, ist es gerade am Tage des Einschießens der Milch vorteilhaft, vor dem Anlegen die gespannte Brust durch die Milchpumpe — das beste Modell ist das von JASCHKE — etwas zu entleeren, worauf das Kind, auch wenn es ungeschickt ist, die jetzt weichere Brust leichter nimmt; das ist sehr wichtig, weil auch auf diese Weise die gerade um diese Zeit gern entstehenden Schrunden verhütet werden. Ist die Brust zur Zeit des Einschießens der Milch besonders schmerzhaft, binde man sie mittels eines entsprechenden Büstenhalters oder noch besser mit einer 4 fingerbreiten Binde, wie man sie in der Chirurgie verwendet, hoch, indem man ein regelrechtes Suspensorium mammae anlegt. Feuchtwarme Umschläge unter dieser Binde werden immer angenehm empfunden, sollen aber nur bei Fehlen von Rhagaden gemacht werden (s. S. 370).

Daß beim Anlegen des Säuglings peinlichste Reinlichkeit erstes Gebot ist, muß immer wieder allen um das Kind Beschäftigten eingeschärft werden. Die Mutter hat sich vor dem jedesmaligen Anlegen zunächst die Hände zu waschen und die Brüste im Bereiche der Warzen und Warzenhöfe mit steriler Watte, die in eine $1^0/_0$ige Borlösung getaucht ist, abzuwaschen. Die Warze selbst muß für die Mutter ein Noli me tangere sein! Von Einzelheiten der Stilltechnik sei nur an die Notwendigkeit erinnert, daß die Mutter bequem mit erhöhtem und nach der Seite gewendetem Oberkörper liege, um die Brust dem Kinde ungezwungen reichen zu können, ferner daran, daß Warze samt Warzenhof vom Kinde gefaßt werden muß, um den Saugakt erfolgreich zu gestalten, ein Punkt, in dem oft gefehlt wird. Dadurch kommt es so leicht zur Entstehung der Rhagaden, weil das Kind, wenn es nur die Warze faßt, die Basis der Warze einklemmt und aufscheuert. Sobald es angeht, läßt man die Mutter im Sitzen stillen, auf einem Stuhl mit Lehne, die Füße auf einem Schemelchen, welche Stellung bequem ist und eine Muskelentspannung bedeutet. In dieser Stellung gelingt es leichter, die Mutterbrust von der Nase des Kindes mit 2 gespreizten Fingern abzuhalten, so daß es ungestört atmen kann.

Bekanntlich sind *Brustwarzenschrunden* bei Erstgebärenden in $50^0/_0$ der Fälle zu finden und eine Quelle nicht nur lästiger Beschwerden, sondern manchmal sogar qualvoller Zustände, die so und so oft eine spätere Mastitis verschulden. Darüber dürfen wir uns keinem Zweifel hingeben, daß die Brustpflege, wie wir sie vorbeugend in der Schwangerschaft treiben, keineswegs imstande ist, die Wöchnerin vor dem Auftreten der Rhagaden zu bewahren. Die individuell verschiedene Widerstandskraft der Epitheldecke der Warze, das größere oder geringere Geschick des Kindes, die Geduld der Mutter, die Leichtigkeit des Milchflusses oder Schwierigkeiten desselben, kurz eine große Reihe von Umständen, die wir nicht immer ändern oder abstellen können, sind an der Entwicklung dieser so schmerzhaften Zustände schuld. Gegen solche häufige Leiden sind, weil sie therapeutisch keineswegs eindeutig ansprechen, eine Unsumme von Vorschlägen zur Verhütung und Behandlung angegeben. Aus der Fülle dieser Verordnungen kann nur das Grundsätzliche herausgehoben werden. Prophylaktisch scheint die einfache Wasserwaschung der Brust in der Schwangerschaft mit zeitweiser Geschmeidigmachung der Warzenhaut durch Creme (s. S. 34) recht vorteilhaft zu sein. Im Wochenbett steht obenan die richtige Stilltechnik in richtiger Lage mit möglichst bequemer Haltung des Kindes, die Beschränkung des Reichens der Brust auf maximal 20 Minuten, besser sogar nur auf 15 Minuten. Es lehrt nämlich die Erfahrung, daß das Kind $85^0/_0$ der Gesamtmenge einer Mahlzeit in den ersten 6 Minuten trinkt, so daß bei einem gesunden Kind das Ausdehnen des Stillaktes über eine Viertelstunde zu mechanischer Schädigung und Mazeration des Epithels führen muß. Ein sehr guter Kunstgriff, den MARTIN anführt, ist es in solchen Fällen, die Lage des Kindes zur Brust, bzw. zur Rhagade zu ändern, wodurch beim Stillakt die verletzte Brustwarze weniger fortwährenden Insulten ausgesetzt ist. Völlige Entleerung auch der Rhagaden tragenden Brust, allenfalls durch die Milchpumpe, ist trotz Schmerzhaftigkeit unerläßlich, will man nicht einer Mastitis die Bahn frei machen, und die Brust in ihrer Ergiebigkeit durch mangelhafte Entleerung schwer schädigen.

Was nun die eigentliche Behandlung der Rhagaden anlangt, so wird vielleicht in diesem Belange zu viel des Guten getan. Leichte Rhagaden bleiben am besten unbehandelt und werden am zweckmäßigsten der *austrocknenden Wirkung* von Luft, Licht und Sonne ausgesetzt. Ist die Stilltechnik gut, pflegen sie, wenn sie nicht zu tief sind, von selbst abzuheilen. In den Stillpausen lasse die Mutter die Brüste frei oder höchstens mit einer ganz dünnen Lage hydrophiler Gaze bedeckt, und setze sie in der warmen Jahreszeit womöglich der austrocknenden Wirkung des Sonnenlichtes aus. Im Winter kann sie durch eine ganz kurze Höhensonnenbestrahlung (75 cm Distanz, 1 Minute Dauer) ersetzt werden. Für schwerere Rhagaden gilt es, die Heilung medikamentös zu beschleunigen. Die einen ziehen Salbenbehandlungen, die adstringierende und entzündungswidrige Zusätze enthalten, andere ziehen spirituose Flüssigkeiten mit und ohne Adstringentien oder Trockenbehandlung allein vor. Jede der angeführten Methoden führt zum Ziele, jede bietet Versager. Der eine schwört geradezu auf Salbenbehandlung, der andere findet sie durchaus schlecht. Richtig ist, daß unter deckenden Salbenverbänden Keime sich leicht weiter entwickeln können. Das ist bei austrocknender Behandlung entschieden weniger häufig. Darum ist bei tiefergehenden

Rhagaden die Pinselung mit *5 bis 10%igem Tanninglyzerin*, der offizinellen *Jodtinktur* mit einem Glasstäbchen und bei besonders tiefgreifenden Rhagaden eine ganz kurze Ätzung mit *5 bis 10%igem Silbernitrat*, die allerdings sehr schmerzhaft ist, besser als Salbenbehandlung. Von den namentlich im Privathaus von der Umgebung verordneten warmen Umschlägen ist nur zu warnen. Sie vermehren die Mazeration und begünstigen die Infektion. Sind die Rhagaden sehr schmerzhaft und wird das Anlegen zur Qual, so rät man ganz gewöhnlich zu Saughütchen. Von diesen gibt man gegenüber den älteren Formen dem gut geformten Gummisaughütchen Infantibus ganz gewöhnlich den Vorzug. Daß aber diese Saughütchen auch ihre Tücken haben und daß die Schwierigkeiten mit ihnen gar nicht so geringe sind, davon wissen mehr die Mütter und die Schwestern als die Ärzte zu erzählen. Es ist nicht ketzerisch, wenn man bei tiefgreifenden Rhagaden im Interesse der Mutter, aber auch des Kindes, das Stillen für 1 oder 2 Tage aussetzt, die Milch mit der JASCHKEschen Pumpe entleert und auf diese Weise den Heilungsvorgang, der ja doch Ruhe vor allem braucht, befördert. Deswegen verliert die Frau die Milch nicht und es ist ihr viel von ihrer Qual genommen. So wie wir bei der Mastitis auf dem Standpunkt stehen (s. diese S. 416), daß nur die Ruhigstellung der Brust am Anfang eine sich ausbildende Mastitis noch rückläufig beeinflussen kann, so glauben wir auch für *schwere* Rhagaden das Aussetzen des Stillaktes als das beste Mittel bezeichnen zu dürfen. Was die Salbenbehandlung anbelangt, so ist eine große Reihe verschiedener Verschreibungen und Präparate im Gebrauch. Gute Salben sind z. B. folgende:

<pre>
Rp. Acid. boric.   5,0
     Zinc. oxyd.   10,0
     Vaselin.
     Lanolin.   .... aa 25,0

Rp. Acid boric.   3,5
     Balsam. peruv.   1,0
     Vasel. Lanol. .... aa   5,0
</pre>

v. GRAFF hat sich das Bepinseln der Rhagaden mit:

<pre>
Rp. Acid. tannic.   1,0
     Anaesthesin   0,5
     Glycerin 10,0
</pre>

bewährt.

MOLL empfiehlt bei Mazerationserscheinungen und Ekzem der Brustwarze das Aufpinseln einer Mischung, die aus gleichen Teilen von *Zinkoxyd, Talcum, Glyzerin* und *Wasser* besteht. Von Spezialpräparaten sind eine große Reihe mit mehr minder gutem Erfolg in Gebrauch. Erwähnt sei der *Mova-Brustwarzenbalsam mit 10%* *Anästhesin*, die *Mamellinsalbe, Unguentolan* u. a. Seitdem H. v. BRÜCKE bei grundsätzlicher Trockenhaltung der Warzen und Gerbung derselben durch Aufstauben von *Tannoformpulver Merk* (das reine Tannoform) schon bei den ersten Anzeichen von Schrunden, auf 1200 Entbundene nur eine Mastitis und diese bei bestehender Furunkulose sah, wird man dieser einfachen und anscheinend so wirksamen Behandlung den ersten Platz einräumen müssen.

Bei Erstgeschwängerten, besonders älteren und alten, aber auch bei mehrgeschwängerten Frauen, die im ersten Wochenbett der Aufgabe zum Stillen nur schlecht oder ungenügend nachgekommen sind, begegnen wir nicht selten gewissen *Stillschwierigkeiten,* die man kennen muß, aber nicht überschätzen soll. Eine wirkliche Minderwertigkeit der Brust auf dem Boden schlechter Anlage und mangelhafter Ausbildung des Drüsengewebes wird nach A. SEITZ nur etwa bei 8% der Mütter beobachtet. Wesentlich ist, daß es auch bei solchen Frauen in einer Reihe von Fällen gelingt, die Stillfähigkeit genügend auszubilden. Gewöhnlich handelt es sich um hypoplastische Frauen mit kleinen, infantilen Mammae. Man darf von Hypogalaktie dann sprechen, wenn gegen Ende der 2. Woche sich tatsächlich ein beträchtliches Defizit der Trinkmengen zeigt, obwohl die Brust durch Pumpen ganz entleert worden ist. Man versucht vor allem durch gründliche Entleerung der Brust, allenfalls Vermehrung der Mahlzeiten und 4- bis 6maliges Nachpumpen mit der Milchpumpe von JASCHKE oder einer Wasserstrahlpumpe die Brust vollständig zu entleeren. Bei anfänglich geringer Milchmenge kann man auch beide Brüste reichen. Diejenige Brust, die bei der früheren Mahlzeit zuletzt gegeben wurde, muß dann bei der nächsten zuerst gereicht werden. Sehr bewährt hat sich skeptischen Ansichten zum Trotz die Höhensonnenbehandlung der Brust. Man bestrahlt die Mammae nach Einfetten der Warzen mit Lanoline bei einem Lampenstand von 80 cm bis 1 m in steigenden Dosen von 3 bis 15 bis 20 Minuten und mehr. Nie sieht man einen Schaden, wohl aber beobachtet man eine allmähliche Steigerung der Milchsekretion. Wenn auch die Milch in ihrer chemischen Zusammensetzung unverändert bleibt, scheint sie durch die Bestrahlung hinsichtlich ihrer Wirksamkeit gegen die Rachitis mehr zu leisten als früher.

Die *Diathermie* der Brustdrüsen mit und ohne Höhensonnenbestrahlung ist an der Klinik KERMAUNER mit der von ORNSTEIN angegebenen Apparatur mit gutem Erfolg eingeführt worden. Man wendet sie an, wenn sich trotz restloser Entleerung der Brust mittels der Milchpumpe eine Hypogalaktie ergibt. Schalenförmige Elektroden werden an die Brust und hinten eine Rückenplatte angelegt und mit einer Stromstärke von $2^{1}/_{2}$ bis 3 Amp. 20 bis 30 Minuten bestrahlt. Auffällig und für die Wirksamkeit des Verfahrens sprechend ist die Tatsache, daß die Brusttemperatur für den ganzen Tag um einige Zehntelgrade erhöht bleibt und während der Diathermie die Hauttemperatur unter der Brust sogar bis 41° C steigt. Wer über eine entsprechend große Saugglocke verfügt, kann auch von der BIERschen Stauung Gebrauch machen, die sich vielfach bewährt hat. Man staut mehrmals täglich 10 bis 20 Minuten. Nur dann, wenn man mit Geduld manchmal durch Wochen diese Verfahren durchführt, kommt man zu Erfolgen.

Die physikalischen Behandlungsverfahren sind bei Hypogalaktie den medikamentösen und hormonalen entschieden überlegen. Von keinem der verschiedenen als laktagog geltenden Medikamente oder Hormone können wir einwandfreie Ergebnisse sehen. Es mag sein, daß die Verabreichung von *Yohimbin*, und zwar in subkutaner Injektion von 0,001 bis 0,005 am ersten Tag, an den nächsten 0,01 durch mehrere Tage, die Milchsekretion gelegentlich steigert, wie dies NOELLE fand. Zu Injektionen mit Eigenmilch, von der Verf. schon Eiterungen gesehen hat, die recht unangenehm sind, ist aber bei dem problematischen Erfolg derselben nicht zu raten. Auch die Hypophysenhinterlappenmedikation ist in ihren Erfolgen sehr zweifelhaft. PREISSECKER weist in seiner zusammenfassenden Darstellung über die Funktionsstörungen der weiblichen Brust in der Stillperiode und ihre Behandlung ausdrücklich darauf hin, daß er auch mit hohen Dosen des Follikel- und Corpus luteum-Hormons keinerlei Beeinflussung der Milchdrüsenfunktion erzielen konnte. Bezüglich der Behandlung der Hypogalaktie mit hohen Dosen des Laktationshormons sind zwar vielversprechende Versuche und einzelne Ergebnisse publiziert, doch sind sie für die praktische Anwendung wohl noch nicht reif. Da im allgemeinen das Schilddrüseninkret die Milchsekretion herabsetzt, liegt es nahe, durch Zufuhr von Thyreoideahemmungsstoff die Milchbildung zu steigern. KÜSTNER, v. TÖRNE u. a. ist es durch 3mal täglich 1 bis 2 *Tyronormantabletten* gelungen, bei ungenügender Milchsekretion am Ende der 1. Woche auch bei alten Erstgebärenden die Ergiebigkeit der Brust zu erhöhen. Sicherer scheint nach VÖLZ die Kombination von 3 bis 6 V. E. Pituitrin mit 3mal 2 Tabletten Tyronorman. Faßt man daher zusammen, was man von der Beeinflussung der Hypogalaktie auf pharmakologischem Wege zu erwarten hat, so ist es herzlich wenig. Die Erfolge der hormonalen Behandlung, die im übrigen teuer ist, sind keine besseren. Was schließlich die Behandlung dieses Zustandes mit Vitaminen anlangt, so ist davon allenfalls eine Änderung der Qualität in erster Linie zu erwarten, wie bereits S. 364 ausgeführt wurde.

Die *Schwergiebigkeit* der Brust wird daraus erkannt, daß sich zwar durch die Pumpe eine genügende Milchmenge entleeren läßt, beim Trinken aber die Menge geringer ist als wie die durch Pumpen erzielte. Zur Beseitigung dieses Zustandes gehört vor allem Geduld, unermüdliches Anlegen und auch Abpumpen.

Auf die *Formfehler* der Brustwarze wird mehr Gewicht gelegt als ihnen zukommt. Die kleinen Flachwarzen der Hypoplastikae, aber auch die Papilla circumvallata aperta und obtecta werden faßbar gemacht, wenn ein großer Teil des Warzenhofes in den Mund des Säugling einbezogen wird, was durch Herausheben der Warze mit der Pumpe, manchmal auch durch Vermittlung eines gläsernen Saughütchens, mit Erfolg erzielt wird. Ist ein Kind *trinkschwach*, so beseitigt man diesen Zustand, der meist bei Frühgeburten oder durch die Geburt hergenommenen Kindern auftritt, durch häufigeres Anlegen. Bei der *Trinkfaulheit* erzielt man durch das Gegenteil, durch Einschaltung längerer

Trinkpausen, daß diese meist gut entwickelten Kinder dann besser trinken. Ebenso verlängert man die Trinkpausen bei brustscheuen Kindern, muß aber, um die Milchsekretion entsprechend hoch zu halten, die Milch in den Zwischenpausen abpumpen. Kinder, die ausgesprochen ungeschickt beim Saugakt sind, werden durch eine geschickte und geduldige Pflegerin und häufigeres Anlegen sowie Nachfüttern der etwa abgepumpten Milch von diesem Zustand befreit.

Die Entscheidung, ob ein Kind an der Mutterbrust genügend Nahrung bekommt, kann nur durch die Waage getroffen werden. Das gut gedeihende Kind trinkt an der Brust am Ende der 1. Woche rund 300 g, am Ende der 2. 450 g, Ende der 3. 600 g je Tag und von der 4. Woche an um 50 g in der Woche mehr. Ende der 10. Woche ist das Maximum der Trinkmenge mit rund 900 bis 950 g erreicht, welches auch weiterhin nicht mehr überschritten wird.

Ist die Mutter außer Stande, den ganzen Bedarf des Säugling mit der Brust zu decken, so füttert man am einfachsten bis zum Ende des 2. Monats einwandfreie Halbmilch mit Wasser oder Reis(Hafer)schleimabkochung und 5 bis 8% Zuckerzusatz zu. Drittelmilch ist nicht empfehlenswert, weil sie zu fett- und damit zu vitaminarm ist (v.REUSS).

Erfolgt der *Tod der Frucht* unter der Geburt oder im Frühwochenbett, muß man trachten, möglichst rasch die Sekretion der Brustdrüsen zu verringern und zum Versiegen zu bringen. Grundsätzlich bindet man die Brüste mit einem Suspensorium mammae hoch und gibt reichlich *salinische Abführmittel (Karlsbader Salz, Glaubersalz, Bitterwasser*, s. S. 39). Außerdem hat sich an Medikamenten die Verabreichung von *Kampfer*

<pre>
Rp. Camphor. trit. ...... 0,12—0,18
     Sacch. alb. ad 0,5
     M. D. ad caps. amyl.
     S. 3 Pulver täglich.
</pre>

bewährt. Auch die Injektion von *Oleum camphoratum* 1 ccm leistet dasselbe. Noch wirksamer ist die Kombination von *Thyreoidea* mit *Diuretin* (KRAUL). Man verordnet Thyreoidea *(Thyreoidea sicca, Thyreosan usw.) 0,3* 2- bis 3mal täglich und dazu 1 bis 2 Pulver *Diuretin à 0,5.* Dasselbe erzielt man nach LINDEMANN mit der Injektion von *9 mg Cyren C*, einem synthetisch hergestellten Stilboestrol, auf Grund seiner oestrogenen Eigenschaften. Daß in Fällen von Milchstauung bei toter Frucht nur ganz ausnahmsweise eine Mastitis eintritt, zeigt, daß die Gefahr der Stauungsmastitis denn doch eine wesentlich geringere ist, als man gemeiniglich annimmt.

Das Spätwochenbett.

Unter diesem Titel ist die Zeit verstanden, die vom Verlassen des Wochenbettlagers bis zur völligen Rückbildung der Geschlechtsteile dauert. Sie umfaßt, je nachdem die Wöchnerin das Bett früher oder später verläßt, einen Zeitraum von 6 bis 8 Wochen. Während die bettlägerige Wöchnerin selbst das Gefühl einer noch verminderten

Leistungsfähigkeit hat, verliert sich dieses bei guter Rückbildung des Genitalapparates und vernünftiger Lebensführung von Tag zu Tag. Es wurde schon betont, daß das Verlassen des Bettes auf gar keinen Fall mit der Wiederaufnahme der häuslichen oder gar einer Erwerbsarbeit verbunden werden darf. Wo dies geschieht, sind die Folgen in Form wieder auftretender Blutungen, Kreuz- und Rückenschmerzen, Senkung der Eingeweide meist unausbleiblich. Je mehr von seiten der Staatsführung der Familienmutter Haus- und schwerere Arbeit durch die Mitglieder des Arbeitsdienstes abgenommen wird, um so weniger werden wir bleibende Schäden nach den Geburten infolge zu früher Aufnahme der Arbeit erleben. Die weitgehende Schonungsbedürftigkeit der Frau im Spätwochenbett findet übrigens in der Sozialgesetzgebung ihren Niederschlag, darf doch die Wöchnerin während der nächsten 4 Wochen p. p. überhaupt nicht und in den darauffolgenden 2 Wochen nur bei Vorliegen eines ärztlichen Zeugnisses beschäftigt werden.

Bevor der Arzt die Frau aus dem Frühwochenbett entläßt, muß er sie über eine ganze Reihe wichtiger Punkte ihres weiteren Verhaltens aufklären.

Kaum daß die Frau aus dem Bette ist, verlangt sie auch oft schon, das Haus verlassen, allenfalls spazieren gehen zu dürfen. Wenn die Frauen im allgemeinen das Wochenzimmer nach 8 bis 10 Tagen Aufenthalt verlassen, und zwar zu jeder Jahreszeit so gut wie immer ohne Schaden, kann gegen den ersten Ausgang, spätestens im Beginne der 3. Woche, dann um so weniger etwas eingewendet werden, wenn die Frau entsprechend gegen Erkältung geschützt ist und durch geschlossene Hosen und Tragen einer Vorlage insbesondere jedwede Verkühlung des Unterleibes vermeidet. Vor dem ersten Ausgang ist ein Aufenthalt am offenen Fenster oder das Liegen auf dem Balkon und damit die Gewöhnung an die frische Luft von Vorteil. Der erste Ausgang sei kurz und werde niemals von der Schwangeren ohne Begleitung unternommen. Kennt der Arzt die Lebensgewohnheiten seiner Wöchnerin und besonders deren materielle Verhältnisse, so fällt es ihm nicht schwer, in der Lebensführung der Pflegebefohlenen gerade die ungünstigen Punkte herauszuheben und deren Abstellung zu betreiben. Er wird auf die Schädlichkeit des Wasser-, des Kohlenschleppens, des Treppauf- und -ablaufens, der das Kreuz belastenden gebückten Haltung, auf die ungünstige Einwirkung des Maschinnähens, zu langen Stehens usw. hinweisen und betonen, daß bei schwerer Arbeit auch die Milchmenge abnimmt (A. MAYER).

Eine Frage, auf die man unbedingt Antwort stehen muß, ist die, wann das erste *Vollbad* genommen werden darf. Die Ansichten darüber sind durchaus verschieden. ED. MARTIN gestattet der gesunden Wöchnerin das erste Bad schon 10 Tage post partum als kurzdauerndes warmes Vollbad. STOECKEL setzt es auf den 14. Tag und SIEGEL in die 3. Woche nach der Geburt an, wenn der Wochenfluß mindestens 5 Tage lang nicht mehr blutig gewesen ist. AUGUST MAYER läßt nicht vor Ablauf der 3. Woche baden, vorausgesetzt, daß der Wochenfluß nicht mehr blutig ist, und alle Störungen, besonders Venenentzündungen auszuschließen sind. Eigene ungünstige Erfahrungen nach Erlaubnis des ersten Bades 2 Wochen post partum lassen es Verf. wünschenswert erscheinen, erst am Ende der 3. Woche die nicht mehr blutende Wöchnerin immer in Gegenwart einer Hilfsperson baden zu lassen. Gegen warmes Abbrausen bestehen allerdings schon vom 14. Tage nach der Geburt keinerlei Bedenken. Die älteren Ärzte haben grundsätzlich das erste Vollbad erst 6 Wochen nach der Geburt erlaubt. Eine besonders große Vorsicht, der man heute bei Wahrung der Wohltat des Bades auch noch gerecht werden kann, indem man bis zu diesem Zeitpunkt nur Duschbäder gibt. Diese große Zurückhaltung gegenüber dem Vollbad ist wohl darin begründet, daß man nach dem ersten Bad gelegentlich von neuem einen blutigen Wochenfluß auftreten sieht. Sitzbäder erlaube man keinesfalls vor Ablauf der 6. Woche. Um diese Zeit und später sind sie allerdings zur Festigung von Dammnähten und Dammrupturen besonders in Form der warmen Eichenrindensitzbäder ebenso wie zum Zwecke einer gewissen Straffung des Beckenbodens von Vorteil.

Eichenrindensitzbäder werden so zubereitet, daß $^1/_2$ kg Eichenrinde auf 2 Liter Wasser gegeben und diese Menge auf 1 Liter eingekocht wird. Diese wird auf das Sitzbad geschüttet oder etwa ein Viertel dieses Quantums für ein Bad auf dem Bidet verwendet. Metallwannen sollen, da sie durch den Gerbstoff angegriffen werden, nicht benützt werden.

Während eine innere Untersuchung im Frühwochenbett eine gefährliche Polypragmasie darstellt, ist eine solche 6 Wochen nach der Geburt durchaus erwünscht. Sie gibt Gelegenheit, nunmehr klar zu erkennen, ob und in welchen Belangen die Geburt etwa dauernde Folgen hinterlassen hat. Die Untersuchung und die daran sich anschließende Beratung ermöglicht es aber auch dem Arzte, für das weitere hygienische Verhalten der jungen Mutter grundsätzliche Belehrungen zu geben.

Die Untersuchung der Frau 6 Wochen post partum ergibt so und so oft, besonders bei dicken Frauen und etwas schwereren, länger dauernden Geburten, eine relative Inkontinenz der Harnblase, die sich im Harnträufeln beim Pressenlassen in der Sprechstunde und beim Husten, Lachen und Niesen lästig bemerkbar macht. In solchen Fällen tritt, ist die Sphinkterläsion keine zu weitgehende gewesen, häufig noch Besserung, ja selbst Heilung ein. Unterstützen kann man eine solche dadurch, daß man für einige Wochen bis Monate ein exzentrisches Hartgummipessar in die Scheide einführt, dessen dicker Teil nach vorne gerichtet, gegen die Harnröhre drückt. Daneben versuche man es mit den schon erwähnten Eichenrindensitzbädern und Vaginalspülungen nach der STOECKELschen Vorschrift mit

Rp. Acid. salicyl. 20,0
Spir. Vin. dilut. 200,0
D. S. Davon 2 Eßlöffel auf 1 Liter
Wasser.

Bleibt die Inkontinenz unbeeinflußbar, schreite man nicht vor Ablauf eines halben Jahres zur Operation, die in der bekannten Raffung des Blasenhalses besteht. Mit der Diagnose einer Senkung, mit der in der Psyche der Frau viel Unheil angerichtet wird, sei man bei der ersten Untersuchung sehr vorsichtig. Ein gewisses Tiefertreten der vorderen Scheidenwand, zum Teile auch der hinteren, ist eine häufige und nicht zu überschätzende Erscheinung. Sie ist es um so weniger, wenn gleichzeitig die Gebärmutter entsprechend involviert und in Normallage befunden wird. Da die Retroflexio uteri, wie sie post partum gar nicht selten ist, bei einem gewissen Deszensus der Vaginalwände in der Tat den Deszensus des ganzen Genitales einleiten und zum Prolaps Veranlassung geben kann, ist das Einlegen eines Pessars in solchen Fällen, wie es mein Lehrer PEHAM grundsätzlich tat, ein Gebot der Vorsicht. Es genügt, einen kleinen MAYERschen Ring durch einige Monate tragen zu lassen.

Auch das Spätwochenbett verlangt eine Stützung des Leibes, die durch ein entsprechendes Mieder erzeugt wird. Die Wochenbettsbinde wird von nun ab durch ein Hüftkorsett abgelöst, wie sich ein solches ohne viel Kosten aus dem sogenannten Umstandsmieder umarbeiten läßt. Die zweiten 14 Tage post partum ist sogar das Tragen der Wochenbettsbinde über Nacht empfehlenswert. Bewährte Typen für das Spätwochenbett sind u. a. die Emylisis- und Herabinde, der Thalysia-Edelformer.

Grundsätzlich gestatte man die Wiederaufnahme des Geschlechtsverkehrs nicht vor der 6. Woche nach der Geburt. Aber auch dann mache man die Erlaubnis vom Zustande der Involution der Scheide und der restlosen Abheilung etwa bestandener Wunden abhängig. Coitus vor dieser Zeit kann zu schweren septischen Prozessen, sogar mit tödlichem Ausgang führen (z. B. Fall BATISWEILER: Exitus der am 12. Wochenbettstage gesund aus der Klinik Entlassenen am 27. Tage post partum an eitriger Thrombophlebitis, im Uterus lebende Spermatozoen!).

Besteht noch Fluor, ist gegen sauberst ausgeführte Spülungen mit Kamillentee, bei gelblich-eitrigem Ausfluß mit Kupfersulfat (ein Teelöffel auf 1 Liter warmen Wassers) durchaus nichts einzuwenden. Auch Milchsäurespülungen (1 Teelöffel auf 1 Liter Wasser) sind geeignet, die normale Biologie der Scheide wieder herzustellen.

Bezüglich der Ernährung der stillenden Mutter ist das Wesentliche bereits S. 362 ausgeführt worden. Hier sei noch angefügt, daß die stillende *und* arbeitende Mutter ein besonders nahrhaftes Kostregime nötig hat. Butter, Speck, eine Einbrennsuppe als zweites Frühstück, Milch, müssen die Kost während der ganzen Stillzeit ergänzen.

Es ist eine bekannte Erscheinung, daß viele Frauen während der Stillperiode deutlich Fett ansetzen. Veranlagung ist hier von Einfluß, übermäßige, besonders fettreiche Nahrung in solchen Fällen natürlich nicht günstig. Gerade für solche Frauen ist körperliche Tätigkeit, sei es tüchtige Arbeit im Hause, sei es Gymnastik und Massage, empfehlenswert, denn das wichtigste und verläßlichste Mittel zur Verhütung von Fettansatz ist und bleibt die Muskelbewegung. Unter ärztlicher Aufsicht kann man bei besonders starkem Fettansatz eine Entfettung durch Verabreichung von *Apondon* einleiten, indem man dieses den Sympathicus dämpfende Mittel (dem *Schilddrüsenstoff* ist *Secale* und *Cholin* zugesetzt) zu 2 bis 6 Stück nach PREISSECKER in der Weise verordnet, daß man mit 2 Stück täglich beginnt und nach 8 bis 10 Tagen bis zu 6 Apondonkugeln steigt. Eine Woche bei dieser Gabe verbleibend, geht man wieder zurück. Bemerkenswert ist, daß ein irgendwie nennenswerter Einfluß auf die Höhe der Milchproduktion etwa im Sinne einer Verminderung derselben nicht beobachtet wird.

Auch im Spätwochenbett ist die Sorge für eine regelmäßige *Stuhlentleerung* nicht zu vernachlässigen. Es sei ausdrücklich darauf hingewiesen, daß man Einläufe, wie man sie der liegenden Wöchnerin gerne verabreicht, im Spätwochenbett nicht fortsetzen soll, weil der Einlauf ausgesprochen erschlaffend auf den Darm wirkt, wenn er längere Zeit fortgesetzt wird. In erster Linie muß es ein entsprechendes diätetisches Regime sein, welches die normale Stuhlentleerung regelt. Also schlackenreiche, zellulosehaltige Kost, grobes Brot, Butter, viel Obst und Gemüse. Von Abführmitteln kommen die S. 39 genannten Gleitmittel, dann vegetabilische Mittel, wie das *Laxativum vegetabile (M. B. K.)*, die *Nedawürfel*, *Pasta Palm*, die *Leopills*, ferner *Isacen* u. a. in Betracht. Auch hydrotherapeutische Maßnahmen, wie ein feuchter Wickel am Morgen sind gut. Von den alten Hausmitteln, wie einem Glas kalten Wassers am Morgen, von Pflaumenkompott nüchtern, Orangensaft, in Milch gekochten Feigen, und von dem S. 39 genannten *Frauentee* mache man, wenn nötig, Gebrauch. An dieser Stelle sei auch erwähnt, daß übermäßiger Milchgenuß, der durchaus nicht notwendig ist, bei manchen Frauen zu hartnäckiger Obstipation, bei anderen wieder zu Durchfällen Veranlassung gibt.

Wurde schon in der Diätetik des Frühwochenbetts auf die überragende Bedeutung eines möglichst ungestörten *Schlafes* hingewiesen, so gilt dasselbe für das Spätwochenbett, ja für die Zeit über dasselbe hinaus. Mindestens in den ersten 6 bis 8 Wochen p. p. soll die Frau morgens 1 Stunde länger liegen und nachmittags, am besten nach Tisch, 1 bis 2 Stunden auf dem Sofa zubringen. Schlechtes Aussehen der Mütter, Gewichtsabnahme und Fahrigkeit sind häufig durch gestörten Schlaf bedingt, wie man erst nach Befragen erfährt. Daß eine ergiebige Mutterbrust das Kind gesund und in der Nacht ruhig erhält, kann nur wiederholt werden.

Nervöse Störungen sind gerade im Spätwochenbett in Form von Angst, Weinerlichkeit, Depression, unbegründeter Sorge um das Wohlergehen des Kindes und der Familie gar nicht selten. Über echte Psychosen im Wochenbett s. S. 415. Gerade bei nervösen Zuständen vermag die Beratung mit dem Arzte die Aufklärung über vermeintliche, nicht bestehende Gefahren und die genaue Erhebung über den Gesundheitszustand des Kindes viel Gutes zu stiften. Daher sollen die Frauen von den Mutterberatungsstellen oder anderen derartigen

Fürsorgeeinrichtungen ausgiebig Gebrauch machen. Eine fortlaufende Kontrolle von Mutter und Kind gestattet zur richtigen Zeit, etwa eintretende Schäden zu erkennen. Das gilt hinsichtlich der Mutter für das Auftreten von Erschöpfungszuständen, in denen das Stillen nicht mehr am Platze ist. Klagen über Kreuzschmerzen, besondere Müdigkeit, dabei trotz Schlafbedürfnisses Schlaflosigkeit, sind Hinweise darauf, daß die Mutter das Kind absetzen soll. Stechen zwischen den Schulterblättern kann im selben Sinne verwertbar sein, kann aber auch darauf hinweisen, daß allenfalls ein latent gewesener tuberkulöser Prozeß sich von neuem zu rühren beginnt. Jedenfalls wird man in allen derartigen Fällen nicht nur eine gynäkologische, sondern auch eine interne und röntgenologische Untersuchung vorzunehmen haben. Neuestens hat NÜRNBERGER darauf hingewiesen, daß Zeichen andauernder Schwäche, Müdigkeit, *Depression*, Abmagerung, aber auch Fettansatz, schwache oder fehlende Menses im Anschluß an das Wochenbett auf *Insuffizienz* des *Hypophysenvorderlappens* beruhen und durch systematische Gaben von 3mal täglich *1 Präphyson-tablette* behoben werden können. Allenfalls durch eine Injektionsbehandlung mit *Präphyson* (1 ccm täglich).

Eine weitere Frage betrifft die des Zusammenhanges zwischen *Stillen* und *Menstruation*. Die Laktation schiebt, wie wir wissen, die Wiederkehr der Regelblutung hinaus. Während bei nichtstillenden Frauen am Ende der 6. Woche post partum die erste Menstruation wieder einsetzt, findet man sie bei stillenden nur in etwa einem Fünftel bis einem Viertel der Fälle. Dagegen dauert diese Amenorrhoe nur in der Minderzahl der Fälle mehr als 4 Monate (STOECKEL). Es kann vorkommen, daß bei recht erschöpften Frauen, wenn sie lange stillen, der Uterus besonders klein, geradezu senil atrophisch wird und, was besonders beachtlich ist, eine solche Laktationsamenorrhoe in eine dauernde übergehen kann. Im Volke ist der Glaube verbreitet, daß mit dem ersten Einsetzen der Menstruation das Stillgeschäft allmählich wenigstens abzubauen wäre, eine Anschauung. der man zu widersprechen hat. Mag es auch vorkommen, und es kommt vor, daß das Kind während der Periode der Mutter Erscheinungen von Magen-Darmbeschwerden und Unruhe aufweist, so ist dies durchaus kein Grund, vom Stillen abzusehen, zumal der Zustand sich nach Aufhören der Menses wieder gibt und auch die Quantität der Milch, die während der Periode verringert sein kann, wieder steigt. Tritt während des Stillens neuerlich Gravidität ein, so läßt man die Frau allmählich das Kind von der Brust entwöhnen.

Systematischer *Sportbetrieb* ist vor Ablauf des 1. Vierteljahres post partum kaum ratsam. Es ist vorteilhaft, damit bis zum regelmäßigen Einsetzen der Periode zu warten. Daß bei Wiederaufnahme des Sports die natürliche Ernährung des Säuglings nicht leiden darf und daß anstrengende Übungen, bei denen man in Schweiß kommt, die Milchbildung verringern und darum zu unterbleiben haben, sei mit A. MAYER ausdrücklich hervorgehoben.

Schließlich sei noch erwähnt, daß auch die stillende Mutter Medikamente in den üblichen Dosen einnehmen kann, ohne trotz Überganges der Arzneistoffe in die Milch für den Säugling fürchten zu müssen. Die *Narkotika,* die *Drastica,* die *antiluetischen* Mittel gehen ebenso wie die *Antipyretica* und *Antineuralgica* in die Milch über. Praktisch kommen aber im normalen Früh- und Spätwochenbett nur die auch für den (luetischen) Säugling einer luetischen Mutter erwünschten Antiluetica und die *antineuralgischen* und *antipyretischen* Medikamente in Betracht, die dem Kinde keinesfalls schaden. — Über Spätblutungen im Wochenbett, die nicht nur aus dem Uterus stammen, sondern gelegentlich einmal auch aus Scheide, Clitorisgegend und Scheidengewölbe kommen können, siehe das pathologische Wochenbett S. 413.

Die Behandlung des pathologischen Wochenbettes.

Das Puerperalfieber.

Vorbemerkungen.

Zwischen völligem Nihilismus und leichtgläubigem Enthusiasmus jedem neuen Arzneimittel gegenüber liegen die Standpunkte der verschiedenen Ärzte hinsichtlich ihrer Anschauung über die Leistungsfähigkeit der Therapie des Puerperalfiebers. So manchem bleibt als der Weisheit letzter Schluß nur mehr der Satz, daß die Therapie eben in der Prophylaxe liege. Es wäre töricht, dies zu bestreiten, aber ebenso falsch, dem ausgebrochenen Krankheitsbild gegenüber sich gleichsam passiv zu verhalten. Wir müssen uns vielmehr mit allem unserem Wissen und allen therapeutischen Möglichkeiten dem Puerperalfieber gegenüber wappnen. Man kann um so mutiger, vertrauensvoller und zuversichtlicher an seine Aufgabe herantreten, wenn man in seinen Handlungen am Gebärbett gegen die drei Hauptgebote von SEMMELWEIS: Noninfektion, Abstinenz und Desinfektion nicht verstoßen hat. Hinzufügen aber muß man noch: wenn man dabei die bestmögliche Geburtsleitung walten hat lassen. Hierin nämlich liegt, unbeschadet der drei genannten Angelpunkte, der Kern des prophylaktischen Problems. Unrichtige Anzeigestellung in konservativer und noch mehr in operativer Hinsicht leiten so oft die Geburt in jenes Fahrwasser, aus dem ein Entrinnen ohne Kindbettfieber geradezu unwahrscheinlich wird. Gute Geburtshelfer sehen nicht bloß deswegen nur ausnahmsweise bei ihren Kranken Puerperalfieber, weil sie gewissenhaftest die Asepsis befolgen, sondern ebenso deswegen, weil sie auf Grund von Erfahrung und richtigem ärztlichen Gefühl zur richtigen Zeit die Entscheidung treffen, wie die Geburt zu leiten ist. Draufgänger ebenso wie Zauderer laufen Gefahr, mit unnötigen und zu frühen Operationen oder einem nicht mehr zu verantwortenden Zögern gerade jene Voraussetzungen zu schaffen, die dem Aufkommen eines Puerperalfiebers günstig sind. Weitaus am besten schneiden immer jene ab und mit ihnen die Mütter, die weitgehend auf die Kräfte der Natur vertrauen und der Kunst nur geben, was wirklich der Kunst ist.

Es macht keinen geringen Unterschied aus, ob man eine Kindbetterin zu behandeln hat, die man selber entbunden hat, oder die von anderer Seite entbunden worden ist. Auch dann, wenn man Geburtshelfer des Falles war, muß man sich unvoreingenommen und rechtzeitig darüber klar werden, ob eine Puerperalkrankheit vorliegt oder nicht. Selbsttrost und Anklammern an vage andere Möglichkeiten sind ganz falsch am Platze. Eine Wöchnerin, die fiebert, fiebert nur ganz ausnahmsweise von krankhaften Zuständen her, die außerhalb des Genitalbereiches oder außerhalb der Brustdrüse liegen. Eine kurze, aber genaue Untersuchung von Herz, Lunge, Nieren und Tonsillen usw. läßt derartige immerhin vorkommende Möglichkeiten ausschließen oder führt auf sie.

Muß man sich die bittere Wahrheit sagen, daß eine Frau vom Genitale fiebert, dann soll man sich, je früher, je besser, eine möglichst richtige Vorstellung darüber zu machen suchen, ob man es mit einer offenbar nur leichten, oder voraussichtlich schweren Wochenbettinfektion zu tun hat. Die Entscheidung darüber ist keinesfalls einfach, oft schwer, manchmal unmöglich. Was harmlos anfing, kann übel enden und umgekehrt kann sich ein Bild, das zu trüben Besorgnissen Anlaß gab, alsbald aufhellen. Was man in auswärts entbundenen Fällen über die Vorgänge der Entbindung erfahren kann, ist sehr wertvoll. Mitteilungen über Zahl und Art der inneren Untersuchungen, der Eingriffe, der dabei entstandenen Verletzungen, die Geburtsdauer lassen uns um so eher den Fall richtig in einen schwereren oder leichteren einreihen, wenn das Fieber sehr bald, vielleicht sogar schon unter der Geburt einsetzte, oder erst verhältnismäßig spät nach ihr begann. Der Gesamteindruck, den die Fieberkranke macht, wird durch das besonders bezeichnende Verhalten des Pulses in dem einen oder in dem anderen Sinne gefestigt. Eine Puerperalfieberkranke mit ruhigem Puls, der nicht mehr in seiner Schlagfolge erhöht ist, als es die absolute Temperaturzunahme bedingt, gibt für die nächste Zeit, solange der Puls bei diesem Verhalten bleibt, zu ernster Besorgnis nicht Anlaß. Weit schwerer ist es schon, den Fall als einen schwereren oder leichteren zu erkennen, wenn die Geburt mit großen Blutverlusten verbunden war, die allein die Pulsvermehrung bedingen können. Wer aus dem Gesamtverhalten der Kranken, dem Gesicht, den Augen, dem Aussehen der Zunge, der Haut, der Empfindlichkeit des Bauches, der allgemeinen Hinfälligkeit oder dem besseren Gesamtzustand nicht die Entscheidung treffen zu können meint, ob ein leichter, mittelschwerer oder schwerer Fall vorliegt, tut weitaus am besten, eine Puerperalfieberkranke einer Anstalt einzuweisen. Die Gesamtbeurteilung ist weit wichtiger als der Versuch, den Fall fein säuberlich in eines der diagnostischen Schemen einschachteln zu wollen. Wenn auch der Puerperalprozeß von einer streng umschriebenen Stelle seinen Anfang nimmt, so kann er sich auf den verschiedensten Wegen ausbreiten und verschiedene Organsysteme mehr minder rasch befallen. Darum ist eine scharfe Einteilung in die einzelnen Krankheitsbilder, anfänglich wenigstens, so und so oft gar nicht möglich, zumal gleichzeitig hier und dort Keime siedeln und Bilder erzeugen können, die bis in ihre letzten anatomischen Einzelheiten gar nicht auflösbar sind. Und gerade die schweren Fälle, die auf verschiedenen Wegen die Keime an verschiedene Stellen des Körpers bringen und ihn dadurch so besonders gefährden, machen es schlechterdings oft unmöglich, den Grad der Ausbreitung sicher festzustellen. Hochvirulente Infektionen, die auf dem Blut- und Lymphwege und gelegentlich außer diesen Wegen auch per continuitatem, beispielsweise vom Endometrium über die Tuben auf das Bauchfell sich ausbreiten, sind es in erster Linie, die unsere Therapie so schwer, so und so oft sogar ganz erfolglos machen. Wer sich die persönliche Einsicht in die Obduktionsbefunde Puerperalfieberkranker nicht hat entgehen lassen, der muß eine gewisse Dosis Skepsis in die Therapie mitbringen, ebenso aber auch das Wissen, daß nur die möglichst frühzeitige Erfassung der Fälle letzten Endes Ausschlag für eine erfolgreiche Therapie gibt. Aus solchen Erwägungen heraus ergibt sich, daß wir nicht Nihilisten der Therapie sein dürfen, sondern um jede Kranke mit allen Mitteln kämpfen müssen, in leichteren Fällen um die Krankheit abzukürzen und sie womöglich abzuriegeln, in schwereren um alles zu tun, um einen üblen Ausgang aller menschlichen Voraussicht nach zu verhindern.

Puerperalinfektion ist Wundfieber und als solches in erster Linie durch Streptokokken, sodann, wenn auch seltener, durch die ungefährlicheren Staphylokokken, das Bacterium coli, durch Mischinfektionen der genannten, ausnahmsweise durch den Gasbrandbazillus und durch den Tetanusbazillus erzeugt. Die gonorrhoische Infektion, Wundscharlach und die Diphtherie finden eine gesonderte kurze Besprechung S. 116, 119, 208.

Aus den unendlich mühsamen, untrennbar mit den Namen der Schulen ZWEIFEL, DÖDERLEIN, MENGE, BUMM verbundenen bakteriologischen Untersuchungen an Schwangeren und Wöchnerinnen geht hervor, daß die häufigsten Erreger des Kindbettfiebers, die Streptokokken, oft in den Genitalwegen der Schwangeren und Wöchnerinnen gefunden werden, ohne daß sie krankmachend wirken müssen. Trotzdem wäre es eine Vogel-StraußPolitik, wollte man auf dieses Vorkommen und die Selbstinfektion das Hauptgewicht legen, anstatt mit BUMM daran festzuhalten, „daß das Puerperalfieber von außen kommt". Daran ändert auch die Tatsache nichts, daß gelegentlich einmal eine nicht innerlich berührte Kreißende an puerperalem Fieber erkrankt. So gut wie jede innerlich untersuchte Frau ist, wenn sie krank wurde, durch mechanisch hinaufgebrachte Keime und nicht durch deren Eigenwanderung krank geworden. Diese Keime können aus der Scheide stammen, weit häufiger aber sind es Außenkeime, namentlich solche, die in der Umgebung der äußeren Scham nisten und gar bei länger dauernden Geburten besonders leicht nach dem Blasensprung den Weg nach aufwärts nehmen, gewöhnlich unter Vermittlung der Hand und der Instrumente der geburtsleitenden Personen. Die Barriere des Isthmus uteri wird mit dem Blasensprung vernichtet, keimhäufiges Gebiet geht jetzt in das bislang keimfreie ohne Grenzschutz über. Darum haben wir ja so großen Respekt vor dem inneren Muttermund. Den Erregern sieht man die Invasionskraft, ihre Virulenz, nicht an. Wir haben geglaubt, daß bei den Streptokokken die Eigenschaft der Hämolyse für die Bösartigkeit der Infektion entscheidend sei. Auch das ist nur bedingt richtig, wenngleich hämolytische Streptokokken immerhin etwas unheimliches bedeuten. Die Versuche, zwischen Keimen mit größerer und solchen mit geringerer Virulenz zu unterscheiden, sind, für den Praktiker wenigstens, dermalen noch nicht auswertbar. So müssen wir denn heute jeden Puerperalprozeß als Kampf zwischen Invasionskraft und Abwehrbereitschaft des Körpers auffassen und die Abwehrkräfte möglichst frühzeitig stellig machen, verstärken und vervielfachen, und das in praxi wenigstens mehr minder unbekümmert um die Bakteriologie des Genitalkanals.

Trotz gewichtiger Bedenken wird man auch gegenwärtig noch daran festzuhalten haben, daß Fieber im Wochenbett, selbst wenn es genitalen Ursprungs ist, noch lange nicht Kindbettfieber in des Wortes ernstester Bedeutung sein muß. Auch heute noch muß man an dem Begriffe der *Wundintoxikation*, dem Resorptionsfieber durch Aufnahme der Toxine von Saprophyten, und der *Infektion*, der Erkrankung durch Parasiten, dem eigentlichen Kindbettfieber, unterscheiden. Jenes entsteht bekanntlich durch die Wucherung von Keimen auf dem toten, dieses durch Eindringen und Vermehrung von Keimen ins lebende Gewebe. Wenn es auch vorkommen kann, daß für gewöhnlich saprophytär vegetierende Keime plötzlich invasible Fähigkeiten erlangen, so ist doch der Unterschied in den beiden Formen der Krankheit so durchgreifend und hinsichtlich der Vorhersage so grundlegend unterschiedlich, daß es nicht angeht, diese Begriffe zu verwischen. Man mag sie aus wissenschaftlichen Gründen mit Sigwart in die Gleichungen saprophytär gleich wenig virulent, parasitär hochvirulent bringen, man wird aber Wundintoxikation und Wundinfektion klinisch, wo immer dies angeht, trennen. Das ist in der allergrößten Zahl aller Fälle möglich.

Die Therapie der puerperalen Wundintoxikation.

Die verschiedensten Bakterienarten, unter ihnen auch solche, die wir als echte Parasiten kennen, wie die Streptokokken und Staphylokokken und viele Anaerobier, vermögen das Bild der Wundintoxikation oder Saprämie zu erzeugen. Die Keime gedeihen auf den abgestorbenen Trümmern des Gewebes der Geburtswege, wo sie reichlich Nährstoffe finden. Ihre Stoffwechselprodukte sind es, die entweder das sogenannte Resorptions- (Eintags-) Fieber oder die Endometritis erzeugen. Bezeichnend ist der plötzliche Fieberanstieg aus vollem Wohlbefinden heraus und die Tatsache, daß die Temperaturerhöhung den Allgemeinzustand nicht oder kaum beeinträchtigt, daß der Puls, was wesentlich ist, beruhigend langsam bleibt und der Bauch selbst keinerlei Druckempfindlichkeit aufweist. Schon die bloße Stauung und Zersetzung des Wundsekrets, das bei jeder Wöchnerin vom Endometrium her geliefert wird, kann den Zustand erzeugen, der natürlich um so leichter sich ausbildet, wenn etwa Blutkoagula oder Eihautfetzen den Halskanal mehr minder verlegen. Der Uterus ist etwas praller als gewöhnlich und eine gewisse Druckempfindlichkeit feststellbar. Alles, was die Fähigkeit des Uterus, sich zusammenzuziehen, hemmt, muß beseitigt werden. Sorge für regelmäßige Blasenentleerung alle 3 bis 4 Stunden, Verabfolgung gründlicher Einläufe, sei es mit Wasser, sei es unter Zusatz von Seife, sind vonnöten. Was über die Secalemedikation im Kapitel des normalen Wochenbettes anläßlich der Besprechung der Secaleprophylaxe gesagt wurde, findet hier in etwas ausgedehnterem Maße Anwendung. Im allgemeinen genügt die *Secalemedikation per os*. Die S. 351 angegebenen Ergotinrezepte wird man aber in solchen Fällen allenfalls wiederholen lassen, oder man schreibt ein Secaleinfus auf.

Rp. Infus. Secal. cornut. .... 10 : 150
D. S. 2stündlich 1 Eßlöffel.

Von den Spezialpräparaten verwendet man die ebenda genannten. Ausgezeichnet wirken 3mal täglich 1 Tablette *Gynergen* oder 3mal täglich 8 Tropfen dieses Mittels. An dieser Stelle sei hervorgehoben, daß Gynergen, in diesen Dosen angewendet, zu Gynergenschäden im Sinne etwa entstehender Gangrän an den Extremitäten nicht führt. Derartige Gefahren sind, außer bei septisch infizierten Frauen, besonders bei Überdosierung und bei Nichtbeachtung von Störungen im peripheren Nervensystem, wie Kribbeln und Pelzigsein der Zehen, nicht zu befürchten.[1] Man wird daher, um es gleich hier zu erwähnen, bei Sepsis puerperalis, sei es nach Abort, sei es nach Geburt, auf das Gynergen verzichten, bei Wundintoxikation und zur Prophylaxe im Wochenbett es aber in der genannten Dosis ohne Schaden, sehr zum Vorteil der raschen Rückbildung der Gebärmutter, anwenden.

Bei Lochialstauung und ihren Folgen im Sinne der Wundintoxikation macht man auch mit Vorteil von der *Chinintherapie* Gebrauch. Man gibt etwa *Cardiazol-Chinin-Suppositorien* (2mal täglich) und hat damit nicht nur eine gewisse tonisierende Wirkung auf den Uterus, sondern vielleicht auch eine Erhöhung der Widerstandskraft der Ge-

---

[1] Einer etwa auftretenden derartigen Störung begegnet man durch *venöse Euphyllin-* und subkutane Injektionen von 2 ccm *20%/₀ Natr. nitros.*

webe gegen die Toxine zu erwarten. Sehr bewährt hat sich Verf.
Chinin in der von WILLE gegebenen Vorschrift:

Rp. Amidopyrin 3,0
Tinct. Chin. comp. 15,0
Sirup. simpl. 20,0
Aqu. font. ad 200,0
D. S. 4mal täglich 1 Eßlöffel nach
gutem Umschütteln.

Ist neben der Vergrößerung der Gebärmutter eine gewisse Druckempfindlichkeit ihrer Kanten vorhanden, scheint es, als würde vielleicht eine Infektion auf die Tuben fortschreiten — man kann ja die
putride Endometritis als Intoxikation von der tiefergreifenden Infektion nicht von vornherein trennen — so erweist sich die entzündungswidrige Wirkung von *Calciumgaben* vorteilhaft. Man gibt in solchen
Fällen *Calcium chloratum 10⁰/₀ig*, 5 ccm intravenös, oder man gibt
Chinin-Calcium-Sandoz (Calgluchin), intragluteal 10 ccm, allenfalls
auch intravenös. Erwähnt sei, daß sich zur Beschleunigung der Rückbildung der Gebärmutter nach Versuchen an der Hebammenschule in
Bamberg die Einführung der sauren Wunddiät sehr bewährt hat.
Unter der Wunddiät nach BARDENHEUER — möglichst rohe, wenig gekochte Speisen mit reichlich Fett, wenig Kohlehydraten, wenig Flüssigkeit — sollen sich stinkender Ausfluß rasch bessern und auch die
Wunden bald heilen. Zur Verstärkung der Acidosis gibt man 3mal
täglich 10 bis 20 Tropfen *verdünnte Salzsäure*. Kochsalz ist zu vermeiden.

Leichtere Formen der *Endometritis post abortum* sprechen bekanntlich auf Gaben von *Follikelhormon* (einige Tage 1000 bis 3000 i. E.
Follikelhormon in injectione) ausgezeichnet an. Liegt ein Plazentarrest vor, ist die Behandlung mit Hormon aber erfolglos. Post partum
wird dieselbe wenig angewendet, doch wird nach dem Vorschlage von
ENGELHART und ZACHERL mit einer mittleren Menge von *10.000 M. E.
Follikelhormon* durch 3 bis 4 Tage hindurch bei weichem, schlecht
sich rückbildenden Uterus und ausgesprochen eitriger Lochialabson-
derung rasch die Rückbildung befördert. In Fällen ernsterer Störungen,
die offenbar schon einer Infektion ihre Entstehung verdanken, haben
diese Autoren bis zu *50.000 M. E. Follikelhormon* pro Tag gegeben
und diese Behandlung auch nach dem Temperaturabfall noch einige
Tage fortgesetzt. Es ist anzunehmen, daß unter dem Einfluß des Fol-
likelhormons eine raschere Überhäutung der endometranen Wunde
entsteht, mithin ein ätiologisches Therapieverfahren betrieben wird,
das freilich den Nachteil der Kostspieligkeit hat. Die medikamentöse
Behandlung der Lochialstauung und der Subinvolutio uteri kann man
durch physikalisch-thermische Maßnahmen unterstützen. Ein Prieß-
nitzumschlag (1 Handtuch wird in im Zimmer gestandenes Wasser getaucht, ausgerungen, auf den Bauch gelegt und mit einem trockenen
Tuch aus Wolle bedeckt) wirkt immer durch die allmählich entstehende Hyperämie günstig und kann zur Beseitigung der Lochial-

stauung beitragen. Andere ziehen die Eisblase vor, die aber von den Patienten gewöhnlich weit weniger angenehm empfunden wird als der Dunstwickel, den man 4stündig wechselt und über Nacht liegen läßt.

Lochialstauung und schlechte Rückbildung der Gebärmutter sind bei Zurückbleiben von Eihautfetzen und Blutkoagulis häufiger als ohne diese Vorkommnisse. Richtige und geduldige Behandlung der Nachgeburtsperiode verhütet oft das Zurückbleiben von Eihautresten, das in etwa 3% der Fälle vorkommen soll. Nach neuesten Untersuchungen von KAHANPAA aus der WICHMANNschen Klinik in Helsingfors ist die Retention von Eiteilen häufiger als man glaubt für die Morbidität im Spätwochenbett im Sinne länger fortdauernder Endometritis und ihrer Folgen anzuschuldigen. Es erhebt sich deswegen die oft aufgeworfene Frage, ob man bei Retention von Eiteilen aktiv vorgehen soll oder nicht, d. h. ob man sie entfernen soll oder ihre Ausstoßung bloß indirekt durch Tonisierung des Uterus zu begünstigen hat. Daß man bei der Versorgung einer Wöchnerin beispielsweise bei der Naht post partum etwa aus der sichtbaren Cervix heraushängende Eihautfetzen mit der Kornzange entfernen wird, ist selbstverständlich. Daß man aber bei unvollständigen Eihäuten grundsätzlich dieselben mechanisch entferne, ist nicht geboten (s. S. 337). Im allgemeinen genügen die geschilderten Maßnahmen, die die Rückbildung des Uterus befördern, auch um die Eihautreste zur Ausstoßung zu bringen, bzw. ihre Auflösung zu befördern. Blutkoagula im Uterus und deren Zersetzung werden gar nicht selten dadurch begünstigt, daß der Arzt in der Nachgeburtsperiode durch fortwährendes Drücken und Quetschen am Uterus die Lösung beschleunigen will und dadurch den Uterusmuskel ermüdet, der dann mit Blutung antwortet, die wieder ihrerseits die Anwendung der verschiedenen Tonika notwendig macht. Je natürlicher die Nachgeburtsperiode geleitet wird, um so weniger ist auch die Ansammlung von Blutkoagulis zu befürchten. Auch die grundsätzliche Anwendung von Secalepräparaten für jeden Fall in der Nachgeburtsperiode ist namentlich bei höherer Dosierung der Mittel nicht angezeigt, denn man sieht immer wieder, daß der besonders starken Zusammenziehung der entleerten Gebärmutter dann eine Erschlaffung folgt, während welcher es zur Absetzung von Blutkoagulis ins Cavum uteri kommt. Es ist immer empfehlenswert, 2 bis 3 Stunden post partum durch Druck auf den Uterus etwa angesammeltes Blut zu entfernen.

Die Lochien bei Subinvolutio uteri und dem dadurch so häufig bedingten Eintagsfieber haben gewöhnlich einen mehr minder üblen Geruch. Peinliche Sauberkeit, häufiges Abspülen der äußeren Genitalien vermögen einiges zu helfen. Gegen den üblen Geruch ist das Medikament *Cos* ausgezeichnet. Das Gemisch von ätherischen Ölen, welches man in der Menge von 25 Tropfen etwa auf die Vorlage aufträufelt, wirkt auffallend gut geruchbeseitigend und kann deswegen empfohlen werden.

In älterer Zeit hat man ganz allgemein bei der Wundintoxikation ebenso wie bei einer etwa beginnenden Infektion des Endometriums durch Spülungen therapeutisch zu wirken versucht. Einer solchen Spülung möchte Verf. nur dann das Wort reden, wenn besonders übelriechende Lochien durch eine Reihe von Tagen anhalten und das *einzig Abwegige* im ganzen Wochenbett darstellen. In solchen Fällen sieht man von einer am 8. oder 9. Tage des Wochenbettes vorgenommenen vorsichtigen Scheidenspülung keinerlei Nachteile, wohl aber beseitigt man dadurch den üblen Geruch. Man spüle aus einer Fallhöhe von nicht mehr als höchstens 70 cm mit ausgekochtem Irrigator und gläsernem sterilen Mutterrohr mit 2 bis 3 Litern dünner *essigsaurer Tonerde* (eine Statimpatrone auf 1 Liter Wasser) oder mit lichter *Kaliumpermanganatlösung.*

Von der einfachen Lochialstauung, dem Eintagsfieber, führen fließende Übergänge zu den schwereren Formen der Wundintoxikation, die sich als sogenannte *putride Endometritis* durch stärkere Beeinflussung des Allgemeinbefindens, ausgesprochenes Krankheitsgefühl, durch Tage hindurch dauernde Fiebersteigerung mit und ohne ausgesprochene Remissionen kundgibt. Die Entscheidung, ob eine Wundintoxikation vorliegt oder ob nicht doch eine Infektion sich auszubreiten beginnt, ist sehr schwer, manchmal ganz unmöglich. Solange aber der Puls eine nur geringfügige Erhöhung zeigt, kann man das erstere annehmen, besonders, wenn der Lochialfluß zeitweise stockt, dann wieder reichlich schubweise kommt, sehr übel riecht und von der Geburt her die Retention von Eihäuten bekannt ist. Grenzfälle, in denen aus dem avirulenten Saprophyten hochvirulente invasionsbegabte Parasiten werden, und aus der Intoxikation die echte Wundinfektion wird, kommen bekanntlich vor. Deswegen ist es einzig richtig, sich in solchen Fällen hinsichtlich der Therapie wenigstens auf das Schlimmere vorzubereiten, also möglichst früh die Abwehrkräfte des Körpers zur Beseitigung der Infektion heranzuziehen, wie dies im nächsten Kapitel ausführlich beschrieben wird. Bei Zersetzung faulender Aborteier kann es vorkommen, daß aus der Saprämie die Sepsis entsteht. Ganz besonders gefährlich ist in dieser Hinsicht der Plazentarrest post partum. Mag anfänglich auf dem zurückgebliebenen Gewebe auch nur eine Vermehrung von Saprophyten stattfinden, aus ihnen können auf diesem ausgezeichneten Nährboden die gefährlichsten, mit den virulentesten Kräften ausgestatteten Infektionserreger werden. Darum ist Sepsis und Pyämie gerade im Anschluß an zurückgebliebene Plazentarreste post partum (seltener post abortum) eine leider ebenso häufige wie hochgefährliche Krankheitserscheinung. Über die Behandlung dieses Zustandes siehe S. 400 f.

Die Therapie der puerperalen Wundinfektion.

Wie jede allgemeine Wundinfektion örtlich beginnt, also ihre Eintrittspforte hat, so ist es auch im allgemeinen mit der puerperalen Wundinfektion, die von bestimmten Lieblingsstellen, den Wunden an der äußeren Scham (der Scheide), viel häufiger der Cervix und ganz besonders der Plazentarstelle ihren Ausgangspunkt nimmt. (Die genannten Stellen, besonders die Plazentarstelle, können auch in seltenen Fällen metastatisch, beispielsweise bei einer bestehenden Angina, befallen werden.)

Während Vulva- und Scheidenwunden im allgemeinen für die Ausbreitung der Infektion auf den übrigen Organismus trotz der Gefahr der ständigen Verunreinigung wenig empfänglich sind, ist die scheinbar so gesicherte Plazentarstelle besonders gefährdet. Dies rührt daher, daß sie mit ihren klaffenden Venenöffnungen sozusagen mit dem Blute des Körpers in unmittelbarer Berührung steht, und weiters daher, daß gerade an der Plazentarstelle ein Abbau und Zerfall des puerperalen Gewebes vor sich geht, welches Gewebe zufolge seiner Hinfälligkeit für Infektionserreger besonders empfindlich ist. Bekanntlich kann der Puerperalprozeß an der Stelle des Eintrittes der Erreger lokalisiert bleiben, oder er kann sich von der Eintrittspforte aus in den Körper verbreiten. So kommt es entweder zu den *lokalen* Prozessen oder zur *Ausbreitung der Infektion über die Wunden hinaus*. Auch für die Zwecke der Therapie ist es nur folgerichtig, demnach sich an die Bummsche Einteilung zu halten, welche unterscheidet:

I. *Lokale Prozesse.*

Damm-, Scheiden-, Cervix-, Endometriumwunden.

II. *Allgemeine Prozesse.*

Sie breiten sich aus a) auf dem Wege der Blutbahnen und führen zu Thrombophlebitis, Pyaemie und Septikopyaemie,

b) auf dem Wege der Lymphbahnen und können erzeugen Metritis (dissecans), Parametritis, Perimetritis und Peritonitis (letztere, namentlich bei Aborten, sehr häufig auf dem Wege Endometrium-Tube entstehend) (vgl. auch S. 405 f.).

Wer richtig pathologisch-anatomisch denkt, kann, gegenwärtig wenigstens, nicht daran zweifeln, daß es ein Allheilmittel gegen jedwede Form des Puerperalprozesses nicht geben kann. Daß eine *Lokalbehandlung*, abgesehen von einigen unwesentlichen, geradezu belanglosen Eingriffen (s. später) nicht nur nicht nützen, sondern bei dem Wesen dieser Krankheit eher schädlich sein muß, liegt auf der Hand. Gerade die deutsche Geburtshilfe vertritt mit besonderem Nachdruck den richtigen Standpunkt, daß örtliche Behandlung die natürlichen Schutzvorrichtungen des Körpers viel eher stören heißt, und darum jede Lokalbehandlung abzulehnen ist. Da aber auch, wie wir noch sehen werden, die *chirurgische Therapie* des Puerperalfiebers nur ein verhältnismäßig kleines und eng umschriebenes Anzeigegebiet hat, und da auch physikalische Heilmethoden nur eine untergeordnete Bedeutung im therapeutischen Programm haben, so läuft das Wesen unserer heutigen Therapie des Puerperalfiebers auf *die medikamentöse Therapie* desselben und die nicht minder wichtige *Allgemeinbehandlung* der Kranken hinaus.

Medikamentöse Therapie.

Die Erwartungen, die man in die medikamentöse Therapie des Puerperalfiebers gesetzt hat und noch setzt, können bei dem heutigen Stand unseres Wissens nur teilweise befriedigt werden. Eine Vernichtung der Infektionserreger, oder eine direkt spezifische Unterstützung des Körpers zwecks Abwehr der Infektion ist auch heute noch kaum erreichbar, während Medikamente, die die Widerstandskraft des Körpers im allgemeinen steigern und die Abwehrkräfte heben, mit mehr Aussicht auf Erfolg in Gebrauch stehen. Schon die Tatsache, daß die Zahl der angeblich beim Puerperalfieber wirksamen Heilmittel eine so ungeheure ist, und daß es um viele der neueren und neuesten Mittel nach einer mehr minder „ausgezeichneten" Wirkungsweise eigentümlich still wird, weist uns schon darauf hin, daß wir an alle Medikamente mit einer nötigen Dosis von Skepsis herantreten müssen. Darum tut E. PHILIPP *sehr recht*, wenn er in seiner Bearbeitung des pathologischen Wochenbettes in STOECKELS Lehrbuch die der Therapie gewidmeten Abschnitte mit dem Titel Versuch einer Chemo-Sero-Vakzine-Reizkörpertherapie und schließlich Versuche einer chirurgischen Behandlung überschriftet! Will man ein Medikament als auch nur einigermaßen wirksam anerkennen, muß man zumindest fordern, daß es sich bei schweren Fällen von entschiedenem Einfluß gezeigt habe. Gewiß läßt die klinische Erfahrung schwere, mittelschwere und leichte Fälle trennen, es ist aber gerade bei der Prüfung solcher Medikamente höchst wünschenswert, daß gleichzeitig auch ein bakteriologischer Befund erhoben werde, und daß, will man kritisch sein, die Besserung des Puerperalfiebers mit der Besserung des Blutbefundes, bzw. dem Schwinden der Bakterien aus dem Blute gleichlaufe. Wenn auch in solchen Fällen der absolute Wert eines Präparats an der Hand des Blutbefundes noch nicht erwiesen ist, weil auch ohne Zusatz von Medikamenten das Blut keimfrei werden kann, so ist doch damit für die Beurteilung der Wirksamkeit eines Stoffes ein sehr wichtiges Kriterium gegeben. Unsere nicht beirrbaren Hoffnungen auf ein wirkliches Heilmittel des Puerperalfiebers würden nicht so oft enttäuscht werden, wenn nicht immer wieder der bedenkliche Fehler gemacht würde, daß man saprämische Prozesse, die mit einem hohen Fieberanstieg beginnen können, für schwere Puerperalfieber hält und eine Besserung auf die Verabreichung eines Mittels hin als Beweise der Wirksamkeit dieses oder jenes Präparats hinstellt, obwohl auch ohne dieses Heilmittel der Prozeß an sich durch die Natur ausgeheilt worden wäre. Eingangs wurde schon gesagt, daß trotz dieser berechtigten Bedenken ein therapeutischer Nihilismus auch Medikamenten gegenüber fehl am Platze ist. Aber ebenso sicher ist es, daß eine kritische Einstellung besonders not tut. Fehlt diese, dann ist es nur die Zeit, die die Spreu vom Weizen sondert, die Zeit, in deren Verlauf die unbrauchbaren Medikamente aus der Praxis verschwinden, nachdem sie manchem therapiebeflissenen Arzte schwere Enttäuschungen bereitet haben.

Die Versuche, durch *spezifische Immunkörper* das Puerperalfieber
zu heilen, haben zur Einführung der *Serum*therapie Veranlassung
gegeben, welche einiges, aber lange nicht alles gehalten hat, was sie
zu versprechen schien. Immerhin ist ein Serum, welches mit einer
antitoxischen und antibakteriellen Streptokokkenquote hergestellt ist,
wie das Höchster-Serum, das Antistreptokokkenserum des Wiener
Serodiagnostischen Instituts und andere Sera, *möglichst frühzeitig*
angewandt, denn doch imstande, zumindestens die Abwehrkräfte des
Körpers wesentlich zu erhöhen, wobei weniger die spezifische als die
unspezifische Wirkung in den Vordergrund gerückt werden soll. Hat
man auf Grund des klinischen Verhaltens den Eindruck eines
schwereren Falles von Puerperalfieber, zögere man nicht mit der Verabfolgung von *50 bis 100 ccm des Serums*, welches man subkutan in
die Oberschenkel zu je 50 ccm injiziert. Kaum jemals ist man in der
Lage, das vielleicht noch wirksamere Rekonvaleszentenserum nach
einem Sepsiskranken zur Verfügung zu haben, wenngleich theoretisch
wenigstens sein Wert ein höherer sein mag. Gegen Fortsetzung der
Seruminjektion — pro Tag je weitere 50 ccm durch 4 bis 5 Tage —
bestehen keine Bedenken. Wissen muß man, daß etwa 8 Tage nach
der ersten Injektion das bekannte Serumexanthem auftritt, welches mit
seinen Erscheinungen von Urtikaria und dem lästigen Juckreiz, Fiebersteigerungen, allenfalls Gelenkschmerzen, symptomatische Maßnahmen
erfordert, wie wir sie bei der Behandlung der Dermatotoxikosen, S. 85
ausführlich erörtert haben.

Gibt man gleichzeitig mit der Serumbehandlung *Calcium-chloratum*
(5 bis 10 ccm i. v.), baut man der Anaphylaxie vielfach wirksam vor,
und hat überdies durch die Calciumbehandlung eine gewisse entzündungswidrige Therapie eingeleitet. Mein Lehrer Peham hat schon im
Jahre 1904 mit dem Paltaufschen Serum in der Menge von 100 oder
sogar in der Gesamtmenge von 200 g die ersten Erfolge erzielt, namentlich bei jenen Kranken, bei denen ehebaldigst mit der Behandlung
begonnen wurde. Auch Bucura ist dem Serum als Anhänger treu
geblieben und hebt in bezug auf die Anzeigestellung zur Serum-
einspritzung mit Recht hervor, daß man bei der Schwierigkeit einer
Lokalisationsdiagnose im Beginn des Puerperalfiebers auch auf die
Umstände des Falles, insbesondere viele innere Untersuchungen,
operative Eingriffe usw. großes Gewicht im Sinne der möglichst frühen
Anwendung des Serums zu legen habe.

Eine gewisse Unterstützung scheint die *Serumtherapie* durch die
gleichzeitige Verabfolgung von *Alkohol* zu erfahren. Nach Liepmann
ergibt der Zusatz von 100 ccm 33%igen Alkohols i. v. täglich oder
jeden 2. Tag zur Serumtherapie (er injiziert subkutan rechts und links
vom Nabel je 50 ccm Normalpferdeserum) bessere Resultate als die
bloße Serumtherapie. In ihr wird eine wirksame Reiztherapie und in
der Alkoholbehandlung neben der Einsparung von Körperkräften eine
Stärkung des retikuloendothelialen Systems erblickt. Nur Sepsis und
Septikopyämie sind Objekte dieser Behandlung, deren sich Verf.

wiederholt bedient hat. Im Anschluß an dieses Verfahren sei gleich auf die *i. v. Alkoholtherapie* des Puerperalfiebers und die Behandlung dieses Zustandes mit großen Alkoholgaben per os hingewiesen. Sie besteht in der möglichst frühzeitigen, am besten zu Beginn eines Schüttelfrostes einsetzenden intravenösen Zufuhr von etwa *50 bis 60 ccm absoluten, mit physiologischer Kochsalzlösung auf 200 ccm verdünnten Alkohols.* Er muß körperwarm in die Vena cubitalis, am besten mit zwei abwechselnd im Gebrauch befindlichen 20 ccm fassenden Rekordspritzen eingebracht werden. Vor paravenösen Injektionen, die Schmerzen machen, hüte man sich. Jedesmal sieht man, wie die Kranken in einen Rausch kommen, an dem sich ein längerer Schlaf anzuschließen pflegt (A. BAER). KÜSTNER sieht im Alkohol eine bakterizide Wirkung, da seine Versuche im Reagenzglas eine Hemmung des Streptokokkenwachstums im Bouillon auf Zusatz von $1^0/_0$igem Alkohol ergeben haben. Bei der Schwierigkeit, Ergebnisse in vitro mit den Vorgängen im Körper zu vergleichen, bleibe die bakterizide Wirkung des Alkohols hier unerörtert. Daß er Kräfte sparend als ausgezeichnetes Brennmaterial und vor allem als Excitans des Herzens wirkt, steht außer Frage (s. S. 397).

Wenn es richtig ist, daß in Fällen von Puerperalfieber, die zu einem schlechten Ausgang neigen, die Blutalkaleszenz immer mehr abnimmt, dann ist der Gedankengang von SCIPIADES, die Acidose des Blutes herabzumindern, folgerichtig. SCIPIADES injiziert 50 bis 70 ccm einer folgendermaßen bereiteten Lösung von *Natrium hydrocarbonicum,* zimmerwarm der Kranken: 92 g Aqua destillata werden in einer 100 ccm-Flasche sterilisiert, auf 20^0 C abgekühlt und darin 8 g Natrium hydrocarbonicum purum analysatum aufgelöst. Nach der Injektion tritt leicht ein Frost ein, dann pflegt Besserung zu folgen. Verf. hat das Verfahren mehrmals mit Erfolg ausgeprobt, wobei zu bemerken ist, daß es sich allerdings um offensichtlich deletäre Fälle nicht gehandelt hat. Die Idee, die Blutalkaleszenz zu erhöhen, liegt auch der Verschreibung

Rp.	Ammon. carbon.	0,5
	Liqu. ammon. anis.	5,0
	Aquae ad	200,0
	Sirup simpl.	20,0

Alle 2 Stunden 1 Eßlöffel.

zugrunde, eine Idee, die von UNNA zur Behandlung des Erysipels empfohlen und von EYPEL bei septischen Prozessen wirksam gefunden worden ist.

Der Versuch, das Puerperalfieber ursächlich durch Einverleibung abgetöteter Infektionserreger zu beeinflussen, kann heutzutage wenigstens als noch nicht gelungen bezeichnet werden. Die *polyvalenten Streptokokkenvakzinen,* wie sie von verschiedenen Instituten hergestellt werden (Behringwerke, Wiener Serotherapeutisches Institut), sind zwar so und so oft scheinbar erfolgreich, doch läßt sich der Beweis für ihre Wirksamkeit, gemessen an schweren und schwersten Fällen und am Verhalten des Blutbefundes, nicht erbringen. Autovakzine erfordert zur Herstellung Zeit, die nicht ungenützt verstreichen zu lassen, gerade beim Puerperalfieber ein Hauptpunkt des Therapieprogramms ist. Mit KOEHLER muß man in diesem Belange bemerken, daß gerade bei der Pyämie mit ihren fortwährenden Bakterienschüben Gelegenheit wäre, durch eine Art natürliche Autovakzination den Prozeß zu heilen, was aber nicht der Fall ist. Somit erscheint die Vakzinetherapie nicht besonders aussichtsreich.

Einen breiten Raum in der Behandlung des Puerperalfiebers nehmen die *Schwermetalle* ein. Man muß sagen, daß die Theorie ihrer Wirkung am Krankenbett entschieden enttäuscht hat. Eine bakterientötende Wirkung des Silbers, Goldes, Kupfers, Eisens, selbst bei Injektionen in kolloidaler Form hat sich als unmöglich erwiesen. Eine Desinfektion des Blutes im Sinne der erstrebten Therapia magna sterilisans gibt es also nicht. Aber auch die katalytische oder adsorptive Wirkung dieser Stoffe stößt praktisch und theoretisch auf Bedenken. Ob die Kolloidmetalle im Sinne einer Reizwirkung Erfolge bringen oder nicht, ist schwer zu beantworten. Leukozytose scheint, wenigstens im Tierversuch, eine Rolle zu spielen. Von Präparaten ist besonders das *Collargol* Heyden (i. v. 5 ccm) zu nennen, dessen Dosis unbedenklich an mehreren aufeinanderfolgenden Tagen wiederholt werden kann. Das *Elektrocollargol* (5 ccm $2^0/_0$ige Lösung) löst geringere Reaktionen aus, ebenso *Dispargen*. Besonderer Beliebtheit erfreut sich das *Argochrom* (eine Verbindung kolloidalen Silbers mit Methylenblau). Es wird nicht nur intravenös (5 ccm der injektionsfertigen Lösung), sondern vielleicht noch wirksamer im Tropfklysma gegeben. ALKE hat in seinen Fällen meist nach 6 bis 8 Einläufen von *0,2 Argochrom*, gelöst in 1 Liter Wasser und jeden 2. Tag gegeben, ausgezeichnete Erfolge gesehen. Zur unspezifischen Abwehrsteigerung verabfolgt er im Beginn der Behandlung eine Omnadininjektion und gibt außerdem hohe *Salycildosen*.[1] *Kupro- und Aurokollargol*, welche an der Frankfurter Frauenklinik intravenös in der Menge von 5 bis 20 ccm gegeben wurden, scheinen nicht mehr zu leisten als Argochrom. Alle Metallpräparate müssen streng venös injiziert werden, will man nicht derbe, schmerzhafte Infiltrate erleben. Auch von ihnen gilt, daß sie möglichst im Beginne der Erkrankung zu verabreichen sind, sollen sie, wenn überhaupt, so im Sinne der Abkürzung eines Puerperalprozesses wirksam sein. Großer Beliebtheit erfreut sich das *Detoxin*, ein Keratinhydrolysat, welches im Sinne der unspezifischen Leistungssteigerung entschiedene Erfolge in der Behandlung des Puerperalfiebers aufzuweisen hat. Am zweckmäßigsten ist es, im Beginn des Fieberanstieges, besonders bei Schüttelfrost, 10, vielleicht

---

[1] 12 bis 15 g Salicyl nach folgender Verschreibung:

Rp. Natr. salyc. 30,0
Natr. bicarb. 60,0
Syrup Aurant. 300,0
Aqua frig. ad 1000,0

noch besser 20 ccm i. v. zu injizieren, und allenfalls in den nächsten Tagen die Dosis zu wiederholen. Gute Erfolge berichtet Ziegler von dem Schwefel-Silberpräparat *Euthargen.*

Von den *Farbstoffen,* denen man eine desinfektorische Kraft auf das Blut im Sinne einer Therapia magna sterilisans zubilligen zu können vermeinte, verdienen außer dem schon genannten Argochrom noch das *Trypaflavin,* das *Prontosil,* sodann andere Präparate, vor allem Jodverbindungen, erwähnt zu werden. Verf. hat sich des Trypaflavins bei schwerster Septikopyämie mit besonderer Vorliebe in vorsichtigster i. v. Einverleibungsform in der Weise bedient, daß er nach dem Vorschlage des Internisten Lauda auf die erste Injektion von 10 ccm einer $4^0/_0$igen Lösung alsbald eine $7^0/_0$ige (10 ccm) 1- bis 2mal folgen ließ. Die paravenöse Injektion ist gerade bei der Trypaflavinbehandlung höchst unangenehm, weil sie zu schwersten Infiltraten Anlaß gibt, die bis zur Abstoßung der Fascie mit Bloßliegen der Muskulatur führen können! Aber auch bei streng i. v. Injektion pflegt die Vene später bei stärkeren Konzentrationen zu thrombosieren. Bei der Anwendung höher konzentrierter Lösungen nach dem Vorschlag von Lauda gewann aber Verf. in einigen ganz schweren Fällen von Septikopyämie, darunter einem auf dem Boden eines zurückgebliebenen Plazentarrestes post partum den Eindruck einer hohen Wirksamkeit dieses Mittels.

Ebenfalls aus der Reihe der Akridinpräparate kommt das *Rivanol,* welches der Bummschen Klinik bei intravenöser Anwendung von 30 bis 50 ccm einer $1^0/_{00}$igen Lösung im Beginn schwerer Puerperalfiebererkrankungen Gutes geleistet hat.

In neuester Zeit läuft allen diesen Präparaten das *Prontosil* entschieden den Rang ab. An einer gewissen Wirksamkeit des Prontosil zu zweifeln, geht nach den bisherigen Mitteilungen und eigenen Erfahrungen nicht an. In ihm aber das Allheilmittel der Sepsis puerperalis erblicken zu wollen, läßt sich jedoch nach dem gegenwärtigen Stande unseres Wissens ebenfalls nicht behaupten. Nach dem, was eingangs über die pathologische Anatomie und die Verbreitungswege des Puerperalfiebers gesagt wurde, ist ja ein solches Heilmittel augenblicklich nicht zu erwarten. Lokale und allgemeine Erkrankung, ganz zu geschweigen von der einwandfreien Wirkung des Prontosils beim Erysipel, antworten im allgemeinen gut auf die Prontosiltherapie. Die Dosierung schwankt noch. Kombination von Gaben per os (Prontosiltabletten à 0,3 g) im Verein mit Injektion einer $2^1/_2{}^0/_0$igen intramuskulären Lösung gelten gegenwärtig als ebenso wirksam wie unschädlich. Frühzeitiges Einsetzen der Behandlung und Behandlung per os im Verein mit der intramuskulären Injektion sind ebenso notwendig wie Fortsetzung wenigstens der oralen Therapie nach Besserung des Zustandes. Der von Dolf eingeführte Prontosilstoß besteht in folgender Dosierung: in den ersten 5 Tagen werden 2mal täglich 15 ccm des Prontosil solub. injiziert und dazu 12 Tabletten (= 3,6 Prontosil) per os gegeben. Der 2. Stoß (6., 7., 8. Tag) sieht nur 6 Prontosiltabletten im

Tage vor, der 3. (9., 10., 11. Tag) 3 Prontosiltabletten. Frühestens am
9. Tage läßt DOLF einen neuerlichen Prontosilstoß, diesmal aber nur
von 3tägiger Dauer, ausführen, der in der Injektion von 2mal 15 ccm
Prontosil und 12 Tabletten des Mittels besteht.

Einer gewissen Beliebtheit erfreut sich auch seit langem die *Jod-
behandlung* des Puerperalfiebers, besonders die PREGELsche Jodlösung,
die man allerdings in der Menge von 30 bis 50 bis 150 ccm venös geben
muß. Über die Möglichkeit von Thrombosen in den Armvenen, auch
Embolien nach Infusion der PREGL-Lösung wurde berichtet. Versuche
mit *Mirion*, ferner mit dem Jodpräparat *Inoid* (2 ccm venös) haben
ergeben, daß namentlich im Beginn des Puerperalfiebers damit Erfolge
erzielt werden können. Ebenso ist es auch mit *Yatren*, welches in
intravenöser Injektion von 5 bis 20 ccm einer $10^0/_0$igen Lösung von
BAUEREISEN seinerzeit mit Erfolg benützt worden ist. In Amerika gilt
besonders das *Merkurochrom*, eine *Quecksilber-Chromverbindung*, als
ein wirksames Mittel im Kampfe gegen das Puerperalfieber. Es wird
i. v. in $1^0/_0$iger Lösung in der Menge von etwa 20 ccm verabreicht;
größere Erfahrungen auf europäischem Boden scheinen nicht vorzu-
liegen. Über die *Salvarsantherapie* beim Puerperalfieber mangeln Verf.
eigene Erfahrungen. *Neosalvarsan* ist wiederholt in der Menge von
0,5 intravenös in 10 ccm sterilem Wasser gelöst, verwendet worden.
Die Hallenser Klinik hat sich der Kombination von *Sublimat* und
Neosalvarsan in der Weise bedient, daß 0,3 Neosalvarsan in 5 ccm
Wasser gelöst und mit 2 ccm einer $1^0/_0$igen Sublimatlösung in einer
LYERschen Spritze gemischt wurden; der entstehende Niederschlag
wird durch Schütteln beseitigt und dann das Präparat injiziert. Die
Erfolge sind nicht eindeutig, wiewohl man mit HALBAN und KOEHLER
durch das Salvarsan eine Anregung der Antikörperbildung durch Erhöhung der Knochenmarkstätigkeit erwarten zu können glaubte. Es
ist nicht auszuschließen, daß in einzelnen Fällen auffallender Erfolge
die Puerperalfieberkranke latent luetisch war, zumal man immer
wieder sieht, daß latente Luetikerinnen und noch mehr manifeste besonders zu fieberhaftem Wochenbett neigen. In diesen Fällen wird
man sich sogar mit voller Absicht des Salvarsans oder der Kombination
von Salvarsan und Sublimat bedienen (vgl. S. 131).

Wurde im vorhergehenden schon bei den verschiedenen, vielfach
als geradezu spezifisch heilsam bezeichneten Präparaten darauf hin-
gewiesen, daß sie wohl nur als Reizmittel wirken, die die allgemeine
Abwehrkraft des Organismus unspezifisch steigern können, so sind
eine Reihe von Präparaten angegeben worden, die nur zu diesem
Zwecke Verwendung finden sollen. Es sei an das *Aolan*, an das
Caseosan, an die Versuche der Heilung des Puerperalfiebers mit
Milchinjektion, kurz an alle Präparate erinnert, die unter dem Sammel-
namen der *Proteinkörpertherapie* zusammengefaßt werden. Über diese
Therapie hat jeder Gynäkologe von der Behandlung der — sit venia
verbo — gynäkologischen Adnexentzündungen her seine eigenen Erfahrungen. Für die Puerperalfieberkranken sind die Erfolge, soweit

es sich um Sepsis, Septikopyämie, kurz um schwere Allgemeinerkrankungen handelt, keineswegs ermutigend. Dagegen kann diesen Mitteln in der Behandlung örtlicher Adnexentzündungen puerperaler Natur, besonders nach Abortus, ihre Wirkung durchaus nicht abgesprochen werden. Sie können in den üblichen Dosen (intramuskuläre Injektion der injektionsfertigen Präparate einen um den anderen Tag) nur empfohlen werden. Dieselbe gute Wirkung wie den Proteinkörpern möchte Verf. bei der Behandlung der Adnexentzündung puerperalen Ursprungs auch der i. v. und i. m. *Calciumtherapie* (10 ccm Calcium Sandoz i. v. oder i. m. bis zur Entfieberung) zuschreiben. Viel von sich reden gemacht hat der *Fixationsabszeß*, der in der Weise angelegt wird, daß in die Fascie des Oberschenkels *5 ccm Terpentinöl* injiziert werden. Sein Wirkung liegt wohl ebenfalls im Sinne einer Resistenzsteigerung und Vermehrung der Leukozyten. Namentlich in lateinischen Ländern viel benützt und auch bei Infektionskrankheiten wie Typhus dortselbst gern angewendet, sind bei uns nur wenige Berichte darüber laut geworden, jedenfalls scheint auch nach eigener Erfahrung der Behandlung durch den Fixationsabszeß ein besonderer Vorzug vor den anderen Methoden nicht zuzukommen, wozu der Nachteil sich gesellt, daß eine Inzision des Abszesses mit Ablassen des Eiters notwendig ist. Verf. hatte den Eindruck, daß rasche Abszeßbildung prognostisch günstig ist. LITWAK haben sich bei Puerperalfieber *intramuskuläre Eigenblutinjektionen* (jeden 2. Tag, erste Dosis 10 ccm, dann immer 1 ccm weniger) gut bewährt.

Ältere Ärzte, besonders in England, benützen seit altersher bei Puerperalfieberkranken *Chinin*. Es wird ihm eine gewisse Erhöhung der Widerstandskraft des Gewebes gegenüber den im Blut zirkulierenden Bakterien zugeschrieben. LUKER bedient sich des Chinins in Form der *intravenösen* und *intramuskulären Injektion* des *Chininum bihydrochloricum*, welches er intramuskulär in der Menge von 0,3 g in 1 ccm Wasser gelöst gibt, oder intravenös, 0,2 g in 10 ccm sterilem Wasser (THALER). Wenn man berücksichtigt, daß das Chinin ein Leukostimulans ist, daß es eine tonisierende Wirkung auf den Uterus hat und seit jeher mit Recht ebenso wirksam als Antipyretikum gilt wie appetitbefördernd, kann man einer Chinintherapie durchaus das Wort reden, namentlich in leichteren Fällen, wie bereits S. 383 hervorgehoben. Im übrigen rät neuerdings SIEGERT zu *hohen Chinindosen*, und zwar nach folgender Vorschrift:

> Rp. Chinini hydrochlor. .... 2,0!
> M. f. glob. anal.
> D. tal. dos. Nr. V.
> S. 2stündlich 1 Zäpfchen.

Namentlich bei Aborten wird ihre Wirkung nachgerühmt, ein Schaden soll auch durch die hohe Dosis, wenn sie nicht länger als einen Tag gebraucht wird, nie entstehen.

In der Therapie des Puerperalprozesses ist heutzutage die Verwendung isotonischer Salzlösungen in Form der *Infusion* geradezu unentbehrlich. Diese Therapie stellt sowohl eine nicht mehr zu missende Maßnahme der Allgemeinbehandlung, wie eine besonders wirksame medikamentöse Behandlung dar. Bedeutet in leichteren Fällen schon der Tröpfcheneinlauf mit *Ringerlösung* oder *Traubenzucker* eine sehr wertvolle Bereicherung der Therapie, so stellt die intravenöse Infusion eine besonders wichtige, und zwar rasch wirksame therapeutische Hilfe dar. In letzter Zeit hat mit vollem Recht die intravenöse Infusion als Dauertropfinfusion die Anstalten erobert. Sie erfordert zufolge der ständigen Beobachtungsnotwendigkeit der Kranken Anstaltsbehandlung und ist im Hause kaum durchführbar. Da aber schwere Puerperalfälle ohnedies in der Anstalt einzig richtig aufgehoben sind, kann in dieser Tatsache keine Einschränkung für die Wirksamkeit der Dauertropfinfusion gesehen werden. Sie befördert die Ausschwemmung der Toxine, hebt den Allgemeinzustand und ist durch die Zusatzmöglichkeiten verschiedenster Medikamente das raschest und effektvollst wirksame Mittel bei Darniederliegen der Herzkraft, Lähmung der Splanchnikusgefäße und Überschwemmung des Körpers mit Bakterien und deren Toxinen. Verf. bedient sich mit Vorliebe wegen ihres auf das Herz wirkenden Ca-Gehaltes der *Ringerlösung*, ebensogut kann man sich des *Tutofusin* oder in Ermanglung der genannten Mittel der physiologischen Kochsalzlösung bedienen, der man pro Liter 2 ccm *Ephedrin*, 2 ccm *Digipurat*, *Cardiazol* (1 ccm), *Pituitrin* (10 V. E.) usw. zusetzt. Wichtig ist es, in sauberer Technik die Vene so zu präparieren, daß Thrombenbildung womöglich vermieden und damit nicht für kurze Zeit, sondern allenfalls für Tage, der ungestörte Zufluß der Infusionsflüssigkeit garantiert ist. Während man die ersten 300 bis 500 ccm im Strom in die Vene einfließen läßt, reguliert man dann die Tropffolge entsprechend langsamer, kann sie aber nach Bedarf wieder erhöhen, allenfalls kann man auch durch den Schlauch in Fällen von Kollaps die Medikamente wie *Hypophysin*, *Cardiazol*, *Hexeton*, *Digipurat* spritzen. Im allgemeinen pflegen wir nicht mehr als 1 Liter der Lösung in 24 Stunden zu verabfolgen; halten wir eine größere Menge zur Infusion für notwendig, muß man kontrollieren, ob die Ausscheidung durch den Harn (Auffangen und Messen des Harns) eine entsprechende ist, damit nicht eine nicht ungefährliche Überlastung des Herzens entsteht. Handelt es sich darum, auch Nährstoffe zuzuführen, wird man sich statt der Ringerlösung einer *4- bis 5%igen Traubenzuckerlösung* bedienen. Zu große Mengen von Traubenzucker sind aber wegen der dadurch entstehenden Belastung des ohnedies durch den Puerperalprozeß geschädigten Vitamin B_1-Haushaltes zu vermeiden (GIGL). Die bei länger liegender Dauertropfinfusion häufig auftretende Thrombose der Armvene bedeutet keine Gefährdung der Kranken, wohl aber die Notwendigkeit des Abbruches der Infusion, welche nach Berichten des Schrifttums und eigenen Erfahrungen bei guter Technik tagelang erhalten werden kann.

Ist die Dauertropfinfusion das Verfahren der Wahl bei der puerperalen Peritonitis (s. diese), sei es daß sie operativ angegangen worden ist oder nicht, so ist sie auch bei jedem anderen schweren Puerperalprozeß, angefangen von der echten infektiösen Endometritis bis zu den schwersten Krankheitsbildern der Sepsis und Pyämie, sehr empfehlenswert. Man soll mit ihr je früher, je besser beginnen.

Allgemeinbehandlung.

Neben der medikamentösen Behandlung muß mit allem Nachdruck eine großzügige Allgemeinbehandlung der Puerperalfieberkranken gefordert werden. Eine sorgfältige, exakte Körperpflege ist bei der langen Dauer des Prozesses in schweren Fällen besonders notwendig. Tägliche Waschungen des Körpers, mindestens des Oberkörpers, mit Franzbranntwein, Sorge für ein zweites Bett, in welches die Kranke leicht umgebettet werden kann, falls keine Thrombophlebitis vorliegt, ist zwecks Vermeiden des Aufliegens wichtig. Einem beginnenden Decubitus komme man rechtzeitig durch die S. 187 angegebenen Maßnahmen zuvor. Die Bäderbehandlung des Puerperalfiebers ist nach Verf.s Erachten für die schwer darniederliegende Kranke denn doch zu eingreifend, als daß ihr das Wort geredet werden könnte, zumal man durch Stammwickel eine natürliche und ebenso wirksame, dabei weniger eingreifende Minderung der Temperatur erzielen kann. Vom Stammwickel mache man bei Temperaturen über 38,2⁰, jedenfalls von 38,5⁰ an in allen Fällen Gebrauch. Für die Nacht zur Erzielung eines auch nur einigermaßen ungestörten Schlafes ist ein die ganze Nacht über liegenbleibender Wickel unentbehrlich. Dagegen ist eine systematische Verabfolgung von *Antipyreticis* ätiologisch, aber auch symptomatisch nicht zu begründen. Gibt man von allem Anfang an Antipyretica, verschleiert man leicht das Bild und sieht dort unklar, wo Klarheit hinsichtlich der Prognose besonders vonnöten ist. Ist man aber einmal diagnostisch nicht mehr im Zweifel, daß ein echter Puerperalprozeß vorliegt, kann man gegen Antipyretica, wenn sie in *kleinen* Dosen verabreicht werden, nichts einwenden. So bewährt sich *Pyramidon* in der Gabe 0,1 bis 6mal täglich, recht gut, zumal es eine beruhigende Wirkung nicht vermissen läßt. Andere Antipyretica, wie das *Chinin*, verordnen wir, wie erwähnt, mit Vorliebe dort, wo wir eine tonisierende Wirkung auf den Uterus anstreben und gleichzeitig eine Herabminderung der Temperatur wünschen. Daß ein gut gelüftetes Krankenzimmer mit ins Programm der Pflege gehört, braucht nicht betont zu werden, wohl aber sei hervorgehoben, daß wir mit großem Voreil von einer Art Freiluftbehandlung auch beim Puerperalfieber Gebrauch machen können, indem wir die Kranke an schönen Sommer- und Frühlingstagen direkt ins Freie, zu anderen Zeiten in halbwegs gedeckter Stellung auf Terrassen, Balkone usw. lagern. Jedenfalls wird durch die Freiluftbehandlung die Atmung vertieft, der Appetit angeregt und das Allgemeinbefinden gehoben. Darauf kommt es uns ja ganz besonders an. Darum müssen wir uns auch einer besonderen, ebenso bekömmlichen wie nahrhaften Diät befleißigen.

Die Diät muß kalorisch hochwertig und darnach eingerichtet sein, das eigene Körpereiweiß zu sparen, welches durch das Fieber und die Toxine angegriffen wird. Der Widerwille gegen die Nahrung, besonders gegen feste Speisen, muß überwunden werden. In der Hauptsache wird man breiig-weiche Kost verabreichen und dem Wasserverlust, der durch das Fieber erzeugt wird, vorbeugen müssen. Wenn die Kranke gegen Milch keine Abneigung hat, mache man von ihr entsprechend Gebrauch und setze, um sie nahrhafter zu machen, Schlagsahne, allenfalls auch den zugleich abführenden Milchzucker zu. Zusatz von Kognak, Tee, Kaffee und Eiskühlung der Milch machen dieselbe schmackhafter. Namentlich nachts und abends lasse man die Puerperalfieberkranke Milch trinken. Suppen, mit den verschiedensten Zusätzen, Grieß, Reis, Gerste, Hafermehl usw., in die man auch Butter verrührt, schaffen weitere Kalorien. Leicht verdauliche Mehlspeisen, Reisbrei, Grießbrei, verschiedene Puddings mit Kompottzusatz, Frucht- und Weingelée, werden gerne genommen. Puerperalfieberkranken kann man ohne weiteres leicht verdaulich zubereitetes Fleisch, beispielsweise Hirn, Bries, faschiertes Huhn, Kalbfleisch, Haschees usw. verabreichen. Wesentlich ist, daß man den Appetit aufrechterhält, allenfalls Widerwillen gegen die Nahrung durch Stomachica beseitigt, wie solche S. 16, 51 angegeben sind. Nährpräparate (*Sanatogen, Nutrose, Plasmon, Ovomaltine* usw., sind immer von Vorteil. Auch Fleischextrakte sind wegen ihres guten Geschmackes empfehlenswert. Man vergesse auch nicht, zu den Gemüsen der Jahreszeit (Spinat, Blumenkohl, Karotten usw.) durch Zusatz von Butter Kalorien zuzuführen. Bei den einzelnen Mahlzeiten verabreiche man niemals zu viel, sondern gebe lieber alle 2 Stunden Nahrung.

An dieser Stelle sei auch des Alkohols als Kalorienspender gedacht, während über seine Wirkung auf den Puerperalprozeß selbst bei i. v. Verabreichung S. 389 bereits das Nötige ausgeführt worden ist. Der Alkohol ist in Form von Wein, Kognak, Champagner für die Puerperalfieberkranke als Brennmittel, welches die eigenen Körpersubstanzen schont, hoch willkommen. Einen Zwang aber üben wir auf die Kranke etwa in dem Sinne, daß sie mit Widerwillen trinken muß, nicht aus. In welcher Form der Alkohol genommen wird, kalt oder warm, mit und ohne Zusatz von Eiern, wie in Form des Eierkognaks beispielsweise, machen wir von der Kranken abhängig. Er ist ein Stimulans für das Herz, hebt vielfach den Appetit und ist auch mit Rücksicht darauf, daß er psychisch die Stimmung der Kranken zu bessern vermag, durchaus zu empfehlen. Diese Gedankengänge sind es im Verein mit der Hoffnung auf seine bakterizide Wirkung offenbar gewesen, welche schon vor Jahren RUNGE veranlaßt haben, bei Puerperalsepsis die größtmöglichen Mengen von Alkohol, hauptsächlich in Form *schwerer Weine, Kognak, Rum, per os* der Kranken zuzuführen. So hat RUNGE in einem Fall einer Kranken in 7 Tagen 10$^1/_2$ Flaschen

Portwein und 3 Flaschen Kognak verabreichen lassen, und Küstner sah bei ähnlicher Dosis gute Erfolge. Er rät, am besten nachmittags — zur Zeit des Fieberanstieges und des Schüttelfrostes, so viel Alkohol zu geben, daß die Kranke ausgesprochen betrunken ist. Besteht Ekel gegen Alkohol, versucht er ihn rektal, z. B. in Form von Kognak mit Ei zu geben.

Wird eine Flasche Wein, entsprechend 700 g Wein, oder werden 250 g Kognak in 24 Stunden verabreicht, so hat man damit der Kranken zirka 600 Kalorien zugeführt, eine Menge, die in ihrem Nährwert 1 Liter Milch entspricht, aber leichter als 1 Liter Milch und, was wesentlich ist, auch von vielen Kranken lieber eingenommen wird. Dort, wo das andauernde hohe Fieber eine ausgesprochene Wasserverarmung des Körpers erzeugt, mache man neben der Zufuhr von Getränken per os auch vom Tropfeinlauf, etwa in Form der 5%igen Traubenzuckerlösung, der Dextropurlösung, allenfalls auch der Ringerlösung Gebrauch; man gibt nach entsprechendem Reinigungsklysma 500 ccm in 12 Stunden.

Handelt es sich um schwere Formen des Puerperalfiebers, muß man die *Herztätigkeit* medikamentös auf der Höhe zu halten trachten. In leichteren Fällen genügt es, während der Zeit der Fieberperiode 3- bis 4mal täglich 15 Tropfen *Digipurat* zu verabreichen, in schwereren ist es wohl notwendig, namentlich für die Nacht, durch Injektion eines Kampferdepots (5 bis 10 ccm), durch *Hexetoninjektion, Sympatol usw.* gegen das Erlahmen der Herzkraft zu wirken. Wir dürfen nicht vergessen, daß beim Puerperalfieber letzten Endes, wie dies v. Jaschke ausgeführt hat, die Lähmung der Splanchnikusgefäße mit der durch sie bedingten ungenügenden Blutversorgung des Herzmuskels so besonders gefährlich ist. Jaschke hat ja gerade auf das Absinken des Blutdrucks als den Ausdruck der Schwere der Allgemeininfektion mit vollem Recht hingewiesen und macht vom Verhalten des Blutdruckes, den man bei der Puerperalfieberkranken systematisch zu überprüfen hat, weitgehend die Prognose des Falles abhängig. Sieht man, daß trotz Zugaben von Cardiacis der Blutdruck andauernd sinkt, so ist nach Jaschke, und das kann man immer wieder bestätigt finden, die Prognose recht zweifelhaft (s. S. 411).

In Fällen akuten Versagens des Herzens mache man von der *Coffeininjektion,* aber auch von der tonisierenden Kraft des *Strychnin (0,003)* Gebrauch. Über die Wirkung des Pituitrins bei Peritonitis siehe bei dieser.

Daß man bei Puerperalfieberkranken selbstverständlich für eine regelmäßige Darmentleerung sorgen wird, bedarf keiner Betonung. Von einer Ableitung der Krankheit aber auf den Darm ist beim Puerperalfieber nichts Ersprießliches zu erwarten. Gerade bei dieser Krankheit kommen Diarrhöen vor, die die Kranke sehr herunterbringen, so daß man gegen dieselben sogar durch *Tannalbin à 0,5, Tannismut (0,5 bis 1), Heidelbeerwein* und entsprechende Diät vorgehen muß. Das gilt besonders für Fälle der sogenannten septischen Diarrhöen.

So wie der Alkohol, namentlich in Form des Kognaks oder Rums, nach Schüttelfrösten als Zusatz zu heißem Tee und Limonade empfehlenswert ist, so ist auch die Wärmeapplikation in diesen Zuständen ein sehr erwünschtes Mittel. Man mache vom Lichtbogen in solchen Fällen reichlich Gebrauch, ohne daß man damit aber mehr als symptomatisch wirkt. Physikalische Behandlungsmethoden, wie die Röntgenbestrahlung oder künstliche Höhensonne sind angewendet worden, haben aber ausgesprochene Erfolge nicht gezeitigt.

Von den allgemeinen Behandlungsverfahren muß man nach den neueren Erfahrungen der *Bluttransfusion* das vollste Augenmerk zuwenden. Ganz besonders gilt dies für puerperalfieberkranke Frauen, die in der Geburt viel Blut verloren haben. Hier kann eine Bluttransfusion von 500 bis 700 ccm, die man allenfalls wiederholt, geradezu lebensrettend wirken. Bei der Organisation der Blutspender wird dieses Verfahren aber nicht nur bei anämischen, sondern auch bei nichtanämischen Puerperalfieberkranken im Verein mit den übrigen medikamentösen Maßnahmen immer mehr an Boden gewinnen, zumal solche Frauen rasch eine auffallende Verschlechterung des Blutbildes unter dem Einfluß der Infektion aufweisen (RUNGE, vgl. S. 110.

Zur medikamentösen und chirurgischen Behandlung der verschiedenen Formen des Puerperalprozesses.

Wie sich die Behandlung der verschiedenen Äußerungen des Puerperalprozesses, und zwar der örtlich bleibenden wie der allgemein werdenden Infektionen, in praxi gestaltet, kann nach diesen im vorhergehenden erörterten Grundprinzipien nunmehr kurz erfolgen.

Was die Behandlung der *lokalen* Erkrankungen anlangt, so können wir uns darauf beschränken, darauf hinzuweisen, daß nach unserer Anschauung eigentlich nur beim Ulcus puerperale eine Lokalbehandlung, und diese nur in sehr bescheidenem Umfange, in Frage kommt, während die anderen zugänglichen Wunden der Scheide und der Cervix entgegen den älteren Anschauungen heute mit Recht als ein Noli me tangere betrachtet werden müssen. Die Behandlung eines Ulcus puerperale beschränkt sich, wenn es unter einer Naht sich ausbildet, auf die Lüftung und Entfernung der Nähte, auf Dauerumschläge mit *essigsaurer Tonerde* oder eisgekühlter *Aqua Plumbi*, auf Berieselung der schmierigen und belegten Wunden mit *Wasserstoffsuperoxyd 3%ig, Hypermanganlösung* usw. Je mehr man auch bei diesen Prozessen das Heilungsbestreben der Natur sich auswirken läßt, um so besser. Nur dort, wo größere Gewebsteile, wie bei manchen gänzlich vereiterten Episiotomien, nekrotisch geworden sind, wird man solche Teile entfernen und nach Reinigung derselben, namentlich in der Winterszeit, die Heilung solcher Geschwüre unter dem Einfluß von vitaminhaltigen Salben begünstigen. Man legt auf einen Leinwandlappen *Desitinsalbe, Unguentolan* oder *Lebertranzinkpaste* 1% messerrückendick auf. Wunden der Scheide heilen ohne

jede Behandlung weitaus am sichersten und sind übrigens nur selten
für eine Weiterverbreitung der Infektion anzuschuldigen. Auch die
schmierig belegte Cervix ist heute kein Gegenstand der örtlichen Behandlung. Ebensowenig können wir uns entgegen älteren Anschauungen, aber auch neueren, namentlich französischer und italienischer
Ärzte, für die örtliche Behandlung der infektiösen Endometritis entschließen. Pathologisch-anatomische und histologische Befunde heißen
uns folgerichtig jede Lokalbehandlung vermeiden, weil sie den Gra-
nulationswall, die Grenzzone der biologischen Abwehr zwischen krankem und gesundem Gewebe um so leichter vernichtet, je gröber die
Behandlung ist. Schon eine einfache Uterusspülung kann durch das
vorgeschobene Rohr Heilungsvorgänge stören, oder grob sichtbare
mechanische Verletzungen erzeugen. Um wieviel gefährlicher ist
erst das Auswischen des Cavum uteri, das Kurretieren, das Ver-
dampfen u. ä. Man muß sich ein für alle Male von der lokalistischen
Vorstellung freimachen, als könnten Desinfektionsmittel, die man auf
das Endometrium bringt, völlig keimtötend und damit auf das ganze
Krankheitsbild heilend wirken. So etwas gibt es nicht. In der Verdünnung, die das gesunde Gewebe an Desinfektionsmitteln noch verträgt, werden die Erreger so gut wie nicht beeinflußt, ganz abgesehen
davon, daß die wirklich wirksamen Desinfektionsmittel alle Gifte sind,
deren Resorption von den puerperalen Geweben aus sehr reichlich erfolgen und darum gefährlich werden kann. Darum lasse man die
Hand von der Endometritis im Sinne örtlicher Behandlung, beginne
aber mit der allgemeinen und medikamentösen Therapie ehebaldigst.
Alles was im vorangegangenen Abschnitt hinsichtlich dieser Behandlungsverfahren angeführt wurde, wird bei schwerer Endometritis
zweckmäßig Verwendung finden, also vor allem *Ergotin* in systematischen Gaben (S. 351), weil es auch durch seine Sympathikuswirkung
wertvoll ist, ferner *Seruminjektion, Tropfinfusion, Farbstofftherapie,*
nicht zu vergessen aller jener anderen Allgemeinmaßnahmen, die die
Körperkräfte hochhalten.

Von dem Grundsatze, das Endometrium örtlich therapeutisch un-
geschoren zu lassen, sind wir nur in Fällen zurückgebliebener *Plazentarreste,* welche schwere, ja gefährliche Blutungen erzeugen können, abzugehen *gezwungen.* Der Plazentarrest post partum stellt
eines der gefährlichsten Ereignisse dar, das die Wöchnerin ins Grab
bringen kann. Eine peinlichst genaue, jedwede Polypragmasie ver-
meidende Leitung der dritten Geburtsperiode gestattet es, in einer
großen Zahl der Fälle dieses schwer wiegende Ereignis von vornherein auszuschalten. Nächstdem eine besonders gewissenhaft vorgenommene Prüfung des Fruchtkuchens auf dessen Vollständigkeit.
Während die Prüfung des Fruchtkuchens in Fällen normal gestalteter,
entsprechend fester und straffer, runder Plazenta nicht schwierig zu
sein pflegt, ist sie dort, wo der Fruchtkuchen infolge ungenügenden
Nährbodens des Endometriums flach, lappig, weit ausgedehnt ist, oft
sehr schwer, und macht auch dem Erfahrensten hinsichtlich der Frage,

ob vollständig oder nicht, schwere Kopfzerbrechen. Wie schon S. 336 ausgeführt worden ist, ist darum die Anwendung jener Proben, welche in dieser Hinsicht unser Urteil der Vollständigkeit oder der Unvollständigkeit der Plazenta stützen, grundsätzlich zu empfehlen. G. A. WAGNER hat mit Recht auf die Bedeutung der Milchprobe hingewiesen und H. H. SCHMID hat die von FRANKEN angegebene Luftprobe mit gutem Erfolg einer systematischen Prüfung unterziehen lassen, welche ihm, ebenso wie Verf., die Brauchbarkeit und den Wert dieser Probe bestätigt hat. Sie ist es, welche bei vollkommen negativem Ausfall uns mit ruhigem Gewissen die Austastung erspart, einen Eingriff, dessen Bedeutung hinsichtlich der Infektionsgefahr keine große ist, der aber doch der Entbundenen dort unbedingt erspart werden soll, wo er nicht notwendig ist. Angesichts der Tatsache aber, daß der übersehene Plazentarrest eine hohe Lebensgefahr bedeutet, die der Austastung nicht innewohnt, ist es *selbstverständlich*, daß man in jedem Falle von Verdacht auf Plazentarrest unmittelbar post partum auszutasten hat, wenn der Defekt Haselnußgröße überschreitet. Da, wie schon gesagt, gerade bei atrophischen, flachen und dabei sehr großen Plazenten auch die Schätzung der Größe des Defektes schwierig ist, ist es besser, einmal zu viel als einmal zu wenig ausgetastet zu haben, gar wenn die Proben auf Vollständigkeit des Fruchtkuchens nicht eindeutig ausgefallen sind, oder überhaupt nicht angestellt wurden. G. A. WAGNER hat die Gefährlichkeit des zurückbleibenden Plazentarrestes für die Verhältnisse der Klinik und der Privatpraxis beleuchtet und ist zu der geradezu erschreckenden Feststellung gekommen, daß von den außerhalb der Klinik Entbundenen die Mortalität auf 30%, die Morbidität auf 69% zu berechnen ist, wobei sich ergeben hat, daß in vier Fünftel aller Fälle schwer septische Erkrankungen die Folge des zurückgebliebenen Plazentarrestes waren. Die Mortalität hat sich sogar bei den Frauen, bei denen unter der Geburt innerliche Eingriffe notwendig waren, auf 40% gegenüber $22,6\%$ bei Spontanentbundenen errechnen lassen.

Wenn nun ein solcher Plazentarrest übersehen worden ist, obwohl gewöhnlich doch eine gewisse Fortdauer der Blutung nach Abgang des Fruchtkuchens auf ihn hinweist, so pflegt die in den nächsten Tagen, ja manchmal auch erst in der 2. Woche mehr minder plötzlich einsetzende Blutung so bedrohlich zu werden, daß man zur Lösung des Plazentarrestes sich gezwungen fühlt. Manche nehmen schon die erste Blutung als solches Alarmsignal, daß sie sofort eingreifen und den Plazentarrest digital entfernen, indes andere den Mut aufbringen, zuzuwarten, eine Eisblase auf den Uterus zu legen, Styptica (Ergotin, Gynergen) per os und in injectione zu geben, allenfalls sogar die Gebärmutter zu tamponieren, um eine spontane Lösung des Plazentarrestes zu erzielen und auf diese Weise den höchstgefährlichen Eingriff zu umgehen. Ob man die Entfernung des Plazentarrestes mit einem Instrument oder dem Finger vornimmt, bleibt für die Möglichkeit, ja die Wahrscheinlichkeit der Keimverschleppung in die Blut- oder Lymphbahn oder gar beide letzten Endes gleichgültig. Verf. hat niemals ein Instrument, sondern immer nur den Finger angewendet, weil das gefühllose Instrument allenfalls auch noch eine Verletzung setzen und das Unglück voll machen kann. Worum es sich aber grundsätzlich dreht, ist, ob man die Entfernung des Plazentarrestes bis zur Entfieberung der Kranken abwarten kann, oder ob man dieses Ereignis oder gar den Spontanabgang des Restes nicht erwarten kann, weil die Frau in einen bedrohlichen Grad von Anämie verfällt. G. A. WAGNER sagt mit Recht, daß auch in den Fällen, in denen die Blutung zum Eingreifen nicht zwingt, das Zuwarten deswegen sich durchaus nicht immer bewährt, weil die Frau einen schweren puerperalen Prozeß mitmacht, dem allein sie auch neben lebensbedrohlicher Blutung erliegen kann. Daher ist es in praxi meist so, daß man beim Plazentarrest post partum, der, wie schon erwähnt, weit gefährlicher ist als der post abortum, vor der Entscheidung steht, welche Art des Eingreifens man zu wählen hat. Verf. hat sich mehrmals unter dem Eindrucke der Jugend der Patientin dazu veranlaßt gesehen, den Plazentarrest digital zu entfernen und das prompt darnach auftretende oder schon in Gang gewesene Puerperalfieber nach den Regeln der Kunst zu behandeln. Die trüben Erfahrungen, die der Verf. in der Mehrzahl der Fälle gemacht hat, haben ihn in der letzten Zeit veranlaßt, derartige mit schweren Allgemeinerscheinungen einhergehende Fälle durch Totalexstirpation des Uterus zu behandeln. Die Erfolge, die Verf. mit diesem Vorgehen hatte, welches G. A. WAGNER, WEIBEL u. a. besonders befürworten, waren durchaus ermutigende, wenngleich das Bewußtsein, eine junge Frau des Uterus beraubt zu haben, immerhin bedrückend ist. Wenn man aber, wie WAGNER richtig ausführt, durchaus nicht immer aus vitaler Indikation in der Gynäkologie wegen allerlei Beschwerden den Uterus entfernt, erscheint die Opferung des Organs bei einer so gefährlichen Krankheit wie der Retention des Plazentarrestes doch nicht ungerechtfertigt. Im Gegensatz zu anderen hat sich Verf. dabei stets der vaginalen Totalexstirpation bedient und kann nur hervorheben, daß auch bei schwerst anämischen Frauen mit geradezu verjauchtem Plazentarrest die vaginale Totalexstirpation heilend gewirkt hat, obwohl der im Wochenbett noch große Uterus so und so oft gespalten werden muß und eine Vertragung von Keimen unvermeidlich ist. Die besondere Bakteriologie der vaginalen Coeliotomie scheint auch in puerperio bei Offenlassen des Bauches und Einlegen eines Drainstreifens ihre Wirkung nicht zu verfehlen. ZANGEMEISTER trachtet, möglichst konservativ beim Plazentarrest zu verfahren, allenfalls den Uterus durch Einlegen breiter Gazestreifen durch je 24 Stunden zu drainieren. Er erwartet unter dem Einflusse der wehenerregenden Streifen die spontane Ablösung des Restes oder wenigstens die Beschleunigung des Abganges. Liegt der Plazentarpolyp bereits in der Cervix, so entfernt er ihn im Spekulum mit der Abortzange. Das sind die Fälle, die meistens Plazentarpolypen post abortum und nur ausnahmsweise solche post partum betreffen. Die Plazentarpolypen post abortum stellen vielfach nichts anderes als ein saprämisches Krankheitsbild, das Wuchern von Fäulniserregern auf totem Gewebe dar, welches nach der Entfernung des Polypen mit der Curette oder auch dem Finger nach einem Schüttelfrost abzuklingen pflegt. Diesen Plazentarrest aber dem post partum gleichzustellen, geht auf Grund aller einschlägigen Erfahrungen nicht an. Darum nochmals: bei der erwiesenen enormen Gefährlichkeit des Plazentarrestes post partum kann die sorgfältigste Leitung der 3. Geburtsperiode und die gewissenhafteste Prüfung des Fruchtkuchens auf seine Vollständigkeit dem Arzte nicht oft genug vor Augen geführt werden!

Was die Behandlung der *infektiösen (septischen) Endometritis* anlangt, so wird man sich, ist man zur Überzeugung gekommen, daß keine einfache Lochialstauung und nicht bloß Toxinwirkung, sondern Infektion vorliegt, wieder sagen müssen, daß man möglichst rasch und energisch allgemeine und medikamentöse Therapie zu betreiben habe. Wenn das Fieber, stärkere Druckempfindlichkeit des Uterus, Störung des Allgemeinbefindens und auffallend frequenter Puls, vielleicht gar ein Schüttelfrost, vorliegen, beginne man sogleich mit der Allgemeinbehandlung, etwa der *Serumtherapie*, der Einverleibung von *Metallen* oder *Farbstoffen, Prontosil (Argochrom, Detoxin), Alkoholzufuhr*, kurz der im vorgehenden geschilderten Verfahren. Dazu kommt noch regelmäßige Verabreichung von *Ergotin*, das man in schwereren Fällen in injectione gibt *(1 bis 2 ccm Ergotin, Ergostabil, Secacornin, Ergotinum cornuticum Bombelon)*. In den nächsten Tagen gibt man es per os. Die Ergotinmedikation soll in ihrer Bedeutung nicht nur hinsichtlich ihrer lokalen Wirkung auf den Kontraktionszustand des Uterus, sondern auch dahin gewürdigt werden, daß das Ergotin einen gewissen beruhigenden Einfluß auf das sympathische Nervensystem hat und deswegen nicht nur die Involution der Gebärmutter fördert, sondern auch als allgemeines Therapeutikum wirkt. In offenbar leichteren Fällen von Endometritis haben wir nach EPPINGER mit einem *Pyramidonstoß* (2 g auf einmal) oder von einem *Causythklysma* (6 g auf 50 ccm Wasser) auch dauernde Entfieberung gesehen, ohne entscheiden zu können, ob propter oder post therapiam! Daß man bei schwereren Infektionen das so wertvolle *Gynergen* besser meide, bzw. es nur vorsichtig dosiert gebe, wurde schon S. 383 erwähnt, doch ist von der Verabreichung von *3 Tabletten Gynergen* oder *3mal 8 bis 10 Tropfen* des Präparates ebensowenig eine Gefährdung zu erwarten, wie von der Injektion eines $^1/_2$ *ccm Gynergen*, wenn nicht ganz besondere Umstände vorliegen. Die schwere Endometritis ist kein ganz undankbares Feld auch für die *Chininbehandlung*, wie dieselbe S. 383 und S. 394 erwähnt ist.

Thrombophlebitis, Pyämie und *Septicopyämie*, die gefürchteten scharf umschriebenen Krankheitsbilder der auf dem Blutwege erzeugten Puerperalinfektion, erfordern hinsichtlich ihrer Behandlung im wesentlichen wieder möglichst frühe *Serumtherapie*, ausgiebigen Gebrauch der *Infusion* und Ausnutzung der durch die *Farbstoffbehandlung* zu erzielenden Hebung der Abwehrkräfte. Während die *Sepsis* auch bei besonders energischem und ganz frühem Einsetzen der Therapie leider in der Mehrzahl der Fälle binnen kurzem unaufhaltsam zum Tode führt, ist der Thrombophlebitis und der auf ihrem Boden sich entwickelnden Pyämie auch in jenen Fällen, die zu einem bösen Ende zuneigen, ein langsamerer Verlauf eigentümlich. Daher haben wir bei diesen Krankheitsbildern die Möglichkeit, aber auch die Pflicht, uns ausgiebigst der im vorangegangenen erörterten therapeutischen besonderen *und* allgemeinen Maßnahmen restlos zu bedienen, ohne in ein schädliches polypragmatisches Verhalten zu verfallen.

Bei der Thrombophlebitis haben wir außer den dem Puerperalfieber geltenden Behandlungsverfahren auch noch die örtliche Behandlung der Thrombophlebitis zu leiten und zu überwachen, vor allem den Zustand abzukürzen und die lästigen Beschwerden zu lindern. Die Behandlung der Thrombophlebitis im Wochenbett unterscheidet sich von der Behandlung der Thrombophlebitis in der Schwangerschaft, wie sie hinsichtlich ihrer lokalen Maßnahmen S. 164 ff. geschildert ist, also entsprechende Lagerung, Blutegeltherapie, Umschläge, vor allem dadurch, daß sie als ausgesprochen septische Thrombose *nicht* mit Kompressionsverbänden behandelt werden darf. Ist eine puerperale Thrombophlebitis der tiefen Schenkel- und Beckenvenen endgültig ausgeheilt und hat die Frau das Krankenbett längere Zeit verlassen, so ist eine Nachbehandlung oft dringend notwendig. Die von SCHAEPPI angegebenen Vollbäder mit Zusatz von $^{1}/_{2}\,kg$ *Natriumbicarbonat* und *100 g Alaun* (37 bis 38⁰ C, 30 Minuten Badedauer, durch zirka 4 Wochen) sind in der Tat geeignet, die Zirkulation im Bein zu bessern und die Abschwellung der Extremität rascher zu gewährleisten. *Moorbäder*, ferner *Fangoschlammpackungen*, solche mit *Pistyaner Schlamm*, sind ebenfalls empfehlenswert. Nach vollkommen abgeklungenen akuten Erscheinungen ist vorsichtige Massage und gute Mobilisierung der Gelenke angezeigt, desgleichen ist für Monate das Tragen eines Gummistrumpfes anzuempfehlen. Auch während dieser Zeit ist die Medikation von *Proveinase* vorteilhaft. Bei Phlegmasia alba dolens gelten dieselben Maßnahmen wie bei schwerer Thrombophlebitis.

In Fällen von Pyämie tritt die Frage, ob die medikamentöse und Allgemeinbehandlung fortgesetzt oder ob sie nicht durch die chirurgische Therapie zum richtigen Zeitpunkte abgelöst werden soll, vordringlich in Erscheinung. Über die Indikation, oder sagen wir auch nur über die Berechtigung zur *Venenunterbindung* bei Pyämie sind Bände geschrieben worden. Vieles ist geklärt, Einigung ist aber bis heute nicht erzielt. Verf. scheint es, daß schroffe Ablehnung der chirurgischen Therapie ebensowenig kritisch einwandfrei zu begründen ist, wie zu ausgiebige Anwendung des Verfahrens. Richtig ist, daß auch schwere Puerperalfieber mit gehäuften Schüttelfrösten mit und ohne

die üblichen konservativen Maßnahmen der Heilung entgegengehen
können und tatsächlich ausheilen. Aber, wie oft hat uns nicht diese
immer und immer wieder am Krankenbette im Einzelfalle uns selbst
suggerierte Hoffnung doch betrogen? Jedem ist es vorgekommen, daß
er angesichts des Ergebnisses der Obduktion den Gedanken nicht los
wurde, es hätte eine rechtzeitig ausgeführte Venenunterbindung denn
doch vielleicht das schlimme Ende verhüten können. Die Entscheidung ist ungeheuer schwierig. Zahlen, auch größere Statistiken, sind
weniger geeignet, für oder gegen die Venenunterbindung eine Stellungnahme zu ermöglichen, als vielmehr die wenigen Fälle, die der
einzelne vom Anbeginn der Behandlung aus seiner eigenen Erfahrung
kennt. Es scheint, als würden Fälle, die bei gutem Allgemeinbefinden
eine allmähliche Verschlechterung desselben, namentlich ein Sinken
des Blutdruckes, eine Vermehrung der Linksverschiebung im Blutbilde, zunehmende Beschleunigung der Senkungsgeschwindigkeit
zeigen, doch noch zu retten sein, wenn sie bei den ersten erwähnten
Anzeichen operativ behandelt würden. Daß man auch da noch den
einen oder anderen Fall verliert, und daß man das eine oder andere
Mal vielleicht auch ohne Operation ausgekommen wäre, spricht nicht
gegen die Berechtigung zum Eingreifen. Auch die Tatsache, daß es
diskontinuierliche Thromben gibt (HALBAN und KOEHLER), also
Thromben, die fernab von der Unterbindungsstelle sitzen, getrennt
durch ein Stück gesunder, nicht thrombosierter Vene, beweist nichts
gegen die Berechtigung der Operation. Die Möglichkeit einer Peri-
phlebitis ist bei Aborten vielleicht häufiger als bei Pyämie post
partum, wie denn überhaupt das pathologisch-anatomische Krankheitsbild post partum hinsichtlich der pyämischen Erscheinungen für die
Operation günstiger liegt als für die Verhältnisse post abortum. Mit
Recht betont SIGWART, einer der besten Kenner des Puerperalprozesses,
daß bei Aborten in frühen Monaten das Venensystem der Ausbreitung
der Pyämie noch nicht jene günstigen Möglichkeiten bietet wie post
partum, wo es ungeheuer entwickelt ist. Daher das Überwiegen der
eitrigen Thrombophlebitis post partum gegenüber der Lymphweg- und
Tubenausbreitung der Infektion post abortum. Die Möglichkeit und
die Gefahr der Schockwirkung und der peritonealen Infektion durch
die Operation ist weitgehend durch das extraperitoneale Vorgehen zu
verhüten, das Verf. vorzieht. Fälle ausgesprochen pyämischen Krank-
heitsbildes mit fortwährenden Schüttelfrösten, gar solche, die auf
Grund des vaginalen Untersuchungsbefundes die Thrombose fast
sicher machen, sind denn doch geeignete Objekte der Behandlung.
LATZKOs Satz: „Andauernd hohe Temperaturen, Häufung von Schüttelfrösten, Verschlechterung des Allgemeinbefindens drängen zur Operation“, hat auch heute noch nichts von seiner Berechtigung verloren,
die man um so eher anerkennen wird, wenn man in den Parametrien
die zuerst von LENHARTZ beschriebenen eigentümlichen krampfader-
artigen Knäuel und Stränge fühlt, welche die thrombosierten Venen
anzeigen. Lumbalanästhesie und Schnittführung wie bei einer Harn-

leiteroperation ist beim extraperitonealen Vorgehen anzuraten. Am besten unterbindet man alle vier abführenden Hauptvenen, also beide Hypogastricae und beide Spermaticae. Im Notfalle allenfalls die Vena iliaca oder auch die Cava. Die Unterbindung der Vena iliaca, wie überhaupt die Venenunterbindung ist beim extraperitonealen Vorgehen mit guter Assistenz und entsprechenden, sehr weit in die Tiefe reichenden, rechtwinklig abgebogenen Spateln (wie sie die Chirurgen bei Gallenblasenoperationen haben), technisch weniger schwierig als man erwartet. Richtig ist, daß man bei der extraperitonealen Methode das eine oder andere Mal unnötigerweise eine Seite öffnet. Wenn man aber bedenkt, um wieviel weniger eingreifend dieser extraperitoneal bleibende Schnitt gegenüber dem der Eröffnung der Bauchhöhle ist, wird man mit MERTENS, KAPPIS u. a. das extraperitoneale Vorgehen vorziehen.

Während bei Puerperalsepsis nach Abortus eine auffallend häufige Beteiligung der Blut- *und* Lymphbahn nach den Untersuchungen von HALBAN und KOEHLER an der Verbreitung des Puerperalprozesses schuld trägt, ist bei der Puerpera am Ende der Gravidität die Verbreitung des Prozesses entweder auf dem Wege der Blutbahn oder dem der Lymphbahn deutlicher ausgesprochen. Die Krankheitsbilder der Metritis puerperalis, allenfalls der Metritis dissecans, der Parametritis puerperalis und der Peritonitis verdanken, was die beiden ersten anbelangt, ihre Entstehung der Verbreitung der Keime auf dem Lymphwege. Letztere kommt, wie allgemein bekannt, freilich gar nicht selten, nicht nur lymphogen, sondern sehr häufig durch Fortschreiten der Infektion vom Endometrium über die Tuben auf das Bauchfell zustande, ein Vorkommen, das für die Peritonitis post abortum sogar entschieden das häufigere ist.

Die Therapie der *Metritis puerperalis* unterscheidet sich in nichts von der der Endometritis. Im übrigen ist ja die Feststellung, daß die Infektion auf dem Wege der Lymphspalten in die Muskulatur eingedrungen ist, nur vermutungsweise aus dem schweren Allgemeinzustand, der besonderen Empfindlichkeit der Gebärmutter und den hohen Temperaturen zu stellen. Wenn der Eiter Muskelpartien gänzlich umspült und aus ihrem Zusammenhange gelöst hat, können bekanntlich größere und kleinere Gewebsstücke aus der Muskulatur abgestoßen werden, sogenannte *Metritis dissecans*, die immer eine ernste Prognose hat. Soundso oft bleibt es nicht bei derselben, sondern es kommt im Gefolge der schweren Metritis zu Septikopyämie. Es könnte an dieser Stelle die Frage aufgeworfen werden, ob nicht die schwere Endometritis, gar die vermutete Metritis, am besten durch Exstirpation der Gebärmutter zu behandeln sei. Es ist fraglos, daß mit der Entfernung der Gebärmutter das Fortschreiten einer Infektion in die Blut- und Lymphwege abgeriegelt werden kann. Da man aber nie weiß, ob die Infektion nicht die Grenzen der Gebärmutter bereits überschritten hat und da man anderseits unter den üblichen konservativen Maßnahmen auch Heilung bei jenen Fällen erlebt, die nicht mehr auf den Uterus beschränkt sind, kann man die Indikationsstellung zur

Hysterektomie in brauchbare Regeln so gut wie überhaupt nicht fassen. Es kann schon einmal dem erfahrenen Geburtshelfer richtig erscheinen, bei einer schweren Metritis die Gebärmutter operativ zu entfernen, am ehesten noch in Fällen Mehrgebärender, aus deren Geburtsgeschichte die Schwere des Falles abzulesen ist, gar wenn eine mühsame manuelle Plazentalösung (mit Ausgraben der Zotten!) notwendig war. In solchen Fällen kann man sich, wenn der Zustand gleich nach der Geburt ernst ist, namentlich bei älteren Frauen, das eine oder andere Mal mit Vorteil der Hysterektomie bedienen. Zu hoffen aber, daß bei Allgemeininfektion die Hysterektomie den Zustand rückgängig mache, weil die Quelle der Infektion und der Nachschübe fehle, ist meist vergeblich, so daß aus diesem Gesichtspunkte heraus der Totalexstirpation der Gebärmutter nicht das Wort geredet werden kann. Dagegen scheint sie in Fällen von *Gasbrand* nach den bis jetzt vorliegenden Erfahrungen das beste Mittel, der so gefährlichen Infektion Herr zu werden. Ebenso kann sie bei Tetanusinfektion des Uterus versucht werden (s. S. 411). Während die meisten Geburtshelfer den abdominellen Weg der Hysterektomie, wenn sie überhaupt eine solche machen, beschreiten, hält Verf. an der vaginalen Entfernung der Gebärmutter, zufolge der geringeren Schockwirkung und verminderten Peritonitisgefahr ausdrücklich fest.

So wie die Metritis puerperalis auf lymphogenem Wege entsteht, ist es auch mit der *Parametritis*, welche in schwereren und leichten Formen vorkommend, entweder die Neigung hat, durch allmähliche Schrumpfung des Exsudats sich mehr minder restlos zurückzubilden, oder aber, was schlimmer ist, zur eitrigen Einschmelzung des Exsudats zu führen. Auf jeden Fall muß der Arzt bei größeren und massigen Exsudaten mit einem langen Krankheitsverlauf rechnen und mit Rücksicht auf die Mitnahme des Körpers durch das hohe Fieber, die Schmerzen, frühzeitig mit der Allgemeinbehandlung *(Tropfklysmen, Infusion)* mit *Farbstofftherapie* oder *Proteinkörper*behandlung beginnen. In diesen Fällen erweist sich beispielsweise *Omnadin, Caseosan* oder auch *Eigenblut* (s. S. 394) unterstützend, wie auch *Prontosil, Argochrombehandlung* angezeigt ist.

Örtlich gibt man besser als Eisbeutel Prießnitzumschläge mit und ohne Thermophor, oder die recht schmerzlindernden *Leinsamenkataplasmen*, allenfalls die sehr bewährte *Antiphlogistine* oder *Enelbin*. Machen sich Zeichen des drohenden Durchbruches bemerkbar, so muß man sich je nach der Richtung, in der der Durchbruch erfolgen wird, verschieden halten. Zeigt die Rötung und Schwellung oberhalb des POUPARTschen Bandes, der Lieblingsstelle des Durchbruchs des lateralen parametranen Exsudats, den nahenden Durchbruch an, muß man zur Inzision schreiten, die man aber nicht auf die Stelle oberhalb des POUPARTschen Bandes allein beschränken, sondern auch nach der Scheide zu machen soll, damit der Eiter restlos Abfluß findet. Durchbrüche in die Blase, die sich in Tenesmen und gehäuftem Harndrang ankündigen, sind von günstiger Vorbedeutung, weil eine restlose

Entleerung des Exsudats in die Blase durchaus erfolgt. Auch der Durchbruch ins Rektum pflegt keine üblen Folgen nach sich zu ziehen. Machen sich Mastdarmkrämpfe bemerkbar, trachtet man symptomatisch durch *Belladonna* die Schmerzen zu lindern, allenfalls kann man auch durch den warmen ARZBERGER-Apparat den Durchbruch beschleunigen. Recht unangenehm, weil gewöhnlich ein sehr, sehr langes Krankenlager bedeutend, ist die Parametritis anterior mit ihrem steifen Infiltrat, welches bis zum Nabel reichen kann und soundso oft weder zur eitrigen Einschmelzung neigt, noch auch zur restlosen Resorption. Gerade in solchen Fällen, aber auch bei der Parametritis lateralis und posterior erlebt man es, daß das hohe Fieber allmählich abklingt, die derben Infiltrate aber zurückbleiben und nichts darauf hinweist, daß irgendwo Eiter vorhanden ist. Das sind Fälle, in denen später, Wochen und Wochen nach dem Verlassen des Bettes, das gesamte Rüstzeug der physikalischen Therapie, insbesondere auch die Bäderbehandlung und unter diesen wieder die Moorbäder, angezeigt sind (Näheres siehe in des Verf. Konservativer Therapie der Frauenkrankheiten).

Leicht ist bei eitriger Einschmelzung das Ablassen des Eiters bei Parametritis posterior, weil sich das keilförmige Infiltrat so gut durch die hintere Scheidenwand vordrängt, daß seine einfache, genügend breite Inzision genügt, es zum Abfluß zu bringen. Drainage der Wunde ist aber auch in solchen Fällen für 8 bis 14 Tage geboten.

Häufiger nach Aborten, aber auch nach Geburten, kommt es vom Endometrium her zur Infektion der Tubenschleimhaut, die bei rechtzeitigem Verschluß des Fimbrienendes der Tuben eine *Pyosalpinx* erzeugt, bei mangelhaftem Verschlusse zum Übergreifen der Entzündung auf das Ovarium, und was noch schlimmer ist, zur Ausbreitung der Infektionserreger auf das Bauchfell und damit zur *Peritonitis* führen kann. Glücklicherweise bleibt soundso oft der Prozeß auf die Adnexa und das Beckenbauchfell beschränkt, indem die anfangs stürmischen Symptome verhältnismäßig rasch abklingen. Was aber diese Fälle so unheimlich macht, ist die Ungewißheit, ob die Becken-Bauchfellentzündung nicht doch zur allgemeinen Peritonitis führen wird. Während nämlich bei Neigung zur Lokalisation das zuwartende Verhalten das richtige ist, ist beim Fortschreiten des Prozesses auf die große Bauchhöhle Hoffnung auf Rettung, wenn überhaupt, so nur bei möglichst frühem operativem Eingreifen zu erwarten. Die Entscheidung liegt im allgemeinen in der richtigen Bewertung des Gesamteindruckes, den die Kranke macht, und in dem Ergebnis des vaginalen Untersuchungsbefundes, der Hoffnung auf Lokalisation zuläßt, wenn sich die ersten Anzeichen einer Pyosalpinxbildung, bzw. eines Adnextumors erweisen lassen. Gerade in puerperio ist man immer wieder über die rasche und restlose Rückbildungsmöglichkeit auch großer Tumoren erstaunt. Die Therapie besteht nach Verträglichkeit in Dunstwickel und Thermophor oder Eisblase, im Auftragen von Ichthyol- oder Credésalbe auf den Bauch, blander Kost, symptomatischer Minderung der Schmerzen ohne Verabreichung von Opiaten (s. S. 151, 191) und sorgfältiger Beobachtung der Kranken in bezug auf Änderungen des örtlichen Befundes. Wenn auch eine Pyosalpinx in die freie Bauchhöhle durchbrechen und tödliche Peritonitis erzeugen kann — ein Ereignis, dem man nur durch rechtzeitige Laparotomie allenfalls noch begegnen kann — so ist das seltener als die allmähliche Rückbildung des Zustandes, der freilich mit einer chronischen Salpingo-Oophoritis ausgehen kann und wieder alle jene aus der Gynäkologie bekannten Maßnahmen erfordert. Die Rückbildung solcher Adnextumoren kann man vorteilhaft durch frühzeitige *Proteinkörperwirkung (Caseosan, Aolan, Omnadin)* beschleunigen. Man gibt in solchen Fällen z. B. nach dem Vorgang v. Jaschkes intravenös zunächst 0,5 Caseosan, am 3. und 5. Tag 1 ccm und dann nach 6tägiger Pause am 11., 13. und 15. Tag nochmals je 1 ccm intramuskulär, ein Vorgehen, welches sich v. Jaschke auch bei besonders schweren Fällen von Allgemeininfektion sehr bewährt hat. Verf. hat in solchen Fällen auch von der *Calcium-Chinintherapie* in Form der jeden 2. Tag oder Tag für Tag zu wiederholenden intravenösen oder auch intramuskulären Injektion von 5 bis 10 ccm Gutes gesehen. Machen sich aber in Fällen von akuter Salpingo-Oophoritis puerperalis die Zeichen eines Douglasabszesses bemerkbar, dann zögere man nicht mit der Inzision desselben, die sehr leicht zu bewerkstelligen ist. Glaubt man sich seiner Sache nicht sicher, kann man vor der queren Inzision des hinteren Scheidengewölbes mit breiter Nadel punktieren und nach Abfließen von Eiter unter Führung der Nadel einschneiden. Ein dickes Gummidrain, welches durch seitliche Arme am Herausgleiten verhindert wird, soll mindestens 8 Tage liegen bleiben, um restlos das Exsudat zum Abfluß zu bringen. Wie gesagt, ist die Entscheidung, ob eine Peritonitis Pelveoperitonitis bleibt oder zur diffusen wird, höchst schwierig und belastet den Arzt mit einer furchtbaren Verantwortung. Die Angabe von Halban und Koehler, daß in Fällen von Beschränktbleiben der Bauchfellentzündung auf das kleine Becken sich eine quere Furche in Nabelhöhe bemerkbar macht, unterhalb welcher der Bauch aufgetrieben und druckschmerzhaft ist, während er oberhalb derselben flacher bleibt, hat sich uns in einer Reihe von Fällen als ein gewisses Kriterium hinsichtlich der Ausbreitungstendenz oder der Lokalisation der Krankheit brauchbar erwiesen.

Wenn aber die *Peritonitis* zur *diffusen* wird, sei es, daß sie lymphogen, wie so oft in puerperio, sei es, daß sie von den Tuben her, wie so oft nach Abortus, fortschreitet, dann ist die Prognose im allgemeinen eine verzweifelt schlechte. Wenn überhaupt, so kann nur ein möglichst kurzdauernder, mit geringster Schockwirkung verbundener Eingriff und dieser nur im Verein mit einer hier im Vordergrund stehenden Allgemeinbehandlung in Ausnahmefällen noch Rettung bringen. Man versuche es, um alle Möglichkeit erschöpft zu haben, in solchen Fällen in ganz oberflächlichem Ätherrausch oder nach Injektion von wenigen Kubikzentimetern Evipan, an der eben eingeschlafenen Patientin mit einer medianen Inzision von der Schoßfuge bis etwa zum Nabel, lasse den Eiter ab, und führe nach rechts und links am oberen und am unteren Wundwinkel Drainrohre ein. Schon Inzisionen in die Flanken und Gegeninzisionen in den Douglas machen den Eingriff zu groß und die Entfernung etwa einer Eitertube führt schon leicht zu einer nicht mehr erträglichen Belastung solcher Kranker. Ob man *Kampferöl* in die Bauchhöhle gießt oder *Äther*, oder 30 bis 50 ccm PREGELscher *Jodlösung* (v. JASCHKE), die Prognose bleibt stets höchst zweifelhaft, wenn es nicht gelingt, durch die hier als souveräne Methode geltende *Dauertropfinfusion* (s. S. 394 f.) und den Zusatz von hohen Dosen *Pituitrin, Ephedrin, Adrenalin, Revithen,* nebst *Herzmitteln* der drohenden Splanchnicuslähmung wirksam zu begegnen. Mein Lehrer PEHAM hat in Fällen diffuser Peritonitis post partum sich angesichts der delektären Lage solcher Fälle meist auf die bloße Douglaseröffnung beschränkt, die aber in Fällen von diffus werdender Peritonitis noch weniger zu leisten scheint als die suprasymphysäre Eröffnung der Bauchhöhle. Bei der Peritonitis post abortum scheint die Douglasinzision zu genügen (DÖDERLEIN). Jetzt wenden wir gerne neben der Inzision nach Ablassen des Eiters ohne Spülung und ohne Auswischen Peritonitisserum an. Wenn auch das *Peritonitisserum* ein Coli- und Anaerobenserum ist, so kann doch in dem einen oder anderen Falle die puerperale Peritonitis auch durch diesen Erreger oder durch Mischinfektion dieser Bakterien mit Streptokokken erzeugt, und damit das Einbringen von etwa 60 ccm des Peritonitisserums von Vorteil sein.

Manchmal geschieht es, daß auf dem Wege der Lymphbahn, aber auch von der Tube her, der Eierstock eitrig einschmilzt, ein Pyovar oder Ovarialabszeß entsteht. Durchbruch in die freie Bauchhöhle bedeutet fast immer tödliches Ende, während eine rechtzeitige Inzision, mag sie von unten, mag sie bei entsprechender Lage von oben erfolgen, Rettung bringen kann. Hat man von oben inzidiert, beschränke man sich auf diesen kleinen Eingriff und lege die Wunde aus, ohne den Eitersack an einer so Schwerkranken exstirpieren zu wollen und damit die Infektionserreger in die Bauchhöhle zu vertragen (vgl. auch S. 211).

In seltenen Fällen kann das Krankheitsbild der *Puerperalsepsis* auch durch *Bacterium coli* bedingt sein. Klinisch können die Fälle bei hohem Fieber durch eine gewisse geringere Inanspruchnahme der Körperkräfte günstig ausgezeichnet sein, es kann aber auch geschehen, daß sie in kurzer Zeit so wie schwerste Streptokokkeninfektionen zum Tode führen. Die Therapie läuft im allgemeinen auf dieselben Maßnahmen hinaus wie sie beim Puerperalfieber überhaupt beschrieben wurden. Versuche mit Autovakzine kommen meist, bis man der bakteriologischen Ursache auf den Grund gekommen ist, zu spät. *Urotropintherapie*, die Verf. in einem Falle mit gutem Erfolg anwendete (Tag für Tag 10 ccm Cylotropin i. v.), ist wieder in anderen Fällen erfolglos geblieben, *Coli-Yatrenvakzine* kann man auch versuchen (S. 179).

Tetanus im Wochenbett ist heutzutage glücklicherweise eine ganz große Seltenheit geworden. Häufiger sieht man ihn noch im Anschluß an verbrecherische Fruchtabtreibung. Soviel muß man sagen, daß ein Arzt, der irgendeinen Kranken, der auf Tetanus nur einigermaßen verdächtig war, behandelt hat, unter gar keinen Umständen in den nächsten 14 Tagen irgendeinen geburtshilflichen Eingriff machen darf. Das beweist eindeutig der traurige, von AMON mitgeteilte Fall. Dieser war nach Versorgung einer Handverletzung eines Arbeiters gezwungen, eine manuelle Plazentalösung vorzunehmen. Die Wöchnerin erkrankte, wie der Arbeiter, der an Tetanus gestorben war, am 9. Tag post partum und erlag der fürchterlichen Krankheit 5 Tage später. Hebammen, die in Gartenerde graben *und* Geburtshilfe treiben, sind höchst gefährliche Vertreterinnen ihres Faches und gewissenlos. Sollte man bei einer mit Erde verunreinigten Wunde einer Schwangeren zu tun haben, wird man eine prophylaktische *intramuskuläre Injektion von 2500 A. E. Tetanusserum geben.* Hätte man es mit der ausgebrochenen Krankheit zu tun, spritzt man *12,500 A. E. Serum* täglich, am besten intravenös. Dazu macht man Lumbalpunktion und injiziert in den Lumbalsack *12.500 bis 25.000 A. E. Tetanusserum* an zwei aufeinanderfolgenden Tagen. Bei ausgesprochen puerperaler Tetanusinfektion kommt überdies die Totalexstirpation des Uterus in Frage, deren Wirkung freilich zweifelhaft bleibt. Die symptomatische Behandlung bedient sich des *Chloralhydrats*, des *Morphiums*, des *Luminals* oder der *Magnesiumsulfatlösung* etwa in jener Weise, wie sie bei der Eklampsiebehandlung geschildert worden ist.

Die Gonorrhoe im Wochenbett ist S. 208, Diphtherie S. 119, Scharlach S. 116 besprochen.

Die Stellung des Arztes in Fällen von Puerperalfieber ist nicht nur der Kranken, sondern auch der Umgebung gegenüber eine besonders heikle. Begreiflicherweise wird man zu bestimmten Äußerungen über die Vorhersage des Falles gedrängt. Der vielerfahrene PAUL ZWEIFEL hat sich dahin geäußert, daß die Prognose eines ausgesprochenen Kindbettfiebers immer sehr ernst und ungewiß ist. Mit dieser lapidaren Feststellung ist uns und der Familie der Kranken wenig gedient, wenn wir sie nicht im Einzelfall auf Grund bestimmter Befunde zum mindesten mit Wahrscheinlichkeit in dem einen oder anderen Sinne beantworten können. Es ist ein großes Verdienst von v. JASCHKES, auf Grund jahrzehntelanger systematischer Beobachtungen die Prognosestellung bei Puerperalfieber an der Reaktion des Herz-Gefäßapparats bestimmt und in eine brauchbare Form gebracht zu haben. Je schwerer die Puerperalkrankheit ist, um so größer der Grad und die Dauer der Tonusverminderung des von den Nervi splanchnici innervierten Gefäßgebietes. Die Tonusverminderung des Splanchnicus aber, die Gefäßlähmung führt zu Herzschwäche, welche die unmittelbare Todesursache ist. Darum ist die Prognose bei fortlaufender Kontrolle des Blutdrucks und Beobachtung des Verhaltens der II. Töne über den großen Gefäßostien nach v. JASCHKE dann günstig, wenn von Anfang an· entweder keine Blutdrucksenkung auftritt, oder eine solche wieder verschwindet, was sich durch allmähliche Verstärkung des II. Aortentons erkennen läßt. Dabei ist es ziemlich gleichgültig, ob diese Kompensation von selbst oder unter dem Einfluß Herz und Splanchnicus tonisierender Therapie (Digitalis, Coffein, Adrenalin, Pituitrin) eintritt. Die Prognose ist dagegen dubiös, wenn die Blutdrucksenkung erst durch längere oder stärkere therapeutische Maßnahmen zu beseitigen ist, und Neigung zu Rückfällen besteht (erkennbar an unregelmäßigen Schwankungen des II. Aortentons), oder wenn im weiteren Verlauf der Krankheit, ausgenommen in der Rekonvaleszenz, der II. Aortenton aussetzt. Absolut ungünstig ist nach v. JASCHKE die Prognose, wenn zu dem Leiserwerden des Aortentons eine allmählich eintretende Blutdrucksenkung sich gesellt, und ferner in allen Fällen, in denen von Anfang an neben der Blutdrucksenkung als Ausdruck der ungenügenden Herztätigkeit ein leiser II. Aortenton besteht, sofern die ungenügende Herztätigkeit nicht alsbald durch die erwähnten Herz- und Gefäßmittel behoben werden kann. Da auch in der Praxis die Möglichkeit zu systematischer Kontrolle des Verhaltens der Herztöne und des Blutdruckes jederzeit gegeben ist, soll sich der Arzt dieser einfachen und, wie Verf. bestätigen kann, sehr brauchbaren Hilfsmittel zwecks Erstellung einer einigermaßen verläßlichen Prognose bedienen.

In neuerer Zeit sucht man die Prognose des Puerperalfiebers einerseits durch fortlaufende Kontrolle der Senkungsgeschwindigkeit zu erhärten, anderseits durch Aufstellung des Hämogramms nach SCHILLING. Daß solche Methoden, die natürlich auch im Stiche lassen können, prognostisch auch für den praktischen Arzt durchaus verwendbar sind, zeigen die Mitteilungen von BRINKMANN, der in der Praxis auf Grund des Hämogramms auch in Fällen von Puerperalfieber die richtige Prognose stellen konnte. Das Fehlen von Eosinophilen, der Nachweis von Myelozyten und eine deutliche Linksverschiebung geben eine ungünstige Prognose. Der Arzt, der in der Technik der Blutuntersuchung nicht bewandert ist, braucht nicht mehr zu tun, als mehrere Blutausstriche auf Objektträgern anzufertigen, lufttrocknen zu lassen und sie einem Laboratorium einsenden. Wer in der Technik erfahren ist, kann selbst mit Hilfe der von SCHILLING angegebenen Zähltafel das Hämogramm errechnen.

Angesichts der Tatsache, daß wir die Heilung eines schweren Puerperalfiebers niemals sicher in der Hand haben, hat es nicht an Versuchen gefehlt, durch *medikamentöse* Prophylaxe den Ausbruch der Krankheit zu verhüten. Um die prophylaktische aktive Immunisierung gesunder Schwangerer mit Streptokokkenvakzine und Antistreptokokkenserum (LOURES) ist es still geworden. In gewissem Sinne kann auch die heute noch durchaus empfehlenswerte systematische Scheidenspülung mit $^1/_2^0/_0$ Milchsäure (s. S. 201) bei jenen Schwangeren als Prophylaxe des Kindbettfiebers verwendet werden, die durch den bakteriologischen Befund der Scheidenflora infolge Fehlens von Milchsäurebazillen gefährdet erscheinen, weil ihnen nach den klassischen

Untersuchungen DÖDERLEINS das Selbstreinigungsvermögen der Scheide mangelt. Unmittelbar prophylaktisch verwendet man nach lang dauernden Geburten, gar solchen, die mit schweren und infektionsbegünstigenden Eingriffen einhergegangen sind, mit Vorteil Präparate der Farbstoffreihe: So empfiehlt v. JASCHKE für derartige Fälle unmittelbar post partum 20 ccm Argochrom i. v. zu injizieren und diese Dosis am 3. Wochenbettstage zu wiederholen. BURGERSTEIN wendet in solchen gefährdeten Fällen Prontosil, entweder 3mal 2 Tabletten oder 5 ccm intramuskulär an. In dieser Frage ist noch alles im Fluß. Daß aber eine wirksame und einfache medikamentöse Prophylaxe einen ganz großen Fortschritt bedeuten würde, braucht keine Betonung (s. S. 313).

Nehmen wir in der Behandlung des Kindbettfiebers alles in allem, so ist gegenwärtig trotz des Mangels einer Therapia magna sterilisans kein Grund zu tatenloser Resignation. Entschieden werden wir heute öfters schwerer und schwerster Infektionen Herr. Fortschritte in der schonenden Geburtsleitung, seltenere Verstöße gegen die Asepsis und die Erkenntnis von der Notwendigkeit der möglichst früh einsetzenden medikamentösen *und* Allgemeinbehandlung, die beide jetzt mehr leisten als vor einer Generation, berechtigen ohne Schönfärberei zu dieser Feststellung. Das Bewußtsein um diese Fortschritte aber ist es, welches uns verpflichtet, in jedem einzelnen Falle bis zum äußersten mit dem Kindbettfieber zu kämpfen.

Spätblutungen im Wochenbett.

Wenn man von Spätblutungen im Wochenbett hört, pflegt man geradezu zwangsläufig an solche auf dem Boden eines zurückgebliebenen Plazentarrestes zu denken. Tatsächlich ist ja auch der Plazentarrest die häufigste und, wie wir gesehen haben, die gefährlichste Ursache einer solchen Blutung, die weniger durch die Anämie als vielmehr durch die Infektionsgefahr gekennzeichnet ist. Darum wurde mit voller Absicht die Spätblutung infolge Plazentarrestes im vorangegangenen Kapitel „Puerperalfieber" abgehandelt. Daneben kommen aber auch Blutungen aus anderer Ursache im Wochenbett vor. Gewöhnlich sucht man sie nur im Uterus. Das ist falsch. Gerade neuere Mitteilungen haben gelehrt, daß Nachblutungen im Spätwochenbett aus Clitorisrissen (SIGWART), aber auch aus Scheidenrissen vorkommen können. So fand DITTEL einen linsengroßen Defekt der vorderen Scheidenwand als Ursache einer schweren Blutung am 8. bis 10. Tag des Wochenbettes, welche die Umstechung eines arrodierten arteriellen Gefäßes notwendig machte. L. SCHNEIDER sah am 41. Wochenbettstage bei einer mit hoher Zange Entbundenen, wegen Endometritis und Pyelitis fiebernden Wöchnerin im rechten seitlichen Scheidengewölbe ein arterielles Gefäß spritzen, das umstochen werden mußte und zu hochgradiger Anämie der Wöchnerin Veranlassung gegeben hatte.

Ferner kommen — allerdings selten — auch Fälle vor, in denen es aus bei der Geburt entstandenen Cervixrissen im Spätwochenbett abundant blutet. In solchen Fällen versorge der Arzt provisorisch mit den HENKELschen Parametrienkrallen die blutende Partie oder wende den 2. Handgriff von FRITSCH (S. 342) an und weise die Patientin in eine Anstalt. Jedenfalls muß man bei Spätblutungen im Wochenbett nicht nur den Uterus und die Cervix, sondern auch die äußere Scham, insbesondere Clitoris und Scheide im Auge haben. In der Mehrzahl der Fälle handelt es sich um Spätblutungen, an deren Entstehung zweifelsohne leichtere oder schwerere Infektionen, offenbar mit Vereiterung von Thromben, die Schuld tragen.

Es kommen aber Spätblutungen post partum und abortum, die aus dem Uterus stammen, und die man klinisch von vornherein als durch Plazentarreste bedingt ansieht, auch infolge „Subinvolutio deciduae partialis mit Subinvolutio vasorum" vor, wie dies KLAFTEN und FRANKEL am Krankengut der I. Frauenklinik häufiger nach Abortus, aber auch nach Partus (10 Fälle) gezeigt haben. Wenn es bei der Ablösung der Plazenta nicht zur Zerreissung der Septen im Gebiete der Decidua spongiosa basalis, sondern stellenweise zur Ablösung der Zotten von der Oberfläche der Decidua compacta basalis kommt, so daß die ganze Dicke des Decidua erhalten bleibt, so lassen die zurückgebliebenen Kompaktabröckel die Involution der Gefäße vermissen, aus denen es dann schwer bluten kann. In solchen Fällen, die man immer erst histologisch einwandfrei klären kann, muß man austasten und den Rest, den man gewöhnlich für einen Plazentarrest hält, post partum digital entfernen, in Fällen von Spätblutung post abortum wird man sich der Curette bedienen.

Anderweitige Komplikationen im Wochenbett.

Schon im Kapitel Nervenkrankheiten und Schwangerschaft ist auf die *Schwangerschaftsneuritiden* hingewiesen und die Bedeutung des Geburtstraumas für Neuritis im Wochenbett gestreift worden. Gewöhnlich sind es bekanntlich Geburten bei engem Becken, besonders die bei gleichmäßig allgemein verengtem Becken, die solche Neuralgien und Lähmungen, am häufigsten Peroneuslähmungen, auslösen. Unterstützend wirkt soundso oft eine Zangenoperation. Bei fieberhaftem Wochenbett, besonders bei Parametritis, erklärt sich der Zustand aus perineuritischen Erscheinungen. Während die symptomatische Therapie, Heißluft, Massage, Elektrizität, Bewegungsübungen im Verein mit Antineuralgicis bisher das Um und Auf der Behandlung war, scheint für alle Fälle, auch für traumatisch ausgelöste Wochenbettneuralgien und Neuritiden, die antineuritische Vitamin-B_1-Behandlung weit vorteilhafter zu sein. Man bedient sich in leichteren Fällen entweder der *Bierhefe*, von der man 20 bis 30 g täglich verabreicht, oder gibt *Levurinose*, oder injiziert in schwereren Fällen zunächst als Vitamin B_1-Depot 20 mg eines B_1-Präparats, wie *Betaxin* usw., und fährt dann mit der Behandlung mit Tabletten (6 mg täglich) fort (K. W. Schulze) (s. auch S. 189).

Eine sehr traurige Komplikation des Wochenbettes stellen *Psychosen* dar. Sie sind meist Begleiterscheinungen, ja Symptome schwerer infektiöser Komplikationen des Wochenbettes. Im Frühwochenbett scheint die akute Amentia häufiger zu sein, aber auch schizophrene Formen kommen vor. Glücklicherweise ist die Prognose der Wochenbettpsychosen, wie eine Zusammenstellung von Schroeder ergibt, keine ungünstige, wenn nicht die Infektion zum Tode führt. Es ist unmöglich, solche Kranke im Hause zu halten, da Selbstmordversuche und Nahrungsverweigerung ganz gewöhnlich vorkommen.

Französische Autoren bedienen sich bei Bestehen puerperaler Endometritis und Metritis in solchen Fällen des *Fixationsabszesses*, der S. 394 erwähnt ist, geben ferner Extrakte von *Hypophysen*vorderlappen oder *Gesamthypophyse*. Guiraud und Nodet rühmen jedoch der *Vitamin-E-Therapie* (jeden 2. Tag Injektion von Vitamin E 10 bis 12 Einspritzungen, allenfalls nach zweiwöchiger Pause Wiederholung) die besten Erfolge nach. Anämie und Unterernährung müssen bekämpft werden, die Kinder sind immer abzusetzen.

Eine weitere Komplikation im Wochenbett ist die allerdings seltene *Parotitis*, die Sinnecker unter 25.000 Geburten der Königsberger Klinik 9mal unterkam. Mit Wagner tritt er für die stomatogene Entstehung der Krankheit ein (Überwuchern pyogener Keime bei mangelhafter Speichelsekretion) und behandelt sie mit warmen Kompressen und Röntgenschwachbestrahlung. Diese und die allenfalls zu versuchende Kurzwellenbehandlung machen es möglich, auf die Inzision wohl meist zu verzichten.

Eine geradezu trostlose Prognose hat die ganz seltene *Thrombose der Mesenterialgefäße* im Wochenbett. Bei den wenig bezeichnenden Symptomen wird der Zustand fast immer verkannt und dadurch der richtige Zeitpunkt für die Darmresektion versäumt (Bucura).

Behandlung der Mastitis puerperalis.

Die Brustdrüsenentzündung der Wöchnerin interessiert Frauen- und Kinderärzte, Chirurgen und ganz besonders die praktischen Ärzte. Gerade diese sehen sie häufiger als der Gynäkologe, denn die meisten Fälle treten erst in der 3. und 4. Woche nach der Geburt auf, also in einer Zeit, in der die Wöchnerin aus der Obhut des Frauenarztes entlassen ist. Sie kommt auch heute noch trotz sorgfältiger Prophylaxe im Frühwochenbett in 1 bis $1^{1}/_{2}^{0}/_{0}$ vor.

Die fein säuberliche Trennung der Mastitis in eine parenchymatöse — auf dem Wege der Milchgänge entstandene Infektion — und eine interstitielle, auf lymphogenem Wege fortschreitende, ist in praxi meist nicht durchführbar, doch ist es richtig, daß dem Ergriffenwerden des Parenchyms die Ausbreitung der Infektion auf dem Wege der Milchgänge eigentümlich ist, während bei der infiltrierenden Form,

der Mastitis interstitialis, die Erreger von den Rhagaden der Brustwarze aus durch die Lymphbahnen ins Bindegewebe eindringen und
zuerst dieses befallen, ohne daß eine stärkere Entzündung vor dem
Parenchym halt macht. In weit vorgeschrittenen Fällen, und solche
sieht man im Spätwochenbett, kann die ganze Drüse eitrig ein-
schmelzen; Abszesse von Faustgröße, die intra- und retromammaer
gelegen sein können, kommen vor, oder es ereignet sich, daß der Eiterherd hinter der Brustdrüse sich entwickelt und die Drüse gleichsam
auf einem Eitersee schwimmt. Im Gegensatz zu diesen Fällen ist die
scharf abgegrenzte Abszeßbildung im Warzenhofbereich, die subareolare Mastitis, sehr günstig.

Im Frühwochenbett stößt man gar nicht selten auf eine sektoren-
förmige, scharlachfarbene Rötung der Haut über einer Brust. Man
hat es nicht mit einer echten Mastitis, sondern einer Lymphanguitis der
Haut zu tun, die nie in die Tiefe greift und darum immer eine gute
Vorhersage hat. Es ist die zuerst von MATHES beschriebene sektoren-
förmige Mastitis. Erysipel der Brustdrüse kommt gelegentlich vor.
Der Befund einer Mastitis auf dem Boden von Diphtheriebazillen ist
ein Unikum (TAPFER).

Schon in der Hygiene des Wochenbettes ist auf die Ursachen der
Mastitis, Unsauberkeit, falsche Behandlung der Brust und Verletzung
durch den Stillakt hingewiesen und die Bedeutung der Rhagaden als
Eintrittspforte der Eitererreger im Wochenbett ins rechte Licht gerückt worden.

Entwickelt sich aller Prophylaxe zum Trotz eine Mastitis, so muß
man möglichst früh bei den *allerersten* Zeichen der Entzündung, bei
der noch kaum merkbaren Anschwellung und ganz im Beginne der
Schmerzhaftigkeit eingreifen, will man die Frau vor einer langwierigen
Krankheit bewahren. Man achte neben den leisesten Schmerzzeichen
auf die Steigerung der Körpertemperatur und eine vielleicht erst angedeutete Vergrößerung der Brust und warte nicht darauf, bis die
vier klassischen Symptome der Entzündung, insbesondere der Rubor,
voll ausgebildet sind.

Wie jedes entzündete Organ verlangt auch die Brustdrüse im Zustande der Entzündung unbedingt eine *absolute Ruhigstellung*, eine
Anschauung, die lange als verfehlt galt, sich aber allmählich immer
mehr durchzusetzen beginnt. Ist schon das Aussetzen des Stillaktes
bei schweren Rhagaden das beste Mittel zu deren Heilung, so kann
die Therapie bei der schon bestehenden Entzündung nur denselben
Weg gehen. Aber nicht nur im Interesse der Mutter ist das Kind abzusetzen, es muß auch deswegen geschehen, weil schwere und sogar
tödliche Erkrankungen der Säuglinge durch weiteres Anlegen an die
allerdings bereits eiternde Brust beobachtet worden sind. Ganz abgesehen von Pyodermien und Abszessen sind Peritonitiden und
Enteritiden (z. B. von H. RUNGE, W. SCHLEGEL) beschrieben worden,
die nur durch Infektion des Kindes durch den Stillakt entstanden. Es
ist ein besonderes Verdienst KARLJOHANNS V. OETTINGENS für das

Aussetzen des Stillens bei Mastitis auf Grund von Reihenuntersuchungen eingetreten zu sein. Oettingen konnte zeigen, daß mit Weiterstillen, feuchtem Verband und Hochbinden der Brust 30 bis 44$^0/_0$ aller Mastitiden vereiterten, während es bei Absetzen des Kindes unter Anwendung der Bierschen Stauung nur mehr in 18,7 bis 22,5$^0/_0$ zur Abszeßbildung kam. Es gelang aber diese noch weiter dadurch zu verringern, daß ohne Stauung bloß abgesetzt und die Brust hochgebunden wurde. Indem sich Verf. diese Grundsätze zu eigen machte, konnte er die Richtigkeit der Oettingenschen Anschauungen in jeder Hinsicht bestätigen. Es wird daher die erste Maßnahme des praktischen Arztes die Anlegung des Suspensorium mammae, das Absetzen des Kindes, das Auflegen einer Eisblase auf die Mamma und die Verordnung eines Abführmittels sein. Die Gefahr der Stauungsmastitis darf man keinesfalls überschätzen, zeigt doch, wie schon an anderer Stelle erwähnt, die Erfahrung, daß Mütter, die tote Kinder zur Welt bringen, trotz ausgesprochener Milchstauung so gut wie niemals an Mastitis erkranken.

Für die Biersche Stauung als ein ausgezeichnetes Behandlungsverfahren der Mastitis tritt besonders warm Stoeckel ein. Voraussetzung für den Erfolg ist, daß die Behandlung rechtzeitig, richtig und lange genug dauere. Bei den ersten, eben angedeuteten Symptomen muß man eine genügend große Saugglocke so über die ganze Brust stülpen, daß sie bis in die Glockenkuppe hineingesaugt wird. Man staut die Brust dreimal durch je 5 Minuten mit ebenso langen Zwischenpausen und wiederholt diese Behandlung zweimal am Tage. Die Brust muß dabei eine Blaurotverfärbung annehmen. Daneben wird die Brust hochgebunden und mit einem 50$^0/_0$igen Alkoholverband versehen. 2 Eßlöffel Rizinusöl wirken im Sinne der Wasserentziehung und daher entlastend auf die Brust. Stoeckel läßt von der Stauung ab, wenn einmal ein Abszeß entstanden ist. v. Jaschke hingegen bedient sich der Bierschen Saugglocke zur Entleerung des Eiters und begnügt sich auf diese Weise mit einer kleineren Inzision.

Da fast jeder praktische Arzt über eine Höhensonne verfügt, mache man in Fällen beginnender Mastitis allenfalls auch von der Höhensonnenbestrahlung Gebrauch, deren Erfolg besonders Küstner rühmt. Verf. hat sie in etwas weiter fortgeschrittenen Fällen, die bereits zur Abszeßbildung neigten, angewendet und wiederholt Abszesse rasch spontan durchbrechen und ohne entstellende Narben ausheilen gesehen.

Rueder hat 198 Fälle von Mastitis mit der transportablen Soluxlampe behandelt, indem er mit dem Tischmodell Hanau zunächst im Abstand von 20 cm 10 Minuten, dann unter Verkürzung des Abstandes bis 12 cm bis zu 20 Minuten bestrahlte. Er setzt die Bestrahlung grundsätzlich 3 Tage über den Fieberabfall hinaus fort. Bestreichen der erkrankten Brustdrüse mit *2$^0/_0$iger Lapislösung, 3$^0/_0$iger Argentum nitricum*-Salbe oder *Jodex* wird von verschiedenen Seiten als unterstützende Maßnahme empfohlen. (Für die Behandlung der Mastitis

MATHES genügt das Bepinseln der geröteten Mamma mit *2 bis 5%iger Lapislösung vollkommen*.)

Das wirksamste, man kann sagen das Mittel der Wahl in der heutigen Behandlung der Mastitis stellt aber die *Röntgentherapie* derselben dar.

Von HEIDENHAIN inauguriert und schon vor Jahren gelegentlich angewendet, wurde sie doch erst durch die FUCHSsche Klinik in Danzig (GRANZOW, THEISS) zur Methode erhoben. Die tierexperimentellen Untersuchungen von PFALZ über die Wirkungsweise der Röntgenschwachbestrahlung haben eine Abkürzung des Krankheitsverlaufes und für die Mehrzahl der Fälle eine Verhinderung der Abszedierung ergeben, Experimente, die sich an Menschen vollauf bestätigt haben unter der Voraussetzung, daß *sobald als möglich* die Röntgentherapie einsetzt. In beginnenden Fällen sieht man die Zeichen der Entzündung einschließlich des Schmerzes alsbald schwinden, aber auch in weiter fortgeschrittenen Fällen von Mastitis, wo die Abszedierung nicht mehr aufzuhalten ist, werden die Abszesse früher inzisionsreif und lassen sich durch kleinere Schnitte eröffnen, ohne daß die mit Recht gefürchteten entstellenden Narben zurückbleiben. PFALZ, GRANZOW und THEISS halten die Einzeldose von 50 R für die gegebene, die auch von R. GOEDEL, Wien, an dem ziemlich großen hiesigen Krankengute angewendet worden ist. Es hat sich als vorteilhaft herausgestellt, 3 bis 4 Bestrahlungen auch in jenen Fällen zu verabfolgen, die schon auf die erste Sitzung mit dem deutlichen Rückgang aller Erscheinungen antworten. Auf diese Weise scheint man am ehesten die Kranke vor dem Wiederaufflackern der Mastitis zu schützen. Wendet man ehebaldigst die Röntgentherapie an, kann man mit rund 90 bis 97% Heilung in akuten Fällen von Mastitis rechnen! Verf. hat bei bestrahlten Fällen grundsätzlich das Stillen an der erkrankten Brust aussetzen lassen, ein Vorgang, der sich meist nur auf 1 bis 2 Tage erstreckt, einen merklichen Milchrückgang nicht erzeugt, dafür aber die Brust, die gleichzeitig hochgebunden bleibt, vollkommen ruhigstellt. Sind die Entzündungserscheinungen durch die Bestrahlung abgeklungen, kann die Milch wieder mit der Milchpumpe entleert, bzw. das Kind angelegt werden. Eine etwa verringerte Milchsekretion steigert sich unter dem Einfluß des Saugreizes und der Milchpumpe bald.

Während in den beginnenden Fällen etwa 8 bis 10% der H. E. D., von HEIDENHAIN und GRANZOW 10 bis 20% verabreicht werden, versucht man in bereits weiter fortgeschrittenen Fällen nach dem Vorschlag von WINTZ durch 40% der H. E. D. die Drüsentätigkeit ganz auszuschalten und eine raschere Einschmelzung des Gewebes zu erzielen. Wenn auch der praktische Arzt keineswegs immer im Besitze einer entsprechenden Röntgeneinrichtung ist, so besteht bei uns zu Lande mit Rücksicht auf die guten Transportmöglichkeiten und die reichlich über das Land verteilten Spitäler auch außerhalb der Großstädte die Möglichkeit, eine Mastitiskranke gleich nach Einsetzen der ersten Erscheinungen der Bestrahlung zuzuführen. Eine solche Schwachbestrahlung mit ihren wenigen Sitzungen ist nicht nur eine Wohltat im Vergleich zur Operation, sie ist auch weniger kostspielig als eine langwierige Anstaltsbehandlung!

Auch die *Kurzwellentherapie* ist geeignet, ähnlich der Röntgentherapie beginnende Fälle von Mastitis vollkommen zum Schwinden zu bringen, bei weiter fortgeschrittenen die Einschmelzung zu beschleunigen. Je nach den äußeren Umständen und Möglichkeiten kann man sich also auch dieses wirkungsvollen Verfahrens, worüber Verf. eigene gute Erfahrungen hat, bedienen.

Während in geburtshilflichen Anstalten eine im Frühwochenbett einsetzende Mastitis bei entsprechender Aufmerksamkeit schon in ihren ersten Anfängen erkannt und der Röntgenbehandlung zugeführt werden kann, steht es um die Fälle von Mastitis im Spätwochenbett in dieser Hinsicht meistens schlimmer. Bevor die Frauen ärztliche Hilfe aufsuchen, sind häufig 1 oder 2 Tage, manchmal mehr vergangen, und der Befund ist dann ein solcher, daß man einen Rückgang der Erscheinungen durch rein konservative Behandlung nicht mehr erhoffen kann. Ist einmal die Abszedierung außer Zweifel, dann lasse man nach guter alter chirurgischer Regel den Abszeß heranreifen, um zu große Inzisionen mit Gegeninzision und Drainage möglichst vermeiden zu können. Man verordne in solchen Fällen feuchtwarme bis heiße Umschläge, die man zweckmäßig in Form von *Leinsamenkataplasmen* oder mit *Antiphlogistine* oder *Enelbin* macht. Sie wirken außerdem auffallend schmerzstillend. Wird die Inzision notwendig, muß sie, wie bekannt, immer in radiärer Richtung zur Brustwarze angelegt werden, damit nicht etwa durch Verletzung von Milchgängen eine Milchgangfistel entstehe. Hat sich aber ausnahmsweise eine solche ausgebildet, dann versuche man es nach dem Vorschlag von LINDE- MANN und den Erfolgen von ERNST mit der Follikelhormoninjektion und Zusatzgaben von Follikelhormon per os. Durch die Injektion von *50.000 i. E. von Progynon oleosum* und *1000 m. E. Follikelhormon per os* gelang es ERNST in zwei einschlägigen Fällen in 3 Tagen die Milchfistel zum Versiegen zu bringen (vgl. S. 373).

Für das Eröffnen intramammärer Abszesse wird von der EISELS- BERGschen Schule das Aufbrennen mit dem Paquelin bevorzugt. Die retromammären Abszesse, die man — im Frühwochenbett wenigstens — sehr selten sieht, werden kosmetisch am besten durch den BARDEN- HEUERschen Bogenschnitt entlang dem unteren Rande der Mamma nach Hochklappen der Brust und Entleerung des Abszesses behandelt. Wenn auch bei den intramammären Abszessen Drainage, gelegentlich auch eine Gegeninzision nicht zu umgehen ist, so sieht man doch, daß diese um so seltener notwendig werden, je besser ausgereift ein einmal in Ausbildung begriffener Abszeß ist. Subareolare und damit ganz oberflächlich unter der Haut des Warzenhofes gelegene Abszesse heilen nach kleinen Stichinzisionen ohne jedwede Narbenbildung.

Ist es uns heute bei der Mastitis des Frühwochenbettes gelungen, durch sofortige Röntgenbehandlung fast durchwegs die chirurgische Therapie zu umgehen, so wird dies auch bei der Mastitis des Spätwochenbettes in einem großen Teil der Fälle gelingen, wenn einerseits die Wöchnerin sich mit den geringsten Beschwerden in der Brust beim Arzte meldet, anderseits der Arzt die Röntgentherapie allsogleich einleitet.

Sachverzeichnis.

Medikamentenverzeichnis.

Abasin 80, 187.
Abführmittel 39.
— drastische 39.
— milde 39, 63, 171, 176, 177.
— salinische 39, 373.
Ätherbehandlung der Peritonitis 410.
Äthernarkose 255, 283.
Acid. hydrochlor. dilut. 16, 110, 177.
Aconitin 191.
Adalin 80.
Adolorin 191.
Adrenalin 85, 108, 121, 130, 138, 212, 264, 346.
Adsorganbolus 149.
Afenil 85, 87, 102, 130, 144.
Agoleum 178.
Albargin 206.
Alkalien (pflanzen- und kohlensaure) 95.
Alkohol 116, 117, 389, 392, 397.
Alkoholspülung 335.
Alkoholumschläge 165.
Alypin 47.
Ammon. chlorat. 177.
Amnesin 257.
Amphotropin 178.
Anästheformsupp. 168.
Anästhesin 47, 201, 370.
Anthrasolspiritus 85.
Antiphlogistine 407, 419.
Antipyretica (Puerperalfieber) 396.
Antipyrin 191.
Antistreptokokkenserum 120, 389, 390.
Anusol 168.
Aolan 393.
Apondon 104, 377.
Aqua carbolisata 168.
Aqua carminativa 136, 363.

Aqua laxativa 149.
Aqua Plumbi 206, 399.
Argentum nitric. 206, 207, 212.
Argochrom 391, 314, 403, 413.
Arsen 81.
Arsenferratose 81.
Arsenkuren 188.
Arsen-triferrin 81.
Asthmolysin 87.
AT 10 86, 101.
Atropin 271.
Atropinkompretten 36.
Atropinlösung 56.
Atropinsalbe 35.
Aurokollargol 391.

Baldriantee 92.
Basergin 266, 337.
Belladenal 149, 176, 185.
Belladonna 181, 187, 195.
Belladonna-Dispert-Exclud-Zäpfchen 68, 87, 248, 271, 276.
Belladonnaneutralon 17.
Belladonna-Papaverin 151, 181, 195.
Belladonnasuppositorien 177, 181.
Bellafolin 176.
Bellergal 47, 92, 149.
Benerva 48, 106, 112.
Berizym 48, 106.
Betabion 106, 112, 190.
— forte 190.
Betaxin 48, 106, 112, 414.
Be-Vitrat 48, 106.
Bierhefe 39, 106, 189, 414.
Bismogenol 131.
Bismolangleitsalbe 168.
Bismutum subgallic. 149.
Bittermittel 16, 51.
Bittersalz 39.

Bitterwässer 39.
BLAUDsche Pillen 10, 225.
Blutegel 164, 169, 404.
Bluttransfusion 238, 345, 399.
Bolus 119, 356.
Bor 178, 179, 200, 202, 368.
Borax 200.
Borglyzerin 202.
Bortalcumpuder 200.
Borwasser 84, 206, 368.
Brom 46, 101, 187.
Brombeerblättertee 43.
Brombrausesalze 184.
Bromcalcium 92, 185.
Bromhosal 63.
Bromkalium 56.
Bromklysmen 46, 81.
Bromnatrium 46, 56, 81.
Bromthymolprobe 244, 267.
Brosedan 46, 48, 185.
Brustwarzensalben 370.

Calcium bromat. 100.
Calcium-Chinin 409.
Calcium chlorat. 85, 100, 113, 115, 119, 121, 389.
Calciumglukonat 100.
Calcium lacticum 9, 10, 11, 87, 100, 144.
Calcium-Resorpta m. Vitamin E 227.
Calciumrezepte 10.
Calmed 100.
Calcium Sandoz 384, 394.
Calgluchin 384.
Calificsyrup 40.
Camphora trita 373.
Campolon 112.
Cannstatter Daimlerquelle 48.
Cantan 113, 364.

Handbuch der Gynäkologie. Dritte, völlig neubearbeitete
und erweiterte Auflage des Handbuches der Gynäkologie von J. Veit. Bearbeitet von zahlreichen Fachgelehrten. Herausgegeben von Dr. W. Stoeckel, Geh. Medizinalrat, o. ö. Professor an der Universität Berlin, Direktor der Universitäts-Frauenklinik.
In 12 Bänden.

Jeder Band ist einzeln käuflich; Teilbände, mit Ausnahme des vierten Bandes, werden nicht einzeln abgegeben.

I. Band. 1. Hälfte. **Anatomie und topographische Anatomie, Entwicklungsgeschichte und Bildungsfehler der weiblichen Genitalien.** Bearbeitet von K. Menge, Heidelberg, J. W. Miller, Barmen, Kj. von Oettingen, Heidelberg, A. Spuler, Erlangen, J. Tandler, Wien. Mit 239 zum Teil farbigen Abbildungen. XII, 723 Seiten. 1930.　　　　RM 88.20; gebunden RM 96.12

2. Hälfte. **Der mensuelle Genitalzyklus des Weibes und seine Störungen.** Bearbeitet von R. Schröder, Kiel. Mit 193 teils farbigen Abbildungen. XII, 551 Seiten. 1928.　　RM 56.25; gebunden RM 62.55

II. Band. **Hygiene und Diätetik der Frau.** Von H. Sellheim, Leipzig. **Grundlagen der Vererbungslehre.** Von J. Meisenheimer, Leipzig. Mit 265 Abbildungen. VII, 487 Seiten. 1926.
　　　　RM 35.10; gebunden RM 40.50

III. Band. **Sterilität und Sterilisation. Bedeutung der Konstitution für die Frauenheilkunde.** Bearbeitet von F. Engelmann, Dortmund, und A. Mayer, Tübingen. Mit 302 teils farbigen Abbildungen. XII, 879 Seiten. 1927.　　　　RM 67.50; gebunden RM 74.25

IV. Band. 1. Hälfte. **Physikalische Heilmethoden** (mit Ausnahme der Röntgen- und Radiumtherapie). Von A. Laqueur. **Gynäkologische Röntgentherapie.** Erster Teil: **Die physikalischen und technischen Grundlagen.** Von H. Wintz, Erlangen, und W. Rump, Erlangen. Mit 272 Abbildungen. X, 476 Seiten. 1930.　　　　RM 62.10; gebunden RM 69.30

2. Hälfte. **Klinik der gynäkologischen Röntgentherapie.** Bearbeitet von H. Wintz, Erlangen, und F. Wittenbeck, Erlangen. Erster Teil: **Die Behandlung der gutartigen Erkrankungen.** Mit 105 Abbildungen. X, 714 Seiten. 1933.　　　　RM 108.—; gebunden RM 117.—

Zweiter Teil: **Die Behandlung der bösartigen Geschwülste.** Mit 175 Abbildungen. XIII, 1134 Seiten. 1935.　　　　RM 176.—; gebunden RM 184.—

Diese Teilbände des vierten Bandes sind einzeln käuflich.

V. Band. 1. Hälfte. **Die Vulva und ihre Erkrankungen. Lage und Bewegungsanomalien des weiblichen Genitalapparates.** Bearbeitet von E. Kehrer, Marburg, und Rud. Th. von Jaschke, Gießen. Mit 469 zum Teil farbigen Abbildungen. XII, 1041 Seiten. 1929.
　　　　RM 124.20; gebunden RM 131.40

2. Hälfte. **Die Erkrankungen der Scheide.** Bearbeitet von L. Nürnberger, Halle a. S. Mit 271 zum Teil farbigen Abbildungen. XII, 788 Seiten. 1930.　　RM 106.20; gebunden RM 114.30

VI. Band. 1. Hälfte. **Anatomie und Diagnostik der Carcinome, der Bindegewebsgeschwülste und Mischgeschwülste des Uterus, der Blasenmole und des Chorionepithelioma malignum.** Bearbeitet von O. von Franqué, Bonn, H. Hinselmann, Altona, R. Meyer, Berlin. Mit 698 zum Teil farbigen Abbildungen. XVI, 1167 Seiten. 1930.　　　　RM 151.20; gebunden RM 159.12

2. Hälfte. **Die Klinik der Uterustumoren.** Bearbeitet von P. Esch, Münster i. W., H. Martius, Göttingen, O. Pankow, Freiburg i. Br., H. von Peham †, Wien, L. Schönholz, Köln. Mit 160 zum Teil farbigen Abbildungen. X, 838 Seiten. 1931.　　RM 139.—; gebunden RM 148.—

VII. Band. **Die Erkrankungen der Eierstöcke und Nebeneierstöcke und die Geschwülste der Eileiter.** Bearbeitet von F. Kermauner †, Wien, und L. Nürnberger, Halle a. S. Mit 472 zum Teil farbigen Abbildungen. XI, 1014 Seiten. 1932.　　　　RM 180.—; gebunden RM 189.—

VIII. Band. 1. Teil. **Die Bauchfellentzündung.** Von G. Linzenmeier, Karlsruhe. **Die Tuberkulose der weiblichen Genitalien und des Peritoneums.** Von Th. Heynemann, Hamburg. **Die Krankheiten des Beckenbindegewebes.** Von R. Freund, Berlin. Mit 128 zum Teil farbigen Abbildungen. IX, 761 Seiten. 1933.　　　　RM 136.—; gebunden RM 144.—

2. Teil. **Die akuten und chronischen Infektionen der Genitalorgane** (mit Ausnahme der Tuberkulose und Gonorrhoe). Von C. Bucura, Wien. Mit 65 zum Teil farbigen Abbildungen. VI, 514 Seiten. 1933.　　　　RM 90.—; gebunden RM 98.—

3. Teil. **Die gonorrhoische Infektion der Genitalorgane.** Von C. Bucura, Wien. Mit 45 zum Teil farbigen Abbildungen. VII, 300 Seiten. 1934.　　RM 58.—; gebunden RM 66.—

(Fortsetzung siehe umstehend)